普通高等教育“十三五”规划教材

食品免疫学

第 2 版

贺稚非　车会莲　霍乃蕊　主编

中国农业大学出版社
· 北京 ·

内容简介

本书系统地介绍了食品免疫学的基本理论和基本知识，共分 16 章，包括绪论、抗原、免疫器官及免疫细胞、抗体、补体系统、细胞因子、淋巴细胞、抗原递呈细胞、T 细胞介导的细胞免疫应答、B 细胞介导的体液免疫应答、免疫应答的调节、天然免疫、营养与机体免疫、食物与超敏反应、免疫技术原理、免疫技术在食品检测中的应用。

作为食品领域中值得推崇的食品免疫学教材，出版 7 年之后进行修订，该书在前辈编写的基础上力求新颖，内容与时俱进，系统完善，是食品领域中高等院校本科生、研究生和研究所、企业人员等的教学科研参考书。

图书在版编目(CIP)数据

食品免疫学 / 贺稚非，车会莲，霍乃蕊主编. —2 版. —北京：中国农业大学出版社，2017.11(2021.8 重印)

ISBN 978-7-5655-1938-3

Ⅰ. ①食… Ⅱ. ①贺… ②车… ③霍… Ⅲ. ①食品卫生学-免疫学Ⅳ. ①R15

中国版本图书馆 CIP 数据核字(2017)第 265472 号

书　　名　食品免疫学　第 2 版
作　　者　贺稚非　车会莲　霍乃蕊　主编

策划编辑　宋俊果　刘　军　　**责任编辑**　洪重光　郑万萍
封面设计　郑　川
出版发行　中国农业大学出版社
社　　址　北京市海淀区圆明园西路 2 号　　**邮政编码**　100193
电　　话　发行部 010-62818525，8625　　读者服务部 010-62732336
编辑部 010-62732617，2618　　出　版　部 010-62733440
网　　址　http://www.caupress.cn　　**E-mail** cbsszs@cau.edu.cn
经　　销　新华书店
印　　刷　北京溢漾印刷有限公司
版　　次　2018 年 1 月第 2 版　2021 年 8 月第 3 次印刷
规　　格　787×1 092　16 开本　19.25 印张　480 千字
定　　价　48.00 元

全国高等学校食品类专业系列教材

编审指导委员会委员

（按姓氏拼音排序）

第 2 版编写人员

主　　编　贺稚非（西南大学）
车会莲（中国农业大学）
霍乃蕊（山西农业大学）

副 主 编　雷红涛（华南农业大学）
白忠彬（云南农业大学）
蒋东华（沈阳农业大学）
郭　军（内蒙古农业大学）
易有金（湖南农业大学）

编写人员　（按姓氏拼音顺序排列）

白忠彬（云南农业大学）
车会莲（中国农业大学）
段　艳（内蒙古农业大学）
郭　军（内蒙古农业大学）
贺稚非（西南大学）
霍乃蕊（山西农业大学）
蒋东华（沈阳农业大学）
雷红涛（华南农业大学）
李灼坤（福建农林大学）
梁志宏（中国农业大学）
刘爱平（四川农业大学）
杨振泉（扬州大学）
易有金（湖南农业大学）
尤玲玲（天津农学院）

第1版编审人员

主　编　牛天贵（中国农业大学）

　　　　贺稚非（西南大学）

副主编　易有金（湖南农业大学）

　　　　郭　军（内蒙古农业大学）

　　　　霍乃蕊（山西农业大学）

　　　　蒋东华（沈阳农业大学）

参编者　雷红涛（华南农业大学）

　　　　索化夷（西南大学）

　　　　梁志宏（中国农业大学）

　　　　杨振泉（扬州大学）

　　　　于春娣（青岛农业大学）

　　　　李宗军（湖南农业大学）

主　审　顾瑞金（中国医学科学院　北京协和医院）

　　　　白纯政（中国医学科学院　北京协和医院）

出版说明

（代总序）

时光荏苒，食品科学与工程系列教材第一版发行距今，已有14年。总计120余万册的发行量，已经表明了这套教材受欢迎的程度，应该说它是全国食品类专业教育使用最多的系列教材。

这套教材已成为经典，作为总策划的我，在再再版的今天，重新翻阅这套教材的每一科目、每一章节，在感慨流年如水的同时，更有许多思考和感激。这里，借写出版说明（代总序）的机会，再一次总结本套教材的编撰理念和特点特色，也和我挚爱的同行们分享我的感悟和喜乐。

第一，优秀的教材一定是心血凝成的精品，杜绝任何形式的粗制滥造。

14年前，全国40余所大专院校、科研院所，300多位一线专家教授，涵盖生物、工程、医学、农学等领域，齐心协力组建出一支代表国内食品科学最高水平的教材撰写队伍。著作者们呕心沥血，在教材中倾注平生所学，那字里行间，既有学术思想的精粹凝结，也不乏治学精神的光华闪现，诚所谓学问人生，经年积成，食品世界，大家风范。这精心的创作，和彼敷衍的粘贴，其间距离，岂止云泥！

第二，优秀的教材必以学生为本，不是居高临下的自说自话。

注重以学生为本，就是彻底摒弃传统填鸭式的教学方法。著作者们谨记"授人以鱼不如授人以渔"，在传授食品科学知识的同时，更启发食品科学人才获取知识和创造知识的思维与灵感。润物细无声中，尽显自由思想，彰耀独立精神。在写作风格上，也注重学生的参与性与互动性，接地气，说实话，深入浅出，有料有趣。

第三，优秀教材与时俱进、推陈出新，绝不墨守成规、原地不动。

首版再版再再版，均是在充分收集和尊重一线任课教师和学生意见的基础上，对新增教材进行科学论证和整体策划。每一次工作量都不小，几乎覆盖食品学科专业的所有骨干课程和主要选修课程，但每一次都不敢有丝毫懈怠，内容的新颖性，教学的有效性，齐头并进，一样都不能少。具体而言，此次再再版，不仅增添了食品科学与工程最新理论发展，又以相当篇幅强调了食品工艺的具体实践。

每本教材，既相对独立又相互衔接互为补充，构建起系统、完整、实用的课程体系。

第四，优秀教材离不开出版社编辑人员的心血倾注。

同为他人作嫁衣裳，教材的著作者和编辑，都一样的忙忙碌碌，飞针走线。这套系列教材的编辑们站在出版前沿，以其炉火纯青的专业技能，辅以最新最好的出版传播方式，保证了这套教材的出版质量和形式上的生动活泼。编辑们的高超水准和辛勤努力，赋予了此套教材蓬勃旺盛的生命力。

这里，我也想和同行们分享以下数字，以表达我发自内心的喜悦：

第1版食品科学与工程系列教材出版于2002年，涵盖食品学科15个科目，全部入选“面向21世纪课程教材”。

第2版(再版)食品科学与工程系列教材出版于2009年，涵盖食品学科29个科目。

第3版(再再版)食品科学与工程系列教材将于2016年暑期出版(其中《食品工程原理》为第4版)，涵盖食品学科36个科目，增加了《食品工厂设计》《食品分析》《食品感官评价》《葡萄酒工艺学》《生物技术安全与检测》等9个科目，调整或更名了部分科目。

需要特别指出的是，这其中，《食品生物技术导论》《食品安全导论》《食品营养学》《食品工程原理》4个科目为“十二五”普通高等教育本科国家级规划教材；《食品化学》《食品化学综合实验》《食品工艺学导论》《粮油加工学》《粮油加工学实验技术》《食品酶学与工程》6个科目为普通高等教育农业部“十二五”规划教材；《食品生物技术导论》《食品营养学》《食品工程原理》《粮油加工学》《食品试验设计与统计分析》为“十五”或“十一五”国家级规划教材。

本套食品科学与工程系列教材出版至今已累计发行超过126万册，使用教材的院校140余所。

第3版有500余人次参与编写，参与编写的院所近80家。

本次出版在纸质基础上引入了数字化元素，增加了二维码，内容涉及推荐阅读文字，直观的图片展示，以及生动形象的短小视频等，使教材的内容更加丰富、信息量更大，形式更加活泼，使用更加便捷，与学生的阅读和学习习惯更加贴近。

虽然我的确有敝帚自珍的天性，但我也深深地知道，世上的事没有百分百的完美。我还要真心地感谢在此套教材中肯定存在的那些不完美，因为正是她们给了我们继续向前的动力。这里，我真诚地期待大家提出宝贵意见，让我们与这套教材一起共同成长，更加进步。

罗云波

2016年5月5日 于马连洼

第 2 版前言

我们正面临着一个全新的生命科学时代的到来。免疫学是生命科学的内容之一，生命科学与免疫学迅猛地发展，使免疫学的基本理论和基本知识在食品领域中应用广泛，食品免疫学教材的宗旨是将免疫学的知识介绍给食品科学与工程、食品质量与安全等专业的学生，特别是免疫检测技术在食品安全、食品卫生和营养中广泛地应用。

作为食品领域中值得推崇的教材，《食品免疫学》首版 7 年之后进行修订，第 2 版在前辈编写的基础上力求新颖，内容与时俱进，系统完善，在保留第 1 版框架基础上进行了修订，由原来的 20 章改成了 16 章。主要内容为绪论、抗原、免疫器官及免疫细胞、抗体、补体系统、细胞因子、淋巴细胞、抗原递呈细胞、T 细胞介导的细胞免疫应答、B 细胞介导的体液免疫应答、免疫应答的调节、天然免疫、营养与机体免疫、食物与超敏反应、免疫技术原理、免疫技术在食品检测中的应用。在内容上，第 2 版删除了与食品免疫学关系不紧密的“食源性疾病及免疫预防”，并将“白细胞分化抗原和黏附分子”与“主要组织相容性复合物”融合到了相关的内容中。另外，为了更好地推进传统出版与新型出版融合，发挥信息技术对教学的积极作用，本版教材采用了二维码技术将教学内容加以扩展，方便读者扫描参考学习，使本教材在适当的篇幅中内容丰富，具有时代特色。

修订后的第 2 版更加注重免疫学与食品科学的交叉融合，体现基本概念与理论的科学严谨性。内容更加全面，取材更加新颖，既有免疫学的基本理论知识，又有免疫检测的新方法和新技术，能充分反映当前食品免疫学发展所达到的水平，具有较好的参考价值。本书是食品领域中高等院校本科生、研究生和研究所、企业人员等的教学科研参考书。

第 1 版由牛天贵老师带领编委完成，牛老师兢兢业业，为此贡献了卓越的智慧，付出了艰苦的努力。由于牛老师不幸去世，第 2 版教材由贺稚非老师带领编委完成。贺稚非、车会莲、霍乃蕊担任主编。参加编写的人员均为多年从事食品免疫学的教学和科研工作的教师，第 1 章由贺稚非、车会莲编写，第 2 章由贺稚非编写，第 3 章由梁志宏编写，第 4 章由霍乃蕊编写，第 5 章由雷红涛编写，第 6 章由蒋东华编写，第 7 章由刘爱平编写，第 8 章、第 9 章由白忠彬编写，第 10 章由杨振泉编写，第 11 章由车会莲编写，第 12 章由尤玲玲编写，第 13 章由郭军编写，第 14 章由易有金编写，第 15 章由段艳编写，第 16 章由李灼坤编写。

本书在编写的过程中，得到了中国农业大学、西南大学、华南农业大学、山西农业大学、云南农业大学、扬州大学、福建农林大学、沈阳农业大学、内蒙古农业大学、湖南农业大学、四川农业大学、天津农学院等各兄弟院校的大力支持，得到了中国农业大学出版社领导和责任编辑的大力支持和关心，在此一并致谢。在本书出版之际谨向他(她)们表示诚挚的谢意！

贺稚非

2017 年 6 月

第1版 序

免疫指机体免疫系统识别自身与异己物质，并通过免疫应答排除抗原性异物，以维持机体生理平衡的功能。

免疫学是研究机体免疫系统组成、结构和功能的一门独立的前沿学科。现代免疫学逐步发展成为既有自身的理论体系，又有特殊研究方法的独立学科。它为生物学的研究提供了一些新的手段。但是，随着科学技术的发展，它本身又派生出许多独立的分支学科，例如，与现代生物学有密切关系的分子免疫学、免疫生物学和免疫遗传学，与医学有密切关系的免疫血液学、免疫药理学、免疫病理学、生殖免疫学、移植免疫学、肿瘤免疫学、抗感染免疫学、临床免疫学等。

食品免疫学是免疫学的应用学科，研究内容首先是食品（食物）与免疫系统（特别是胃肠道黏膜免疫系统）的关系；其次是食品的生物活性（营养与免疫功能）；第三是食源性疾病（包括食物引起的变态反应）及其预防；最后是免疫检测技术在食品营养、卫生与安全中的应用。

科学发展是观念和理论不断发展的过程，基于逻辑的自主发展所具有的内在动力和社会需求所产生的外部动力。免疫学发展经历了抗微生物感染、"自身-非己"的细胞和分子层次的识别、细胞和分子网络的应答和调节、特异性和相对特异性的免疫识别原理与应用的研究过程。近年来，在食品安全问题日益突出和保健意识不断提高的基础上，食品免疫学得到了广泛的重视和迅速发展。

本书内容涉及免疫学理论和技术的发展、食品免疫学的生物学基础、食品的营养和免疫功能、食源性疾病和变态反应、免疫学技术及其在食品检测中的应用。在介绍食品免疫学基本知识、理论和技术的同时，还适当地介绍了食品免疫学的最新进展。可作为高等院校或相关部门的食品免疫学教材，也可供从事食品科学和技术研究的相关人员阅读参考使用。

中国医学科学院　北京协和医院　顾瑞金　教授

2010年6月

目　录

第 1 章

绪　论

本章重点与学习目标

重点：食品免疫学基本概念，免疫学发展历史，食品免疫学的主要内容与基本技术。

学习目标：掌握食品免疫学的基本概念；了解免疫学发展历史；熟悉食品免疫学的主要内容与基本技术。

免疫学(immunology)是研究人体免疫系统结构与功能的一门学科。近年来,免疫学理论与技术发展日新月异,在疾病的研究、预防、诊断和治疗等应用中取得了引人瞩目的成就。食品免疫学(food immunology)是免疫学中一个重要的分支学科,是近几年来发展起来的一门新兴的科学,是食品科学与免疫学交叉形成的与人类生活和健康息息相关的一个新学科,它与医学免疫学、分子生物学、食品微生物学、食品卫生学、食品营养学等多门学科存在广泛的交叉与联系。目前,食品免疫学已成为食品相关专业的一门主干课程,各大院校相继开设了食品免疫学这门课程。通过对食品免疫学内容的学习,为学习分子生物学、食品微生物学、食品卫生学、食品营养学等多门学科打下了扎实的基础。

1.1 基本概念

在Jenner和Pasteur时代,免疫的概念是指动物(或人)机体对微生物的抵抗力和对同种微生物再感染的特异性防御能力。然而随着免疫学的发展和研究的深入,发现过敏反应、动物血型、移植排斥反应、自身免疫病等免疫反应均与病原微生物的感染无关。因此,给免疫这个概念赋予了新的内涵,从而形成了现代免疫的概念。

现代免疫已不再局限于抵抗微生物感染这个范围,它是指动物(或人)机体对自身和非自身的识别,并清除非自身的大分子物质,从而保持机体内、外环境平衡的一种生理学反应。执行这种功能的是动物(或人)机体的免疫系统,它是机体在长期进化过程中形成的与自身内(肿瘤),外(微生物等外来物质)敌人做斗争的防御系统,从而使机体获得免疫力,同时也能通过免疫反应清除肿瘤细胞,从而维持自身稳定和安全。在此基础上,逐渐形成了免疫学这门学科。

免疫学是研究抗原性物质、机体的免疫系统和免疫应答的规律与调节以及免疫应答的各种产物和各种免疫现象的一门生物科学,它是与医学微生物学同时诞生的。随着生物化学、分子生物学、细胞生物学等学科的发展,免疫学的研究亦已进入分子水平时代,正在向其他很多学科渗透,已成为生命学科不可缺少的组成部分。

食品免疫学(food immunology)是利用免疫学的基本原理,使人们能够更好地利用食品中天然存在或人工加入的有益成分,增强机体免疫力,识别和清除食品中的有害成分,保护机体不发生感染、中毒和过敏反应的一门综合性新兴交叉学科。食品免疫学涉及的主要内容有食品免疫学基础、营养与免疫、膳食与免疫、食品免疫学技术等。

1.2 食品免疫学基础

食品免疫学所涉及的基础主要包括人体内能够与食物成分发生免疫反应的免疫系统、免疫器官、免疫细胞、免疫因子等。

1.2.1 免疫系统

免疫系统是机体免疫反应的基础,也是食品免疫应答的基础。

1.2.1.1 免疫系统组成

免疫器官、免疫细胞和免疫分子相互关联、相互作用、共同协调,组成免疫系统(immune system),共同完成机体免疫功能。

免疫器官(immune organ)是指实现免疫功能的器官或组织。根据发生的时间顺序和功能差异,可分为中枢免疫器官(central immune organ)和外周免疫器官(peripheral immune organ)两部分。中枢免疫器官又称一级免疫器官,包括骨髓、胸腺、鸟类法氏囊或其同功能器官。中枢免疫器官主导免疫活性细胞的产生、增殖和分化、成熟,对外周淋巴器官发育和全身免疫功能起调节作用。外周免疫器官包括淋巴结、脾和黏膜相关淋巴组织(mucosa associated lymphoid tissue, MALT)等,是免疫细胞聚集和免疫应答发生的场所。食品免疫反应中,肠相关淋巴组织(gut-associated lymphoid tissue, GALT)也是发生食品免疫应答的主要组织。

免疫细胞(immune cell)是指参与免疫应答或与免疫应答相关的细胞。免疫细胞可以分为多种,包括淋巴细胞、树突状细胞、单核/巨噬细胞、粒细胞、肥大细胞等,在人体中承担着重要的角色。食品免疫反应中,树突状细胞(dendritic cell, DC)作为机体功能最强的专职抗原递呈细胞(antigen presenting cell, APC),能够高效地摄取、加工处理和递呈抗原,未成熟DC具有较强的迁移能力,成熟DC能有效激活初始型T细胞,处于启动、调控并维持食品免疫应答的中心环节;淋巴细胞(lymphocyte)是完成食品免疫应答功能的重要效应细胞,包括T细胞和B细胞;部分粒细胞、肥大细胞(mast cell)作为食品免疫反应中重要的效应细胞,扮演着重要的角色。

免疫分子主要指抗原及抗体,是食品免疫学的主要研究对象。免疫分子的种类很多,很多免疫分子具有结构和进化上的同源性,主要包括:膜表面抗原受体、主要组织相容性复合物抗原、白细胞分化抗原、黏附分子、抗体、补体、细胞因子、抗原等。

1.2.1.2 免疫系统功能

免疫系统的生理功能主要有免疫防御、免疫稳定和免疫监视等。

(1)免疫防御。保护机体抵御外来物质及其毒性产物的侵犯,帮助机体消灭外来的细菌、病毒、过敏原等,使人免患感染性疾病,当该功能过于亢进时会发生超敏反应,过于低下时会发生免疫缺陷病。

(2)免疫稳定(清洁)。人体组织细胞时刻不停地进行着新陈代谢,随时存在大量新生细胞代替衰老和受损伤的细胞。免疫系统能及时地把衰老和死亡的细胞识别出来,并把它从体内清除出去,从而保持人体的稳定,该功能异常时会发生自身免疫疾病。

(3)免疫监控。免疫系统具有及时识别、杀伤并清除染色体畸变或基因突变的细胞,防止肿瘤和癌变发生的功能。当该功能发生异常时,持续感染将不能得到及时清除,细胞癌变将不能得到遏制。

1.2.2 免疫应答

免疫应答(immune response)是机体免疫系统对抗原刺激所产生的以排除抗原为目的的生理过程。这个过程是免疫系统各部分生理功能的综合体现,包括了抗原递呈、淋巴细胞活化、免疫分子形成及免疫效应发生等一系列的生理反应。通过有效的免疫应答,机体得以维护内环境的稳定。免疫活性细胞(T淋巴细胞,B淋巴细胞)识别抗原,产生应答(活化、增殖、分化等)并将抗原破坏和/或清除的全过程称为免疫应答。

1.2.2.1 免疫应答过程

淋巴细胞的识别功能是在其个体发育中获得的。因此,在免疫应答过程中,免疫原对淋巴细胞只起选择和触发作用。淋巴细胞在抗原识别过程中可被诱导活化，形成以B细胞介导的体液免疫和以T细胞介导的细胞免疫；亦可被介导而处于不活化状态，形成免疫耐受。在免疫功能正常的条件下，机体对非己抗原可形成细胞免疫及体液免疫，排除异己，发挥正常免疫效应；而对自身抗原形成免疫耐受，不产生排己效应。故机体可维持其自身免疫的稳定性。如其免疫功能异常，则机体会对非己抗原产生高免疫应答，导致变态反应的发生，造成机体组织的免疫损伤，或产生免疫耐受性，降低机体抗感染免疫及抗肿瘤免疫的能力，常可形成自身免疫病。食品免疫反应中，这类现象主要表现为食物过敏反应。正常免疫应答及异常免疫应答实质上是受机体状态和机体内外因素的应答来决定的。因此，在不同的条件下，免疫应答过程既可产生保护作用，亦可产生致病作用。一般而言，免疫应答过程不是单一细胞系的行为，而是多细胞系的复杂行为。免疫应答的发生、发展和最终效应是一个相当复杂但又规律有序的生理过程，可分为三个阶段：感应阶段，即免疫细胞对抗原分子的识别；反应阶段，即免疫细胞的活化及分化过程；效应阶段，即效应细胞和效应分子发挥免疫效应过程。现已证明，免疫细胞间的相互作用，是通过直接接触及其分泌介质来完成的；既表现为相互协同，又表现为相互制约。它们之间的相互作用是受遗传因素控制的。目前，对免疫应答机制的研究已由细胞水平、分子水平进入基因水平，其研究范围涉及食品领域中的重大问题。

1.2.2.2 免疫应答种类

根据识别特点、获得形式以及效应机制，食品免疫应答可分为固有免疫(innate immunity)和适应性免疫(adaptive immunity)两大类。

固有免疫亦称为先天性免疫或非特异性免疫，可对外来物质产生防御作用，其作用主要是通过识别某些“非己”分子，一般被识别的有关“非己”分子仅为某些病原体等外来物质所特有或共有，而宿主正常细胞没有，故固有免疫可区分自己与非己，也被称为半免疫防御；有人则从分子机制出发把固有免疫受体称作模式识别受体(pattern recognition receptor)，其识别的外来物质的对应分子称为病原相关分子模式(pathogen associated molecule pattern)。简而言之，固有免疫对外来物质的识别和区别的基本模式主要是一种“非己”识别，区分的基础为生物系统之间某些特征型分子的有或无。

适应性免疫亦称获得性免疫或特异性免疫，其识别的基础是克隆化的特异性抗原受体，它们均与信号传导分子组合为膜复合物，并仅见于免疫活性细胞，可与对应抗原分子上某些特定结构——抗原决定簇或表位(epitope)选择性识别结合。存在于T细胞的特异性受体系T细胞抗原受体(TCR)，大多数T细胞为αβTCR，并均与辅助受体(CD4或CD8)组合为复合受体，制约着αβTCR仅能识别由抗原递呈细胞(APC)或靶细胞加工、转化后由对应MHC(MHC-Ⅱ或MHC-Ⅰ类)夹持的抗原肽(表位)；少数T细胞的受体为γδTCR，通常无辅助受体，识别抗原表位时多无MHC分子制约性(并可涉及非肽类)。B细胞抗原受体(BCR)也无密切组合的辅助受体，故此类受体能够与在各类分子上暴露的抗原表位特异性结合。尽管有的抗原受体与某些(如非胸腺依赖性抗原)表位结合，可直接引起相应细胞的免疫活动；但一般而言，抗原受体对抗原的特异性识别结合本身并不能诱导免疫活性细胞发生免疫应答，也不能区分其来源或“非己”与“自己”属性。简而言之，获得性免疫与固有免疫直接识别“非己”的活化机制明显不同，其识别和区别抗原是由双信号系统分工协同进行的。

生物体的固有免疫和适应性免疫是相辅相成的，如图1-1所示。前者在个体出生时就已存在，反应快，但强度低；后者产生需要一定时间，但强度高。若进入生物体的抗原物质量较少，固有免疫功能能够及时将之消灭。但是，如果入侵的抗原物质众多，适应性免疫形成的效应产物能扩大固有免疫中的吞噬细胞等功能，相互配合，协同去除抗原性异物。因此，固有免疫是适应性免疫的基础。食品诱发的免疫应答反应都是固有免疫和适应性免疫共同作用的结果。

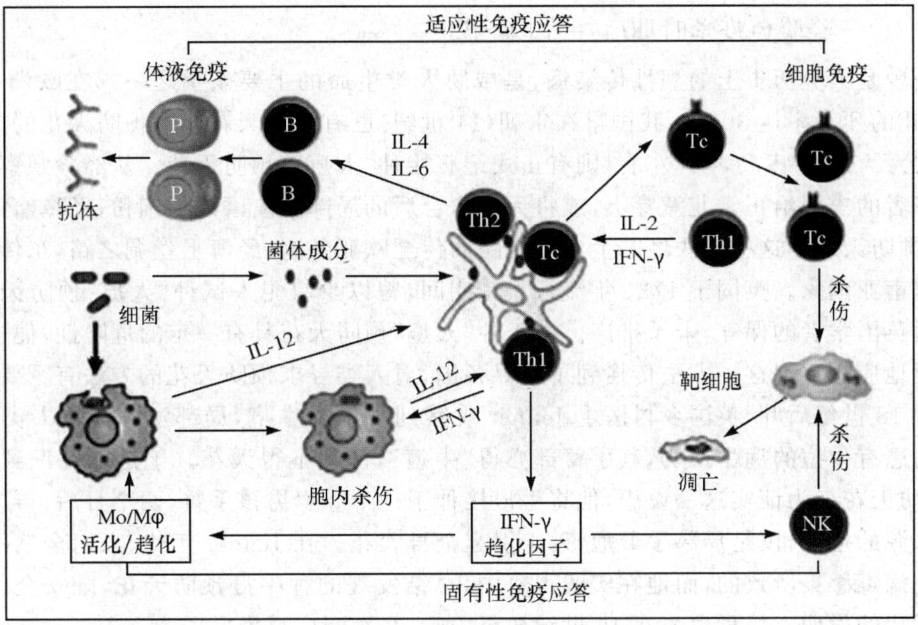

图 1-1　固有免疫和适应性免疫的调节关系

1.2.2.3　免疫应答的特点

(1)特异性。生物体中有众多的带有不同抗原表位受体的 B 细胞和 T 细胞，任一抗原表位只能选择其中一个具有相应表位受体的淋巴细胞与之特异性结合，整个免疫应答过程以及最终免疫产物均保持着配体和受体的对应关系。如花生中某一蛋白的抗原表位激发免疫应答产生的效应物质只能专一地同花生中该蛋白的表位结合，对牛奶中某一蛋白质的抗原表位无作用，即适应性免疫的特异性。

(2)多样性。生物体的免疫系统可与多种多样的抗原物质发生特异性免疫应答，原因是生物体出生时已存在数量极为庞大的淋巴细胞库。哺乳动物的免疫系统至少能识别 10^9～10^{12} 个抗原表位，如此众多各异的抗原受体，是抗体形成过程中有关编码基因不同排列组合表达所致的。生物体有极度多样性抗原受体的淋巴细胞库，能够接受食物中几乎所有的天然抗原和人工合成抗原激发而产生的相应免疫应答。

(3)记忆性。生物体免疫系统再次接触相同抗原时，引发的免疫应答有别于初次应答，常呈现应答速度快速和强度增大。这种免疫记忆，一般认为有两种可能的机制：一是初次免疫应答过程中大量抗原特异性的 B 细胞或 T 细胞扩增，即记忆性淋巴细胞，当相同抗原再次进入机体时，与记忆性淋巴细胞迅速结合，激发剧烈免疫应答；二是免疫应答中有特异性细胞形成，一旦再次遇到相同抗原，即能够大量扩增，做出反应。

1.2.3 食品免疫学发展简史

免疫学是人类在与传染病斗争过程中发展起来的。从中国人接种"人痘"预防天花的正式记载算起,到其后的Jenner接种牛痘苗预防天花,直至今日,免疫学的发展已有三个半世纪。根据不同时期的不同特点,可分为若干时期。食品免疫学也是在这过程中逐渐形成,不断发展的。

1.2.3.1 经验免疫学时期(17—19世纪)

天花曾是人类历史上的烈性传染病,是威胁人类生命的主要杀手之一。在欧洲,17世纪中叶,天花的死亡率达30%。我国早在宋朝(11世纪)已有吸入天花痂粉预防天花的典故。到明代,即公元17世纪70年代左右,则有正式记载接种"人痘",预防天花。从经验观察,将沾有疱浆的患者的衣服给正常儿童穿上,或将天花愈合后的局部痂皮磨碎成细粉,经鼻给正常儿童吸入,可预防天花。这些方法经陆上丝绸之路西传至欧亚各国,经海上丝绸之路,东传至朝鲜、日本及东南亚国家。英国于1721年流行天花期间,曾以少数犯人试种"人痘"预防天花成功,但因当时英国学者的保守,未予推广。由于种"人痘"预防天花具有一定的危险性,使这一方法未能广泛地应用。但这一方法传播到了世界各国,对人类寻求预防天花的方法有重要的影响。

公元18世纪后叶,英国乡村医生Jenner观察到牛患有牛痘,局部痘疹酷似人类天花,挤奶女工为患有牛痘的病牛挤奶,其手臂部亦得"牛痘",但却不得天花。于是他意识到接种"牛痘"可预防天花。为证实这一设想,他将牛痘接种于一个8岁男孩手臂,两个月后,再接种从天花患者来源的痘液,仅是局部手臂疱疹,未引起全身天花。在Jenner年代,人们全然不知天花是由天花病毒感染所致的,而他在实践观察中,总结发现的种牛痘预防天花,既安全、又有效,是一划时代的发明。接种牛痘在19世纪初至中叶,在欧洲广泛推广。

在19世纪以前,人们从经验得知接种人痘或牛痘,可获得预防天花的免疫力,但对病原体及获得免疫的原理和机制还全然不知。这个时期,还未出现真正的食品免疫学。

1.2.3.2 经验免疫学时期(19—20世纪初)

从19世纪中叶开始,微生物学的发展推动了抗感染免疫的发展。19世纪末,抗体的发现开创了20世纪初对抗原的研究,以实验生物学为基础,研究宿主在受抗原刺激后所致的免疫应答,从而使免疫学发展至科学免疫学时期,成为一门独立的学科。

在此期间,对抗原与抗体特性进行了系统研究,创立了免疫化学;以无毒或减毒的病原体制成的菌苗被广泛使用;发现了免疫应答所致的超敏反应性疾病,认识到适宜的免疫应答有免疫防御作用,不适宜的免疫应答则有致病作用。1957年,Burnet提出克隆选择学说,全面总结了当时免疫学的成就,推动了细胞免疫学时期的到来,认识到体液免疫和细胞免疫的协同作用。

经历一个世纪的发展,免疫学研究揭示了免疫系统结构组成及功能,固有免疫及适应性免疫,体液免疫及细胞免疫,T淋巴细胞及B淋巴细胞的特异免疫应答过程,以及免疫调节及免疫应答异常与疾病,并在免疫学理论指导下,形成了独立的免疫学科。在这个时期,食品免疫学进入了萌芽阶段,人们开始关注食物引发的免疫反应。

1.2.3.3 现代免疫学时期(20世纪中叶至今)

细胞免疫学的发展明确了T淋巴细胞及B淋巴细胞经表面受体识别抗原分子,受体与抗原结合的信号由细胞表面传导至细胞核内,引发基因活化,使细胞进行克隆扩增,并分化为效应细胞。接踵而来的问题是，食品中抗原数目庞大，细胞的抗原识别受体的数目也十分庞大，如果一个基因编码一个受体分子，体内不可能有如此庞大的基因数目。而且，细胞表面的信号是怎么传导到细胞内的？信号类型与活化的基因种类，及细胞功能之间是怎么联系的？

1975年后分子生物学兴起，从基因水平揭示了B细胞及T细胞抗原识别受体（BCR，TCR）多样性产生的机制；从分子水平阐明信号转导通路、信号类型与细胞因子对细胞增殖和分化的作用及效应机制；揭示出细胞毒性T细胞致靶细胞发生程序性细胞死亡的信号转导途径。这些研究不仅开创了分子免疫学，更使免疫学发展到以基因活化及分子作用为基础，理解免疫细胞的生命活动与功能，细胞与细胞间及免疫系统与机体整体间的功能。免疫学的研究阐明并揭示出细胞生命活动的基本规律（如信号转导、程序性细胞死亡、细胞分化发育等等），促进了整个生命科学的发展。这个时期，食品免疫学逐渐发展成免疫学一个重要的分支学科，并得到了迅速的发展。

1.3　营养与免疫

人体所需要的营养物质，由消化系统进入体内，获得生命活动需要物质和能量，使得生物个体可以生长发育，保证了生命活动的正常进行，使免疫系统的正常功能得到发挥。

1.3.1　营养与免疫功能

营养是维持机体免疫力的物质基础。蛋白质、维生素、矿物质、脂类、碳水化合物和水是维持人类生存生长必不可少的物质。蛋白质是构成机体的重要物质，包括各种免疫器官、免疫细胞和免疫分子。人们对维生素的需要量与生长阶段、身体和免疫状态有密切关系。最小需要量的维生素水平只能预防临床缺乏症的出现，不能满足人们最大限度发挥生理功能和维持最佳免疫状态的需求。常量元素（钙、磷、钾、钠、氯、镁、硫等）不仅是机体组织（淋巴组织、器官）的重要组成部分，也是体液的重要组成，参与体内许多至关重要的代谢途径，与机体免疫功能有密切关系；微量元素作为机体必需的营养物质，在组织中含量较低，通常以金属酶和辅酶因子或作为内分泌激素的某一成分发挥作用。多不饱和脂肪酸（PUFA）调节免疫功能，n3、n6PUFA在免疫功能调节上表现出不同活性，影响淋巴细胞增殖、细胞因子合成、分泌和抗体合成等。糖类因其特殊的理化性质，能改变肠道的微生物平衡、病原体的黏附以及肠上皮的功能完整性，从而影响机体抵抗力。

当体内的这些营养物质的数量和质量发生变化，可影响免疫系统的功能。营养物质的缺乏会影响免疫活性细胞合成、分泌和参与细胞间相互作用的分子，从而改变免疫调节功能。

扩展阅读：营养素与免疫（二维码1-1）

二维码1-1　营养素与免疫

营养不良是导致免疫缺陷的最常见原因之一，尤其对细胞免疫、细胞吞噬及补体系统功能的影响最为明显。营养不良的程度和持续时间不同，对免疫系统的影响也不同。严重的营养不良患者在给予充足的营养后，其体液免疫和抗体水平可逐步恢复正常，但是细胞免疫功能不那么容易恢复。

1.3.2 营养与免疫调节

心脑血管疾病、癌症、糖尿病等慢性病都与饮食结构、生活习惯、日常行为等密切相关，而这些疾病的发生发展，与机体免疫功能、抗疲劳能力和抗氧化能力等密切相关。抗氧化能力和免疫功能强，有助于阻止基因突变、脂质过氧化，保护细胞，防止损伤和预防疾病等。

维生素 E、维生素 C、类胡萝卜素等营养素和由锌、硒等参与构成的抗氧化酶可帮助抑制自由基产生，清除自由基或抑制自由基对大分子物质的氧化损伤，从而发挥抗氧化作用，以维护人体的健康。任何一种营养素缺乏都会影响机体整体的抗氧化能力，从而影响机体的免疫调节功能。

内环境的稳态是机体进行正常生命活动的必要条件。当内环境的稳态遭到破坏时，就会引起细胞新陈代谢紊乱。营养失衡就会引起消化功能、内分泌功能、血液循环、神经功能和新陈代谢平衡失调，免疫调节能力下降，并发生疾病。

扩展阅读：内环境稳态的重要性(二维码 1-2)

二维码 1-2 内环境稳态的重要性

1.4 膳食与免疫、健康

膳食是生命的基础，也是健康的基础，更是免疫的基础。根据国家卫生部门的统计数据，我国住院病人的前 10 种疾病构成中，与膳食有关的免疫疾病的发生率正逐年增加，心脏病、高血压、恶性肿瘤等均列在其中。目前认为与膳食有关的免疫疾病主要有下列几种：①摄入某种或某些营养素过多引起的疾病，如脑血管疾病(包括高血压、卒中)、动脉粥样硬化、冠心病、糖尿病、高血脂、脂肪肝、肥胖症、痛风、恶性肿瘤等。②缺乏某种营养素所致的疾病，如佝偻病、骨质软化症、骨质疏松症、缺铁性贫血、缺碘性甲状腺肿等。③饮食不洁，不但指那些肉眼看得见的不卫生，还包括微生物污染、放射性污染以及化学性污染。

营养不平衡影响最大的就是免疫系统。而免疫系统一旦受损，人体也容易出现感染，这种损害通常难以弥补。膳食中蛋白质不足，会抑制体内蛋白质的合成，导致血液中抗体浓度减低。蛋白质-热量缺乏症是发展中国家的儿童常见的营养问题之一。对非洲儿童的研究显示，早年的营养不良会造成成人后免疫系统的不健全，机体容易受到以呼吸道及胃肠为主的反复感染。

目前已知可以引起过敏的食物有上千种之多，小儿常见的食物过敏原为牛奶、鸡蛋、大豆，其中牛奶和鸡蛋是幼儿最常见的强过敏源。花生既是小儿也是成人常见的过敏源，致敏食物也因各地区饮食习惯的不同而异。约90%的过敏反应由少数几种食物引起，如牛奶、鸡蛋、花生和小麦等。

食物免疫原性具有可变性，加热可使部分食物的免疫原性减低。胃的酸度增加和消化酶的存在可减少食物的免疫原性。食物间还存在交叉反应性，对鸡蛋过敏者很可能对其他鸟类的蛋也过敏。食物过敏反应与遗传基因有关，更多的是免疫系统功能是否正常。

食物不耐受是指食物成分引起的非免疫反应(如中毒性、药理性、代谢性、感染性所致的异常反应)，与食物异常反应的主要区别是不涉及免疫反应，但由非免疫因素引起的肥大细胞释放炎症介质参与。食物过敏是指部分人群因食物成分引起的免疫反应。进食少量有关食物即可诱发，与食物成分的生理作用无关，涉及免疫机制引起的组胺白三烯等化学介质的释放。食物过敏引起的症状具有多样性和非特异性。

一旦确定了过敏原应严格避免再进食，这是食物过敏最有效的防治手段。烹调或加热等加工方法也可使部分食物过敏原失去致敏性。

1.5 食品免疫学技术

1.5.1 食品免疫学检测技术及应用

免疫学检测即是根据抗原、抗体反应的原理，利用已知的抗原检测未知的抗体或利用已知的抗体检测未知的抗原。由于外源性和内源性抗原均可通过不同的抗原递呈途径诱导生物机体的免疫应答，在生物体内产生特异性和非特异性T细胞的克隆扩增，并分泌特异性的免疫球蛋白(抗体)。由于抗体-抗原的结合具有特异性和专一性的特点，带标记的抗体能够准确而可靠地反映抗原的位置和数量，且利用二抗对信号进行放大，这种检测可以定性、定位和定量地检测某一特异的蛋白(抗原或抗体)。免疫学检测技术的用途非常广泛，它们可用于各种疾病的诊断、疗效评价、发病机制以及食品中各类蛋白定性定量的研究。

以下是几种常用的食品免疫学检测技术。

1.5.1.1 酶联免疫吸附试验(ELISA)

酶联免疫检测是目前应用最广泛的食品免疫检测方法。该方法是用酶标记二抗，抗原抗体反应的特异性与酶催化底物的作用结合起来，根据酶作用底物后的颜色变化来判断试验结果，其敏感度可达ng水平。常见用于标记的酶有辣根过氧化物酶(HRP)、碱性磷酸酶(AP)等。由于酶联免疫法无需特殊的仪器，方法简单，被广泛应用。常用的方法有间接法、夹心法以及BAS-ELISA。间接法是先将待测的蛋白包被在96孔板内，然后依次加入一抗、标记了酶的二抗和底物显色，通过仪器(例如酶标仪)检测待测蛋白。这种方法操作简单，但由于高背景而特异性较差，目前已逐渐被夹心法取代。夹心法是利用两种一抗对目标抗原进行捕获和固定，在确保灵敏度的同时大大提高了反应的特异性。近年来，酶联免疫的食品定量检测技术也不断推陈出新。在夹心法ELISA的基础上，目前已开发了多抗原检测试剂盒，能同时检测微量液相样本中的多个食品抗原。

常用于食品中过敏原定量检测的ELISA方法主要有竞争ELISA(competitive ELISA)和夹心ELISA(sandwich ELISA)两种。目前，市场上已经有一些商品化的ELISA检测试剂盒，专门用于检测食品中的过敏原，可在 1～2 h 内对过敏原进行定性和定量检测。基于 ELISA 方法的检测试剂盒已经实现了产业化，它正以其方便、廉价的优越性成为人们钟爱的检测方法。

扩展阅读:ELISA 在检测中的应用(二维码 1-3)

二维码 1-3　ELISA 在检测中的应用

1.5.1.2　免疫荧光技术

免疫荧光技术是利用荧光素标记的抗体(或抗原)检测组织、细胞或血清中的相应抗原(或抗体)的方法。由于荧光抗体具有安全、灵敏的特点，已广泛应用在免疫荧光检测和流式细胞计数领域。根据荧光素标记的方式不同，可分为直标荧光抗体和间标荧光抗体。间标荧光抗体中一抗并不直接连接荧光素，而是先将一抗与蛋白结合，然后带有荧光素的二抗再结合至一抗。通过二抗的结合，能将信号放大，能在一定程度上提高检测的灵敏度，但是随之带来的高背景也降低了检测的特异性。近年来，随着荧光素和荧光检测技术的不断进步，荧光检测的灵敏度已经接近同位素检测的水平，直接标记的荧光抗体逐渐取代间接标记抗体。这些标记了荧光素的抗体直接结合至抗原，大大提高了检测的特异性，使检测的结果更加准确可靠。利用单克隆荧光直接标记抗体鉴定淋巴细胞的亚类。通过流式细胞仪，针对细胞表面不同抗原，可以同时使用多种不同的荧光抗体，对同一细胞进行多标记染色。

1.5.1.3　免疫胶体金技术

胶体金技术经过 30 多年的发展到现在已日趋成熟，该方法是将二抗标记上胶体金颗粒，利用抗原抗体间的特异性反应，最终将胶体金标记的二抗吸附于渗滤膜上。免疫胶体金快速检测技术，由于方便快捷、特异敏感、稳定性强、不需要特殊设备和试剂、结果判断直观，并可保存试验结果等优点，已在食品安全监督各领域得到了日益广泛的应用。

扩展阅读:胶体金技术在食品检测中的应用(二维码 1-4)

二维码 1-4　胶体金技术在食品检测中的应用

1.5.1.4　放射免疫检测技术

放射免疫检测技术是目前灵敏度最高的检测技术，利用放射性同位素标记抗原(或抗体)，与相应抗体(或抗原)结合后，通过测定抗原抗体结合物的放射性检测结果。放射性同位素具有 pg 级的灵敏度，且利用反复曝光的方法可对痕量物质进行定量检测。

有人应用放射免疫法检测蜂蜜中四环素类抗生素的残留，特异性强，与氯霉素、红霉素、链霉素、青霉素G、磺胺嘧啶等其他族抗生素无交叉反应，该方法与液相色谱质谱法符合率达100%，能达到检测蜂蜜中四环素类抗生素残留的要求，为四环素类抗生素残留的快速检测提供了一种很好的快速筛选方法。

但是，放射性同位素对人体的损伤也限制了该方法的使用。

1.5.1.5 其他

除了上述几种免疫学检测方法，免疫印迹、放射/酶联过敏原吸附抑制实验(RAST/EAST)在食品安全检测中也均有应用，主要应用于食品过敏原的检测中。

免疫印迹在过敏原的检测中应用较早，并且广泛应用于发现和鉴定新的过敏原。有研究学者将免疫印迹和质谱技术相结合，用大豆过敏患者的血清检测出了19种大豆过敏原，包括5种新过敏原。虽然免疫印迹具有SDS-PAGE的高分辨力和固相免疫测定的特异性和敏感性，但目前该方法仅可用于过敏原的定性或半定量检测。也有研究人员利用花生蛋白的抗血清进行火箭免疫电泳(RIE)，在两种没有标明花生成分的食品中检测出了花生蛋白。但该方法在过敏原的检测中并没有得到广泛应用，主要由于含抗体凝胶的制备比较烦琐，而且染色过程较为复杂。放射/酶联过敏原吸附抑制实验(RAST/EAST)已被应用于过敏原的定性检测以及食物中潜在过敏原的评估。有研究人员利用RAST定性检测了多种大豆制品(豆芽、豆豉、豆腐、豆酱、酱油等)的过敏原性，结果表明这些大豆制品都会对大豆过敏人群造成潜在的危害。也有人利用RAST证明了婴儿食用的谷物面粉中添加的乳糖成分中含有1～5 μg/g的过敏原α-乳白蛋白，表明需要对食品过敏原信息进行详细标注，以降低潜在的食物过敏风险。

此外，时间分辨荧光免疫法、免疫传感器检测技术等免疫学技术在食品安全检测中均有应用。

免疫学检测技术由于其特异性强、敏感度高、操作法简单、使用安全和经济快捷，在食品安全检测领域有着不可替代的作用。在食品科学和加工方面，包括从田间到餐桌全过程，从食品原料、加工、贮藏、运输、销售和食用过程中的各种生物沽性物质含量及其变化的分析等；在食品生物技术领域，包括基因表达、转基因成分和食品中的检测等；在食品安全卫生领域，包括病原微生物和益生菌、微生物的细胞、酶、代谢产物、代谢作用，食品中的过敏物质以及人体的变态反应和免疫增强剂等领域。

1.5.2 食品免疫学治疗技术及应用

免疫治疗(immunotherapy)是指应用免疫学理论与方法治疗相关疾病的一种生物治疗策略。早期的免疫治疗主要是注射疫苗及抗血清以预防和治疗慢性疾病，随着器官移植及肿瘤治疗的需要，发展到应用免疫抑制剂及免疫增强剂以控制机体的免疫状态。目前，免疫治疗已广泛应用于免疫缺陷病、自身免疫病、病毒感染、肿瘤、变态反应性疾病的治疗，并已发展成一门新兴学科——免疫治疗学。其中，食品免疫治疗不仅是一种新兴的、具有显著疗效的治疗模式，更是一种利用免疫技术的新型治疗方法。

早在20世纪，美国就已经确立过敏疾病的有效治愈方法，世界卫生组织(WHO)在其关于免疫脱敏治疗的指导性文件中明确指出：口服免疫脱敏治疗是唯一可以彻底治疗过敏疾病的方法。由此可见，免疫治疗技术在食品免疫学中有着重要的地位。

扩展阅读:生物口服脱敏治疗技术(二维码 1-5)

二维码 1-5 生物口服脱敏治疗技术

1.5.3 食品免疫预防技术及应用

免疫预防(immunoprophylaxis)是根据特异性免疫原理,采用人工方法将抗原(疫苗、类毒素等)或抗体(免疫血清、丙种球蛋白等)制成各种制剂,接种于人体,使其获得特异性免疫能力,从而预防某些疾病。前者称人工自动免疫(artifical active immunity),主要用于预防;后者称人工被动免疫(artifical passive immunity),主要用于治疗和紧急预防。食品免疫学中,免疫预防技术应用广泛。

口服脊髓灰质炎疫苗(糖丸)是预防和消灭脊髓灰质炎的有效控制手段。现在有两种疫苗可以使用,一种是我国目前正在使用的脊髓灰质炎减毒活疫苗,也就是大家熟悉的"糖丸",它由活的,但致病力降低的病毒制成;而另一种名为脊髓灰质炎灭活疫苗,是采用脊髓灰质炎病毒Ⅰ型(Mahoney 株)、Ⅱ型(MEF-1 株)、Ⅲ型(Saukett 株)分别接种于 Vero 细胞培养并收获病毒,经浓缩、纯化后用甲醛灭活,按比例混合后制成的 3 价液体疫苗。口服该疫苗后,可刺激机体产生抗脊髓灰质炎病毒免疫力,能够有效预防脊髓灰质炎。

1.6 食品免疫学在生命科学中的重要地位

1.6.1 食品免疫学为人类健康做出重要贡献

食品科学与医学、生命科学联系紧密,特别是关于食品功能成分作用机制、食品中有害物质的毒性作用机制、食品安全检测技术研发、食品中致病微生物的致病机理等方向研究已经成为食品安全领域的研究热点和前沿,对这些领域的研究又与免疫学内容密切相关。因此,食品免疫学作为免疫学的一个重要应用学科,迅速发展,并取得了众多突破,免疫学各项技术在食品科学中的应用为食品科学的发展提供了助力,而食品科学与人类健康关系密切。食品免疫学的发展为人类健康的长远大计提供了基础。

1.6.2 食品免疫学是生命科学的前沿学科

免疫系统独有的特点使免疫系统成为揭示生命活动机制的一个良好的模型系统。而免疫系统的一些作用方式和作用机制已研究得相当清楚,免疫细胞的体外培养,大量免疫作用分子的发现及基因工程生产,转基因和基因敲除等动物模型的建立,为研究食品免疫中免疫细胞的生理功能与疾病机制,提供了坚实基础。免疫分子是广义上具有免疫能力的物质,包括免疫细胞、免疫蛋白、免疫因子、干扰素等等。免疫分子是现代分子免疫学的主要研究对象,利用抗原抗体等免疫分子之间的特异反应，建立的一系列免疫学检测技术，已广泛应用于食品科学中的检测和分析。

尽管生命世界具有多样性，但生物体基本物质组成的统一，生命信息传递的统一，生命活动本质的统一，说明生命世界中最本质的东西，在不同生物体中高度一致。在生命科学中，信号转导，细胞发育分化和凋亡等很多生命活动的基本问题，都是通过免疫学研究首先发现的。生命科学的发现也推动了免疫学的进步，如分子生物学对基因组的了解，使免疫学家揭示了抗体的基因重排，从而建立抗体文库。基因重排又解释了人类基因组及蛋白组学揭示的有限基因数目编码几乎无限蛋白种类的原因。蛋白分析技术、结构技术则进一步阐明免疫球蛋白分子的组成和结构，使免疫学家深入理解它们的功能和相互作用方式。人类基因组的研究，使免疫学发展产生了新的分支，即"反向免疫学(reverse immunology)"，从基因入手，分析免疫原，进行实验性免疫应答，加速了免疫应答分析过程，亦揭示了免疫应答的复杂性。

免疫学作为一个极好的研究手段与模型系统，与食品科学学科的结合，必将产生新的理论与应用上的突破，从而更好地理解食物与健康的关系，揭示各项疾病的发病机制。食品免疫学的发展必将会推动生命科学的进一步发展。

1.6.3 食品免疫学是生物高新技术产业化的重要基础

食品免疫学中的免疫治疗技术的研究，实现药物既能够特异杀伤病原体，又增强机体自身免疫力的双重作用。其中，各种疫苗、基因工程细胞因子与抗体、细胞制剂、诊断制剂等是当今生物学技术产业的支柱产品，销售额逐年升高。至2000年底，经美国FDA批准，正处于临床研究阶段的369种生物技术药物中，79种为免疫制品，居生物制品之首。还有许多具有重大临床应用价值的免疫制品正在进行研制开发。相信，随着食品免疫学研究的进展，会有更多、更先进、更有效的免疫制品问世，为人类健康贡献更多力量。

1.7 食品免疫学基本框架

食品免疫学基于既有的基础免疫学、生物化学、微生物学等学科，内容可以大致分为5个部分。第一部分综述食品免疫学相关知识，介绍食品免疫学基本知识，为进一步学习免疫学理论和技术提供了铺垫。介绍免疫学系统的基本组成、结构和功能。意在表明正常的人体免疫系统是协调的、统一的和有层次的，科学的认识是逐步深化的。第二部分从细胞水平和分子水平介绍免疫系统的结构和功能。阐述细胞是完成生命现象的基本功能单位，免疫系统的结构和功能可以在细胞生物学和分子生物学水平上认识。第三部分是免疫系统的应答和功能调节。免疫功能的实现是有条件的、相对的。免疫系统对抗原的应答有性质、数量、空间、时间和应答的层次差异，所以免疫调节也是有层次的。第四部分是食品营养和机体的免疫功能。第五部分是介绍食品免疫技术及其应用。免疫系统的最重要功能是识别"自我"和"非我"。免疫识别实质上是分子识别，由于其识别位点小、种类多、特异性强、容易获取、使用安全方便，所以应用非常广泛，几乎包括所有生物学或生物材料有关的各个领域，其他技术(如生物技术、物理化学检测技术结合还衍生出了许多复合技术)又进一步促进了免疫学的发展。

食品免疫学知识结构，总的基本逻辑关系由远及近，由表及里，从基础到应用，从宏观到微观，从静态到动态功能变化。

本章小结

食品免疫学是免疫学在食品领域中的一个重要应用，主要研究与食物相关的免疫学知识、理论与技术。本章主要介绍了3方面内容。第一部分介绍了食品免疫学中涉及的基本概念，包括免疫学、食品免疫学等。第二部分介绍了食品免疫学的主要内容，包括食品免疫学基础，营养与免疫，饮食与免疫、健康，食品免疫学技术，这是本章的重点部分。第三部分介绍了食品免疫学的重要作用。通过对食品免疫学的学习，为学习分子生物学、食品微生物学、食品卫生学等学科打下了扎实的基础。

思考题

1. 什么是食品免疫学？
2. 食品免疫学主要内容有哪些？
3. 食品免疫应答的种类有哪些？它们之间的关系是什么？
4. 食品免疫学的基本技术包括哪些？
5. 食品免疫学的基本框架是什么？

参考文献

[1] 马兴铭. 医学免疫学[M]. 北京：清华大学出版社，2013.
[2] 李春艳. 免疫学基础[M]. 北京：科学出版社，2013.
[3] Roitt I，Brostoff J，Male D. Immunology. 6thed[M]. London：Mosby，2001.
[4] Abbas A K，Lichtman A H，Pillai S. Cellular and Molecular Immunology[M]. Elsevier LTD，Oxford，2011：305.
[5] Fernandes G. Progress in nutritional immunology[J]. Immunologic Research，2008，40(3)：244-261.
[6] Sredni-Kenigsbuch D，Sredni-Kenigsbuch D. Stress，Immunology，and Cytokines[J]. Nutrition & Health，2009：207-220.
[7] Liu J，Liu S，Cao X. Highlights of the advances in basic immunology in 2011[J]. Cellular & Molecular Immunology，2012，9(3)：197-207.
[8] 陈献雄，邬玉兰，吉琼梅，等. 花生主要过敏原 Ara h1 单克隆抗体的制备与应用[J]. 免疫学杂志，2017，33(1).
[9] 杜兵耀，减长江，马晨，等. 免疫学技术在牛奶检测中应用的研究进展[J]. 中国畜牧兽医，2016，43(2)：457-461.

第2章

抗　　原

本章重点与学习目标

重点：抗原的概念、结构特点、种类和分类的方法。

学习目标：掌握抗原和超抗原的概念；熟悉抗原结构和抗原功能的关系；了解抗原种类和种类特点。

2.1 抗原的概念

按照现代免疫学的观点，抗原(antigen，Ag)是指能诱导机体产生抗体和细胞免疫应答，并能与所产生的抗体和致敏淋巴细胞在体内外发生特异性反应的物质。抗原能与机体中相应克隆的抗体在体内外发生特异性的结合，从而诱导该淋巴细胞发生免疫应答反应。

抗原是免疫学的核心内容之一，传统意义上的抗原主要是指各种病原微生物，广义的抗原包括微生物及其代谢产物，如微生物细胞、蛋白质、核酸、天然植物资源中的活性成分都可以成为抗原。微生物抗原作为一种异源物质，进入宿主体内发生的生化反应很复杂，根据机体的健康状况、进入微生物的数量和毒力可出现多种结果。一是机体动员各种免疫机制通过复杂的生化反应，在处理和清除病原微生物中增强了自身对该病原微生物的免疫力；二是由于感染者没有足够的能力清除病原微生物时，可能出现各种病理过程，发生疾病，甚至死亡；三是病原微生物侵入机体后，不被机体完全清除，机体在清除病原微生物时也增强了对这种病原微生物的抵抗力，既感染，又导致抗感染免疫。结核分支杆菌、布氏杆菌、李斯特氏菌等细胞内寄生菌属于这种类型。

2.1.1 抗原特性

抗原又叫免疫原(immunogen)，根据定义我们可知抗原同时具备免疫原性(immunogenicity)和免疫反应性(immunoreactivity)两个性质，免疫原性是指刺激机体产生免疫应答能力的特性，又叫抗原性(antigenicity)，免疫反应性则是指具有免疫应答反应的特性。凡是同时具备这两个特性的抗原称完全抗原(complete antigen)，大多数常见的抗原都是完全抗原，如许多蛋白质、细菌外毒素、细菌细胞、病毒和动物血清等。只有免疫反应性而无免疫原性的物质，称为半抗原(hapten)或不完全抗原(incomplete antigen)。有的分子质量小于 4 000 u 的简单有机分子，如大多数的多糖、类脂、部分药物、核酸及其降解物是半抗原，它们无免疫原性，所以不能刺激机体产生免疫应答，但是它们与蛋白质载体(carrier)结合后，就具备了免疫原性，由此刺激机体产生抗体，并可与该半抗原发生特异性的结合反应。

2.1.2 影响因素

2.1.2.1 异己性

抗原对机体来说，都是异种(异体)物质。正常情况下机体的免疫系统对自身成分或细胞不发生免疫应答。抗原对其刺激的机体来说一般是异种(异体)物质。异种物质的抗原性与被免疫的机体亲缘关系越远，组织结构间的差异越大，抗原性也越强；反之抗原性越弱。细菌、病毒等各种病原微生物对高等动物来说都是异种物质，有很强的抗原性。鸭的蛋白质对鸡是比较弱的抗原，而对家兔则是较强的抗原，此类抗原称为异种抗原。同种不同个体之间，其组织细胞成分也有遗传控制下的细微差别，这种差别表现为抗原性的不同，如人类的红细胞表面可有血型抗原的差异，称为同种异型抗原。

在人类 ABO 血型中，A 型血的人红细胞表面有 A 凝集原(抗原)，血清中含 B 凝集素(抗体)，B 型血的人红细胞表面有 B 凝集原(抗原)，血清中含 A 凝集素(抗体)，O 型血的人红细胞表面无 A 或 B 凝集原，AB 型血的人血清中不含 A 或 B 凝集素(抗体)。大多数血型抗原由黏多糖和黏蛋白类的复合蛋白构成，为细胞膜的组成成分，所以在输血时应选择相同血型，避免异型血产生抗原抗体反应。在血型系中反映一种特异性抗原的物质称为血型因子，它是划分血型的基本因子，各因子都受遗传基因支配。例如，O 血型受 O 基因控制，AB 血型受 A 和 B 基因支配。

机体对自身成分或细胞不发生免疫应答。但在特殊情况下，由于内外的理化因素或其他条件所导致，改变了自身成分特性时，机体的免疫系统把这种改变了性质的成分按异物处理，产生免疫应答，这种物质称自身抗原。

2.1.2.2 理化性质

(1)分子质量大。通常分子质量大、结构复杂的物质含有较多的抗原决定簇，其免疫原性也强。其分子质量一般都大于 1×10^4 u，甚至超过 1×10^5 u。分子质量低于 1×10^3 u 的物质，大多不具有抗原性。但少数物质如明胶，分子质量虽然高达 1×10^5 u 左右，因氨基酸种类简单，缺乏苯环且易降解，所以抗原性很弱；又如胰岛素的分子质量虽然仅为 5 734 u，但因其氨基酸成分和结构较特殊，故具有抗原性；人工合成的肽，由单一的氨基酸组成的聚合物，尽管分子质量达到足够大，由于缺乏化学组成的复杂性，缺乏芳香氨基酸，使免疫原性很差。聚集状态较可溶性抗原性的免疫原性更强，因此，细菌比血清蛋白具有更强的免疫原。

(2)结构复杂。在蛋白质中，一般含有大量芳香氨基酸尤其是含有酪氨酸的蛋白质，其抗原性最强，没有芳香氨基酸的蛋白质，其抗原性就弱。某些抗原性很弱的物质如胶原等在结合了酪氨酸残基后可增强抗原性。多糖中只有一些复杂的多糖如肺炎链球菌(*Streptococcus pneumoniae*)的荚膜多糖等才具有抗原性。根据研究，各种大分子的抗原性强弱还与它们的分子构象(conformation)和易接近性(accessibility)有关。前者可决定抗原分子上的特殊化学基团——抗原决定簇(antigenic determinant)与淋巴细胞表面的抗原受体能否密切吻合；后者则指抗原决定簇与淋巴细胞表面的抗原受体接触的难易程度。

2.1.2.3 佐剂

佐剂(adjuvant)不是抗原，没有免疫原性。但是它与抗原混合在一起注射动物时，可以提高机体的应答能力，增强对抗原的免疫应答，特别是一些免疫原性比较弱的抗原，加用佐剂可获得良好的效果。免疫学上常用的佐剂有弗氏不完全佐剂(Freunds incomplete adjuvant)和弗氏完全佐剂(Freunds complete adjuvant)(Sigma 公司，国内也有生产的)。前者含有液状石蜡、羊毛脂、磷酸缓冲盐水和 tween-80；后者除含有这些物质外，再增加结核菌素(BCG)。使用时抗原与佐剂等量混匀，免疫动物。某些结构较简单、抗原性弱的物质，如果用高岭土或氢氧化铝等吸附剂使它们聚集成较“复杂”的表面结构，也可以达到增强其抗原性的效果。

另外，对于同一种抗原，不同物种、不同品系的动物产生免疫应答的能力不同，这是由遗传决定的，抗原进入机体的剂量与途径也有一定的影响。抗原的免疫剂量必须适宜，过高或过低能导致免疫无反应或免疫耐受性；反复注射抗原比一次注射效果好，即多次免疫的效果好。抗原进入机体的途径可左右参与免疫应答的器官和细胞的类型。同一抗原由不同途径进入机体，其刺激免疫应答的强度各异，依次为皮内＞皮下＞肌肉＞腹腔(仅限于动物)＞静脉。静脉注射抗原先进入脾，皮下注射抗原则先进入局部淋巴结，由于这些淋巴器官中淋巴细胞的群体组成不同，可能影响随后的免疫应答反应格局。

2.2 抗原决定簇

抗原决定簇又称表位(epitope),是指表面决定其特异性的特定化学基团,是决定抗原反应性能呈现高度特异性的物质基础。暴露在抗原分子表面,对启动参与应答有决定作用的抗原决定簇称为功能性抗原决定簇,而隐蔽于抗原内部无法触发免疫应答,只有经过理化处理暴露后才起作用的称为隐蔽性抗原决定簇。正因为抗原表面有抗原决定簇的存在,使抗原能与相应的淋巴细胞上的抗原受体发生特异结合,从而激活淋巴细胞并引起免疫应答。一个抗原的表面可以有一种或多种不同的抗原决定簇。每一种抗原决定簇决定着相应的特异性。抗原决定簇的分子很小时,大体相当于相应抗体的结合部位,一般由5～7个氨基酸、单糖或核苷酸残基所组成,例如蛋白质抗原,每一决定簇大约有5个氨基酸残基;葡聚糖的决定簇有6个己糖残基;而核酸半抗原的决定簇则由6～8个核苷酸残基构成。凡是能与抗体分子相结合的抗原决定簇的总数,称为抗原的效价(antigenic valence)。有的抗原的抗原结合价是多价的(如甲状腺球蛋白有40个抗原决定簇,牛血清白蛋白有18个,鸡蛋清分子有10个等),而另一些则是单价的,如肺炎链球菌的荚膜多糖水解后的简单半抗原。

2.3 抗原的种类

自然界存在的抗原及人工抗原的种类很多,根据不同的分类原则进行分类。根据刺激机体B细胞产生抗体时是否需要T细胞的辅助,分为胸腺依赖性抗原(thymus dependent antigen, TDAg)和非胸腺依赖性抗原(thymus independent antigen, TIAg)。根据抗原的化学性质可分为蛋白质抗原、多糖抗原、脂抗原、核酸抗原等。根据抗原与机体的亲缘关系可分为异种抗原、同种抗原和自身抗原。根据抗原的来源不同可分为天然抗原和人工合成抗原,天然抗原又可具体分为组织抗原、细菌抗原、病毒抗原等。

2.3.1 完全抗原

蛋白质通常是良好的完全抗原,各种细胞、病原微生物都是良好的完全抗原。

2.3.2 半抗原

半抗原是一类不完全的抗原,它只具有免疫反应性而不具有免疫原性(抗原性)。脂类、寡糖、核酸等是半抗原。当青霉素等药物、药理活性肽类、一些激素、cAMP、cGMP等代谢物、嘌呤、嘧啶碱基、核苷、核苷酸、寡核苷酸、人工多聚核苷酸以及核酸大分子等分子质量较小的半抗原物质与适宜的载体蛋白(如甲基化牛血清白蛋白,MBSA)结合成复合物后,就可各自通过实验手段诱发出高度特异的抗体。这种抗体可用于放射免疫测定或其他测定中,以检测出极其微量的相应半抗原物质。

半抗原还可分为以下两类:

(1)复合半抗原。无免疫原性,但具有免疫反应性,即能在试管中与相应的抗体发生特异性结合,并产生可见反应。例如细菌的荚膜多糖等。

(2)简单半抗原。既无免疫原性,也无免疫反应性,但能与抗体发生不可见的结合,其结果阻止了抗体再与相应的完全抗原或复合半抗原间的可见反应。例如肺炎链球菌的荚膜多糖的水解物即为简单半抗原,或称阻抑半抗原。

2.3.3 胸腺依赖性抗原和非胸腺依赖性抗原

这是根据抗原刺激机体B细胞产生抗体时是否需要T细胞辅助进行分类的。凡是产生抗体时需要T细胞辅助的称胸腺依赖性抗原(thymus dependent antigen, TDAg),天然抗原中绝大多数属于TD抗原。产生抗体不需要T细胞辅助的称非胸腺依赖性抗原(thymus independent antigen, TIAg)。例如脂类多糖(LPS)、肺炎球菌多糖。

2.3.4 异种抗原、同种抗原和自身抗原

分类的原则是根据抗原与机体的亲缘关系远近而定的。亲缘关系越远的抗原性越强,反之就弱。一种动物的组织、细胞、抗原成分是另一种动物的抗原,即是异种抗原;同种动物不同个体的组织、细胞、抗原成分是另一个体的抗原,称同种抗原(同种异型抗原)。正常的情况下,自体眼晶体蛋白、精细胞蛋白等是自身抗原。

2.3.5 天然抗原与人工合成抗原

细菌抗原、病毒抗原、组织抗原、蛋白质大分子,都属于天然抗原。人工合成抗原是指化学合成的分子,合成的直链和支链的聚合体等。合成的多肽抗原有聚-*L*-脯氨酸组成的同聚物、无规则共聚物(脯氨酸66,谷氨酸34)$_n$,有序聚合体(酪氨酸-丙氨酸-谷氨酸)$_n$,还包括半抗原与蛋白质载体交联形成的抗原。研究表明,双股DNA、单股DNA和双股RNA都是半抗原。它们与蛋白质偶合后可诱导免疫应答,产生抗体。

2.3.6 细菌抗原

细菌细胞化学成分极其复杂,故每种细菌都是一个由多种抗原组成的复合体。

2.3.6.1 表面抗原

表面抗原指包围在细菌细胞壁外面的抗原,主要是荚膜抗原或微荚膜抗原。根据菌种或结构的不同,表面抗原习惯上常有不同的名称。例如肺炎链球菌(*Streptococcus pneumoniae*)的表面抗原称为荚膜抗原;大肠杆菌(*Escherichia coli*)、痢疾志贺菌(*Shigella dysenteriae*)的表面抗原称为荚膜抗原或K抗原(K为德语荚膜"kapsel"之意);而伤寒沙门菌(*Salmonella typhi*)等的表面抗原则称为Vi抗原,是*N*-乙酰半乳糖胺糖醛酸的聚合物。

2.3.6.2 菌体抗原

菌体抗原指存在于细胞壁、细胞膜与细胞质上的抗原。具有鞭毛的细菌丧失鞭毛后,菌体无法运动,菌落不能蔓延,于是菌体抗原又称O抗原(O即是德语"ohnehauch",指缺失鞭毛、不能运动蔓延的意思)。

2.3.6.3 鞭毛抗原

鞭毛抗原指存在于细菌鞭毛上的抗原,又称H抗原(H即是德语"hauch",意思是菌落在

培养基表面呈蔓延状态，即指该菌株是有鞭毛的)。

2.3.6.4 菌毛抗原

菌毛抗原指存在于细菌菌毛上的抗原。

2.3.6.5 外毒素、内毒素和类毒素抗原

细菌的毒素可分为内毒素和外毒素(表 2-1)，一方面对机体具有毒性，毒害身体，产生病理过程；另一方面，又具有抗原的性质。细菌在生长过程中合成并分泌到细胞外的毒素，称为外毒素(表 2-2)，如破伤风毒素、白喉毒素等。外毒素的化学成分是蛋白质，外毒素经过脱毒后成为类毒素。细菌的外毒素是蛋白质，有的属于酶类，分泌时可能是一种酶原，当与易感细胞结合后，经过蛋白酶的部分水解而变成毒性很强的酶；另一些外毒素由两个亚单位组成，其中之一有毒性，另一个则起着与易感细胞相结合的功能。外毒素主要由革兰氏阳性细菌产生。内毒素(endotoxin)是革兰氏阴性细菌的细胞外壁物质，主要成分是脂多糖，活细菌中内毒素不分泌到细胞外，仅在细菌自溶或人工裂解后才释放，故称内毒素，内毒素具有极其强的抗原性。

类毒素是外毒素经过 0.3%～0.4%甲醛脱毒后的蛋白质，对动物无毒性，但仍然有极其强的抗原性，所以可以免疫动物以制取相应的抗体——抗毒素，用于预防和治疗相关细菌中毒症，如白喉、破伤风等。常用的类毒素有白喉类毒素、破伤风类毒素和肉毒类毒素等。

$$外毒素\xrightarrow[(0.3\%\sim0.4\%甲醛)]{脱毒}类毒素\xrightarrow{免疫动物}抗毒素$$

(无毒抗原)　(抗毒抗体)

表 2-1 外毒素与内毒素的比较

项目	外毒素	内毒素
产生菌	革兰氏阳性细菌	革兰氏阴性细菌
化学成分	蛋白质	脂多糖(LPS)
释放时间	活菌生长到一定时期分泌	死菌溶解后释放
致病类型	不同的外毒素不同	不同病原菌的内毒素作用基本相同
抗原性	完全抗原，抗原性强	不完全抗原，抗原性弱或无
毒性	强*	弱
制成类毒素	能	不能
热稳定性	60～100℃ 30 min 即破坏	耐热性强
存在状态	细胞外，游离态	结合在细胞壁上
举例	破伤风毒素，白喉毒素，肉毒毒素，链球菌红疹毒素，葡萄球菌肠毒素，霍乱弧菌肠毒素，大肠杆菌肠毒素，志贺菌肠毒素	沙门菌、志贺菌、奈瑟氏球菌和大肠杆菌等革兰氏阴性细菌所产生的内毒素

注：* 1 mg 的纯肉毒毒素可杀死 2 000 万只小鼠，1 mg 的纯破伤风毒素可杀死 100 万只小鼠，1 mg 的纯白喉毒素可杀死 1 000 只豚鼠。

表 2-2 几种主要外毒素及其作用

细菌名称	外毒素种类	作用
白喉棒杆菌	白喉毒素	抑制多种细胞的蛋白质合成
破伤风梭菌	破伤风痉挛毒素	阻断上下神经元之间正常抑制性冲动的传递
肉毒梭菌	肉毒毒素(6 型)	抑制运动神经释放乙酰胆碱
产气荚膜梭菌	产气荚膜梭菌毒素(10 种)	α-毒素即卵磷脂酶,对宿主有致死、皮肤坏死和溶血作用
艰难梭菌	肠毒素,细胞毒毒素	坏死性肠毒素可引起伪膜性肠炎
霍乱弧菌	霍乱毒素	激活腺苷环化酶,促进胞内 cAMP 升高
产肠毒素大肠杆菌	产肠毒素大肠杆菌(LT 与 ST*)	LT 的作用同霍乱毒素,ST 促使胞内 cAMP 升高
炭疽杆菌	炭疽杆菌毒素	皮肤坏死,肠和肺病变,败血症
蜡状芽孢杆菌	肠毒素(两种)	复合致死性的水肿
铜绿假单胞菌	绿脓杆菌 α-外毒素	一种肠毒素致腹泻,一种引起恶心呕吐
痢疾志贺氏菌Ⅰ型	痢疾志贺氏菌毒素	抑制宿主细胞的蛋白质合成
金黄色葡萄球菌	葡萄球菌肠毒素等	细胞毒和肠毒素作用,致腹泻和全身中毒
溶血性链球菌	红疹毒素等	作用于腹腔器官受体刺激经迷走神经达呕吐中枢引起局部或全身性红疹和发热、头痛、恶心、呕吐等

注:* LT 即热不稳定毒素(heat-labile toxin),ST 即热稳定毒素(heat-stable toxin)。

2.3.6.6 测定内毒素的鲎试剂法

鲎(俗称马蹄蟹)是一类属于节肢动物门螯肢亚门肢口纲剑尾目鲎科的无脊椎动物,是已有 3 亿年历史的"活化石"。全世界现存的有 3 属 5 种,我国有东方鲎(中国鲎,*Tachypleus tridentabus*)。鲎具有开放性的循环系统,每鲎只可采血 100~300 mL,血清呈蓝色,含血蓝蛋白和外源凝集素(lectin)。鲎的血液中仅含一种变形细胞(amoebocyte),其裂解物可与细菌内毒素发生特异性强、灵敏度高的凝胶反应。

1956 年,Bang 首先发现给美洲鲎(*Limulus polyphemus*)注入革兰氏阴性细菌后,会引起全身血液凝固而致死。1968 年,Levin 和 Bang 发现这一作用主要是由细胞壁上的 LPS 即内毒素引起的。从此,各国纷纷用超声波破碎细胞提取鲎变形细胞溶解物(limulus amoebocyte lysate, LAL),以制成鲎试剂商品,用以检测微量的内毒素。

鲎试剂法的原理:

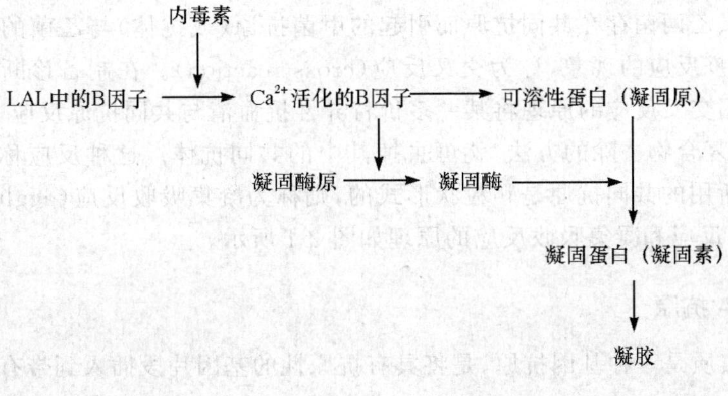

鲎试剂法具体方法很多，有试管法、微量载玻片法以及灵敏度极高的产色底物法等多种。

用鲎试剂法检测内毒素，具有灵敏、专一、准确、简便和快速等优点，过去用家兔试验法一般要 2～3 d 才能获得结果，而用鲎试剂法检测只要 1 h 可出结果（表 2-3）。

表 2-3 鲎试剂法与其他检测内毒素方法的比较

方法	敏感性/(ng* /mL)	专一性	准确性	简便性
鲎试剂法（凝胶法）	0.1～1	优	良	优
鲎试剂法（产色底物法）	0.01	优	优	优
放射免疫测定法	1	优	优	中
家兔试验法	2	良	良	中
鸡胚致死法	≤10	良	良	良
Schwatzman 法**	100	中	中	良

注：* 1 ng（纳克）= 10^{-9} g；** 一种通过向家兔注射内毒素而引起弥漫性血管内凝血反应的方法。

鲎试剂法有许多的实际应用，一是用于临床检验诊断，如脑脊液中内毒素的检测等；二是注射用药剂及其生产用水和材料中热原质（内毒素）的检验；三是食品卫生检验；此外，还用于生物制品及血液制品的检验等。

2.3.7 共同抗原与交叉抗原

在一个同时存在多种抗原的复杂抗原系统（如细菌细胞中），只有该系统自身才有的独特抗原，称为特异性抗原（specific antigen），而为多种复杂抗原系统所共有的抗原，则称为共同抗原（common antigen），又称类属抗原（group antigen）或交叉反应性抗原（cross-reacting antigen）。例如一种细菌就因为经常同时含有这两类抗原，故能刺激机体同时产生两类相应的抗体。

现以甲、乙两种细菌且每种细菌只含有两种抗原来分析，如甲菌含有 A、B 两种抗原，故可刺激机体产生 a、b 两种抗体的抗血清。当甲菌与其自身刺激机体产生的抗血清接触时，可发生很强的反应；又如乙菌含 A、C 两种抗原，故可刺激机体产生含 a、c 两种抗体的抗血清。当乙菌与其自身刺激机体产生的抗血清接触时，也可发生很强的反应。如果使甲菌的菌体（含 A、B 抗原）与乙菌的抗血清（含有 a、c 抗体）相接触时，由于甲、乙两菌有共同抗原 A，所以甲菌中的 A 抗原与乙菌刺激机体产生的抗血清中的 a 抗体是相应的，两者间可发生较弱的反应，反之亦然。

这类由于甲、乙两菌存在共同抗原而引起的甲菌抗原（或抗体）与乙菌的抗体（或抗原）之间发生较弱的免疫反应的现象，称为交叉反应（cross reaction）。在制备诊断用的单价特异性抗血清时，常利用交叉反应的原理将某一多价特异性抗血清与共同抗原反应，再通过将形成的共同抗原和抗体复合物去除的方法，就可去掉其中的共同抗体。这种反应称为吸收反应（absorption），如果所用的共同抗原是颗粒状形式的，则称为凝集吸收反应（agglutination absorption）。有关交叉反应和凝集吸收反应的原理如图 2-1 所示。

2.3.8 DNA 抗原

DNA 抗原实质是一种基因抗原，是将具有抗原性的基因片段插入到带有强启动子的质粒

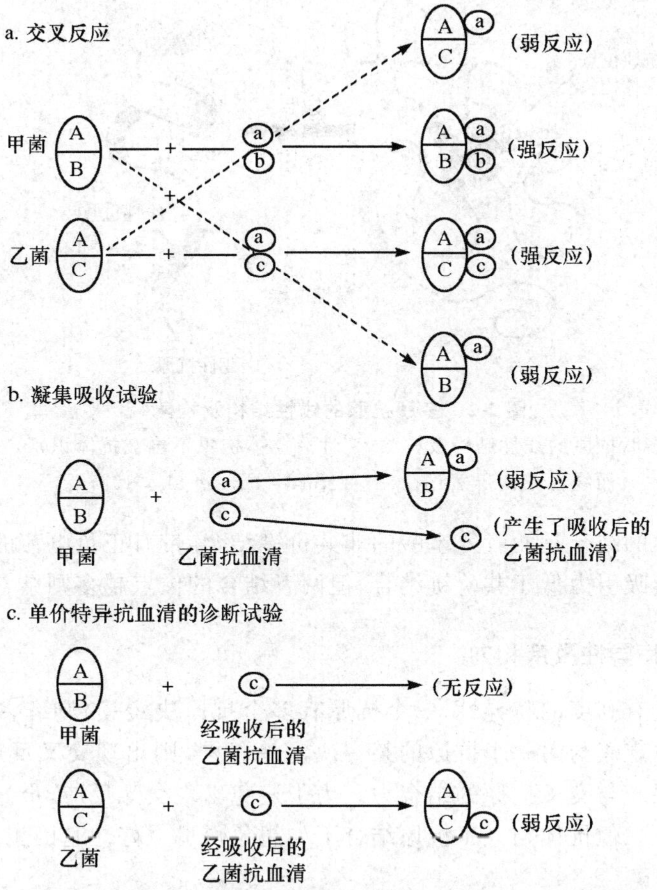

图 2-1 交叉反应、凝集吸收反应和单价特异抗血清的诊断试验

(引自:周德庆,2002)

载体上,然后将重组质粒克隆到感受态细胞内,抗原基因片段在感受态细胞内表达抗原蛋白,诱导机体产生保护性免疫。

2.4 B 细胞识别抗原的特点

2.4.1 抗原的特点

B 细胞所识别的是抗原表面暴露的易于接近的位点,识别的抗原结构之一为以共价键互相连接、耐热性的线性位点。另一个是蛋白或糖折叠构成三维立体结构的构象位点(conformational epitopes),其抗原决定簇由不连续的几个线性结构的残基组成,如图 2-2 所示。

2.4.2 抗原与抗体的结合特点

抗原与抗体的结合是通过三维立体结构和非共价键结合。两者必须互补,犹如钥匙和锁。与它们的表面形状和化学结构都有关,经过 X 射线衍射仪研究发现抗体的超变区集中在 Fab

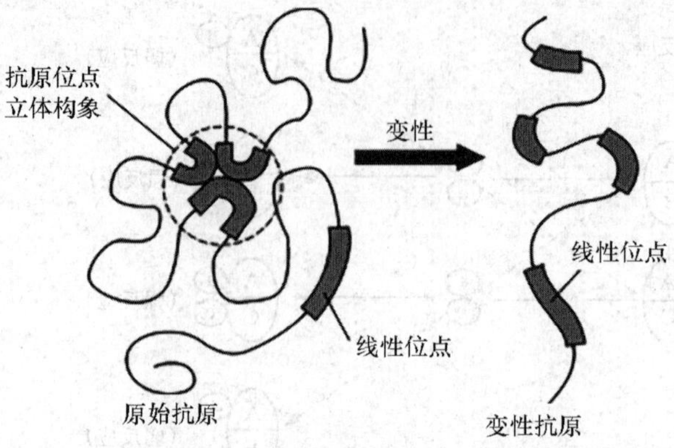

图 2-2 多肽抗原的线性结构及构象

多肽抗原的线性结构及构象，变性后立体构象不再被抗体识别，而线性结构仍然存在（引自：Sittes DP，et al.，1997）。

的末端。抗原与抗体的结合是两者氨基酸的非共价键结合，带有正负电荷的残基形成盐桥，是局部疏水性反应。其吸引力低于共价键结合，但两者结合的位点越多则结合力越强。

2.4.3 抗体的特异性及亲和力

抗原抗体反应具有高度的特异性，一个抗原有多个抗原决定簇，则有多个抗体与之反应。但如果某一抗原的决定簇与另一个抗原的某一决定簇相同，则出现交叉反应。一般抗体与原始抗原的结合力要强于与交叉抗原的结合力。为了避免出现交叉反应，最好是人工合成短肽，而不是用纯化的抗原。但抗体与人工抗原结合不如想象得那么好。基因工程抗体可以达到预期的特异性。

抗体识别抗原不仅只是识别其化学结构，而是所有的构象，包括氨基酸的序列、电荷、构型（configuration）及立体构象。对一个已知序列的抗原，人工合成要比纯化容易得多，但是合成的抗原往往不如原始抗原与抗体结合好，因为它失去了立体构象（图 2-3）。

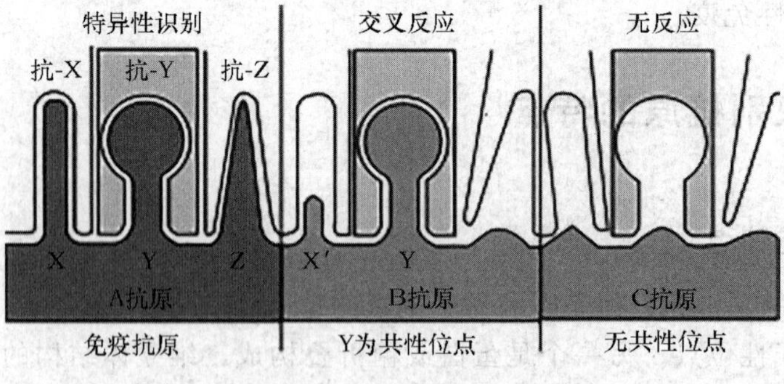

图 2-3 抗体的交叉反应

某一抗血清中含有抗-Y、抗-X、抗-Z 位点的抗体，而 A 抗原与 B 抗原有共性抗原 Y，A 抗原有 X、Y、Z 三种抗原簇，抗 A 抗原的抗体与 B 抗原有交叉反应，因为 B 抗原含有 Y 位点；而该抗体不与 C 抗原结合，因为它不含 X、Y、Z 位点（引自：Roitt I，et al.，1996）。

2.5 T 细胞识别抗原的特点

各种抗原及其产物都先被吞噬细胞等抗原递呈细胞(APC)内吞后，再通过抗原与 MHC(主要组织相容性复合体)形成复合物并被递呈于 APC 的表面。TCR(T 细胞受体)结合的是抗原及 MHC 分子，两者都必须与抗原识别受体(TCR)有效地结合，并决定其亲和力。抗原在被 APC_S 递呈前还必须被加工处理。TCR 识别的不是抗原的表面分子，也不是其立体构象，而是降解后的小肽。其位点数一般较少，但也有的大分子蛋白抗原可被分解成 50 多个 T 细胞识别的位点。往往 T 细胞与 B 细胞识别同一抗原的不同位点。T 细胞识别的位点不仅与 T 细胞杀伤效应有关，而且与几乎所有的 B 细胞反应有关。

2.5.1 T 细胞与 B 细胞抗原识别差异

T 细胞与 B 细胞对同一抗原识别的抗原决定簇常常是不一样的。B 细胞识别的抗原大多在肽链的 N 端或表面，而 T 细胞识别的抗原肽在抗原的隐藏内部。大多数 T 细胞识别的抗原都是肽链，但也可识别非肽链，例如糖、类脂质、胸腺核苷复合物、单烃基硫酸化物(monoalkyl sulfated)及分枝菌酸(mycolic acid)等。T 细胞识别的是氨基酸序列，而不是构象，这与 B 细胞不同。其次 T 淋巴细胞识别抗原只能在抗原与 MHC 结合之后，MHC 就好像是一个引导，也就是 MHC 限制。当 T 淋巴细胞识别抗原时，不仅识别抗原，而且要识别同型的 MHC。非肽类抗原的递呈则是由类 MHC 的 CD1 完成的，此 CD1 不具备多态性。T 细胞对糖类和类脂质的识别将更新传统教科书的概念。

2.5.2 抗原的递呈

在抗原的递呈中，外原蛋白被吞入后，在核酶体或溶酶体中的酸性环境中降解成小片段，在抗原与 MHC 结合之前，抗原必须降解成 8～10 个氨基酸的小片段，而且只有很少的片段能与 MHC 结合，不同的 MHC 分子结合不同的肽片段。这些片段与 MHC 结合后表达于细胞表面。$CD4^+$ 细胞识别与 MHCⅡ结合的抗原，$CD8^+$ 细胞识别与 MHCⅠ结合的抗原。Ada 与 Nossal 的研究表明，只有 1%的注射抗原与引起免疫反应有关，其余的抗原都被很快地降解和清除了，这就是免疫反应中的限速步骤。

2.5.3 MHC 分子与肽复合物的组装

MHC 分子与肽链的结合都是通过氢链，但 MHC/肽链复合物的构成在 MHCⅠ和 MHCⅡ是不同的。MHCⅠ结合肽的沟是闭合的，结合肽呈弯弓状，而 MHCⅡ结合肽的沟是开放的，结合肽是伸展状，一般有多个氢键结合，还有侧链与 MHC 结合。MHC 分子与肽结合的部位有很多不同的结构形状，如口袋状、裂隙状、脊状、凹陷状。由于氨基酸的不同，也因此有很多单型。抗原肽的结合还与 MHC 的侧链及其构象有关，这些侧链伸出来与 TCR 结合。

(1)MHCⅠ与侧链的组装。如图 2-4 所示。

细胞内蛋白质被溶酶小体降解成肽片段	产生的小肽与 TAP 结合,尚不能接近 MHC Ⅰ	经 TAP 运输将抗原肽运到内质网内,被 TAP/MHC 侦测	肽与 MHC Ⅰ 结合后,MHC Ⅰ 包裹肽,并从 TAP 中释放

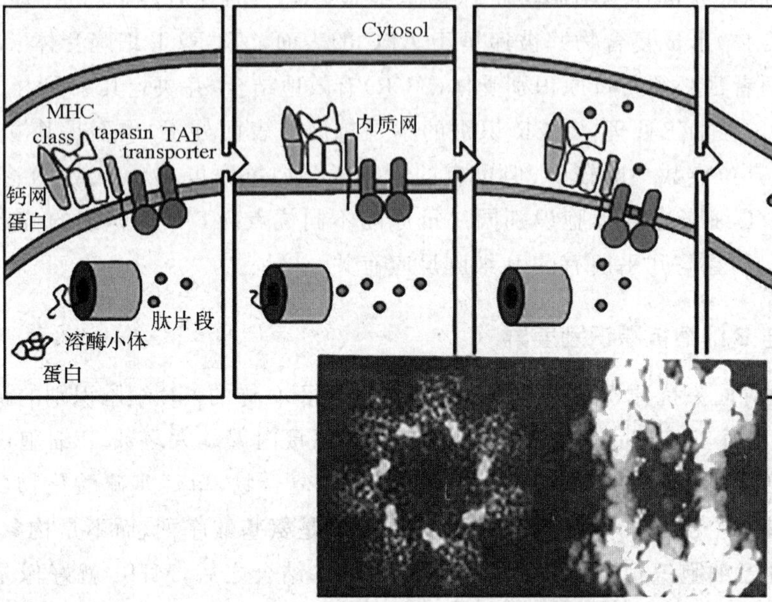

图 2-4　MHC Ⅰ/肽链的组装

抗原的降解和运输,并与 MHC Ⅰ 结合:与 MHC Ⅰ 结合的肽来自细胞内,肽由溶酶小体中的蛋白酶消化,溶酶小体含有 28 个亚单位,其纵横切面见图 2-4 的下图,它形成有 4 个环的圆柱状结构(右),每一环有 7 个亚单位(左),有 6 个酶解活性位点,相当于 7 个亚单位中 3 个 β 链 N 端的苏氨酸残基位于圆柱的中心。很可能是蛋白通过圆柱的中心时发生降解,降解的肽被 TAP 运载体运输到内质网,与 MHC Ⅰ 结合,形成肽/MHC Ⅰ 复合物并运到细胞膜表面(溶酶小体×667 000)(引自:Janeway CA, et al., 1997)。

MHC 分子在内质网里组装,细胞内抗原在溶酶小体(proteasome)被酶解成小肽,这些小肽由抗原运转(transporter associated with antigen processing, TAP)在内质网将抗原肽递给 MHC。由于 MHC Ⅰ 分子结合部位是闭合的沟,所以它像一个分子尺,只有肽的长度与分子尺正好吻合时其 N 端与 C 端才能与 MHC Ⅰ 分子结合,而且两端的结合是稳定的,其他的肽都被忽略了。MHC Ⅰ 分子如果未与抗原肽结合,则很快被降解,不能出内质网,也不被运输到细胞膜的表面。由于 MHC 的结构是多变的,结合的肽也是多变的,但却有相对固定的结合点,或称疏水性的锚定残基(anchor residues),如图 2-5 所示。虽然肽的长度是有限的,锚定的位点也是有限的,但抗原肽的立体构象是千变万化的,形成了多变抗原的特异性。MHC Ⅰ 与肽链结合的强弱,如前述还与 TAP 及一些分子伴侣相关。因为 MHC Ⅰ 在结合抗原分子前与这些分子结合,以保持它的稳定性,但其结合的部位都在沟外而不是在沟内。

(2)MHC Ⅱ 与肽链的组装。如图 2-6 所示。

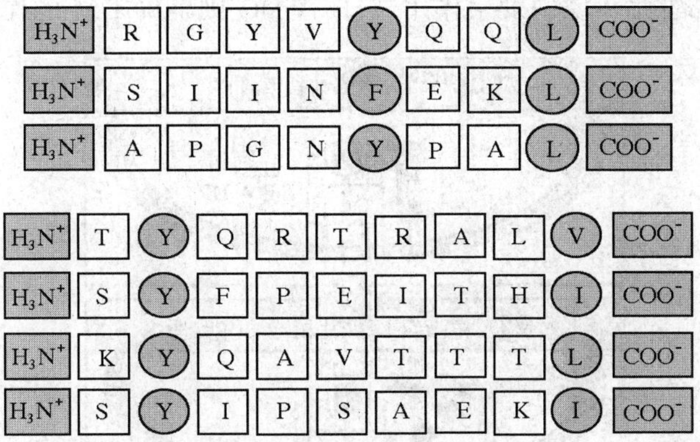

图 2-5 MHCⅠ的锚定残基

肽与 MHC 的结合是通过结构相关的残基：从两个 MHC 分子上洗脱下来的肽，图 2-5 表示不同的肽结合于不同的 MHC 分子，但与同一 MHC 分子的结合位点是相似的，其结合位点不必完全相同，但属于相关，如 F 与 Y 同属于芳香族，V、I 与 L 同属于疏水性氨基酸。肽可通过 C 端（红）或 N 端（蓝）与 MHC 分子结合（引自：Janeway C A，et al.，1997）。

在内质网，MHCⅡ与 Ii 结合	Ii 封闭在 MHCⅡ内便于将它运出内质网	Ii 劈成两段，离开，便于 MHCⅡ与肽结合	MHCⅡ携带肽到达细胞表面

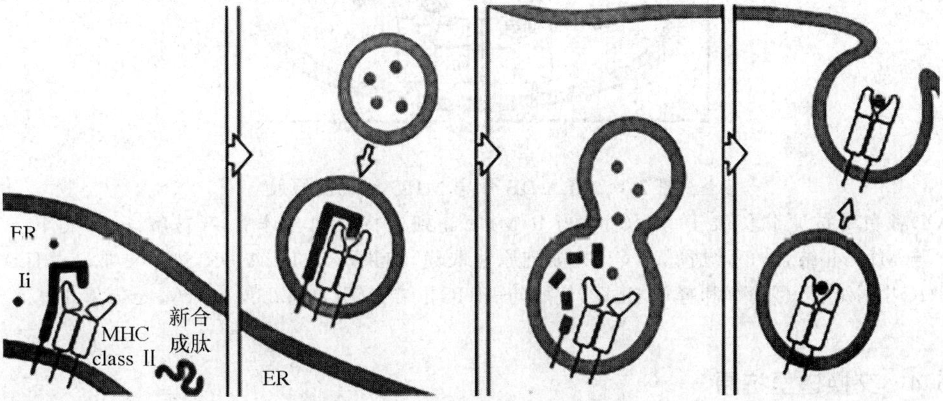

图 2-6 MHCⅡ/肽链的组装图

Ii 与 MHCⅡ的组装位于内质网，它防止 MHCⅡ与细胞内的肽及折叠肽结合，MHCⅡ/Ii 经过高尔基氏体运输到酸性内含体，在这里 Ii 被解离，MHCⅡ与抗原肽结合并运输到细胞膜表面。Ii 的模型示于左下角，它是三聚体，连接于 MHCⅡ的 αβ 异二聚体（引自：Janeway CA，et al.，1997）。

MHCⅡ也在内质网组装。而细胞外抗原经内吞后在内含体（endosome），它含有核酶体及溶酶体，在这里抗原被降解成小肽，MHCⅡ捕获的肽链是在内吞后的内含体中的酸性环境中被降解。但 MHCⅡ结合肽的沟是开放的，所以几乎整个长度的肽都可与之结合，而没有长度的限制。同时，肽结合后多余的部分被剪切。MHCⅡ没有分子尺，但有一个不变的链，位于 α 链与 β 链之间。Ii 截短型为 CLIP，相当于肽结合区。只有 MHCⅡ与 Ii 组装好后才能从内质网到高尔基氏体，并分泌到细胞内或出细胞，当 MHCⅡ/Ii 在内含体与小肽相遇时，Ii 与 MHCⅡ脱离，代之为小肽与 MHCⅡ结合。使这两肽交换的分子为一组变异基因 HLA-DMA

和 HLA-DMB，并只在酸性环境中发生作用。HLA-DO 则辅助 DM 的作用，如图 2-7 所示。

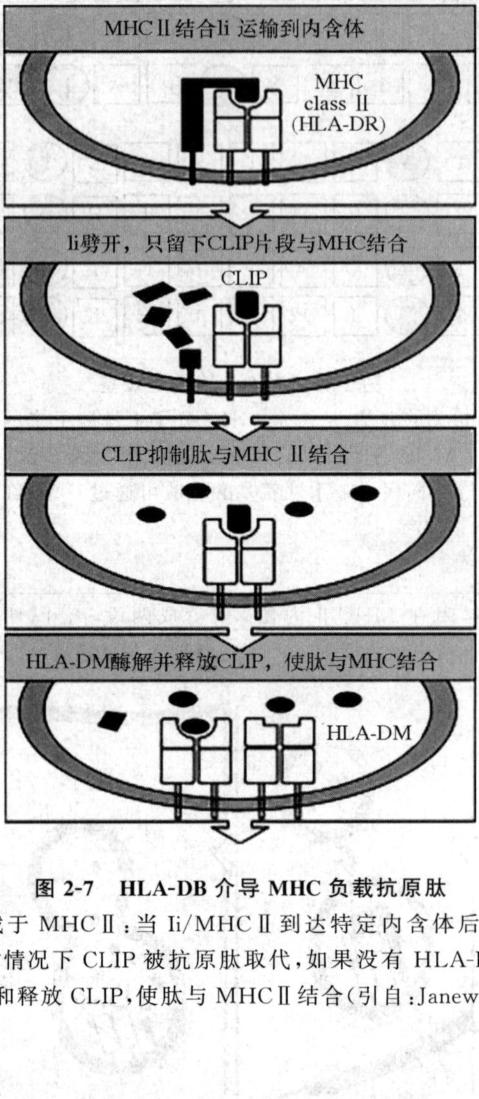

图 2-7 HLA-DB 介导 MHC 负载抗原肽

HLA-DM 负责抗原肽负载于 MHCⅡ：当 Ii/MHCⅡ到达特定内含体后，Ii 被解离，只剩下一小段 CLIP 与 MHCⅡ结合，正常情况下 CLIP 被抗原肽取代，如果没有 HLA-DR，则不能取代，HLA-DM 与 MHCⅡ弱结合，可酶解和释放 CLIP，使肽与 MHCⅡ结合（引自：Janeway CA，et al.，1997）。

2.5.4 交换递呈抗原

前面介绍了主要的抗原递呈方式，即是不同的 MHC 递呈不同的抗原肽给不同的 T 细胞。MHCⅠ递呈抗原给 $CD8^+$ 细胞，MHCⅡ递呈抗原给 $CD4^+$ 细胞。致敏 $CD4^+$ 细胞的抗原是外源性的，它被吞噬后经内溶酶体（endolysosome）降解的肽负载于 MHCⅡ。而致敏 $CD8^+$ 细胞的抗原是内源性的，在细胞质液（cytosol）降解后负载于 MHCⅠ。但近来发现很多交换递呈，即 MHCⅠ除递呈细胞内抗原外，也可以递呈细胞外抗原。少量 MHCⅡ也可以递呈细胞内抗原。这种情况多发生于炎症、创伤或应激的情况下，特别是在一些疫苗应用之后。能致敏 MHCⅠ限制的 $CD8^+$ 细胞的外来抗原有：①细菌产生的 OVA、β-gal；②病毒来源的 MC-MV、VP2、gp120、HBsAg、HIVgp120、流感病毒的 MP 及 NP、LCMV 及 NP 等；③疫苗来源的 OVA、HIVgp120、LCMV 蛋白、HBsAg、疟疾的 CS 蛋白、TAA（肿瘤相关抗原）等；④热凝聚物及热休克蛋白携带相关蛋白，如 TAA、β-gal、HBsAg、HPV-E7、LCMV、OVA 等。其产生的机理还不十分清楚，可能是一些外来抗原或死亡细胞的碎片，如凋亡小泡、小体或热休克蛋白结合的肽等，被抗原递呈细胞特别是树突状细胞吞噬后可递呈给 MHCⅠ。其途径可能是：①这些肽可以被送入细胞质液；②部分降解的外来抗原在细胞表面又被 MHCⅠ分子捕捉；③一些小肽和毒素在细胞表面直接被内吞后达到 ER 腔与 MHCⅠ结合成复合物；④外来抗原在细胞表面与 MHCⅠ结合，这一情况很少。

除 MHC 外，CD1b 分子也可递呈类脂和非蛋白抗原。这类抗原多被 αβ 与 γδ 双缺失的 T 细胞所识别。

目前，已经对大量表达于细胞膜上的 MHC 分子/肽链复合物进行了分析，这些肽链不仅包括外来的抗原，而且有自身抗原。MHC 分子的锚定残基也可测出，对可与之结合的抗原锚定位点及氨基酸序列也有很多了解。根据大量材料的分析，制订了计算机图谱，可用以推测某些肽是否能与 MHC 结合。因此，为了解某一物质是否有抗原性，是否能与 MHC 结合，以及其结合位点及自身的基序都可以在计算机上检索出来。这就为设计肽疫苗带来了极大的方便。

2.5.5 参与 T 细胞活化的共刺激因子

T 细胞识别了与 MHC 结合的抗原/MHC 复合体后，并不能被刺激，还需要有其他辅助因子提供的共刺激信号。其中有三种共刺激因子是必需的，它们也由 APC 提供。$CD8^+$ 细胞需要的信号比 $CD4^+$ 细胞强。

细胞间黏附分子，LFA-1(lymphocyte functional antigen-1)与配体 ICAM-1 及 ICAM-2 作用，表达于所有的免疫细胞，可增强 APC 的作用。

最重要的共刺激因子是 B7-1(CD80)和 B7-2(CD86)。B7-2 的 DNA 序列与 B7-1 相似，均为二聚体，表达于树突状、单核细胞、活化的 B 细胞。IFN 及内毒素可上调其表达。其配体是 CD28，在童贞细胞只表达 CD28，活化后还表达 CTLA-4。两者都编码于相连的基因。CTLA-4 与 B7 结合的能力是 CD28 的 20 倍，而且传递负信号，使活化的 T 细胞对抗原的敏感性降低，产生的 IL-2 减少。如果 CTLA-4 与 IgG1 的恒定区结合，可抑制它与 B7 的结合，CD28 可增强和延长 IL-2 的表达。这些共刺激因子又称为第二信号，没有第二信号 T 细胞不能活化增生，如图 2-8 所示。如果 T 细胞只识别抗原/MHC 复合物，而无第二信号，则成免疫无能(anergy)。最终导致该 T 细胞克隆凋亡。

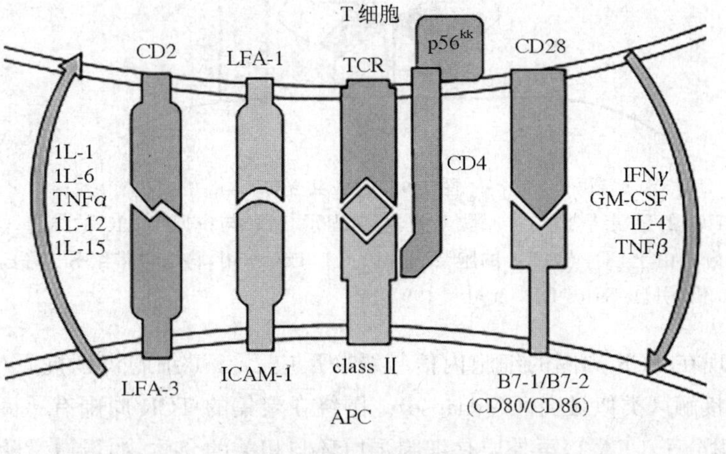

图 2-8 T 细胞与抗原递呈细胞接触时的共刺激因子

图中显示不同分子作用的方向，注意还有一些因子可能参与，没有在图 2-8 中显示出(引自：Roitt I, et al., 1996)。

此外，T细胞表面的CD2分子与T细胞活化也有关，它的配体是LFA-3，LFA-3表达于所有的APC。LFA-3还表达于羊红细胞，也是产生玫瑰花环实验的基础，这一试验用于检测T细胞。

2.5.6 T细胞识别抗原/MHC后的活化

T细胞识别抗原/MHC时需要抗原受体TCR的聚集，也需要CD4或CD8共受体。TCR的Vα二聚体的结构域，如其中一个Vα被Vβ取代，形成结合区。而且Vα二聚体又常形成四聚体，其2个Vα均被Vβ取代，这种双价的结构正适合于MHC的二聚体结构(dimer of dimers)。其抗原识别的能力较单价TCR高30倍。对MHCⅠ/肽来说，只要单价TCR的α、β和CD8组成的三分子复合物就可以。但对MHCⅡ/肽则需要双价、三价、四价等聚集，同时CD4也常形成双价。然而，就是这样组成的TCR的CDR平台区仍不能与成角的抗原/MHC结构区完全吻合。这就要求TCR的构象有进一步的改变。用X衍射仪做晶体分析表明TCR的三维立体结构与抗体极为相似，有4个圈(loop)，3个由CDR(CDR1、CDR2、CDR3)组成，1个由HV4组成。这些正好与MHC相配合。TCR与MHCⅠ分子结合呈对角线排列，TCR的CDR2α对应MHC的α铰链区的155～162残基，CDR2β对应MHC的α铰链区的72～76残基，CDR1和Vα、Vβ圈则对应抗原肽的C端和N端，CDR3位于TCR的中部，与抗原肽的中央相对应，并可能与MHC的铰链区结合。晶体结构的分析也证明了TCR的构象改变发生于CDR1α、CDR3α、CDR3β区。尤其是CDR3，已经发现CDR3α在结合点向外弯曲，使之能与肽广泛结合。而MHC的α3和β2m也旋转了150°，肽也向上移动，其C尾端也从沟中拉出来以便与TCR结合。这些微小的变化就构成了抗原肽构象的变化，并与TCR紧密结合。

当T细胞识别抗原时，CD4与MHCⅡ的不变区结合，CD8与MHCⅠ的不变区结合，所以称为共受体。它们参与了T细胞的活化、信号传递，引起级联反应，如图2-9所示。

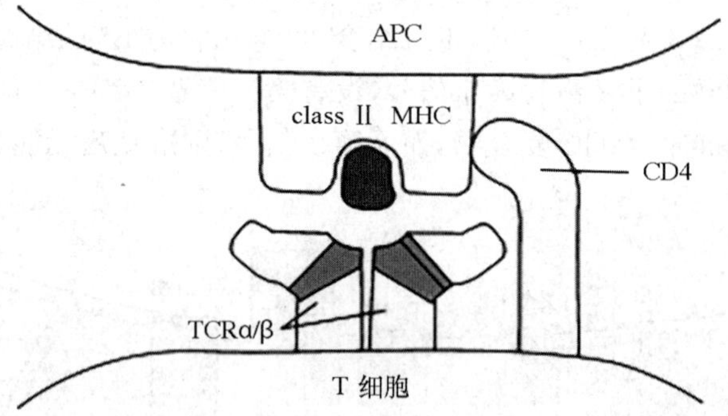

图2-9 CD4共受体

T细胞CD4与MHCⅡ的近端结合，与抗原肽无关，但加固了TCR与抗原/MHC的结合，CD8也有同样的功能，它与MHCⅠ结合。由于CD4与CD8的胞浆内片段可与Lck作用，将信号带给Src酪氨酸激酶，使T细胞的信号增强了100倍(引自：Sittes DP，et al.，1997)。

共受体还表现在TCR周围的细胞内信号级联反应。当T细胞识别抗原/MHC时，在TCR与抗原/MHC的接触区类似触突区(synapse)。围绕在聚集的TCR周围有一圈共刺激因子受体CD28，其外是黏附分子LFA-1，再外层是细胞蛋白环与相关的介质，如蛋白激酶C和细胞骨架蛋白，介导了细胞分子间的相互作用和信号传导。

T细胞活化时的信号传导是由TCR的α和β链、CD3组成的共受体(coreceptor)介导的，它可以识别复杂的配体,其信号的传导也由CD4和CD8协同传递。协同传递作用主要是由其在细胞内的尾部Lac来完成的。如果T细胞接触的抗原没有与MHC结合,则缺少信号而不能活化。

另一种与信号传导有关的是CD45,通过去除磷酸抑制因子,可协同活化氨基酸激酶。其他一些细胞因子也参与诱导T细胞的活化,主要有IL2、IL6。它们不是必需的,但可诱发不活化的T细胞表达生长因子的受体。IL2在T细胞活化时可增强IFNγ的表达。目前对$CD4^+$细胞与APC的相互作用已了解较多,但对$CD8^+$细胞与APC的相互作用了解较少。

2.6 超抗原

超抗原(superantigen, SAg)是一些细菌的外毒素或逆转录的产物。在研究一些感染性疾病时,发现它们只需极低浓度(1～10 μg)就能同时激活大量T细胞释放细胞因子,因其强大的活化作用而命名为超抗原。目前研究的超抗原主要有葡萄球菌肠毒素(staphylococcal enterotoxin, SE)A～E,毒性休克综合征毒素-1(toxic shock syndrome toxin-1, TSST 1),表皮剥脱毒素(exfoliative toxin, EXT),A族链球菌的致热外毒素(streptococcal pyrogenic exotoxin, SPA)和关节炎支原体所产生的超抗原MAS等。新近研究表明,超抗原不需要抗原递呈细胞(APC)的加工处理,以MHCⅡ类分子依赖或非依赖的方式递呈,结合于T细胞抗原受体(TCR)的Vβ而激活T细胞。活化的T细胞首先增殖分化为细胞毒性T细胞,并能分泌大量细胞因子;之后,一部分细胞发生凋亡而被清除;另一部分则表现为免疫无反应性,使动物表现出对超抗原的免疫耐受。本文仅就这方面的研究进展作一综述。

前面对细菌产生的外毒素和内毒素对宿主的影响进行了讨论,应该注意到并不是所有的外毒素和内毒素都按照和霍乱毒素一样的机理发生作用。事实上,一类被称作超抗原的外毒素是按照一种完全不同的机理发生作用的,这类毒素是由葡萄球菌和链球菌产生的,包括中毒性休克毒素、葡萄球菌内毒素和剥脱性毒素,其毒性机理取决于免疫系统。这些抗原都和T细胞受体的β链结合,位置在普通抗原抗体结合点外。在某些情况下,由于这些超级抗原的结合会使感染者比受普通抗原结合时多激活10%以上的T细胞。而一个普通的抗原最多只能激活全部T细胞数量的0.1%,因此,超抗原的激活作用会引起大规模的T细胞参加细胞介导的免疫反应,具体特征表现为炎症反应甚至休克(如中毒性休克综合征)。这种由于激活宿主免疫系统而诱发的对宿主的损害就是通常情况下葡萄球菌和链球菌病理反应的机理。

超抗原是一种多肽物质,是一种由细菌外毒素和逆转录病毒蛋白构成的新型蛋白质抗原分子。Sag激活T细胞不需要抗原递呈细胞的作用,直接以蛋白质形式在不同抗原的外侧与APC的主要组织相容性复合物MHCⅡ类分子结合,再与T细胞受体(TCR)的Vα结合,与TCR的其他区域没有关系,所以作用广泛,可致大量T细胞增殖,诱导产生多种细胞因子并释放细胞因子产生作用,能刺激$CD4^+$ T细胞,它不需要吞噬过程,而且直接与MHCⅡ的多肽沟槽以外的部位结合,以蛋白质的形式递呈给T细胞。它只与TCRβ链的V区结合,而且这种激活作用无MHC限制。由于它在很低浓度时能诱发最大的应答效应,故称之为超抗原。SAg有两类,其一是外源性的,主要是某些细菌或病毒的毒素,如金黄色葡萄球菌肠毒素等。其二是内源性的,指次要淋巴细胞刺激抗原(minor lymphocyte stimulating antigen)。

本章小结

抗原是指能诱导机体产生抗体和细胞免疫应答,并能与所产生的抗体和致敏淋巴细胞在体内外发生特异性反应的物质。抗原能与机体中相应克隆的抗体在体内外发生特异性的结合，从而诱导该淋巴细胞发生免疫应答反应。抗原有两个重要性质，即免疫原性和免疫反应性。

广义的抗原，对微生物来说，包括微生物及其代谢产物，如微生物的细胞、蛋白质、核酸；就植物而言，天然植物的活性成分都可以成为抗原。根据定义，可知抗原应同时具备免疫原性和免疫反应性，这样的抗原为完全抗原。大多数常见的抗原都是完全抗原，如许多蛋白质、细菌外毒素、细菌细胞、病毒和动物血清等。只有免疫反应性而无免疫原性的物质，称为半抗原或不完全抗原。免疫原性的物质基础是：①分子质量大：通常分子质量越大、结构越复杂的物质含有较多的抗原决定簇，其免疫原性也越强。②抗原对机体来说，都是异种（异体）物质。异种物质的抗原性与被免疫机体亲缘的关系越远，组织结构间的差异越大，抗原性越强；反之抗原性越弱。③结构复杂：在蛋白质中，一般含有大量芳香氨基酸尤其是含有酪氨酸的蛋白质，其抗原性最强，没有芳香氨基酸的蛋白质，其抗原性就弱。

抗原的分类方法有很多，如根据刺激机体B细胞产生抗体时是否需要T细胞的辅助，分为胸腺依赖性抗原（TDAg）和非胸腺依赖性抗原（TIAg）；根据抗原与机体的亲缘关系可分为异种抗原、同种抗原和自身抗原；根据抗原的来源不同可分为天然抗原和人工合成抗原，天然抗原又可具体分为组织抗原、细菌抗原、病毒抗原等。各种病原微生物均为良好的抗原；根据抗原的化学性质可分为蛋白质抗原、多糖抗原、脂抗原、核酸抗原；还可分为菌体抗原、鞭毛抗原、菌毛抗原、外毒素和类毒素抗原等。

思考题

1. 什么是抗原？
2. 抗原的特性有哪些？
3. 影响抗原特性的因素有哪些？
4. 如何区分抗原的种类？
5. 叙述鲎试剂法检测微量内毒素的原理。
6. 什么是超抗原？
7. 抗原与抗体的结合有何特点？
8. 什么是DNA抗原？

参考文献

[1] 龚非力. 基础免疫学[M]. 武汉：湖北科学技术出版社，1998.

[2] 胥传来. 食品免疫学[M]. 北京：化学工业出版社，2007.

[3] Arnaout M A. Structure andfunction of the leukocyte adhesion molecule CD11/CD18[J]. Blood，1991，75(5)：1037.

[4] Autran B，et al. T cell receptorγ/δ+lymphocyte subsets during HIV infection[J]. Clin Exp Innunol，1989，75：206.

[5] Barber EK，et al. T the CD4 and CD8 antigens are coupled to a protein tyrosine kinase (p56lck) that phosphorylates the CD3 complex[J]. PNAS，1989，86：3277.

[6] 马凡舒，张蕾，王洋，等. B细胞抗原表位预测方法的研究进展[J]. 中国畜牧兽医，2016，43(1)：63-67.

[7] 黄静，胡晓云，陈晓薇，等. 多靶点抗原肽自体免疫细胞治疗原发性肝细胞癌的临床安全性[J]. 中国肿瘤生物治疗杂志，2016，23(1).

[8] 刘锦龙，胡祖权，李和平，等. 镰刀菌细胞壁蛋白抗原模拟表位的筛选和鉴定[J]. 基因组学与应用生物学，2016，35(2)：235-240.

[9] 高红军，王洪武，朱荡，等. 一种肿瘤相关抗原在非小细胞肺癌中的鉴定和表达[J]. 中国肿瘤，2017，26(5)：405-408.

第3章
免疫器官及免疫细胞

本章重点与学习目标

重点：免疫系统在器官、细胞和分子水平的组成、结构和功能。

学习目标：掌握免疫细胞系的主要类群、识别标志及其免疫功能；熟悉免疫系统的器官、组织和免疫相关的细胞和产物；了解免疫系统的组织结构。

免疫系统(immune system)由具有免疫功能的器官、组织、细胞和分子组成,是机体免疫机制发生的物质基础。免疫系统内的各种淋巴样器官和细胞在机体的免疫功能中分别担负着不同的角色,根据其功能不同可将系统分成三个组织层次:①中枢免疫器官;②外周免疫器官;③免疫细胞。各层次不同类型的组织与细胞又有着不同的作用,通过淋巴细胞再循环和各种免疫分子将各部分的功能协调统一起来。与机体的其他系统一样,免疫系统虽有着一系列的内部调节机制,但不是完全独立运行的,而是与其他系统互相协调,尤其是受神经体液调节,又可通过反馈机制相互影响,共同维持机体的生理平衡。

免疫系统是伴随着生物种系发育过程逐步进化而建立起来的。无脊椎动物仅有吞噬作用和炎症反应,到了脊椎动物才开始有腔上囊,出现特异性抗体,至哺乳动物才逐渐产生较多种类的免疫球蛋白。进化程序不同的动物中免疫球蛋白类型出现的多少不一。免疫系统各成分发生顺序为吞噬细胞、细胞介导免疫、体液免疫;在体液免疫中抗体产生的顺序是 IgM、IgG、IgA、IgD 和 IgE。

3.1　免疫器官

免疫器官(immune organ)是指完成免疫功能的器官或组织。根据发生的时间顺序和功能差异,可分为中枢免疫器官(central immune organ)和外周免疫器官(peripheral immune organ)两部分(图 3-1)。

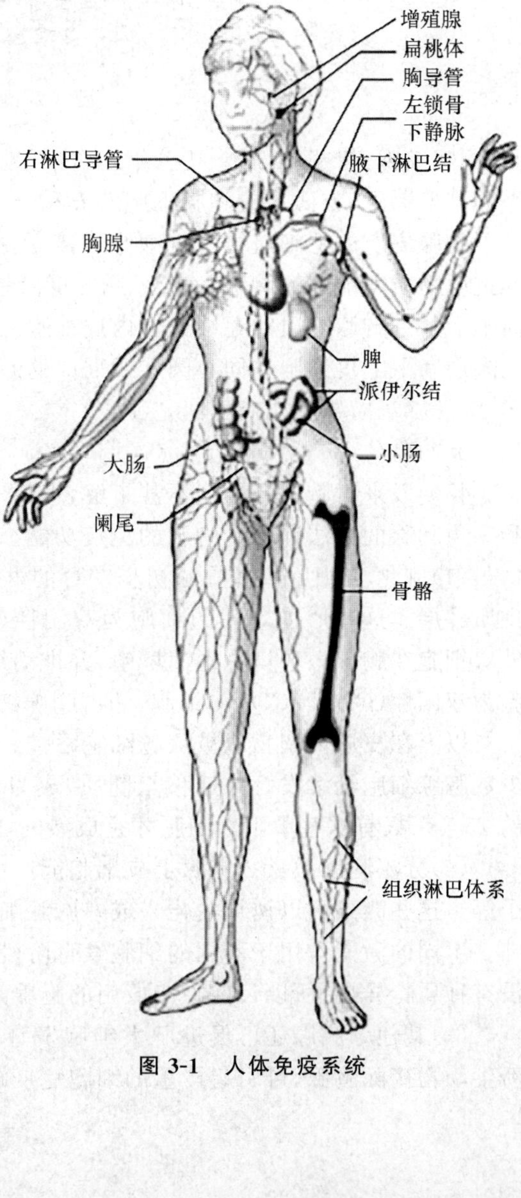

图 3-1　人体免疫系统

3.1.1　中枢免疫器官

中枢免疫器官又称一级免疫器官,包括骨髓、胸腺、鸟类法氏囊或其同功器官。

中枢免疫器官主导免疫活性细胞的产生、增殖和分化成熟,对外周淋巴器官发育和全身免疫功能起调节作用。

3.1.1.1　胸腺

1. 胸腺的组织结构

胸腺(thymus)位于前纵隔、胸骨后。胸腺分为左右两叶,外包结缔组织被膜;被膜伸入胸腺实质内形成隔膜,将胸腺分成许多小叶;小叶的外周部分称为皮质,中央部分称为髓质;相邻的小叶髓质彼此相连(图 3-2)。

胸腺的细胞分为淋巴细胞和非淋巴细胞两类。淋巴细胞包括原始 T 细胞向成熟 T 细胞分化过程中各种不同阶段的细胞,统称为胸腺细胞;胸腺细胞是胸腺内的主体细胞,其分布从皮质到髓质逐渐减少。非淋巴细胞包括上皮细

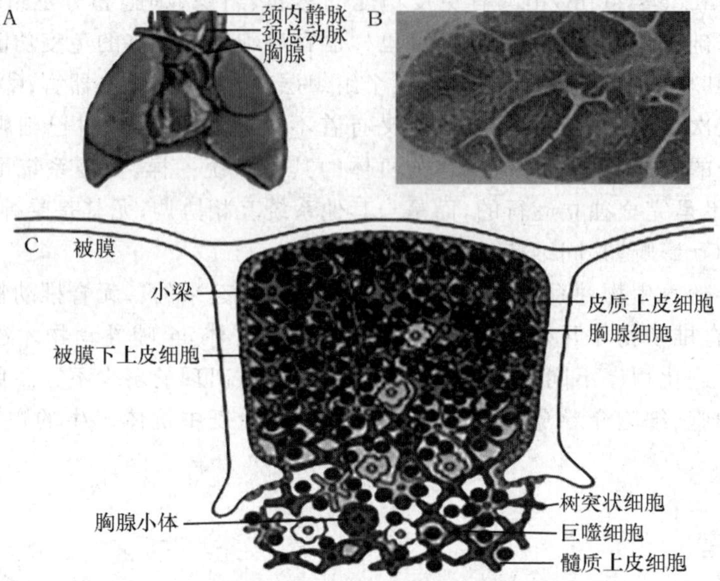

图 3-2 胸腺结构示意图

胞、巨噬细胞、树突状细胞、抚育细胞、皮纤维细胞和网状细胞等。这些细胞一方面构成胸腺组织的支架；另一方面构成胸腺细胞营养和分化的微环境，统称为基质细胞。

胸腺皮质的毛细血管内皮细胞连接紧密，与网状细胞共同形成血液-胸腺屏障，使循环中的抗原物质不能进入胸腺。血液-胸腺屏障是体内为数不多的几个生理屏障之一，其意义目前尚不清楚。胸腺髓质的毛细血管内皮细胞之间有间隙，抗原性物质可进入髓质，在髓质内还可见多层扁平上皮细胞呈同心圆状排列成的赫氏小体（Hassall's corpuscle），或称胸腺小体。直径 25～50 μm，其功能尚不清楚。

2. 胸腺的免疫功能

长期以来对胸腺的功能不甚了解，直到 Miller（1961）和 Good（1964）分别用切除新生小鼠和家兔胸腺的办法证明了胸腺的免疫功能。

（1）驯化 T 细胞。在骨髓初步发育的淋巴细胞经由血液循环迁移至胸腺，定位于胸腺的皮质外层。这些形体较大的细胞为双阴性（$CD4^-/CD8^-$）细胞，约占胸腺细胞总数的 10%。外层细胞在胸腺微环境中迅速增殖，并推动细胞不断向内层迁移，个体形态逐渐变小。内层细胞为双阳性（$CD4^+/CD8^+$）细胞，约占胸腺细胞总数的 75%。双阳性细胞为过渡态细胞，其中 90%以上在皮质内凋亡或被巨噬细胞吞噬。死亡细胞可能是针对自身抗原进行应答的细胞。少数胸腺细胞继续发育并迁移至髓质，成为单阳性（$CD4^+$ 或 $CD8^+$）细胞，约占胸腺细胞总数的 15%。只有这些单阳性细胞才是成熟的 T 细胞，通过髓质小静脉进入血循环。

（2）分泌胸腺激素。胸腺上皮细胞能产生多种激素，如胸腺素、胸腺生成素和胸腺体液因子等。这些激素可以诱导活化未成熟胸腺细胞的末端脱氧核苷转移酶，促进 T 细胞的分化成熟。不同的激素作用于不同的细胞发育阶段，有选择地发挥免疫调节功能。胸腺激素的作用没有种属特异性，所以目前临床应用的胸腺素都是从动物胸腺中提取出来的。

（3）其他。胸腺还可促进肥大细胞发育，调节机体的免疫平衡，维持自身的免疫稳定性。新生动物摘除胸腺，可引起严重的细胞免疫缺陷和总体免疫功能降低。

3. 胸腺的发育

胸腺于胚胎第 6 周时就在第三对咽囊的腹侧面形成胚基，至第 7 周形成胸腺雏形，至第 20 周时便已发育成熟。出生时胸腺质量仅约为 20 g，青春期达顶峰，约 40 g。以后随年龄增长而逐渐萎缩，至老年时仅剩 10 g 左右，且多为脂肪组织替代。机体的免疫功能与胸腺的生长周期相关。

3.1.1.2　腔上囊

腔上囊又称法氏囊(bursa of Fabricius)，是鸟类动物特有的淋巴器官，位于胃肠道末端泄殖腔的后上方。与胸腺不同，腔上囊驯化 B 细胞成熟，主导机体的体液免疫功能。将孵出的雏鸡去掉腔上囊，会使血中 γ 球蛋白缺乏，且没有浆细胞，注射疫苗亦不能产生抗体。

人类和哺乳动物没有腔上囊，其功能由相似的组织器官代替，称为腔上囊同功器官。曾一度认为哺乳动物腔上囊的同功器官是阑尾、扁桃体和肠集结淋巴结，现在已证明是骨髓。

3.1.1.3　骨髓

骨髓(marrow)是成年人和动物所有血细胞的唯一来源，各种免疫细胞也是从骨髓的多能干细胞发育而来的。

骨髓的主要功能是产生血细胞，近来证明骨髓还是腔上囊同功器官。在骨髓异常时，累及的不单是体液免疫，其他免疫功能也发生障碍。

3.1.2　外周免疫器官

外周免疫器官包括淋巴结、脾和黏膜相关淋巴组织(mucosa associated lymphoid tissue，MALT)等，是免疫细胞聚集和免疫应答发生的场所。

3.1.2.1　淋巴结

1. 淋巴结的结构

淋巴结(lymphonodus)为近乎圆形的网状结构，表面有一层结缔组织被膜，略凹陷处为门，有输出淋巴管和血管出入。被膜向外延伸有许多输入淋巴管，向内伸入实质形成许多小梁，将淋巴结分成许多小叶。淋巴结的外周部分为皮质，中央部分为髓质(图 3-3)。

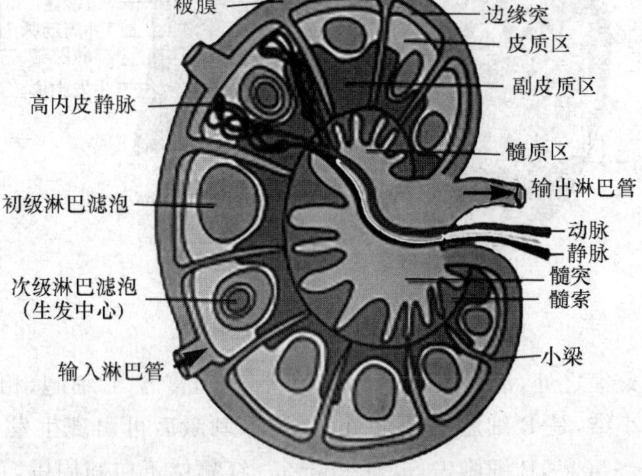

图 3-3　淋巴结结构示意图

皮质区有淋巴小结，又称淋巴滤泡，受抗原刺激后出现生发中心。此区内富含B细胞和滤泡树突状细胞(follicle dendritic cells,FDCs)，所以又称非胸腺依赖区。皮质深层和滤泡间隙为副皮质区，因富含T细胞又称胸腺依赖区。此区是淋巴细胞再循环的门户，有大量T细胞和巨噬细胞分布在滤泡周围，是传递免疫信息的场所。髓质区的B细胞、浆细胞和网状细胞集结成索状，称髓索，在髓索之间为髓窦，是滤过淋巴液的场所。

2.淋巴结的功能

(1)滤过和净化作用。淋巴结是淋巴液的有效滤器，通过淋巴窦内吞噬细胞的吞噬作用以及体液抗体等免疫分子的作用，可以杀伤病原微生物，清除异物，从而起到净化淋巴液、防止病原体扩散的作用。

(2)免疫应答场所。淋巴结中富含各种类型的免疫细胞，利于捕捉抗原、传递抗原信息和细胞活化增殖。滤泡表面有丰富的Fc受体，具有很强的捕获抗原抗体复合物的能力，通过这种方式可将抗原长期保留在滤泡内，这对形成和维持B记忆细胞、诱导再次免疫应答很有意义。B细胞受刺激活化后，高速分化增殖，生成大量的浆细胞形成生发中心。T细胞也可在淋巴结内分化增殖为致敏淋巴细胞。不管发生哪类免疫应答，都会引起局部淋巴结肿大。

(3)淋巴细胞再循环基地。正常情况下，只有少数淋巴细胞在淋巴结内分裂增殖，大部分细胞是再循环的淋巴细胞。血中的淋巴细胞通过毛细血管后静脉进入淋巴结副皮质，然后再经淋巴窦汇入输出淋巴管。众多的淋巴结是再循环细胞的重要补充来源。

3.1.2.2 脾

1.脾的组织结构

脾(spleen)是体内体积最大的淋巴器官之一，结构如图3-4所示，类似淋巴结。脾的表面有结缔组织被膜，实质比较柔脆，分为白髓和红髓。

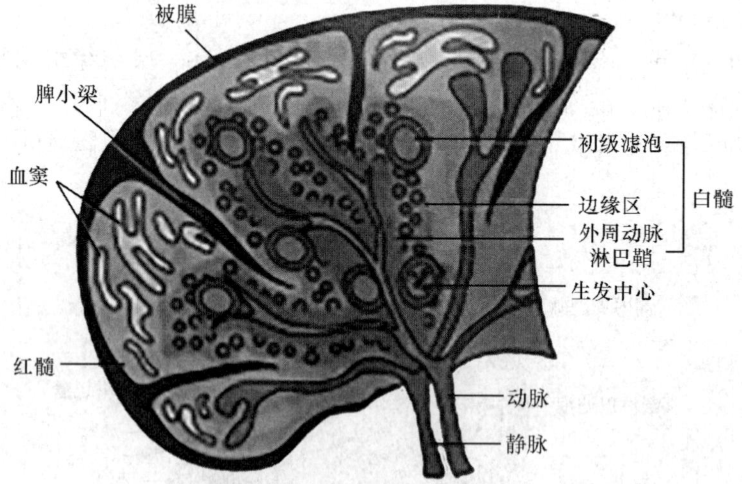

图3-4 脾的结构示意图

白髓是淋巴细胞聚集之处，沿中央小动脉呈鞘状分布，富含T细胞，相当于淋巴结的副质区。白髓中还有淋巴小结，是B细胞居留之处，受抗原刺激后可出现生发中心。脾中T细胞占总淋巴细胞数35%～50%，B细胞占50%～65%。红髓位于白髓周围，可分为脾索和血窦。脾索为网状结缔组织形成的条索状分支结构。血窦为迂曲的血管，其分支吻合成网。

红髓与白髓之间的区域称为边缘区，中央小动脉分支由此进入，是再循环淋巴细胞入脾之处。与淋巴结不同，脾没有输入淋巴管，只有一条平时关闭的输出淋巴管与中央动脉并行，发生免疫应答时淋巴细胞由此进入再循环池。

2. 脾的功能

脾在胚胎期是重要的造血器官，出生后造血功能停止，但仍然是血细胞尤其是淋巴细胞再循环池的最大储库和强有力的过滤器。与淋巴结相似，脾还是发生免疫应答的重要基地。此外，脾还有两个显著的特点：

(1)产生抗体。脾富含B细胞和浆细胞，因此是全身最大的抗体产生器官，尤其是产生IgM和IgG，其数量对调节血清抗体水平起很大作用。所以当自身抗体产生过多导致严重疾病时，曾用切除脾的办法进行缓冲治疗，但脾切除后机体的抗感染能力显著降低。

(2)分泌体液因子。脾可以合成补体(C5和C8等)和备解素等重要的免疫效应分子，还能产生一种白细胞激肽，促进粒细胞的吞噬作用。

3.1.2.3 黏膜相关淋巴组织

在各种腔道黏膜下有大量的淋巴组织聚集，称为黏膜相关淋巴组织(mucosal associated lymphoid tissue, MALT)；其中最重要的是胃肠道黏膜相关淋巴组织(GALT)和呼吸道黏膜相关淋巴组织(BALT)。GALT包括阑尾、肠集合淋巴结和大量的弥散淋巴组织。BALT包括咽部的扁桃体和弥散的淋巴组织，构成呼吸道和消化道入口处的防御机构，称为咽淋巴(waldeyer)环。除了消化道和呼吸道外，乳腺、泪腺、唾液腺以及泌尿生殖道等黏膜也存在弥散的MALT。

与淋巴结和脾不同，黏膜相关淋巴组织没有包膜，不构成独立的器官，通过广泛的直接表面接触和体液因子与外界联系；MALT中的B细胞多为IgA产生细胞，受抗原刺激后直接将SIgA分泌到附近黏膜，发挥局部免疫作用。黏膜靠一种特殊的机制吸引循环中的淋巴细胞，MALT中的淋巴细胞也可输入到淋巴细胞再循环池，某一局部的免疫应答效果可以普及到全身的黏膜。

3.2 免疫细胞

3.2.1 造血干细胞系

在人和动物周围血中，存在形态不同、功能各异的多种血细胞。它们是红细胞、粒细胞、单核细胞、淋巴细胞及血小板。其生命周期亦各不同，如人红细胞生命周期约120 d、粒细胞为20～62 h、血小板为5～10 d，单核细胞存在于骨髓者约为50 d，存在于周围血者可超过200 d，而淋巴细胞可存活数月至数年。这些血细胞可不断死亡与新生，以维持血细胞的动态平衡，如有异常可使血细胞数量和质量发生改变，将会引起各种血液病或免疫性疾病。各种血细胞都起源于共同的祖先细胞，即造血干细胞。

3.2.1.1 造血干细胞的特性

1. 造血干细胞的起源

造血干细胞(hemopoietic stem cell，HSC)是存在于造血组织中的一群原始造血细胞，而不是组织固定细胞，可存在于造血组织及血液中。造血干细胞在人胚胎2周时可出现于卵黄囊，第4周开始转移至胚肝，妊娠5个月后，骨髓开始造血，出生后骨髓成为干细胞的主要来源。在造血组织中，造血干细胞所占比例甚小，如在小鼠骨髓中10^5有核细胞中有10个造血干细胞，在脾中10^5有核细胞中只有0.2个造血干细胞。

2.造血干细胞的形态

干细胞是一种嗜碱性单核细胞，其大小约为8 μm，呈圆形，胞核为圆形或肾形，较大，具有2个核仁，染色质细而分散，胞浆呈浅蓝色，不带颗粒，在形态上与小淋巴细胞极其相似，但淋巴细胞体积较小，染色质浓染，核仁不明显且有细胞器。很难从形态学识别干细胞，并与其他独核细胞相区别。

造血干细胞分化水平可包括三级，即多能干细胞(pleuripotent stem cell)、定向干细胞(committed stem cell)及其成熟的子代细胞。

关于造血干细胞的功能分析，长期以来仅限于对小鼠干细胞的研究，而对人干细胞的存在只是来自间接证据，因为不能在人体内进行如鼠体内那样的功能分析法。20世纪70年代以来，由于建立了新的体外细胞培养技术，大大促进了对人干细胞的直接研究。

3.造血干细胞的表面标志

由于造血组织中造血干细胞在形态学方面无法与其他单核细胞区别，而且数量极少，这为造血干细胞的分离纯化、功能分析和分化的研究造成极大困难。

近年来，由于单克隆抗体技术的进步，以及流式细胞仪(FACS)的应用，对小鼠和人造血干细胞表面标志的研究，取得了很大进展，为造血干细胞的分离纯化及鉴定创造了条件。

(1)Thy-1与丝裂原(wheat germ agglutinin，WGA)。Visseer等发现小鼠骨髓中造血干细胞对丝裂原(WGA)有高亲和性。利用这一特性，应用FACS自骨髓中分离造血干细胞以及核系(Mac-1)等谱系抗原与WGA反应性相结合，即可自骨髓中Lin-/WGA+细胞群中分离造血干细胞，获得良好结果。也有学者发现正常小鼠骨髓细胞中，也能表达低密度Thy-1抗原(Thy-1抗原是1964年用血清学方法鉴定的小鼠T淋巴细胞的同种异体抗原，25～35 ku，已命名为CDw90)。

(2)干细胞抗原(stem cell antigen，Sca)。有学者制备一种抗原前T细胞杂交瘤的单克隆抗体，用这种单抗检出的抗原分子称为干细胞抗原-1(Sca-1)。其后有人自骨髓中的细胞群中，分离出纯人造血干细胞。

(3)原癌基因(proto-oncogene)。最近证明造血干细胞与c-kit基因密切相关。c-kit是一种可编码穿膜酪氨酸激酶受体的分子。应用单克隆抗体证明此分子可存在于造血干细胞膜上，其后证明它的配体分子是造血干细胞因子(stem cell factor，SCF)。它是信号传导分子，对造血干细胞的分化具有重要作用。目前，小鼠多能干细胞表面分子标志可视为Thy-110、WGA^+、$c\text{-}kit^+$、Lin^-。

c-kit分子可高频率表达于多能干细胞表面，但骨髓中$c\text{-}kit^+$细胞可分化为各种血细胞，而胸腺中c-kit细胞可分化为淋巴细胞，不能分化为髓系细胞，所以胸腺内$c\text{-}kit^+$细胞，可能是淋巴样干细胞(表3-1)。

表 3-1　胸腺及骨髓中 c-kit⁺ 细胞分化机制

项目	胸腺 c-kit	骨髓 c-kit
粒细胞系	−	+
单核细胞系	−	+
红细胞系	−	+
T 细胞	+	+

+：有此分子标记；−：无此分子标记。

(4)CD34。对人体造血干细胞表面标志的研究，是用单克隆抗体 CD34 证明的。CD34 单克隆抗体检测的抗原即为 CD34 分子。自人骨髓细胞中应用 FACS 可分离纯化 $CD34^+$ 细胞群，如与造血因子共同体外培养可获得含有各种血细胞的混合集落，所以 $CD34^+$ 细胞为骨髓中造血干细胞，CD34 抗原可视为骨髓造血细胞标志之一。

3.2.1.2　造血干细胞的分化

1. 多能干细胞

多能干细胞(pluripotent stem cell，Ps)是由 Till 和 McCulloch 等(1964)应用脾集落形成细胞定量法，首先在小鼠体内证明的。他们给经射线照射的小鼠输入同系鼠骨髓细胞，在 10～14 d 后在脾内形成可见的结节，它是由单一骨髓细胞发育分化而成的细胞集落，称为脾集落形成单位(colony forming unit-spleen，cfu-S)。集落数与输入的细胞数成正比，它可分化发育为红细胞、粒细胞及巨核细胞。cfu-S 长期以来用体内集落法进行检测(表 3-2)。

表 3-2　血细胞的分化与成熟

	多能定向干细胞	单能定向干细胞	成熟子代细胞
多能干细胞	髓系干细胞	红系干细胞	红细胞
		粒、单核系干细胞	粒细胞/单核细胞
		巨核干细胞	血小板
	淋巴系干细胞	前驱 B 细胞	B 细胞
		前驱 T 细胞	T 细胞

Johnson 和 Metcalf 等(1978)应用鼠胎肝细胞体外培养法，证明具有 cfu-S 性质的干细胞可在体外培养成功，这是在研究干细胞方法学上的重大改进。其后，Haral 等用小鼠骨髓细胞在甲基纤维素中加入红细胞生成素(EPO)及脾细胞培养上清液，进行体外培养，可形成含有红细胞、巨核细胞以及巨噬细胞的集落，称为混合集落形成单位(cfu-Mix)。其后，小林登等在 20 世纪 80 年代报道人骨髓细胞 cfu-Mix 培养成功。即由多能干细胞可进一步分化为定向髓系多能干细胞及淋巴系干细胞。淋巴系干细胞是 T 细胞和 B 细胞的共同祖先细胞，但目前尚不能用脾集落实验证明其存在。

2. 单能干细胞

单能干细胞是一类具有向特定细胞系分化能力的干细胞，也称为祖细胞(progenitor)。如进行体内移植不能形成脾集落，但在一定造血因子的存在下，可在体外培养并形成细胞集落，称为体外培养集落形成单位(cfu-C)，因此它与多能干细胞不同，它包括可分化为红细胞的红系干细胞，可分化为粒细胞和单核细胞的粒细胞-单核细胞干细胞系及可分化为血小板的巨核干细胞系。

(1)红系干细胞。应用骨髓细胞加甲基纤维素在大量EPO存在下，进行体外培养可产生大型红细胞集落，可含有1000个以上的细胞，形成如爆发火花样的集落，称此干细胞为爆发式红细胞集落形成细胞(BFU-E)。如用小剂量EPO则产生小型集落，由8～50个细胞组成，称此干细胞为红细胞系集落形成细胞(cfu-E)。BFU-E是更早期的红系干细胞，而cfu-E则为较晚期的红系干细胞。

(2)粒细胞-单核细胞系干细胞。此系细胞在功能上与BFU-E或cfu-E属同级干细胞。应用软琼脂法将骨髓细胞进行体外培养，在集落刺激因子(CFS)存在下，可产生粒细胞和单核细胞集落，称此集落形成细胞为体外培养集落形成细胞。将cfu-C进行体内移植不能产生脾集落，所以cfu-D不具有cfu-S的特性，仅具有前驱细胞和前驱单核细胞的特征。

(3)巨核干细胞系(MK)。由巨核细胞集落形成细胞(BFU-MK)，Metcalf及其分泌的细胞因子和细胞外基质组成，因此对造血干细胞发育分化过程的体外研究，有很大局限性，它不一定能真实反映体内情况，分析实验结果时，必须注意这种局限性。目前仍有很多关于造血干细胞发育分化的问题有待阐明。

3.2.1.3 造血干细胞与淋巴细胞的发生

用脾集落法未能证明淋巴细胞的发生，所以造血干细胞与淋巴细胞在发生学的关系，直到20世纪60年代Wu等建立了放射诱导染色体标记技术后才逐步得到阐明。

Wu等用照射诱导小鼠骨髓干细胞染色体发生一定程度的畸变，作为标记，但又不影响其细胞分裂。将这种细胞输入另一照射小鼠体内后，可以重建其造血和免疫功能。

在照射宿主体内，任何两种细胞只要有共同的标记染色体，应表明它们是来自同一干细胞。由于在照射诱导条件下，骨髓细胞中分化程度不同的干细胞，可以产生不同类型的染色体畸变，所以通过核型分析就能检查不同细胞的共同前体细胞。

Abramon等在20世纪70年代，用上述方法，在受体小鼠骨髓细胞、脾集落形成细胞以及经植物血凝素(PHA)和脂多糖(LPS)等丝裂原刺激的体外培养脾细胞中，都发现了一种共同的标记染色体，这证明它们都是从供体骨髓中的多能干细胞分化而来的，从而有力地证明了无论是髓系干细胞还是淋巴细胞，都是来自共同的造血干细胞。

目前已证明在小鼠骨髓中存在T祖细胞(pro-T)和B祖细胞(pro-B)。pro-T进入胸腺后可发育分化为成熟T细胞，pro-B则在骨髓内发育分化为成熟B细胞。但尚未直接证明在小鼠骨髓中存在淋巴系干细胞。虽然如此，多数学者认为淋巴系干细胞可能是存在的。其检测困难可能是由于数量太少，或是由于对照射过于敏感，在照射过程中被选择性地排除了。

近年的试验证明，在小鼠骨髓中c-kit$^+$细胞可分化为各种血细胞及T细胞和B细胞，但如将胸腺内c-kit$^+$细胞移植于小鼠体内，则其分化为髓系细胞的能力丧失，但仍能分化为T细胞和B细胞。提示这种胸腺c-kit细胞可能是淋巴系干细胞。

3.2.2 淋巴细胞系

淋巴细胞是具有特异免疫识别功能的细胞系，人和哺乳类动物的淋巴细胞系由形态相似、功能各异的细胞群所组成。按其个体发生、表面分子和功能的不同，可将淋巴细胞系分为T细胞和B细胞两个亚群，每个亚群又可分为不同的亚类。另外还有一群单核细胞，其来源可能与淋巴细胞相关，但不具有特异识别功能，称为自然杀伤（natural killer，NK）细胞，可归类为第三群淋巴细胞。其他还有抗体依赖性细胞毒细胞、双重阳性细胞以及裸细胞等。

3.2.2.1　T细胞

起源于造血干细胞，随血循环到胸腺，在胸腺激素等的作用下成熟。详见第9章T细胞介导的细胞免疫应答。

3.2.2.2　B细胞

B细胞则在脾或腔上囊发育成熟，随血循环到周围淋巴器官，在各自既定的区域定居、繁殖，受抗原激活即分化增殖，产生效应细胞，行使其免疫功能。详见第10章B细胞介导的体液免疫应答。

3.2.2.3　第三群淋巴细胞

在淋巴细胞中，除T细胞和B细胞外，还发现一群没有T细胞和B细胞表面标志的淋巴样细胞。目前认为它们是来源于其他细胞系，有待深入研究后才能确定其归属。

1. 自然杀伤细胞（NK细胞）

（1）NK细胞的特性。NK细胞来源于骨髓，主要存在于血液和淋巴样组织，特别是存在于脾中。由于其胞浆中含有较大颗粒，故又称为大颗粒淋巴细胞（large granular lymphocyte，LGL）。

从系统发生看，NK细胞被认为是原始杀伤T细胞，但它没有抗原识别受体，能杀伤肿瘤细胞和病毒感染细胞，所以是非特异杀伤作用，无MHC分子的限制性，故名自然杀伤细胞。

虽然NK细胞对靶细胞的作用范围远大于杀伤T细胞，但其杀伤作用也不是随机的，而是有一定范围的。NK细胞可以杀伤某些病毒感染细胞，但对正常未感染细胞无杀伤作用。NK细胞可杀伤某些肿瘤细胞株，特别是对造血细胞来源的肿瘤细胞更为敏感，但不是对所有肿瘤细胞均有作用。

（2）NK细胞的表面标志。从细胞表型来看，NK细胞既不是T细胞也不是B细胞。NK细胞没有Ig或TCR基因重排，也不表达CD3分子。但NK细胞可表达CD2分子和低亲和性的IgGFc受体FcRⅢ（CD16）。如使CD2或CD16交联可促使NK细胞增殖和分泌细胞因子。值得注意的是，尽管NK细胞缺乏CD3分子，但它能表达CD3的同二聚体ζ链分子，并与CD16连在一起。当IgG与CD16结合后，它在信号传递中也发挥重要作用。

（3）NK细胞的杀伤作用。当IgG与靶细胞结合并与NK细胞的CD16结合时，即可引起NK细胞对靶细胞的杀伤作用，称这种作用为抗体依赖性细胞介导的细胞毒性作用（antibody-dependent cell-mediated cytotoxicity，ADCC）。NK细胞是ADCC的重要介导细胞。但NK细胞能否识别敏感靶细胞上的分子尚未明确。

NK细胞可合成和分泌THF，但无LT。在一定条件下也可合成和分泌IFN-γ，可活化巨噬细胞，能杀伤感染的病原微生物。

2. 淋巴因子活化的杀伤细胞

近年来，有人将分离自正常人或小鼠的淋巴细胞加入白细胞介素-2（IL-2）在体外培养使之活化增殖，发现经IL-2活化增殖的淋巴细胞在体外能杀伤自体和异体新鲜肿瘤细胞，但对自体和异体外周血淋巴细胞无杀伤作用，称这种细胞为淋巴因子活化的杀伤（lymphokine activated killer，LAK）细胞。证明LAK细胞与NK细胞和Tc（TCL）不是同一细胞群。LAK细胞对肿瘤的治疗具有重要意义。

LAK细胞的前体细胞也属于大颗粒淋巴(LGL)细胞,但不是NK细胞和T细胞。LAK的前体细胞不仅存在于人外周血中,也存在于人的骨髓和胸导管中,表明其分布较为广泛。对这种前体细胞的特性和起源有待深入研究。

3.肿瘤浸润淋巴细胞

美国学者Rosenberg把动物肿瘤组织中分离出的淋巴细胞,加入IL-2在体外培养,证明这种活化增殖的肿瘤浸润淋巴(tumor infiltuating lymphocyte,TIL)细胞具有比LAK细胞更强的杀伤瘤细胞的作用。LAK细胞具有广谱杀瘤作用,而TIL细胞有特异杀瘤作用。TIL前体细胞为Lyt-2^+,与杀伤T细胞的表面标记相同。TIL细胞对肿瘤的过继免疫治疗更具有应用前景。

3.2.3 单核吞噬细胞系统

游离于血液中的单核细胞(monocyte)及存在于体腔和各种组织中的巨噬细胞(macrophage,Mφ)均来源于骨髓干细胞,它们具有很强的吞噬能力,且细胞核不分叶,故命名为单核吞噬细胞系统(mononuclear phagocyte system,MPS)。单核巨噬细胞是一类主要的抗原递呈细胞,在特异性免疫应答的诱导与调节中起着关键的作用。

3.2.3.1 单核吞噬细胞系统

1.系统细胞的来源与分化发育

MPS细胞起源于骨髓,其分化与更新受细胞因子复杂网络的调控。在某些细胞因子,如多集落刺激因子(multi-colony stimulating factor,multi-CSF)、巨噬细胞集落刺激因子(macrophage-CSF,GM-CSF)等的刺激下,骨髓中的髓样干细胞经原单核细胞(monoblast)、前单核细胞(pre-monocyte)分化发育为单核细胞并进入血流。外周血单核细胞占白细胞总数的1%~3%,它在血流中仅存留几小时至数十小时,然后黏附到毛细血管内皮,穿过内皮细胞结合处,移行至全身各组织并发育成熟为巨噬细胞。组织损伤和炎症可加速单核细胞向组织移行。巨噬细胞在组织中的寿命可达数月至数年。在不同组织中存留的巨噬细胞由于局部微环境的差异,其形态及生物学特征均有所不同,名称也各异(表3-3)。一般认为,除少数单核细胞或低分化的巨噬细胞外,成熟的巨噬细胞很少有或没有增殖能力,并不断被骨髓前体细胞分化的细胞所补充。另外,单核吞噬细胞系统细胞的分化发育还可受各种细胞因子如IL-2、IL-4以及干扰素等影响。

表3-3 单核吞噬细胞系统细胞的发生和分布

在骨髓中分化发育	进入血液后的变化及在组织中的分布
多能干细胞	→单核细胞→巨噬细胞
↓	(1)结缔组织 组织细胞
髓样干细胞	(2)肺 肺泡巨噬细胞
↓	(3)肝 枯否(Kupffer)细胞
单核干细胞	(4)脾和淋巴结 游走与固定巨噬细胞
↓	(5)浆膜腔 胸、腹腔巨噬细胞
前单核细胞	(6)神经组织 小胶质细胞
↓	(7)骨 破骨细胞
单核细胞	(8)关节 滑膜A型骨细胞

2. 系统细胞的解剖学特征

(1)形态结构。单核细胞一般为圆形，直径10～20 μm；巨噬细胞大小不等，直径10～30 μm或更大，常有伪足，呈多形性。单核巨噬细胞有圆形或椭圆形的核，胞浆中富含溶酶体及其他各种细胞器。

(2)系统细胞的表面分子。

①表面受体：MPS细胞表面有多达80种以上受体分子，它们与相应的配体结合，分别表现感应与效应功能。包括捕获病原异物，加强调理、趋化、免疫粘连、吞噬、介导细胞毒作用等。例如，免疫球蛋白Fc受体和补体受体可以分别与IgG的Fc段及补体C3b片段结合，从而促进单核巨噬细胞的活化和调理吞噬功能。此外，单核巨噬细胞还表达各种细胞因子、激素、神经肽、多糖、糖蛋白、脂蛋白及脂多糖的受体，从而可感应多种调控其功能的刺激信号。

②表面抗原：MPS细胞表面具有多种抗原分子，它们对MPS细胞的鉴定与功能有重要意义。例如，MPS细胞表达MHC抗原，尤其MHCⅡ类抗原是巨噬细胞发挥抗原递呈作用的关键性效应分子；单核巨噬细胞还表达多种黏附分子，如选择素L、细胞间黏附分子和血管细胞黏附分子等。它们介导MPS细胞与其他细胞或外基质间的黏附作用，从而参与炎症与免疫应答过程。近年来应用单克隆抗体鉴定出许多单核吞噬细胞的表面分化抗原，如OKM-1、Mac-120、MO1～4等，但这些抗原也可能表达在其他起源于髓样干细胞的细胞(如中性粒细胞)表面。另外，成熟的单核细胞可表达高密度的CD14，这是一种相对特异的单核细胞表面标志。

3. 系统细胞的生理特点

(1)一般特性。MPS细胞又称大吞噬细胞，它具有吞噬细胞的一般特征，如可通过吞饮摄入液体异物，也可通过吞噬摄取颗粒性异物，还可识别某些化学刺激物的浓度，表现出定向运动的能力，即具有趋化性。MPS细胞在吞噬异物后，细胞内会发生一系列代谢改变，如糖代谢增强，能量产生增加，活性氧生成增多等。MPS细胞胞浆中还含有非特异性酯酶、碱性磷酸二酯和过氧化物酶等。在细胞分化和激活过程中，这些酶的量及细胞内的定位均可发生改变。由于MPS细胞表达丰富的黏附分子，对玻璃与塑料制品具有强的黏附性，故又被称为黏附细胞，借助这个特性可将MPS细胞与淋巴细胞分离。

(2)系统细胞的激活。MPS细胞在环境因素刺激下，可发生形态、膜分子表达以及细胞代谢与功能的短暂、可逆性变化，这一过程称为MPS细胞的激活，也是它有别于其他吞噬细胞(如中性粒细胞)的一个重要特征。与分化过程不同，活化是在病理条件下表现出的可逆性功能状态。单核吞噬细胞的激活是一个复杂的多步骤过程，在不同的活化阶段，涉及不同刺激因子的作用，细胞形态及功能也发生相应的改变。以巨噬细胞(Mφ)为例，体内的Mφ一般处于静止状态，病原体等异物通过直接接触激发Mφ内的生理生化反应。环核苷酸第二信使cAMP/cGMP水平升高，使静止态Mφ转变为应答性Mφ。后者在IFN-γ等刺激因子启动下，转变为致敏的Mφ，然后在脂多糖或某些细胞因子作用下转变为活化的Mφ。在此变化过程中，Mφ表现出形态改变(浆膜呈不规则波浪形，细胞器增加，膜分子表达改变)，代谢增强(胞内蛋白质合成与ATP生成增加，磷酸戊糖代谢增强)以及功能增强(吞噬率及吞噬速度增高，杀菌及杀瘤能力增强，分泌活性及抗原递呈能力增强)等(表3-4)。

表 3-4 巨噬细胞的激活

种类	静止 Mφ→	病原体应答性 Mφ→	IFN-γ 致敏的 Mφ→	LPS 等活化 Mφ
吞噬功能	+	++	+++	++++
趋化作用	+	++	+++	++++
杀瘤活性	−	−	−	+
抗原递呈	−	−	+	+
TNF 分泌	−	−	−	+
活性氧产生	−	+	++	++
MHC Ⅱ 分子	−	−	+	+
转铁蛋白受体	−	+	−	−

−:无作用或分子不存在;+:有作用或分子存在;++:作用较强或分子较多;+++:作用很强或分子很多;++++:作用极强或分子极多;IFN−γ:γ 干扰素;LPS:脂多糖;TNF:肿瘤坏死因子。

通常认为,只有激活的单核吞噬细胞才是具有活跃生物学作用的效应细胞。在病理情况下,MPS 细胞的异常激活也参与某些疾病的发生与发展。

(3)系统细胞的分泌活性。MPS 细胞是一类重要的分泌细胞。在许多组织和器官中,MPS 细胞是分泌性蛋白的主要来源,其分泌物种类之多在体内仅肝细胞才能与之相比。通常活化的 MPS 细胞才有活跃的分泌能力。现已知 MPS 细胞可分泌多达 100 种以上的酶类和其他生物活性物质。这些物质的分子质量不一,从分子质量仅 32 ku 的超氧阴离子至分子质量达 440 ku 的纤维粘连蛋白。功能也各异,参与细胞生长到细胞死亡的全部活动。此外,由于 MPS 细胞的体内分布广泛、可以移动,以及其分泌产物作用的多样性,这种分泌活性具有重要的生理与病理意义。表 3-5 列出了 MPS 细胞所分泌的几类主要产物,MPS 细胞的许多功能都有赖于这些分泌产物的参与。

表 3-5 单核吞噬细胞系统细胞的分泌产物

种 类	实 例
补体	C1～C9,B、D、I、H 因子,C1 抑制物
凝血因子	Ⅴ、Ⅶ、Ⅸ、Ⅹ因子,凝血酶原
酶类	各种中性蛋白酶,酸性水解酶,溶菌酶
生物活性酯类	花生四烯酸衍生物(前列腺素、白三烯等)
激素样物质	维生素 D_3,促肾上腺皮质激素,β 内啡肽
细胞因子	IL-1、IL-3、IL-6,TNF-α,IFN-α,IFN-β、FGF
反应性中间产物	活性氧(·OH,H_2O_2),亚硝酸盐
其他	多种生长因子及刺激因子,嘌呤及嘧啶产物,各种结合蛋白、连接蛋白及酶抑制物等

FGF:纤维细胞生长因子。

4. 系统细胞的功能

MPS 细胞具有重要的生物功能,不仅参与非特异性免疫防御,而且是特异性免疫应答中一类关键的细胞,广泛参与免疫应答、免疫效应与免疫调节。

(1)免疫防御功能。病原微生物侵入机体后,在激发免疫应答以前即可被 MPS 细胞吞噬并清除，这是机体非特异免疫防御机制的重要环节。由于其吞噬能力较强，故有人将 MPS 细胞称为机体的清道夫。在致病微生物激发机体产生特异性抗体后，覆盖于病原体表面的 IgG 及补体激活片段 C3b 可与 MPS 细胞表面的 FcR 及 CR1 结合，发挥调理作用，使病原体更易被吞噬。被吞入的病原体可被细胞内的某些酶类或活性氧所杀灭，另一方面，在对异物颗粒的吞噬、杀灭过程中，可能出现酶体外漏现象，从而造成对邻近正常组织的损伤。

(2)免疫自稳功能。机体生长、代谢过程中不断产生衰老与死亡的细胞以及某些衰变的物质，它们均可被单核吞噬细胞吞噬、消化和清除，从而维持内环境稳定。

(3)免疫监视功能。MPS 细胞构成机体肿瘤免疫的重要一环。一般认为，只有激活的巨噬细胞才能有效地发挥杀瘤效应，其机制可能是：①吞噬肿瘤细胞；②借助抗瘤抗体的 ADCC 作用杀伤瘤细胞；③产生 TNF 及 IL-1 等细胞因子，直接或间地发挥杀瘤作用；④产生某些酶及活性氧分子直接杀伤或抑制肿瘤细胞生长。

(4)抗原递呈功能。MPS 细胞是最重要的一类抗原递呈细胞。外来抗原经单核吞噬细胞系统处理后递呈给 T 细胞，这是诱发免疫应答的先决条件。此外，在抗原递呈过程中 MPS 细胞产生的 IL-1 也是 TH 活化不可缺少的刺激信号。

(5)免疫调节功能。MPS 细胞在免疫调节中发挥重要的作用。由于激活程度及分泌产物的不同，MPS 细胞的免疫调节作用具有双相性；另一方面，体内各种因素也可通过影响单核吞噬细胞的膜分子表达等途径调节 MPS 细胞功能状态。

正相调节作用，MPS 细胞可通过下列途径启动和增强免疫应答，包括：①抗原递呈作用，诱导免疫应答启动；②分泌具有免疫增强作用的各类生物活性物质，如 IL-1、TNF-α、补体成分、各类生长因子等。

负相调节作用，巨噬细胞过度激活，可成为抑制性巨噬细胞，后者可分泌多种可溶性抑制物如前列腺素、活性氧分子等，抑制淋巴细胞增殖反应或直接损伤淋巴细胞。

体内因素的调控，通过调控 MPS 细胞功能状态而发挥免疫调节作用的多种神经肽及激素样物质，如 P 物质、皮质激素、性激素等均可通过相应受体而调控巨噬细胞的功能状态。另外，某些神经肽与细胞因子（如 IL-1、TNF-α、IFN-γ）可诱导巨噬细胞 MHCⅡ类抗原的表达，从而调控其抗原递呈功能。

(6)其他功能。MPS 细胞还广泛参与炎症、止血、组织修复、再生等过程。

3.2.3.2　其他抗原递呈细胞

除了 MPS 细胞外，体内还有其他某些细胞具有原递呈功能。

1. 树突状细胞

树突状细胞（DC）是体内不同于 MPS 细胞的另一类重要的抗原递呈细胞，其共同的生物学特性是细胞表面有许多树枝状突起，胞内具有丰富的线粒体，但粗面内质网、溶酶体与核糖体不发达，细胞表面无绵羊红细胞受体及 SmIg。DC 在混合淋巴细胞反应中是重要的刺激细胞。一般认为，DC 无吞噬功能，但由于其表面表达较高密度的 MHCⅡ分子，且具有树突状突起，表面积较巨噬细胞更大，有利于接触抗原并递呈给 T 细胞，故 DC 在抗原递呈中发挥重要作用。来源于骨髓前体细胞的 DC 分布于外周血或各类淋巴组织中，一般只占所在器官全部细胞的 1%以下。由于所居留的组织部位不同或处于不同的发育阶段，DC 可有不同的名称，并表现出某些特有的生物学特征。

(1)滤泡树突状细胞。滤泡树突状细胞（FDC）定居于淋巴结浅皮质区淋巴滤泡生发中心内。FDC与抗原抗体复合物有高度亲和力，能够捕获和滞留抗原，并在记忆B细胞发育中起重要作用，是参与再次免疫应答的APC。

(2)淋巴样树突状细胞。淋巴样树突状细胞(LDC)，主要分布在淋巴结和脾内，在移植排斥反应中起重要作用。

(3)并指状细胞。并指状细胞(IDC)主要定位于淋巴组织胸腺依赖区，可能由皮肤朗罕(Langerhans)细胞移行而来。在淋巴组织中，IDC的星状突起插入其他细胞之间，故命名为并指状细胞。它可能是淋巴结中主要的APC，并对抗原特异性T细胞具有很强的刺激作用。

(4)朗罕细胞。朗罕细胞(LC)位于表皮和胃肠上皮，其特征性胞内结构是胞浆中的柱状Birbeck颗粒，该颗粒参与LC抗原递呈作用的各个环节。LC是定居在皮肤中的APC，占皮肤细胞总数的5%～10%，在介导接触性皮肤超敏反应中起关键作用。

2. B细胞

正常B细胞及B淋巴瘤细胞系均表达MHCⅡ类抗原，也属于抗原递呈细胞。与B细胞抗原递呈功能相关的膜分子是SmIg，后者与抗原具有高亲和力，从而可以高度特异性地浓缩非己抗原，并以与MHCⅡ类分子结合成复合体的形式将抗原递呈给TH。故尤其对低度的抗原，B细胞是一类有效的APC。

3. 内皮细胞及其他抗原递呈细胞

人的内皮细胞也表达MHCⅡ类抗原并可与TH细胞相互作用，故也是一种APC，它在介导迟缓型超敏反应中发挥重要作用。此外，某些上皮细胞、神经胶质细胞、间质细胞等在静止状态下或在γ干扰素的诱导下可表达MHCⅡ类抗原，并具有APC的功能。

病毒感染的细胞以及肿瘤细胞等作为细胞免疫效应的靶细胞可将非己抗原递呈给细胞毒性T细胞，因此从广义上讲这些靶细胞也属于抗原递呈细胞。

3.2.4 淋巴细胞再循环

各种免疫器官中的淋巴细胞并不是定居不动的群体，而是通过血液和淋巴液的循环进行有规律的迁移，如图3-5所示，这种规律性的迁移称为淋巴细胞再循环(lymphocyte recirculation)。通过再循环，可以增加淋巴细胞与抗原接触的机会，更有效地激发免疫应答，并不断更新和补充循环池的淋巴细胞。

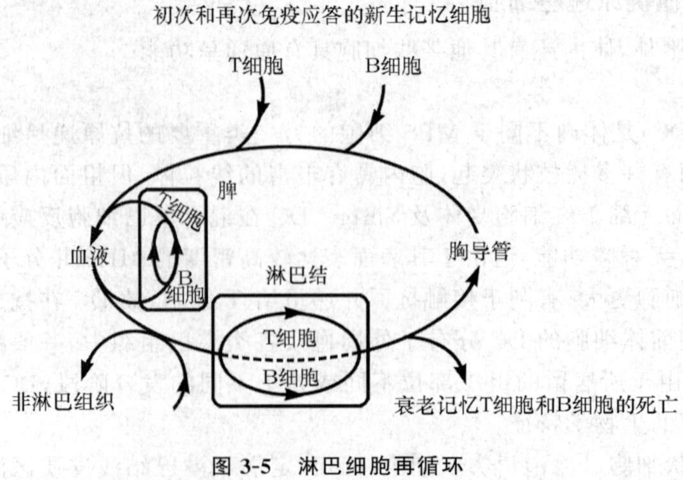

图3-5 淋巴细胞再循环

3.2.4.1　再循环的细胞

淋巴干细胞从骨髓迁移至胸腺和腔上囊或其功能器官，分化成熟后进入血液循环的定向移动过程不属于再循环范畴。再循环是成熟淋巴细胞通过循环途径实现淋巴细胞不断重新分布的过程。再循环中的细胞多是静止期细胞和记忆细胞，其中 80％以上是 T 细胞。这些细胞最初来源于胸腺和骨髓，成年以后，再循环池的细胞主要靠外周免疫器官进行补充。受抗原刺激而活化的淋巴细胞很快定居于外周免疫器官，不再参加再循环。

3.2.4.2　再循环的途径

血液中的淋巴细胞在流经外周免疫器官（以淋巴结为例）时，在副皮质区与皮质区的连接处穿过高内皮毛细血管后静脉（HEV）进入淋巴结。T 细胞定位于副皮质，B 细胞主要定位于皮质区，以后均通过淋巴结髓窦迁移至输出淋巴管，进入高一级淋巴结。经过类似的路径，所有外周免疫器官输出的细胞最后都汇集于淋巴导管。身体下部和左上部的汇集到胸导管，从左锁骨下静脉角返回血循环，右侧上部的汇集到右淋巴管，从右锁骨下静脉返回血循环。再循环 1 周需 24～48 h。

本章小结

免疫系统是机体保护自身的防御性结构，主要由淋巴器官（胸腺、淋巴结、脾和扁桃体）、其他器官内的淋巴组织和全身各处的淋巴细胞、抗原递呈细胞等组成，广义上也包括血液中其他白细胞及结缔组织中的浆细胞和肥大细胞。构成免疫系统的核心成分是淋巴细胞，它使免疫系统具备识别能力和记忆能力。淋巴细胞经血液和淋巴周游全身，从一处的淋巴器官或淋巴组织至另一处的淋巴器官或淋巴组织，使分散各处的淋巴器官和淋巴组织连成一个功能整体。

免疫器官包括胸腺、法氏囊或腔上囊类同器官、淋巴结、脾、扁桃体。免疫组织指机体内（特别是消化道、呼吸道黏膜内）存在的许多无被膜的淋巴组织。免疫细胞主要指淋巴细胞、单核吞噬细胞、粒细胞。免疫分子主要指免疫球蛋白、补体、淋巴因子以及特异性和非特异性辅助因子、抑制因子等。

免疫系统各组分功能的正常是维持机体免疫功能相对稳定的保证，任何组分的缺陷或功能的亢进都会给机体带来损害。

思考题

1. 中枢免疫器官和外周免疫器官的组成、结构和功能有何异同？
2. 试比较 T 细胞和 B 细胞结构、功能差异和在免疫应答中的相互关系。
3. 单核吞噬细胞系统在免疫应答的作用有哪些？
4. 淋巴细胞再循环功能和途径是什么？

参考文献

[1] Abul K. Abbas. 基础免疫学[M]. 北京：北京大学医学出版社，2014.

[2] 江汉湖. 食品免疫学导论[M]. 北京:化学工业出版社, 2006.
[3] 卡特森波拉斯. 食品免疫学研究[M]. 北京:人民卫生出版社, 1984.
[4] Carel J M, et al. Dual antigenrecognition by B cells[J]. Immunol Today, 1993, 14(1): 8.
[5] 马凡舒,张蕾,王洋,等. B细胞抗原表位预测方法的研究进展[J]. 中国畜牧兽医, 2016, 43(1): 63-67.
[6] 刘锦龙,胡祖权,李和平,等. 镰刀菌细胞壁蛋白抗原模拟表位的筛选和鉴定[J]. 基因组学与应用生物学, 2016, 35(2): 235-240.
[7] 高红军,王洪武,朱荡,等. 一种肿瘤相关抗原在非小细胞肺癌中的鉴定和表达[J]. 中国肿瘤, 2017, 26(5): 405-408.
[8] 周景明,李春革,祁艳华,等. 赭曲霉毒素 A 完全抗原的制备及鉴定[J]. 动物医学进展, 2016, 37(1): 38-42.

第4章
抗　体

本章重点与学习目标

重点:抗体的结构、功能、种类和抗体多样性的遗传学基础。

学习目标:掌握抗体分子结构与功能之间的联系;掌握人工抗体的类型及其特点;熟悉抗体的种类及分类依据;了解抗体的多样性及其遗传学基础。

1890 年 von Behring 和 Kitasato 用白喉毒素免疫动物，发现动物血清中产生了能够中和毒素的物质，利用其治疗患者，获得了明显效果，于是将能够中和毒素的物质称为抗毒素(antitoxin)。随后引入抗体一词，并将能刺激机体产生抗体的物质称为抗原。1896 年，Gruber 和 Durham 发现了凝集菌体细胞的特异性抗体，称为凝集素；1897 年 Kraus 发现了可使可溶性抗原形成沉淀的抗体，称为沉淀素。这些现象使人们认识到毒素及细菌之外的众多蛋白质均可诱导抗体的生成。

4.1 抗体概述

抗体(antibody, Ab)是免疫系统受到抗原刺激后，由浆细胞产生的能与刺激其产生的抗原发生特异性结合的球状糖蛋白(glycoprotein)。浆细胞(plasma cell)由 B 淋巴细胞转化而来，在外周免疫器官中，成熟的 B 淋巴细胞被抗原决定簇特异性地选择激活，分化形成能分泌特异性抗体的浆细胞。抗原分子有多少能接触到 B 淋巴细胞的抗原决定簇，就会激活多少个 B 淋巴细胞克隆，就会分化成多少种浆细胞，就会产生多少特异性抗体分子。抗体分子具有独特的抗原结合部位，借此以极高的专一性识别诱导其产生的抗原决定簇，并与之共价结合，引发一系列生物学效应。

4.1.1 抗体、免疫球蛋白和 γ 球蛋白

现代免疫学认为，抗体与免疫球蛋白概念等同，但严格地讲，二者是有区别的：①抗体侧重于生物学功能，免疫球蛋白则侧重于外形和化学本质；抗体是免疫球蛋白，而免疫球蛋白不一定都是抗体。②免疫球蛋白(immunoglobulin, Ig)是指具有抗体活性或化学结构与抗体相似的球蛋白。据此定义，某些蛋白其结构虽与抗体相似，尽管也称作免疫球蛋白，却没有抗体活性，例如多发性骨髓瘤患者血清中的骨髓瘤蛋白(myeloma protein)就属于这种情况。③从分子多样性方面来看，抗体分子的多样性极大，其特异性均不相同；而免疫球蛋白分子的多样性则小，哺乳动物的免疫球蛋白按其化学结构和抗原性的差异可分为 IgG、IgM、IgA、IgE 和 IgD 共 5 类。

1939 年 Tiselius 和 Kabat 对免疫血清进行电泳，发现抗体存在于泳动速度最慢的组分中，即 γ 球蛋白区域内，所以 γ 球蛋白(丙种球蛋白)曾被视为抗体的同义词。如图 4-1 所示，除 γ 区外，具有抗体活性的球蛋白也存在于 β 区和 α2 区。

4.1.2 抗体在体内的存在形式

抗体主要存在于动物的血液、淋巴液、组织液及其他外分泌液中，是血清中最主要的特异性免疫分子，约占血浆总蛋白的 20%，因此将抗体介导的免疫称为体液免疫(humoral immunity)。IgG 和 IgE 为亲细胞性抗体，因为有些细胞表面具有 IgG 或 IgE 的受体。其中 IgG 可与 T 淋巴细胞、B 淋巴细胞、NK 细胞、巨噬细胞等结合；IgE 则可与肥大细胞或嗜碱性粒细胞结合。此外，成熟 B 淋巴细胞表面的抗原受体，其本质也是免疫球蛋白，称为膜表面免疫球蛋白(membrane surface immunoglobulin, mIg 或 SmIg)，mIg 与抗原表面的抗原决定簇结合，作为刺激 B 细胞活化的第一信号。

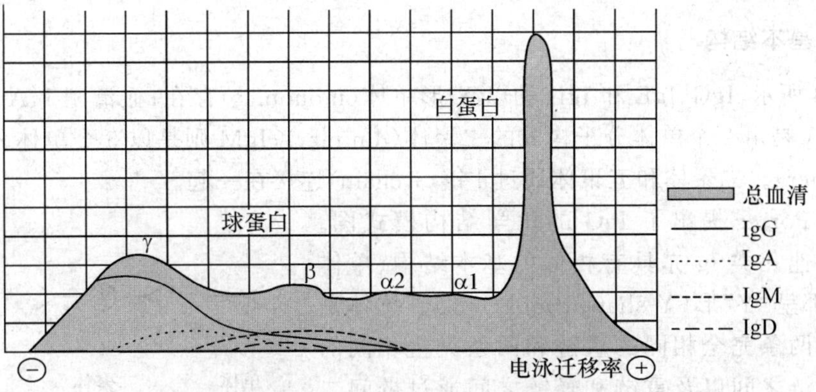

图 4-1　正常人血清电泳分离图

注:正常血清中 IgE 含量极少,不能定量表示。

4.1.3　理化性质

免疫球蛋白是四链糖蛋白,具有蛋白质的通性,对物理及化学因素敏感。例如能被多种蛋白酶水解破坏,可在乙醇、三氯醋酸或中性盐溶液中沉淀。因此,通常用 50%饱和硫酸铵或硫酸钠溶液从免疫血清中沉淀抗体。

4.1.4　克隆选择学说

克隆选择学说(clonal selection theory)是 1959 年由澳大利亚免疫学家 Burnet 提出的抗体产生理论,Burnet 因此于 1960 年获得了诺贝尔生理医学奖。

克隆选择学说(图 4-2)认为:抗原进入机体选择的不是所谓存在于体内的自然抗体,而是那些事先存在于淋巴细胞表面的抗原受体(后来证明是 mIg)。动物体内存在数量庞大的 B 淋巴细胞克隆(约 10^7 个),每个克隆表面仅有一种独特的抗原受体(unique receptor),每种抗原受体只能与一种抗原决定簇发生特异性结合。内源性抗原或进入体内的外来抗原,其表面的抗原决定簇选择性地激活带有相应抗原受体的淋巴细胞克隆,使其分化增殖,产生特异性抗体。该学说还强调决定抗体结构的是淋巴细胞的基因,抗原不能改变或修饰编码抗体的基因。

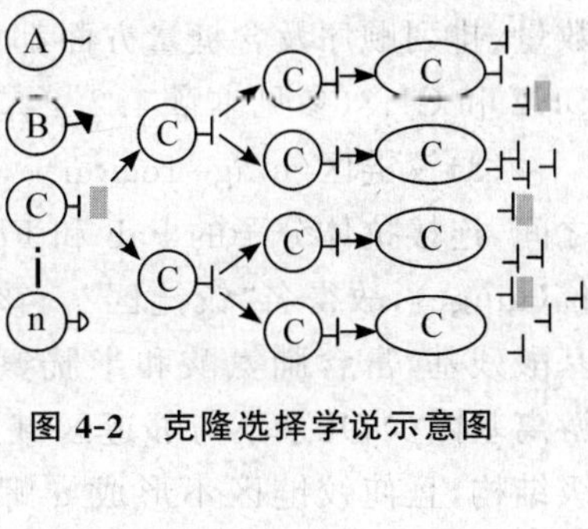

图 4-2　克隆选择学说示意图

4.2　抗体结构

免疫球蛋白是一类分子结构和功能研究得最为清楚的免疫分子。1959—1963 年,R. Porter 和 G. Edelman 以骨髓瘤病人血清中分子均一的免疫球蛋白为材料,对免疫球蛋白的基本结构进行研究,建立了免疫球蛋白的结构模型。

4.2.1 基本结构

如图 4-3 所示，IgG、IgE 和 IgD 均以 Y 形单体(monomer)存在；血清型 IgA 呈单体形式，而分泌型 IgA 是由 2 个单体分子构成的二聚体(dimmer)；IgM 则是以 5 个单体分子构成的五聚体(pentamer)。二聚体和五聚体通过 J 链(J chain)连接在一起。

1963 年 Porter 提出了 IgG 的化学结构模式图。后经证实，其他几类 Ig 亦具有相似的基本结构(单体结构)，它们都呈"Y"形(Y-shaped molecule)。抗体是对称分子，由两条完全相同的重链和两条完全相同的轻链组成，重链之间以及重链和轻链之间通过链间二硫键连接。由于 IgG 在血清中含量最丰富，也是参与体液免疫应答的主要抗体类型，这里以 IgG 为例阐述抗体的基本结构。

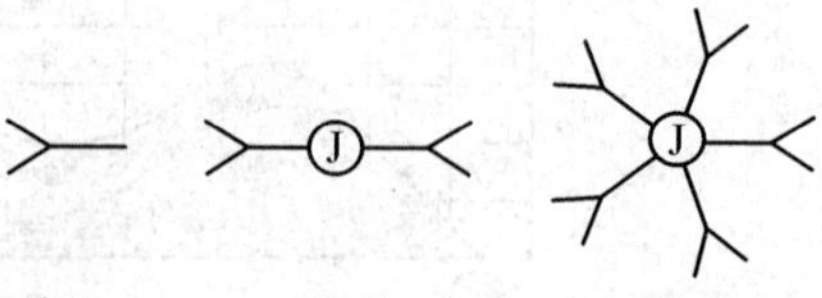

图 4-3 不同形式的免疫球蛋白

4.2.1.1 重链

IgG 重链大约由 440 个氨基酸残基组成，分为一个可变区和 3 个恒定区。

(1)可变区(variable region，简称 V 区) 重链可变区(VH)由位于肽链氨基端最初的 110 个氨基酸组成。抗体的特异性由重链和轻链的 V 区决定，V 区的氨基酸种类和顺序不同，抗体分子的特异性便不同。对大量不同特异性 Ig 进行比较，发现在 VH 内部，有 3 个区域的氨基酸序列最易发生变化，称为高(超)变区(hypervariable regions, HVRs)，分别位于 31～35、50～65、95～102 位氨基酸之间(图 4-4)。V 区内的其他氨基酸序列变化较小，称为骨架区(framework regions, FRs)，其功能是支持 CDR(参见轻链部分)并维持 V 区三维结构的稳定。

(2)恒定区(constant region，简称 C 区) V 区以外的区域约占重链 3/4，在氨基酸种类、数量、排列顺序及含糖量方面都比较稳定，故名恒定区。IgG 重链有 3 个恒定区，分别为 CH1、CH2 和 CH3(参见本章 4.2.2 节)，每个恒定区内各有一个链内二硫键，糖基位于 CH2 区。

(3)铰链区(hinge region) 铰链区位于两条重链的二硫键连接处附近，即 CH1 与 CH2 之间，连接抗体分子的 Fab 和 Fc 段，好比门的合页部位(hinge)，故得名"铰链区"。该区大约覆盖 30 个氨基酸残基，富含脯氨酸和半胱氨酸，这两种氨基酸的游离基团少，几乎不与邻近区域形成固定的二级或三级结构，且使铰链区不形成 α 螺旋而比较舒展，使其具有柔韧性，从而抗体的两臂可自由地摆动和转动，这样有利于捕获抗原。

铰链区与抗体分子的构型变化有关。抗体未结合抗原时，呈 T 形。与抗原结合后，铰链区摆动使抗体呈 Y 形而暴露出补体结合位点，并与补体系统的 C1q 结合，使补体经经典途径激活。该区还可转动，起弹性和调节作用，便于抗体的抗原结合部位调整方向与不同距离的两个抗原决定簇结合。铰链区对木瓜蛋白酶(papain)和胃蛋白酶(pepsin)敏感。

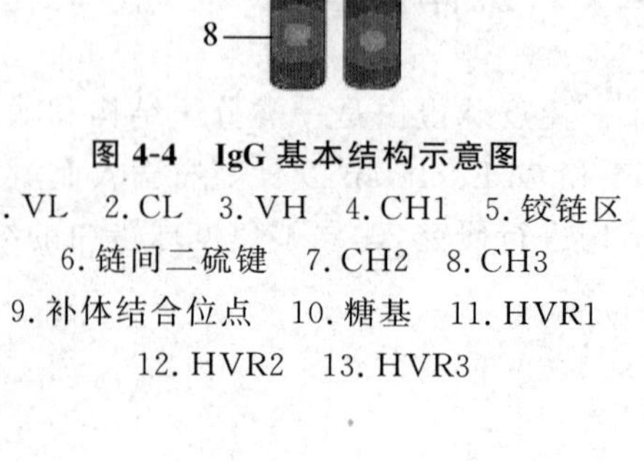

图 4-4 IgG 基本结构示意图

1. VL 2. CL 3. VH 4. CH1 5. 铰链区 6. 链间二硫键 7. CH2 8. CH3 9. 补体结合位点 10. 糖基 11. HVR1 12. HVR2 13. HVR3

4.2.1.2 轻链

轻链(light chain)简称L链,由213～214个氨基酸残基组成,两条轻链在羧基端靠链间二硫键分别与两条重链连接。与重链相对应,轻链也由可变区(VL)和恒定区(CL)组成。VL由轻链氨基端最初的109个氨基酸组成,构成VL的氨基酸种类及序列因抗体分子的特异性不同而不同。VH和VL长度大致相等,共同构成抗体分子的抗原结合部位,并赋予抗体分子以特异性。

VL也由3个超变区和骨架区组成。轻链、重链上的超变区位置大致相当,VH与VL上的6个HVRs共同组成了抗体分子的抗原结合部位(antigen-binding site),该部位因在空间结构上可与抗原决定簇形成精密互补,故超变区(HVRs)又被称为互补决定区(complementarity determining regions, CDRs)。VH和VL的3个CDRs分别称为CDR1、CDR2、CDR3。超变区氨基酸的高度变化是Ig能与数量庞大的不同抗原决定簇发生特异性结合的分子基础。

4.2.2 功能区

免疫球蛋白的每条重链和轻链在链内二硫键的作用下,可折叠形成几个具有不同生物学功能的球状结构域,这些球状结构称为抗体的功能区(domain)。每个功能区大约都由110个氨基酸残基组成。如图4-5所示,所有Ig的L链包含VL和CL两个功能区;IgG、IgA、IgD的重链有1个VH和3个CH功能区(CH1、CH2和CH3);IgM和IgE的重链则有5个功能区,恒定区多了一个CH4。各功能区功能不同:

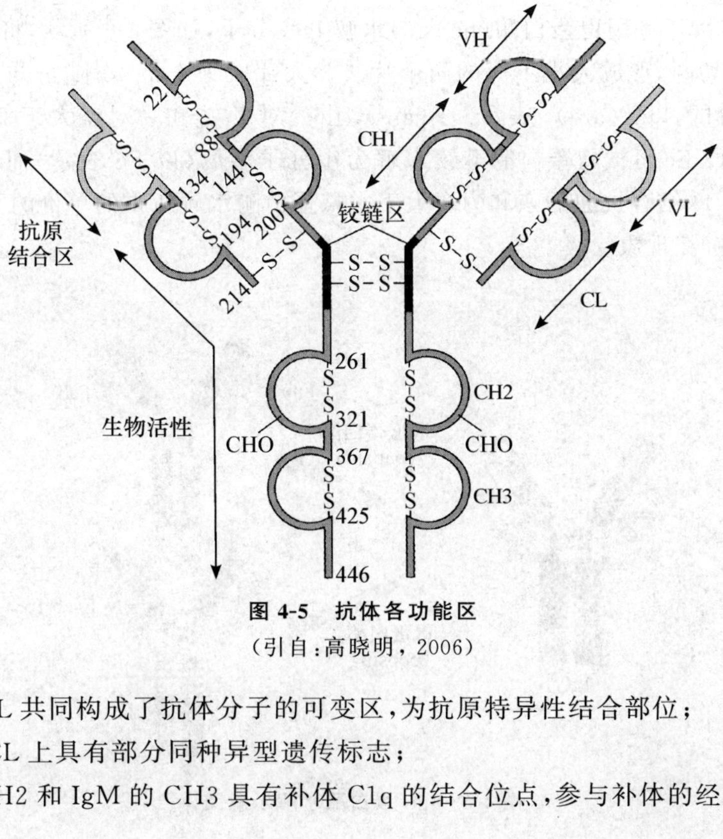

图4-5 抗体各功能区
(引自:高晓明,2006)

①VH和VL共同构成了抗体分子的可变区,为抗原特异性结合部位;

②CH1和CL上具有部分同种异型遗传标志;

③IgG的CH2和IgM的CH3具有补体C1q的结合位点,参与补体的经典激活途径;

④母源 IgG 可借助 CH2 通过胎盘屏障,使胎儿获得被动免疫;

⑤IgG 的 CH3 能与单核-巨噬细胞、粒细胞、B 细胞和 NK 细胞表面的 Fc 受体(FcγR)结合,决定了其亲细胞性;

⑥IgE 的 CH4 可与肥大细胞或嗜碱性粒细胞表面的 Fc 受体(FcεR)结合,参与Ⅰ型超敏反应。

4.2.3 水解片段

免疫球蛋白的结构和功能是通过研究其酶水解片段而被证明的。其铰链区易被蛋白酶水解,含有木瓜蛋白酶和胃蛋白酶的作用位点。

4.2.3.1 木瓜蛋白酶水解片段

1959 年 Porter 用木瓜蛋白酶(Papain)水解 IgG 分子,在生理 pH 条件下,木瓜蛋白酶作用于铰链区二硫键的近氨基端(N 端)侧,将 IgG 裂解为 2 个相同的 Fab 和 1 个 Fc 片段(图 4-6)。Fab 即抗原结合片段(antigen-binding fragment),由一条完整的 L 链和 H 链近 N 端的 1/2 组成,每个 Fab 只能结合一个抗原决定簇,故为单价;Fab 中的重链部分称为 Fd。Fc 在低温或低离子强度下可形成结晶,称为可结晶片段(crystallizable fragment)。Fc 无抗体活性,由 2 条 H 链的 CH2 和 CH3 组成,决定 Ig 种间免疫原性的决定簇主要位于 Fc 段,如前文所述 Fc 段还具有活化补体、决定 IgG 和 IgE 的亲细胞性、使 IgG 通过胎盘等生物学活性。

4.2.3.2 胃蛋白酶水解片段

1960 年 Nisonoff 等用胃蛋白酶(pepsin)水解 IgG 分子,如图 4-6 所示,将 IgG 从铰链区链间二硫键近 C 端切断,形成大小不等的两个片段。大片段为 Fab 双体,可与 2 个抗原决定簇结合,因而是双价的,以 $F(ab')_2$ 表示。$F(ab')_2$ 由一对 L 链和一对略大于 Fd 的 H 链(称为 Fd')组成。小片段 Fc 可被胃蛋白酶继续水解为小分子多肽(以 Fc' 表示)而不再具有任何生物学活性。$F(ab')_2$ 结合抗原的亲和力要大于木瓜蛋白酶水解所得的单价的 Fab,与抗原结合后可出现凝集或沉淀现象。

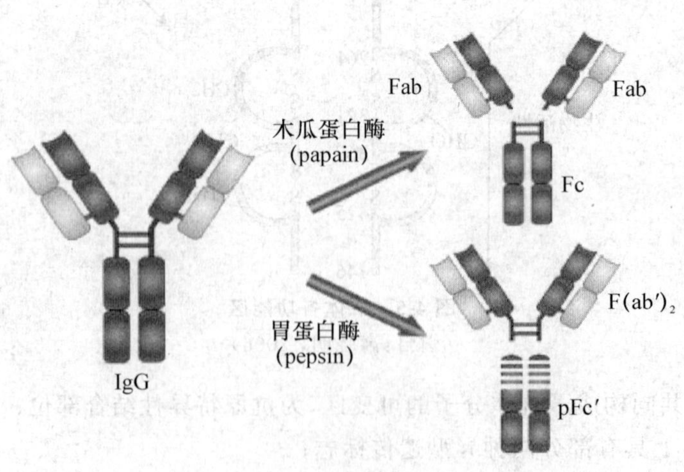

图 4-6 IgG 蛋白酶水解示意图

研究 Ig 的水解片段,可帮助人们了解免疫球蛋白的结构和功能,从理论上理解抗原抗体的反应原理,在实践中可用于精制抗毒素。例如,经胃蛋白酶消化后精制提纯的白喉抗毒素或破伤风抗毒素,减少或避免了 Fc 段异种抗原性引起的副作用,同时保持了 $F(ab')_2$ 结合毒素的生物学活性,另外由于缺乏完整的 Fc 片段,故不具备固定补体及与细胞表面 Fc 受体结合的功能。

4.2.4 免疫球蛋白的辅助成分

分泌型 IgA(secretory IgA, SIgA)是由 J 链连接 2 个 IgA 单体,加上一个分泌片组成的二聚体。五聚体 IgM 由 5 个 IgM 单体和 1 个 J 链组成(图 4-7)。

4.2.4.1 连接链

分泌型 IgA 和 IgM 还含有 1 分子连接链(joining chain, J 链)。J 链由浆细胞合成,是一条富含半胱氨酸的多肽链。J 链在连接单体形成多聚体时并非必要,但可能与保持 IgA、IgM 的稳定性以及与 IgA 的体内转运有关。J 链可能在抗体从浆细胞释放之前就以二硫键的形式与 IgM、IgA 的 Fc 段发生了共价结合。

4.2.4.2 分泌片

SIgA 分子中还含有 1 个分泌成分(secretory component, SC),或称为分泌片(secretory piece, SP)。SP 是黏膜上皮细胞合成和分泌的一种含糖肽链,是位于黏膜上皮细胞上的多聚免疫球蛋白受体(polyimmunoglobulin receptor, poly-IgR)的一部分(参考本章 4.4.3 节)。SP 可介导 IgA 二聚体由黏膜下层向黏膜表面的转运,同时也保护二聚体 IgA 分子免遭胃肠道和呼吸道分泌液中的蛋白酶的降解,从而使分泌型 IgA 在黏膜表面保持稳定并发挥黏膜免疫活性。

4.2.4.3 糖类

免疫球蛋白尤其是 IgM 和 IgA,其含糖量很高。糖类以共价键结合在抗体分子的重链上。糖的结合部位因免疫球蛋白的种类不同而异,IgG 的糖结合部位为 CH2,其余 4 种抗体的糖结合部位则位于铰链区。糖类在 Ig 分泌过程中可能起着重要作用,并使 Ig 易于溶解并防止 Ig 被分解。

4.3 抗体类型与免疫原性

4.3.1 免疫球蛋白的类型

免疫球蛋白根据重链恒定区的不同可分为不同的类与亚类,根据轻链恒定区的不同则分为不同的型与亚型。

4.3.1.1 类和亚类

(1)类(classes)。Ig 类的划分依据是重链 C 区的理化特性及抗原性差异。据此抗体重链分 5 类,分别称为 γ(gamma)链,μ(mu)链,α(alpha)链,ε(epsilon)链和 δ(delta)链,抗体也由此而命名并分为 5 类,相应地被命名为 IgG、IgM、IgA、IgE 和 IgD,例如重链是 γ 链的抗体被称为 IgG,如图 4-7 所示。

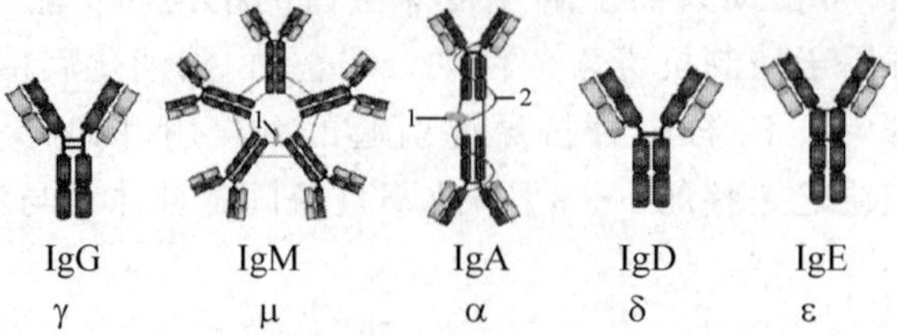

图 4-7 依据重链命名的 5 类免疫球蛋白

1. J 链 2. 分泌片

(2)亚类(subclasses)。同一类 Ig 中,H 链结构并非完全相同,根据恒定区的微细结构,铰链区的氨基酸组成、二硫键位置与数目以及抗原性差异,又可将各类抗体分为不同的亚类。例如,人类 IgG 有 IgG1、IgG2、IgG3 和 IgG4 四个亚类(图 4-8);IgM 有 IgM1 和 IgM2 两个亚类;IgA 也有 IgA1 和 IgA2 两个亚类;至今尚未发现 IgD 和 IgE 有亚类。

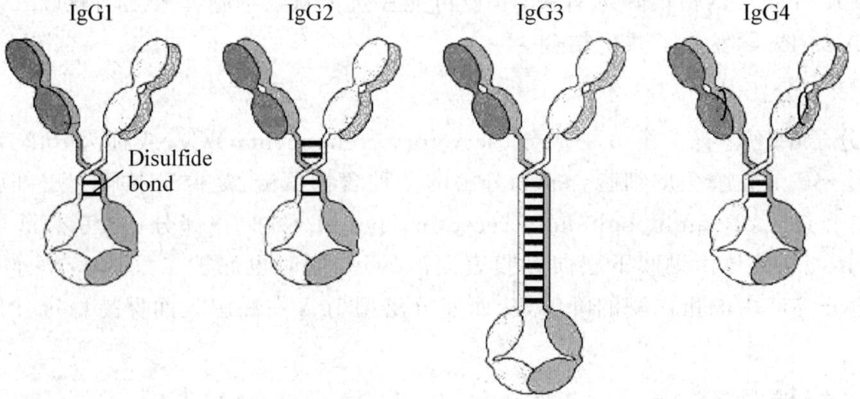

图 4-8 人类 IgG 亚类结构示意图

4.3.1.2 型和亚型

(1)型(types)。抗体的轻链有 κ(kappa)和 λ(lamda)两型,二者的差别主要表现在 C_L 区的氨基酸组成、排列和空间构型。5 类免疫球蛋白都有 κ 和 λ 两型轻链。同一个体中 κ 型和 λ 型可同时存在,但同一抗体分子中的两条轻链总是同型。

(2)亚型(subtypes)。λ 轻链恒定区存在个别氨基酸的差异,λ 型轻链又可分为 λ1、λ2、λ3、λ4 四个亚型,κ 型轻链则无亚型。

4.3.2 免疫球蛋白的分类

除上述分类外,抗体还有以下一些分类依据。

4.3.2.1 在体内的分布

(1)分泌型免疫球蛋白。分泌型免疫球蛋白(secretory immunoglobulin, sIg)存在于血清、体液以及分泌液中,具有抗体的各种功能。

(2)膜型免疫球蛋白。位于 B 淋巴细胞表面,即膜表面免疫球蛋白(surface membrane immunoglobulin, mIg 或 SmIg),是 B 淋巴细胞的抗原识别受体(BCR)。mIg 和 sIg 识别相同的抗原决定簇，但二者重链存在一定差别，如 mIg 重链羧基端比 sIg 多了一段疏水性片段作为跨膜片段（图 4-9）。在 B 淋巴细胞分化过程中，细胞膜表面依次出现 mIgM、mIgD 等膜抗体，作为 B 细胞识别抗原、接受抗原刺激的受体，mIgD 分子还是 B 淋巴细胞成熟的标志。

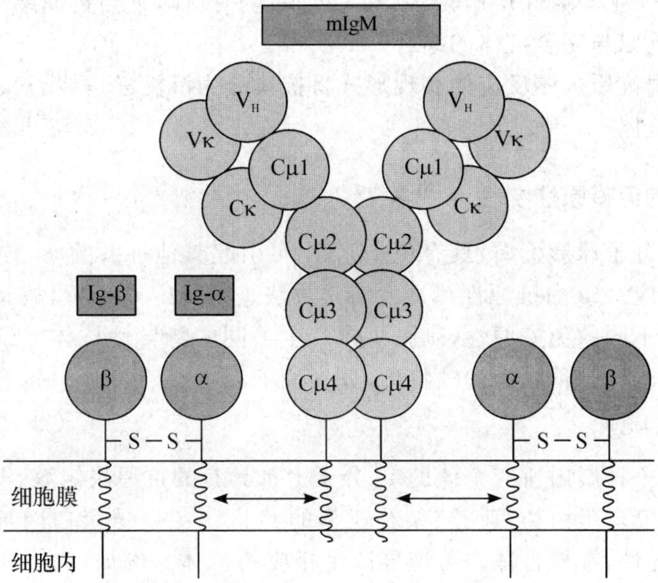

图 4-9 膜型免疫球蛋白(mIgM)

Ig-α/Ig-β 异源二聚体分别由 B 淋巴细胞的特异基因 mb-1 和 B29 编码。如图 4-9 所示，两个这样的异源二聚体通过 Ig-α 与 mIgM 重链（μ 链）的跨膜区相连。图中浅灰色部分是 mIgM 的 Ig 样胞外结构域。

4.3.2.2 对应的抗原

（1）异种抗体（heteroantibody）。由异种抗原免疫动物所产生的抗体。例如，微生物抗原刺激动物机体产生的抗体，大都均属此类。

（2）同种抗体（alloantibody）。同种属动物之间的抗原物质（同种异型抗原）免疫所产生的抗体，如血型抗体、主要组织相容性抗原的抗体等。

（3）自身抗体（autoantibody）。针对自身抗原的抗体，如引起自身免疫病的抗甲状腺抗体、抗核抗体、抗精子抗体等。

（4）异嗜性抗体（heterophile antibody）。针对异嗜性抗原产生的抗体。

4.3.2.3 有无抗原刺激

（1）天然抗体（natural antibody）。也称为正常抗体（normal antibody），是在没有人工免疫和感染的情况下而天然存在于体液中的抗体，这类抗体产生时没有明显的特异性抗原刺激，如 A 型血人的血清中天然存在抗 B 型红细胞抗体，B 型血人的血清中天然存在抗 A 型红细胞抗体等。

（2）免疫抗体（immune antibody）。指自然感染、人工免疫和预防接种后所产生的抗体。

4.3.2.4 与抗原反应的性质

（1）完全抗体（complete antibody）。即二价或多价抗体，免疫球蛋白的单体有两个抗原结合位点，所以是二价的，完全抗体至少是二价的，所有的抗原结合部位都能与相应抗原结合。

(2)不完全抗体(incomplete antibody)。指单价抗体或封闭抗体(blocking antibody)，这类抗体分子只有一个抗原结合部位能与相应抗原结合，而另一个抗原结合部位无结合活性。某些微生物感染和发生肿瘤性疾病时，体内常产生这种抗体，它与抗原结合后不产生肉眼可见的反应，但能阻止抗原与完全抗体的结合。

另外，过去根据抗原抗体反应的表现形式将抗体分为沉淀素、凝集素、溶解素、补体结合抗体、调理素和中和抗体等。

4.3.3 抗体的免疫原性

抗体是一种大分子球形蛋白，具有免疫原性，可引起其他种系的动物或同种系的不同个体不同程度的免疫反应。Ig 的抗原性可用血清学方法进行测定和分析，故又称为血清型。Ig 分子的不同部位具有不同的免疫原性，刺激机体产生不同的特异性抗体。Ig 分子上有三种不同的抗原表位，即同种型、同种异型和独特型，分别位于 Ig 的 V 区和 C 区。

4.3.3.1 同种型

同种型是指同一种属内所有个体的 Ig 分子上都具有的抗原决定簇，即同种型抗原特异性标志分布在所有免疫球蛋白类、亚类、型及亚型的 C 区。免疫球蛋白同种型抗原决定簇因种而异，具有种属特异性，在异种体内可诱导产生相应的抗体。例如，人类所有个体 IgG 分子上的同种型抗原决定簇是相同的，以任何人的 IgG 作为抗原免疫羊，得到的羊抗人 IgG 抗体，可与所有人的 IgG 特异性结合，但不与其他种属动物的 IgG 结合。这也是免疫标记技术中商业化酶标二抗或其他物质标记的第二抗体用于检测的重要依据。

4.3.3.2 同种异型

同一种系的不同个体之间，由于遗传基因不同，即使是同一类抗体，也具有抗原特异性不同的抗原决定簇，这类表位称为同种异型表位。同种异型表位也存在于 Ig 的 C 区。由于同一物种不同个体具有不同的同种异型抗原决定簇，即同种异型表位具有个体特异性，故它可作为一种个体遗传标志。多次输入与自己遗传特性不同的 Ig 可引起超敏反应。

4.3.3.3 独特型

由于不同的 Ig 分子在超变区结构上各自具有独特的氨基酸序列和构象特点，故超变区也是该 Ig 分子独特型或独特型抗原决定簇(idiotypic determinant)的所在位置。免疫球蛋白 V 区的独特型代表了该 Ig 分子 V 区特有的免疫原性。其实，抗体 V 区的超变区(HVRs)、互补决定区(CDR)及独特型表位均位于 Ig 分子 V 区的同一结构部分，所不同的是它们分别从 Ig 的 V 区结构特点、抗原结合功能及 V 区免疫原性三个不同角度阐述而已。Ig 的独特型抗原决定簇在异种、同种及自身体内诱导产生的相应抗体，称为抗独特型抗体(anti-idiotype antibodies, AId 或 Ab2)。Ig 的独特型表位及抗独特型抗体构成机体重要的免疫调节网络。

如图 4-10(a)所示，同种型表位位于抗体的 C 区(左图)，只要来源于同一种动物，即使是针对不同的抗原，只要是同一类抗体，在抗体分子 C 区均具有抗原决定簇。图中所有来源于鼠的 IgG1 抗体都具有如图所示的同种型表位，所有来源于鼠的 IgM 抗体无一例外，均具有图中标示的同种型表位，但这些表位在人或其他动物中却没有。

在图 4-10(b)中，同种异型表位也位于 C 区，但在不同品系的个体中，同样是 IgG1 抗体，有些位置的表位构象不同，即同种异型表位。

独特型表位位于可变区，如图 4-10(c)所示，位于抗原结合部位的独特型表位具有不同的构象，决定了两个 IgG1 分子结合抗原的不同特异性，同时也决定了其作为抗原表位，刺激机体可产生不同的抗独特型抗体。

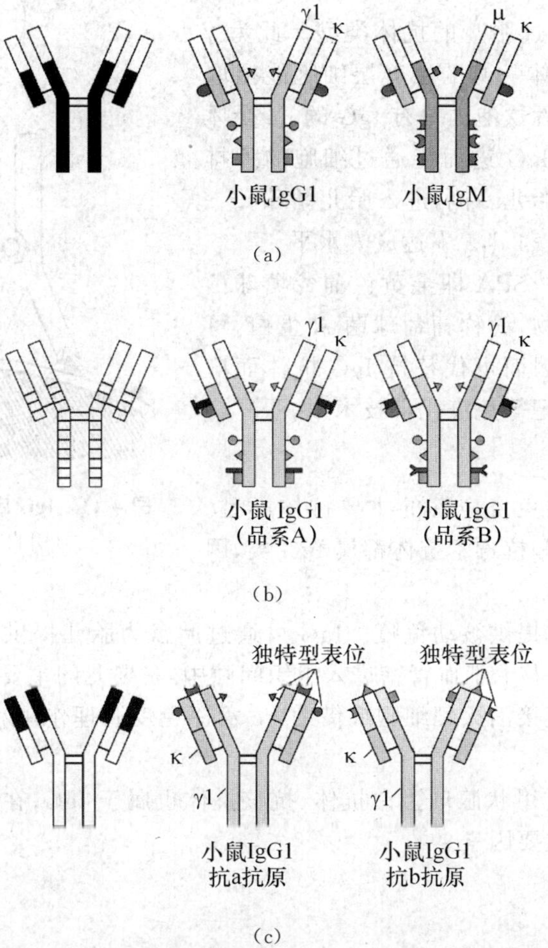

图 4-10　具有不同免疫原性的免疫球蛋白表位示意图

(a)同种型表位；(b)同种异型表位；(c)独特型表位

4.4　免疫球蛋白特性与功能

不同种类的抗体，其在体内的合成部位、合成时间、在体内的分布、血清中的含量、半衰期以及生物活性均有差异。

4.4.1　IgG

IgG 的重链为 γ 链，以单体形式存在于血液及其他体液中，主要由脾和淋巴结中的浆细胞合成。人类 IgG 可分为 IgG1、IgG2、IgG3 及 IgG4 四个亚类(图 4-8)，所占比例一般为 66∶23∶7∶4，各亚类的生物学活性也有差异。IgG 通过经典途径激活补体(图 4-11)，激活补体的能力为:IgG3>IgG1>IgG2,IgG4 不能通过经典途径激活补体。

4.4.1.1 特点

①IgG 的血清含量最高。占成人血清中免疫球蛋白总量的 70%~85%。

②IgG 是唯一能通过胎盘的抗体类型。此为 γ 链独有的特性,胎盘母体一侧的滋养层细胞能摄取各类免疫球蛋白,但其吞饮泡内只有 IgG 的 Fc 受体(Fγc),与受体结合的 IgG 进而能通过细胞的外排作用,被分泌到胎盘的胎儿一侧,进入胎儿循环。

③半衰期长。16~24 d,5 岁达成人水平。

④可与 SPA 结合。SPA 即金黄色葡萄糖球菌细胞壁蛋白 A 的提取物,简称葡萄球菌 A 蛋白,可与 IgG 的 Fc 段结合,因而可代替抗 IgG 抗体而广泛应用于酶标、荧光标记等免疫化学技术中。

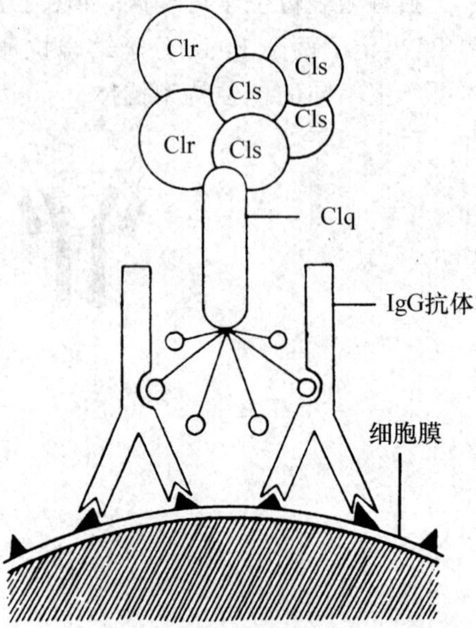

图 4-11 IgG 启动补体活化的经典途径
(引自:蔡美英, 2005)

4.4.1.2 功能

①IgG 是机体再次免疫应答的主要抗体类型。大多数抗细菌、抗病毒和抗毒素抗体都属 IgG 类,因而是抗感染的主要抗体。

②为胎儿和新生儿提供被动免疫。IgG 可通过胎盘为胎儿提供被动免疫,另外初乳中的 IgG 可透过新生儿肠壁及毛细血管壁进入组织间隙中,是婴儿的主要抗感染抗体。

③通过激活补体直接消灭靶细胞或借助 Fc 发挥免疫调理作用和 ADCC 作用(参见 4.5.2.2)。

某些自身抗体如抗甲状腺球蛋白抗体、抗核抗体也属于 IgG;在Ⅱ型和Ⅲ型超敏反应中,也是参与免疫损伤的重要因素。

4.4.2 IgM

4.4.2.1 一般性质

①血清中的 IgM 为五聚体,占血清总 Ig 的 5%~10%,而 mIgM 呈单体形式。

②分子质量最大,又称巨球蛋白(macroglobulin),不能通过血管壁,主要分布在血液中。

③IgM 是个体发育中最早合成和分泌的抗体类型,在胚胎晚期开始合成。

④半衰期较短,约 5 d。

⑤IgM 是抗原刺激机体最早产生的抗体类型,血清中特异性 IgM 含量增高提示有近期感染,有助于临床早期诊断。

⑥不能通过胎盘,如果脐血或新生儿血清中 IgM 水平升高,表明胎儿有宫内感染。

4.4.2.2 功能

①IgM 是体液免疫应答中最早产生的 Ig,作为抗感染的先锋抗体,在机体早期免疫防御中发挥重要作用。

②含有 10 个 Fab 和 5 个 Fc,因此其结合抗原、激活补体和免疫调理作用较 IgG 强。

③膜型 IgM(mIgM)是 B 细胞成熟过程中最早出现的表面标志，也是 B 细胞抗原受体(BCR)的主要成分，与相应抗原作用，引发体液免疫应答。

④激活补体的经典途径。人体的天然血型抗体是 IgM，是造成血型不符及输血反应的重要因素。IgM 也参与某些自身免疫病、Ⅱ型和Ⅲ型超敏反应的病理过程，例如自身抗体类风湿因子主要为 IgM。

4.4.3 IgA

IgA 分血清型和分泌型，它们的合成部位、体内分布、存在形式以及发挥的生物学功能都不相同。

4.4.3.1 血清型 IgA

(1)一般性质。血清型 IgA 多为单体，约占血清 Ig 总量的 15%，主要由肠系膜淋巴组织中的浆细胞合成，半衰期 5～6 d。出生后 4～6 个月才开始合成，4～12 岁时血清含量达成人水平。受抗原刺激后，是在 IgM 和 IgG 后第 3 个合成的抗体类型。由于 α 重链的抗原性及二硫键数目、位置的不同，IgA 在正常血液中有 IgA1 和 IgA2 两个亚类，IgAl 占优势，IgA1∶IgA2 为 9∶1。

(2)功能。①血清型 IgA 的作用较弱，IgA 单体不能固定补体，聚合状态的 IgA 可通过旁路途径激活补体。②单核巨噬细胞、中性粒细胞和嗜酸性粒细胞表面都表达 IgA 的 Fc 受体(FcαR)，因此血清型 IgA 可介导调理作用和发挥 ADCC 作用。

4.4.3.2 分泌型 IgA

(1)一般性质。分泌型 IgA(secretory IgA, sIgA)主要为二聚体，少数是三聚体。sIgA 含有一个 J 链和一个分泌片，由黏膜固有层淋巴组织合成，人类每天约合成 3 g sIgA。sIgA 是外分泌液中的主要抗体，广泛分布于唾液、泪液、初乳、鼻和支气管液、胆汁、尿、汗液、粪、前列腺液、子宫颈液、消化道和呼吸道分泌液中。sIgA 主要存在于黏膜局部，不进入血液，且抗体活性比血清型强，是参与黏膜局部免疫的主要和重要抗体，故又称局部抗体。血液中的 IgA 流经肝时，经肝胆循环，排出十二指肠，先与肝细胞表面的 IgA 受体结合，形成 sIgA 进入肝细胞内，再通过胆汁分泌到肠，此即为 IgA 肝胆循环。

(2)功能。①黏膜表面的 sIgA 可中和毒素和病毒。②sIgA 与入侵的病原菌结合，发挥免疫屏障作用，阻止其黏附到黏膜表面，从而阻断感染。③sIgA 不能通过胎盘，但产妇可通过初乳将其传递给婴儿，这也是一种重要的自然被动免疫。由此可见，皮肤和黏膜表面的 sIgA 在黏膜局部发挥重要的抗感染作用，若 sIgA 合成低下或障碍，则易发生呼吸道、胃肠道、泌尿生殖道感染和过敏反应。

(3)组装和分泌。如图 4-12 所示，黏膜固有层中的浆细胞产生单体 IgA 后，单体经 J 链连接，形成二聚体，分泌出浆细胞，然后与黏膜上皮细胞(M 细胞)表达的、位于黏膜上皮细胞基底侧的多聚免疫球蛋白受体(poly-Ig receptor, P-IgR)牢固结合。形成的 P-IgR-IgA 复合体被 M 细胞吞饮并通过胞吐作用转运至黏膜腔，在此输出过程中，P-IgR-IgA 中的受体蛋白被蛋白酶裂解，残留部分片段(被称为分泌片)与 IgA 共价结合，形成完整的 sIgA，释放到分泌液中，分布于黏膜表面。

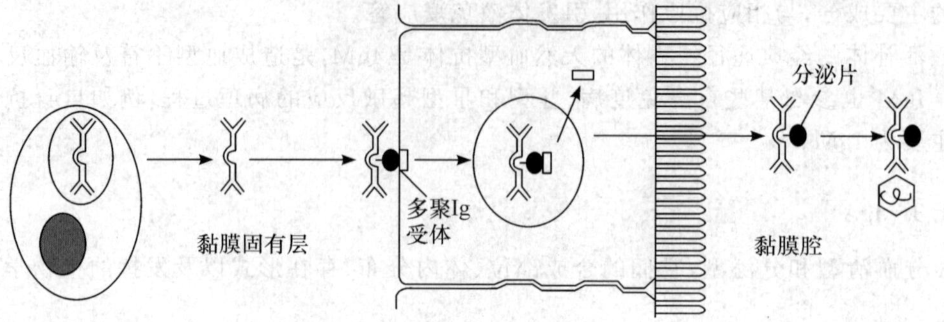

图 4-12　分泌型 IgA 的组装与分泌

4.4.4　IgD

IgD 为单体分子，在个体发育的任何时间产生。IgD 很少分泌，血清含量极低，仅占总 Ig 的 1%。血清型 IgD 铰链区长，极易被蛋白酶水解，所以极不稳定，半衰期约为 2.5d，功能尚不清楚。膜型 IgD(mIgD)作为 B 细胞表面的抗原识别受体(BCR)，可能在 B 细胞对抗原处理或 B 细胞活化的调节过程中具有特殊作用，同时 mIgD 也是 B 细胞分化成熟的标志。未成熟的 B 细胞表面仅表达 mIgM，此类细胞接受抗原刺激后表现为免疫耐受。成熟 B 细胞可同时表达 mIgM 和 mIgD，对抗原的刺激出现正应答。活化 B 细胞表面或记忆 B 细胞表面没有 mIgD。

4.4.5　IgE

4.4.5.1　一般性质

IgE 也是单体结构，半衰期仅为 2.5 d，直到 1966 年才被 Ishizaka 发现。IgE 水平与个体遗传性和抗原性质密切相关。血清 IgE 含量在人群中波动很大，在过敏症和寄生虫感染患者中，血清 IgE 浓度相对较高。IgE 在个体发育过程中合成较晚，主要由鼻咽部、扁桃体、支气管、胃肠道等黏膜固有层浆细胞产生，这些部位是变应原(过敏原)进入机体的主要门户，也是许多超敏反应的好发场所。

4.4.5.2　生物学功能

(1)激活补体旁路途径。IgE 不能通过胎盘，也不能激活补体的经典途径，但可激活补体的旁路途径。

(2)在防御寄生虫感染中发挥重要作用。人和动物感染蠕虫(如血吸虫)后，产生很高水平的 IgE。巨噬细胞和嗜酸性粒细胞表面有 IgE 的 Fc 受体(FcεR)，IgE 借此受体与巨噬细胞结合后，使巨噬细胞激活，释放溶酶体酶，对原虫进行攻击。IgE 通过 FcεR 与嗜酸性粒细胞结合后则介导 ADCC 细胞毒效应，由嗜酸性粒细胞中的颗粒性物质将寄生虫杀死。

4.5　抗体的生物学功能

抗体是机体对抗原物质产生免疫应答的重要产物，是适应性免疫应答的关键组分，在体液免疫应答中发挥主要作用。抗体的重要生物学活性由可变区和恒定区分别执行，可变区 Fab 能特异地结合抗原，Fc 段则介导一系列生物效应，包括激活补体、与细胞表面的 Fc 受体结合而促进吞噬、介导 ADCC 和Ⅰ型超敏反应以及发挥免疫调理作用等。

4.5.1　可变区功能

抗体最显著的生物学特点就是能够在体内或体外与抗原发生特异性结合，这种特性由 V 区的空间构型决定。由 L 链和 H 链 6 个超变区（HVRs）组成的 CDR 与相应的抗原表位在构象上精确互补，并借助氢键、静电力、范德华力等相互结合，这种结合是可逆的，并受到 pH、温度和电解质浓度的影响。

抗原抗体之间的结合力取决于它们作用时所形成的盐桥和氢键。抗体亲和力（affinity）衡量抗原抗体两分子间结合力的强度，特别是单一结合位点的强度。如果抗体是多价的（例如 IgM），与一个抗原（多价抗原）的多个抗原决定簇结合，其力称为亲合力（avidity）。此时，亲合力应是亲和力的总和。亲和力大小以亲和常数来表示，计算公式如下：

亲和常数（κ）＝抗原抗体复合物浓度/（游离的抗原浓度×游离的抗体浓度）

κ 值越大，抗原抗体结合就越稳定，不易解离，说明该抗体有高亲和力。高亲和力抗体优于低亲和力抗体，表现在血凝、溶血、固定补体、被动皮肤变态反应、清除抗原、破坏细胞膜、中和病毒、抗感染、酶活化以及破坏 D＋红细胞等方面。低亲和力的抗原抗体复合物更易于沉积在肾小球基底膜，导致肾功能不全。而高亲和力的抗原抗体复合物在血液中的清除速度较快，从而对肾影响小。

完整的 IgG、IgD、IgE 及血清型 IgA 为单体分子，有 2 个抗原结合位点，表现为 2 价。分泌型 IgA 为二聚体，有 4 个抗原结合点，表现为 4 价。IgM 理论上为 10 价，但由于空间位阻作用，一般仅有 5 个抗原结合位点能结合抗原。

抗体与抗原结合可以中和病毒及细菌外毒素，阻止细菌黏附。抗体还可特异性结合某些药物或侵入机体的其他异物，但不能溶解或杀伤带有特异性抗原决定簇的靶细胞，通常需要补体或吞噬细胞等共同作用，才能清除病原微生物，防止病理损伤。

4.5.2　恒定区功能

抗体可变区（Fab）捕获抗原后，必须通过恒定区（Fc）来激活或者增强其他免疫分子、免疫细胞的相应作用，才能清除抗原。所以，是抗体恒定区决定了所捕获抗原的命运。抗体恒定区通过激活补体、调理作用、介导 ADCC 而使免疫复合物中的靶细胞被膜攻击复合物（MAC）裂解、吞噬细胞吞噬、NK 细胞杀伤。

4.5.2.1　激活补体系统

IgM、IgG1、IgG2、IgG3 与 Ag 结合形成免疫复合物（IC）启动补体系统的 C1q，激活补体经典途径。IgG4、IgA 和 IgE 形成的 IC 则激活补体旁路途径，最终形成 MAC 将靶细胞裂解。

4.5.2.2　激活效应细胞

抗体结合抗原后，借助 Fc 片段与吞噬细胞、NK 细胞、肥大细胞、嗜碱性粒细胞表面的 Fc 受体结合，使靶细胞与上述免疫细胞直接接触而被消灭或者介导超敏反应。

(1)抗体的调理作用。调理作用(opsonization)是指抗体、补体等调理素(opsonin)促进吞噬细胞对细菌等颗粒性抗原的吞噬作用。补体对热不稳定,因而被称为热不稳定调理素(heat-liable opsonin),抗体则为热稳定调理素(heat-stable opsonin)。IgG 特别是 IgG1 和 IgG3,可通过 Fc 片段与中性粒细胞、巨噬细胞上的 IgG Fc 受体(FcγR)结合,这样便把其捕获的抗原交由吞噬细胞处理,并且这种结合还增强了吞噬细胞的吞噬能力。同理,IgE 可促进嗜酸性粒细胞(表面有 FcεR)的吞噬作用。如图 4-13 所示,抗体既可单独发挥调理作用,也可与补体一道发挥联合调理作用。

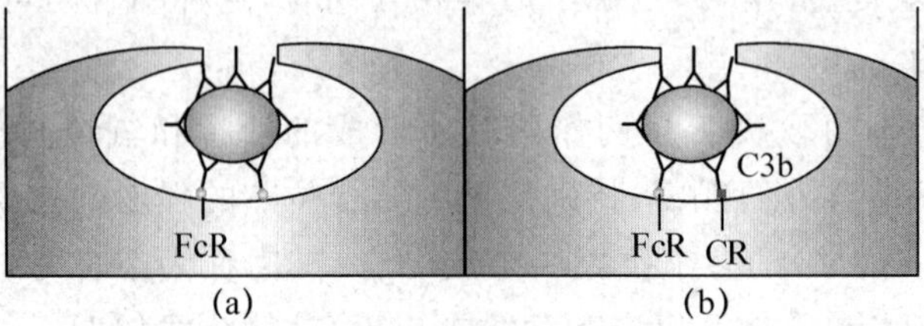

图 4-13 抗体的调理作用

(a)单独调理作用 (b)联合调理作用

(2)ADCC。即抗体依赖细胞介导的细胞毒作用(antibody-dependent cell-mediated cytotoxicity),NK 细胞等具有杀伤活性的细胞,其表面有抗体的 Fc 受体,抗体与靶抗原(如细菌或肿瘤细胞)结合后,抗体的 Fc 片段与杀伤细胞表面的 Fc 受体结合,为杀伤细胞和靶抗原架起了桥梁,从而直接杀伤靶细胞(图 4-14)。可见在 ADCC 作用中,杀伤细胞不能作用游离的靶细胞,只能作用于抗体包被的靶细胞。

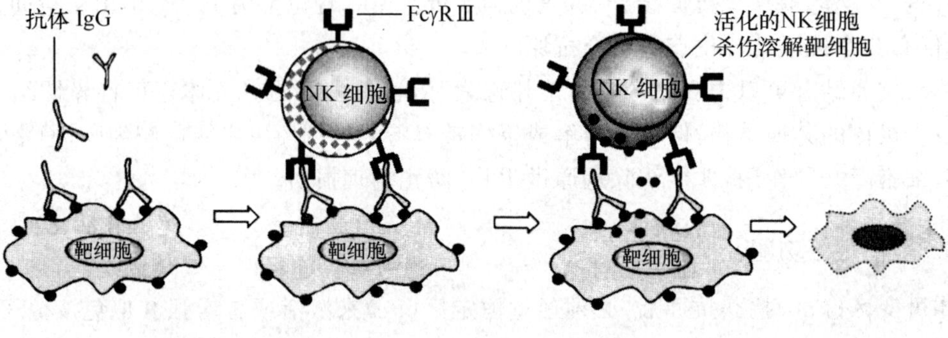

图 4-14 抗体介导的 ADCC 作用

(引自:郝素珍, 2007)

(3)介导超敏反应。主要包括Ⅰ型、Ⅱ型和Ⅲ型超敏反应,介导抗体分别为 IgE、IgG 和 IgM。

4.5.3 选择性传递

人类 IgG 能借助 Fc 主动穿过胎盘进入胎儿血循环。此外,sIgA 可经黏膜上皮细胞进入消化道、呼吸道、泌尿生殖道表面发挥局部免疫即黏膜免疫作用,sIgA 也可经初乳传递给婴儿,对新生儿抗感染具有重要意义。

4.6 人工制备抗体

抗体在生命科学中的广泛应用，以及在疾病预防、诊断和治疗中的重要作用，使人们对抗体在数量、质量、效用方面的需求日益增多。在食品领域，抗体可用于毒素等有害物质的检测、转基因成分检测、过敏原分析、食源性病原菌的快速检出和血清型鉴定等以确保食品安全，也可用于分析食品中的功能性成分等。根据制备的原理和方法，人工制备的抗体可分为多克隆抗体、单克隆抗体和基因工程抗体3类，当然随着科学技术的发展，新的抗体类型不断涌现。

4.6.1 多克隆抗体

由一个始祖细胞增殖所产生的遗传性状完全相同的细胞群称为克隆(clone)。天然抗原(如细菌或其分泌的外毒素以及各种组织成分等)往往具有多种不同的抗原决定簇，每一种具有独特构象的决定簇都可激活一个B淋巴细胞克隆，刺激其增殖分化成浆细胞，合成相应抗体并分泌到血液等体液中，由此获得的免疫血清实际上是多种不同特异性抗体的混合物。这种用体内免疫方法获得的由多个B淋巴细胞克隆产生的，针对不同抗原表位的多种抗体的混合物称为多克隆抗体。目前应用的多克隆抗体主要来源于动物免疫血清、恢复期病人血清或免疫接种人群。其特点是来源广泛，制备容易，但不易大量制备，且这种抗体是针对多种抗原表位的，因此特异性不高，常出现交叉反应，限制了对抗体自身的研究以及抗体的实际应用，此为第一代人工抗体。如何能获得大量均一性抗体随即成为人们关注的问题，于是诞生了第二代人工抗体——单克隆抗体。

4.6.2 单克隆抗体

单克隆抗体(monoclonal antibody, McAb)是指由一个B淋巴细胞克隆产生的、只作用于单一抗原表位的高度均一性抗体。

体内免疫法很难获得大量均一的高特异性抗体。如果筛选出只针对单一表位的浆细胞克隆，体外培养使其分泌抗体，便可获得均一抗体。然而浆细胞体外寿命较短，且难以培养成活。1975年德国学者Köhler和英国学者Milstein将小鼠骨髓瘤细胞和免疫小鼠的脾细胞在体外进行融合，获得杂交瘤细胞(hybridomas)，成功制备出单克隆抗体。

杂交瘤细胞既具有免疫脾细胞产生特异性抗体的性能，又具有瘤细胞可长期在体外传代培养即无限增殖的能力，因此通过培养杂交瘤细胞便可使抗体持续不断地合成，实现了抗体的大量制备。由于杂交瘤细胞是由一个B细胞与一个骨髓瘤细胞融合而成的，所以产生的抗体仅能识别一种抗原表位，高度均质且纯度很高，因此由杂交瘤技术制备的McAb称为第二代人工抗体。

单克隆抗体制备过程如图4-15所示，大致过程为：制备抗原→免疫动物→免疫脾细胞和骨髓瘤细胞的制备→细胞融合→杂交瘤细胞的选择培养→杂交瘤细胞的筛选→杂交瘤细胞的单克隆化→单克隆抗体的鉴定→杂交瘤细胞系的建立→单克隆抗体的大量制备(动物体内诱生法和体外培养法)。

综上所述，单克隆抗体具有以下优点：①结构均一，特异性强，避免了多克隆抗体的交叉反应性；②效价高，具有高度可重复性；③制备时无需纯化抗原；④产量高，且可连续生产。

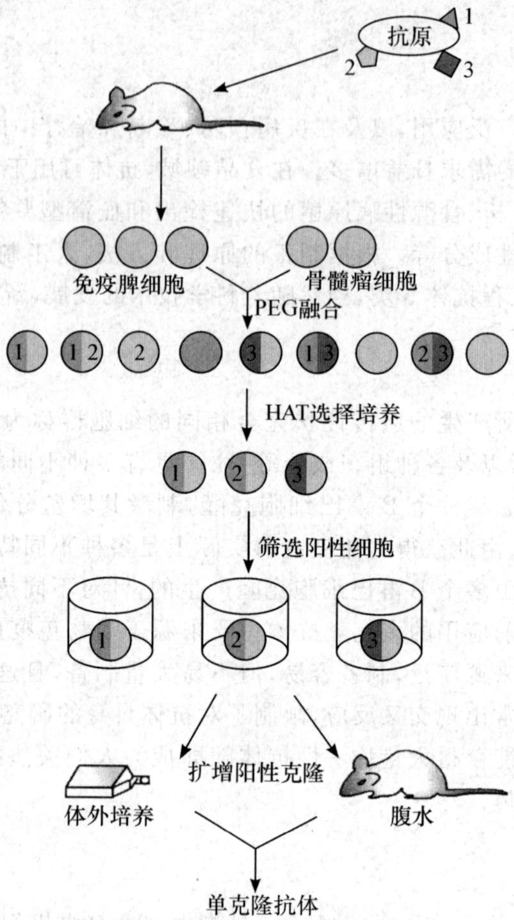

图 4-15 单克隆抗体的制备流程

免疫小鼠制备免疫脾细胞与骨髓瘤细胞→细胞融合→HAT 选择性培养(杂交瘤细胞存活)→杂交瘤细胞单克隆化→筛选阳性杂交瘤细胞→制备高度均一、单一特异性的单克隆抗体(引自:龚非力, 2009)

自 1975 年杂交瘤技术问世以来,单克隆抗体在血清学技术、免疫学基础研究、肿瘤免疫治疗、抗原纯化等各方面得到了广泛应用,单克隆抗体技术本身也取得了极大进展。但目前绝大多数单克隆抗体依然是鼠源的,在人体应用时,会引起人抗小鼠抗体反应(HAMA 反应),影响临床疗效,但人-人杂交瘤技术目前尚未突破,随着基因工程技术的问世,基因工程抗体自然成为第三代人工抗体。

4.6.3 基因工程抗体

利用基因工程技术制备的抗体称为基因工程抗体(genetically engineered antibody, GeAb),也称为第三代人工抗体。基因工程抗体是按人类设计重新组装的新型抗体分子,保留了天然抗体的特异性和主要生物学活性,去除和减少了无关结构,如无 Fc 片段的抗体、单链抗体、Fab 等,克服了 McAb 在临床应用方面的诸多缺陷。

基因工程抗体的制备原理及过程首先是获得抗体基因片段,可用探针从杂交瘤细胞、免疫脾细胞的 DNA 库或 cDNA 库中筛选；也可用 PCR 法直接扩增获得。经体外 DNA 重组后，转化受体细胞，使之表达特定的抗体。一般用细菌表达抗体片段，很容易从实验室规模提升到生产规模，从而基因工程技术可使抗体进行工业化生产。转基因技术的发展，已实现了抗体在动植物个体中表达。例如转人 Ig 基因组的小鼠，免疫后能产生完整的人源抗体。由转基因植物表达的植物抗体称为 plantibody 或 phytoantibody。

基因工程技术可根据需要对人及小鼠的抗体基因进行精心设计和改造：①改造鼠源单抗，在保留抗体特异性的前提下，尽量减少抗体的鼠源成分，如单链抗体、嵌合抗体、重构抗体等。②建立抗体库，以重组噬菌体展示系统筛选表达特异性抗体的重组噬菌体克隆。③人源化抗体研究，以人的 Ig 基因取代小鼠 Ig 基因成分，建立产生人源抗体的小鼠。

基因工程抗体的主要类型、构建方法及特点见表 4-1。

表 4-1　基因工程抗体的主要类型

类型	构建方法	特点
嵌合抗体(chimeric Ab)	鼠源 VH、VL，人源 CH、CL	保留了鼠源单抗的特异性和亲和力，降低了鼠源蛋白的免疫原性，近 2/3 是人源的
重构抗体(reshaping Ab)或 CDR 植入抗体(CDR grafted Ab)	用鼠源轻重链中各 3 个 CDR 取代人抗体中相应的 6 个 CDR 部分，即可变区为鼠源 CDR＋人源 FR	基本实现了抗体人源化，被称为人化抗体(humanized Ab)，但其亲和力难以达到鼠源单抗的水平
双特异性抗体(bispecific Ab，BsAb)	同时具有 2 种 V 区结构的 Fab	一个 Fab 针对靶抗原，一个 Fab 针对毒素、药物或效应细胞(Tc、NK、DC 等)，增强抗肿瘤、抗病原体效应
Fab 抗体(Fab fragment)	将重链 Fd 和完整轻链基因克隆入同一载体进行表达	仅含一个抗原结合位点，没有 Fc 片段，和酶解获得的 Fab 片段具有同样的亲和力
双功能抗体(bifunctional Ab)	Ig 结构域与酶、生长因子、白细胞介素、毒素、信号转导蛋白等相连	表达的分子具有双功能：特异识别和所连接蛋白的生物学功能，例如免疫毒素(immunotoxin)、抗体酶(abzyme)等
F_V 抗体(free V domain)	分别构建含 VH 和 VL 基因的载体，共转染细胞，使之分别表达，并通过非共价键结合形成功能性 F_V 抗体	易构建表达、分子小、易穿入组织发挥效应、特异性强，但 VH 和 VL 之间的结合不够稳定
单链抗体(single chain Fv，ScFv)	VH-linker-VL	能自发折叠成天然构象，比 Fab 抗体的分子更小，比 Fv 抗体更稳定，但亲和力不及 Fab
单域抗体(single domain Ab)	通过基因工程方法表达 VH，获得仅含 VH 片段的抗体	与抗原结合的能力及其稳定性与完整抗体基本一致
噬菌体抗体(Phage Ab)	将抗体片段的编码序列(如 VH＋VL 基因)与噬菌体外壳蛋白基因重组，融合蛋白(即噬菌体抗体)表达在噬菌体表面，即噬菌体表面展示技术	经固相抗原吸附技术很容易筛选出表达特异性抗体的重组噬菌体，用以大量表达和制备相应抗体或有效的抗体片段，摆脱了体内免疫的限制，缩短了时间
最小识别单位(minimal recognition units，MRU)	仅含可变区中单一 CDR 结构	分子质量仅为完整抗体的 1%左右，但可与相应抗原结合

4.7 抗体多样性的产生

抗原的种类极多,每种抗原又含有多种抗原决定簇,由于抗原抗体反应的特异性,因而抗体的种类也必然是一个非常巨大的数字,多达几百万甚至更多,即抗体多样性。然而在脊椎动物中并没有如此巨大数量的基因来表达如此巨大数量的不同特异性抗体,人基因组中的基因总数也不过 10 万～20 万。研究发现,免疫系统通过多种机制产生巨大数量的不同特异性抗体来应对巨大数量的抗原,可变区多样性是由于基因重排的结果。B 细胞胚系 DNA 上有许多组成免疫球蛋白分子的基因,这些基因在受到不同抗原刺激后发生重排,随机重排可以达到 10^8～10^{10} 以上不同序列的基因,最终重排的基因转录,翻译产生大量的具有不同特异性的免疫球蛋白。

4.7.1 Ig 基因库

抗体的合成受位于 B 细胞内不同染色体上的三组 Ig 基因库控制:κ 链基因库、λ 链基因库和 H 链基因库。每个基因库均由数目不等的一组基因组成,编码 V 区肽链的基因称为 V 基因;编码 C 区肽链的基因称 C 基因;在 V 基因和 C 基因之间还有连接基因 J 基因;在重链基因库中还有若干多样性基因,称为 D 基因(diversity gene)。所有这些基因被插入序列分割,不能作为独立的单位表达,需经基因重排后才具转录功能。Ig 的这种基因重排是在 B 细胞不依赖于抗体的成熟过程中发生的,即在骨髓始祖 B 细胞(Pro-B)经前 B 细胞(Pre-B)发育为成熟 B 细胞的过程中发生的。

4.7.2 V(D)J 重组

重链(H)基因库至少由 100 个 V 基因、10～20 个 D 基因、6 个 J 基因和 9 个 C 基因组成。B 细胞在骨髓中分化成熟时,胞内重组酶活性增高,按图 4-16 所示的过程发生基因重排:首先切除不需要的 D 基因段和 J 基因段,随机保留一个 J 基因,保留下来的 D、J 外显子重组(DJ 重组),然后再切除多余的 D 基因和 V 基因,剩余的 V 基因与上一步形成的 DJ 外显子重组,完成 VDJ 重组,即完成编码 H 链 V 区的基因重排。形成的 V-D-J 重组片段随后与一个 C 基因重组,共同转录,合成的初级 RNA 转录本无翻译功能,经剪接加工去除 VDJ 与 C 外显子之间的多余片段后,方可形成具有翻译功能的 mRNA。

κ 链基因库位于人的第 2 条染色体的短臂,小鼠的 κ 基因位于第 6 条染色体上。约由 100 个 V 基因、5 个 J 基因和 1 个 C 基因组成,各基因基本上也以上述方法完成重组,最终形成具有翻译功能的 κ 链 mRNA,唯一不同的是轻链的可变区不含 D 基因。λ 链基因也由 V、J、C 基因重排后才能形成 mRNA,但其确切的重排过程尚不清楚。

4.7.3 抗体多样性的遗传学基础

抗体的多样性主要由基因调控,尤其是由编码重链和轻链 V 区的基因重排所决定的。

4.7.3.1 组合产生的多样性

在胚系中,尚未重排的 Ig 基因片段数量相当多,这是生物在长期进化过程中形成的。Ig H 链和 L 链的可变区都可由多种胚系 V 基因所编码,产生不同特异性的抗体;D 基因和 J 基因也参与编码 Ig 抗原结合部位的部分序列,D、J 基因片段的本身的多样性也增加了抗体的多样性。机体存在一个规律,即 Ig 某一部分的多样性与这个部位胚系基因的片段数目成正比。

DNA 重组使 Ig 重链的不同 V、D、J 基因片段相连,产生大量不同的连接体。κ 链、λ 链的不同 V 基因和 J 基因重组也产生多样性,重链和轻链之间的组合将产生更大的多样性。理论

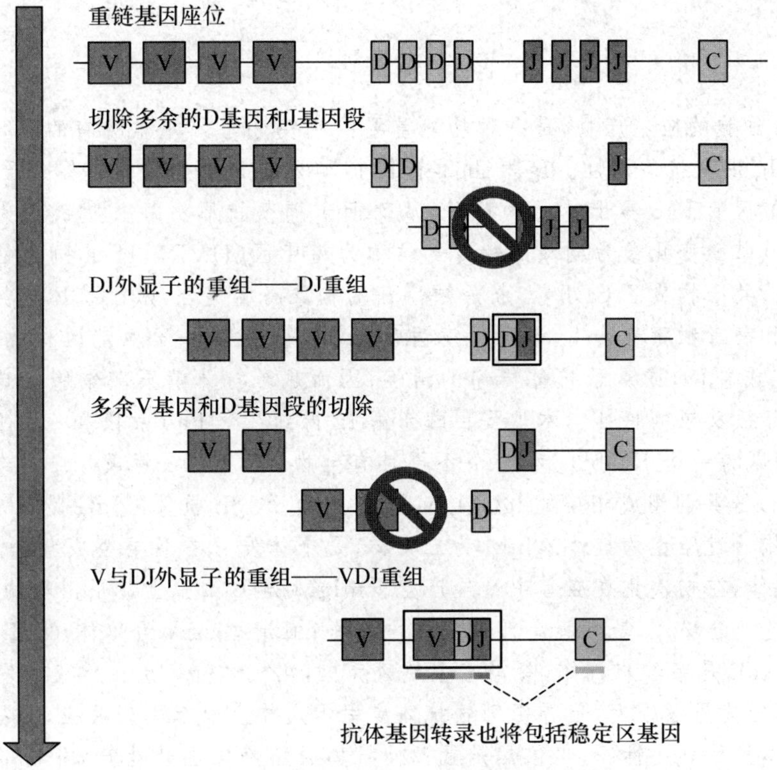

图 4-16 Ig 重链的 VDJ 基因重组

(引自:Wikipedia, 2009)

上可产生 3.5×10^6 种不同的抗体特异性,实际上这种源自组合的多样性要少,因为并不是所有 V 基因的使用概率都一样,也并非所有的重链 VH 和所有的 VL 配对。

4.7.3.2 连接产生的多样性

同一套 V、D、J 基因,在它们的连接处也会产生不同的氨基酸序列。因为各片段之间的 DNA 重排并不是很准确,有核苷酸插入或缺失的情况发生,从而造成新的核苷酸顺序,称之为连接多样性(junctional diversity)。

4.7.3.3 体细胞高频突变引起的多样性

组合和连接发生在胚系基因片段上,体细胞高频突变(somatic hypermutation)发生在已经重排的 V 基因上,其突变频率较细胞中正常基因的突变率高 10^5 倍,此突变率既可产生最大序列多样性,又不破坏蛋白结构,为最佳突变率。发生体细胞突变的 B 淋巴细胞位于外周免疫器官中的生发中心,在受到抗原刺激之后发生,主要方式是点突变,主要发生在热点位置,如 HVR3 区,并非随机发生。突变后有些分子的亲和力会提高,因此抗原免疫后会产生亲和力成熟(affinity maturation)现象。在再次免疫应答中,随着时间的延长和免疫次数的增加,HVR1、HVR2 区以及骨架区突变的频率也随之增加,亲和力成熟现象越明显,是生发中心发生的高频突变与抗原选择共同作用导致了高亲和力抗体的产生。

上述 3 种机制导致机体可产生数量巨大的不同特异性抗体,据估计,抗体多样性可达 10^{14},足以识别各种各样的抗原。

本章小结

抗体是B细胞的应答产物，是一种功能重要的免疫分子。并非所有的免疫球蛋白(Ig)都是抗体，有的Ig没有抗体活性。Ig是由2条H链和2条L链构成的对称分子，具有典型折叠的结构域，铰链区使Fab易于转动和摆动，从而便于捕获抗原。每条肽链分为可变区和恒定区，可变区内氨基酸变化最为剧烈的特定部位称为超变区(HVR)，H链和L链的HVR，在位置上相互对应，共同构成了CDR，与抗原决定簇的构象高度契合，赋予抗体特异性结合抗原的特性，发挥中和病毒和毒素作用，以及抗病菌吸附能力。抗体分子恒定区和效应功能有关，可活化效应细胞或补体，或赋予抗体传递的活性，因而赋予抗体消灭靶细胞和选择性转移的活性，以及参与超敏反应的特性。木瓜蛋白酶水解Ig得到2个Fab片段和一个Fc片段；胃蛋白酶的水解产物则为一个$F(ab')_2$和多个不再具有生物学活性Fc′片段。Ig重链有γ、μ、α、δ、ε五类，分别与L链共同组成相应的IgG、IgM、IgA、IgD及IgE抗体。IgG是血清抗体的主要组分，也是唯一能通过胎盘的抗体。IgM为五聚体，是个体发育中最早合成和分泌的Ig，作为抗感染的先锋抗体，在初次免疫应答中最早产生。mIgM是B细胞上最早出现的BCR。sIgA为双体，含有J链和分泌片，是黏膜局部免疫的主力军；血清型IgA为单体。IgD与B细胞分化和耐受有关。IgE是亲细胞抗体，参与Ⅰ型超敏反应，在机体抗寄生虫感染中发挥重要作用。

抗体应用价值虽然很大，但异源动物抗体应用于人体会引起免疫反应，且易于引起交叉反应，单克隆抗体虽然均一性高，但依然是鼠源性抗体且不易工业化生产，从而导致了基因工程抗体的崛起。

Ig的合成受一个重链基因库和2个L链(κ链和λ链)基因库的控制，重链基因库由V、D、J、C基因组成，轻链基因库则没有D基因。V(D)J随机选择重排赋予了抗体可变区的多样性，另外，V(D)J重组中的连接多样性、体细胞突变、H链和L链的组合多样性共同决定了抗体分子的多样性，以应付自然界中数量巨大的抗原决定簇。

思考题

1. 免疫球蛋白和抗体有什么区别？
2. 图示免疫球蛋白的基本结构并简述各部分的特点和功能。
3. 图示木瓜蛋白酶和胃蛋白酶水解IgG分子产生的酶解片段，并简述各片段的生物学功能。
4. 简述免疫球蛋白的不同的分类体系及其分类。
5. 免疫球蛋白本身的抗原决定簇有哪几类？
6. 简述各类免疫球蛋白的特点和生物学活性。
7. 单克隆抗体与多克隆抗体相比有哪些优点？简述杂交瘤技术的原理。
8. 抗体有哪些生物学功能？其清除抗原的方式有哪些？
9. 为什么称基因工程抗体为第三代抗体？列举几种常见的基因工程抗体。
10. 抗体的多样性是如何产生的？

参考文献

[1] 余传霖. 分子免疫学[M]. 上海:复旦大学出版社, 2001.
[2] 王重庆. 分子免疫学基础[M]. 北京:北京大学出版社, 1997.
[3] 邹雄. 分子免疫学与临床[M]. 济南:山东科学技术出版社, 2003.
[4] 胥传来. 食品免疫学[M]. 北京:化学工业出版社, 2007.
[5] 江汉湖. 食品免疫学导论[M]. 北京:化学工业出版社, 2006.
[6] 邓丹菲,俞勇,朱喆. 不规则抗体与临床安全输血[R]. 中国卫生检疫杂志, 2016, 26(6): 887-888.
[7] 洪春姑,刘璐,何深, 等. 抗半乳糖抗体相关疾病及其临床应用进展[J]. 医学综述, 2017, 23(1):25-29.
[8] 吴静, 李洋, 韩秋媛, 等. 全人单克隆抗核抗体的制备和鉴定[J]. 国际免疫学杂志, 2017,1,40(1):11-15.

第 5 章
补体系统

本章重点与学习目标

重点：补体系统的概念、组成、活化途径和生物学功能。

学习目标：掌握补体系统的概念、组成及其生物学功能；熟悉补体三条活化途径及调控机制；了解补体受体。

除抗体分子外，补体分子是血液或体液内参与免疫效应的另一类大分子，在抗感染免疫过程中提供实质的保护作用，将病原体破坏，而抗体则捕获靶细胞，提供了抗感染免疫的特异性。换而言之，抗体捕获靶细胞，补体消灭靶细胞。补体经一定的途径活化后具有多种生物学效应，是机体防御机能的重要组成部分。

随着研究的不断深入，人们在分子水平上对补体结构、补体基因克隆、补体的激活机制、各种复合体的组装、补体受体、补体调控、补体的遗传多态性等方面的认识也不断深入，补体学(complementology)这门新的学科也随即诞生了。

5.1　补体系统组成

5.1.1　补体的发现及概念

5.1.1.1　补体发现

1890 年比利时细菌学家和免疫学家 Jules Bordet(1870—1961 年)发现：细胞的裂解是由新鲜血清中的抗体和另一种物质共同作用所导致的，抗体以外的这种成分对热敏感，Paul Ehrlich 把这种对抗体具有补充作用的物质称为补体(complement)，随即建立了补体的早期概念，即补体是正常血清的一种组分，可与抗体一起产生溶菌或溶胞现象，而单独的抗体却不能引起细胞溶解，并且这种溶胞活性在 56℃加热 30 min 便可丧失。以细菌为例，抗体捕获细菌，使细菌凝集，补体则裂解被凝集的细菌。Bordet 也由于发现了补体而获得了 1919 年 Nobel 生理医学奖。

5.1.1 2　现代概念

随着蛋白质化学和免疫化学技术的进步，补体各成分的成功分离以及对补体活化途径等的深入研究，人们发现补体不是单一成分，而是由一系列功能蛋白组成的系统，其生物学功能也不仅仅是溶胞作用，从而建立了补体的现代概念：补体(系统)是存在于人和脊椎动物正常体液或细胞膜上的一组(约 40 种)不耐热的、具有酶活性、参与非特异性免疫的球状糖蛋白。补体系统(complement system)包括参与补体激活的各种成分、补体调节蛋白及补体受体。补体是正常血清成分，占血清球蛋白总量的 10%，是与抗原刺激没有关系的一组非特异性的免疫物质。当机体发生急性炎症反应时，补体能加速合成，因此多数补体成分是所谓的急性相蛋白(acute-phase protein)。许多补体蛋白具有酶活性，在血清中以非活性的酶原(前体)形式存在。已证明多个器官和多种细胞合成补体成分。其中，肝细胞和巨噬细胞是合成大多数补体成分的主要细胞，另外，还有小肠上皮细胞、脾、肺、骨髓、肾等组织器官，补体主要在血液和肝中代谢。

5.1.2　补体系统的组成

补体系统含有 40 多种成分，均属糖蛋白，这些成分按其生物学功能可以分为固有成分、调节蛋白和补体受体 3 类。

5.1.2.1　固有成分

固有成分指存在于体液中、参与补体激活“级联”酶促反应的补体成分，包括：

①经典激活途径的 C1q、C1r、C1s、C4、C2；

②甘露聚糖结合凝集素(mannose-binding lectin，MBL)激活途径的 MBL、丝氨酸蛋白酶(serine protease)；

③旁路激活途径的 B 因子、D 因子；

④上述 3 条途径的共同末端通路的 C3、C5、C6、C7、C8 和 C9。

5.1.2.2 调节蛋白

补体调节蛋白以可溶性蛋白或膜蛋白形式存在，包括备解素、C1 抑制物、I 因子、C4 结合蛋白、H 因子、S 蛋白、Sp40/40、促衰变因子、膜辅助因子蛋白、同种限制因子、膜反应溶解抑制因子等。

5.1.2.3 补体受体

许多细胞都具有补体成分受体。补体系统激活后，活性片段通过与细胞表面的特异性受体结合发挥作用。CR 包括 CR1～CR5、C3aR、C2aR、C4aR 等。其中，CR1 为 C3b、C4b 和 iC3b 的受体，配体与受体结合，可介导多种生物学效应。

按补体系统各成分的功能，补体系统也可分为下述 4 组，即参与经典途径的组分、参与替代途径的组分、攻膜复合物组分及调节因子组分。若按照活化途径和功能特点，则分为 3 组，第一组为活化的早期成分，包括各种活化途径中的各种成分；第二组为活化的后期成分，各条途径末端通路的共同成分；第三组为补体的调节成分和补体的受体。

5.1.3 命名

由于补体系统组成和功能的复杂性，其命名较为复杂，一般有以下规律可循：

①参与补体经典激活途径的固有成分，按其发现顺序命名为 C1、C2、…、C9。

②补体系统的其他成分以英文大写字母表示，如 B 因子、D 因子、P 因子、H 因子等。

③补体调节蛋白多以其功能命名，如 C1 抑制物、C4 结合蛋白、促衰变因子等。

④补体活化后的裂解片段，在该成分的符号后附加小写英文字母表示。

a：代表某成分裂解后产生的小片段(如 C3a)，C2a 除外。

b：代表某成分裂解后产生的大片段(如 C3b)，C2b 除外。

因为 C2 分解大片段最早被命名为 C2a，已被广泛接受并大量应用于各种文献报道和专著中，如果改动会引起不必要的混乱。

⑤具有酶活性的成分或复合物，在数字或代号上方画一横线表示，如 $\overline{\text{C3bBb}}$。灭活的(inactivated)补体片段，在其符号前加英文字母 i 表示，如 iC3b。

⑥CR(complement receptor)表示补体受体如 CR1、C5aR 等。

5.1.4 补体成分的理化特性

①补体蛋白大多数为 β 球蛋白，少数为 α 和 γ 球蛋白，相对分子质量 D 因子最小(2.5×10^4)，C4b 结合蛋白 C4bp 最大，其他的介于 2.5×10^4～5.6×10^5 之间。

②多数补体成分是由多肽链组成的。例如，C1 是由 C1q、C1r 和 C1s 组成的多聚体复合物，C1q 为六聚体，呈球形，由 18 条肽链组成；C1r 和 C1s 是由两条相同的肽链组成的二聚体，在 Ca^{2+} 存在条件下，C1r(2 个)和 C1s(2 个)与 C1q 相连形成 C1 复合物。补体系统中仅有少

数成分是单链蛋白，如 C2、C6、C7、C9 和 B、D 因子。

③补体在血清中的含量以 C3 最高（1 200 μg/mL），其次为 S 蛋白、H 因子及 C4 等成分，D 因子含量最低。

④补体激活后许多成分被降解成两个或两个以上的片段。例如，C4 和 C3 降解可产生 4 个或更多的片段，有些降解片段重新组合表现出新的生物活性。例如，C3 转化酶和 C5 转化酶的形成。

⑤补体性质不稳定，56℃，30 min 便失去活性。在室温下很快失活，在 0～10℃仅能保持 3～4 d。在－20℃以下可保存较长的时间。许多理化因素，如紫外线、机械振荡、酸碱等都能破坏补体。

⑥补体以豚鼠血清中的含量最为丰富，因而在实验中以豚鼠血清最为常用。

⑦补体可与任何抗原抗体复合物结合并发生反应，其作用没有特异性，这一特性在试验中得到广泛应用。

5.1.5　补体受体及其功能

补体受体（complement receptor，CR）是指免疫细胞表面能够与补体成分激活后产生的片段特异性相结合的结构，按其主要特征（表 5-1）可分为四大类，分别是 CR1、CR2、CR3、CR4。

表 5-1　补体受体（CR）的主要特征及其功能

名称	别名	CD 分类	配体特异性	细胞分布	功能
CR1	IA 受体 C3b 受体 C4b/C3b 受体	CD35	C3b、iC3b C4b、iC4b C3c	红细胞、中性粒细胞 单核细胞、巨噬细胞 B 细胞、树突状细胞 肾小球上皮细胞	引起免疫黏附现象
CR2	C3b 受体 EB 病毒受体	CD21	iC3b、C3dg C3d、EB 受体 IFN-α	B 细胞 树突状细胞 鼻咽部上皮细胞	B 细胞上的 EB 受体 可能与二次抗体应答 有关
CR3	iC3b 受体 Mac-1 抗原	CD11b CD18	iC3 植物凝集素 细菌多糖	中性粒细胞 单核细胞 巨噬细胞 树突状细胞 NK 细胞	与吞噬功能密切相关
CR4	Gp150/95	CD11c CD18	iC3b C3b C3dg	中性粒细胞 单核细胞 巨噬细胞 血小板	与吞噬功能有关

5.2　补体活化

正常情况下，补体系统各成分以无活性的酶原形式存在于体液中，活化后形成的转化酶将酶原转化为活性状态，使相应的补体成分裂解为大小不等的片段，呈现不同的生物学活性，并形成攻膜复合物将各种靶细胞溶解，这一过程称为补体系统的激活。补体系统一旦被某种因素激活，各组分便按一定的顺序发生一系列连锁的酶促反应，又称级联反应。补体激活所得到的大片段通常停留在病原体和细胞表面，最终靶细胞裂解或加速其清除，小片段则离开细胞表面，介导炎症反应。

补体的激活主要有从 C1 开始激活的经典途径和从 C3 开始的替代途径，以及类似于经典途径从 C4 开始活化的凝集素途径。

5.2.1 经典途径

经典途径(classical pathway)首先从 C1 开始活化，所以又称 C1(激活)途径，这一激活途径由于最早被发现而称为经典途径。该途径的激活剂主要是由抗原和 IgG、IgM 类抗体形成的免疫复合物，免疫复合物依次活化 C1q、C1r、C1s、C4、C2、C3、C5。经典途径的激活过程可分为识别阶段、活化阶段和攻膜阶段。

5.2.1.1 识别阶段

抗体结合抗原后，暴露出铰链区的补体结合位点，补体 C1 与该位点结合并被激活，经典途径便被启动，这一过程称为补体激活的启动或识别，C1 复合物及 IgG 启动的补体活化过程如图 5-1 所示。

当两个以上的 C1q 头部被 IgM 或 IgG 的补体结合位点(Fc)结合后，C1q 构象发生改变，导致 C1r 裂解(激活)，C1r 小片段具有丝氨酸酯酶活性，裂解 C1s 成为两个片段，形成的 C1s 小片段也具有蛋白酶活性，它依次裂解 C4 与 C2。

C1 的激活需满足以下条件：①C1 结合到 IgM 的 CH3 区或 IgG 某些亚类的 CH2 区时才发生活化；②每个 C1 分子必须至少同时与 2 个 Fc 段结合才能被激活，因而 IgM 激活补体的效率最高，只需一个分子就能使补体激活(图 5-2)，而 IgG 至少需要两个分子才能激活补体；③游离的抗体不能激活补体，只有抗体与细胞膜上的抗原结合后，暴露补体结合位点才能触发补体激活过程。

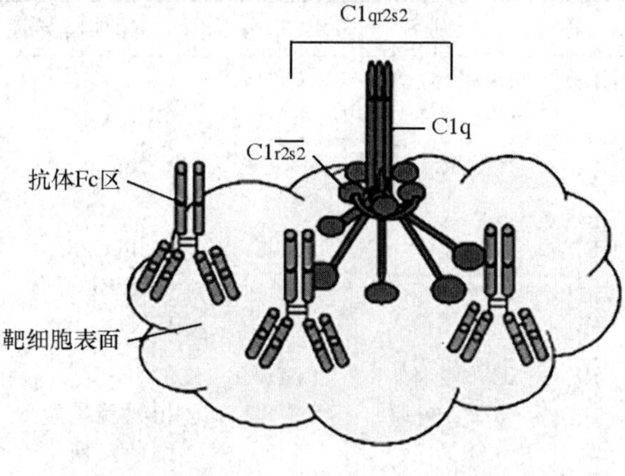

图 5-1 C1 复合物及 IgG 启动的补体活化

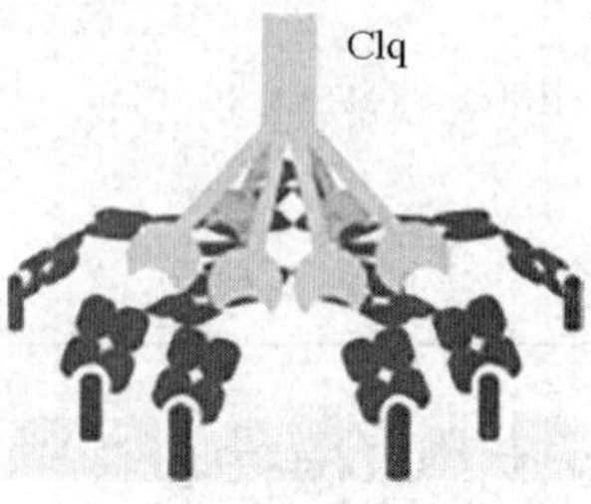

图 5-2 IgM 启动的补体活化
(引自：De Franco，Locksley 和 Roberson，2007)

5.2.1.2 活化阶段

活化的 C1s 依次酶解 C4 和 C2，按顺序形成 C3 转化酶和 C5 转化酶，即完成活化阶段。

(1)C3 转化酶的形成。C1s 作用于 C4，所产生的小片段 C4a 释放入液相，大片段的 C4b 则共价黏附于附近与抗体结合的细胞表面。在 Mg^{2+} 存在的情况下，C2 与 C4b 在细胞表面结合，一旦结合，C2 就被附近的 C1s 裂解，所产生的小片段 C2b 释放入液相，而大片段 C2a 则与 C4b 形成 $\overline{C4b2a}$ 复合物，即经典途径 C3 转化酶(C3 convertase),C3 转化酶的形成过程如图 5-3 所示。

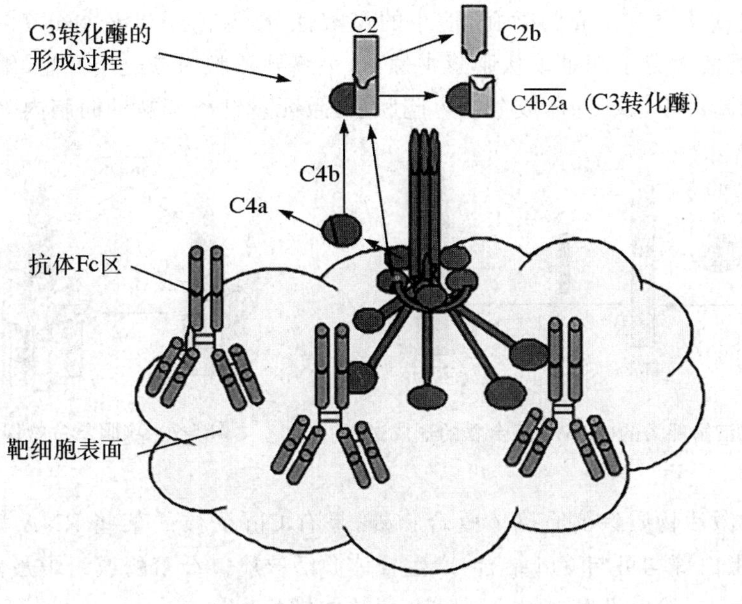

图 5-3　C3 转化酶的形成过程

(2)C5 转化酶的形成。C3 转化酶从 C3 分子上切去一个小片段 C3a,与 C4b 一样,大部分残留的 C3b 与水分子反应而被灭活,不再参与补体级联反应,只有约 10% 的 C3b 与细胞表面的 C4b2a 结合,形成新的复合物 $\overline{C4b2a3b}$,即经典途径的 C5 转化酶(C5 convertase),C5 转化酶的形成过程如图 5-4 所示。

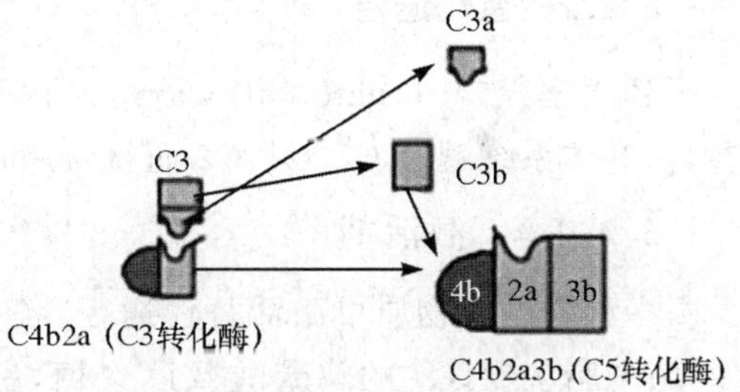

图 5-4　C5 转化酶的形成过程

5.2.1.3　攻膜阶段

C5b 攻膜复合物的形成,即形成攻膜复合物(membrane attack complex,MAC)使抗原性细胞溶解阶段。该阶段起始于 C5 转化酶裂解 C5,这是补体级联反应的最后一个酶促反应,后续活化步骤涉及的是完整的蛋白结合及聚合反应形成。

(1)C5 活化。C5 与 C5 转化酶的 C3b 分子结合,然后被裂解为 C5a 和 C5b,C5a 游离于液相,大分子 C5b 为双链,结合于细胞表面,C5 转化酶的裂解过程如图 5-5 所示。

(2)$\overline{C5b67}$ 复合物的形成。细胞膜上的 C5b 与 C6、C7 分子结合,形成 $\overline{C5b67}$ 复合物,该复合物具有高度亲脂性,插入细胞膜脂质双层而成为 C8 受体,$\overline{C5b678}$ 复合物稳定地吸附于细胞表面,$\overline{C5b678}$ 复合物的形成过程,如图 5-6 所示,对细胞具有有限的溶解能力。

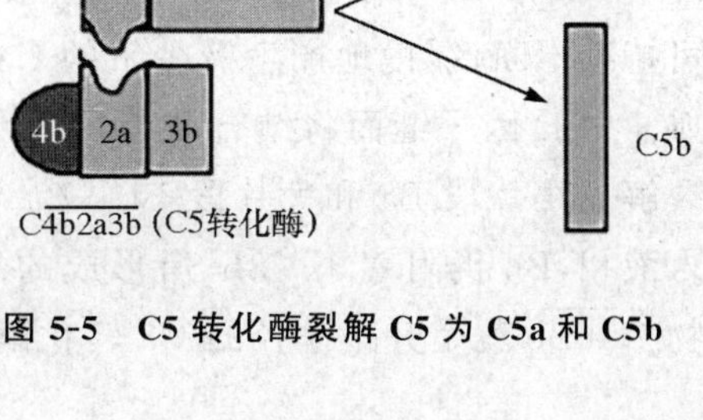

图 5-5　C5 转化酶裂解 C5 为 C5a 和 C5b

(3)攻膜复合物(MAC)的形成。补体系统的完全溶解活性是在 C9 与 $C\overline{5b678}$ 复合物结合后出现的，12～15 个 C9 分子和一个 $C\overline{5b678}$ 复合物组合成一种管状结构，形成攻膜复合物，攻膜复合物（MAC）的形成如图 5-7 所示，多聚 C9 在细胞膜上形成直径约 11 nm 的微孔，使小的可溶性分子、离子以及水分子可以自由透过胞膜，而蛋白质之类的大分子却难以从胞浆中逸出，最终导致胞内渗透压升高，细胞破坏。此外，细胞死亡也可能是由于末端补体成分插入胞膜后，致死量钙离子被动向胞内弥散所致。

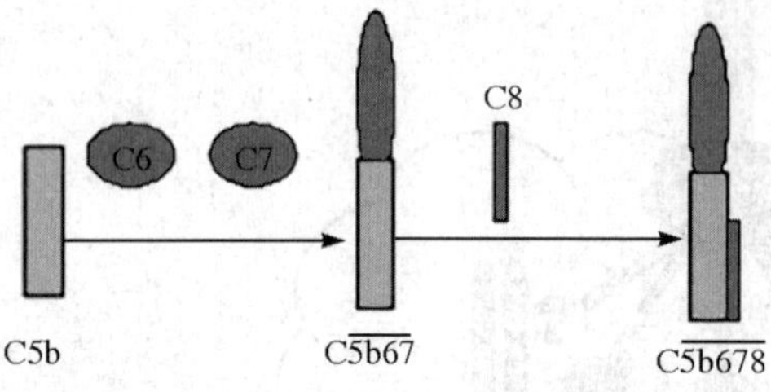

图 5-6　具有有限溶解能力的 $C\overline{5b678}$ 复合物的形成过程

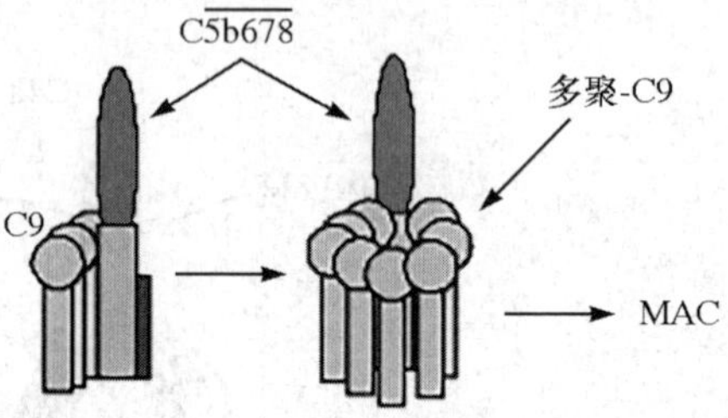

图 5-7　攻膜复合物（MAC）的形成

经典途径的激活物质除抗原抗体复合物外，具有 Clq 受体的某些 RNA 病毒、核酸、黏多糖、肝素和鱼精蛋白等均可与 Clq 结合，产生补体激活效应。纤溶酶或组织蛋白酶也可激活相当数量的 Clr 和 Cls，然后沿经典途径激活其他补体成分。

5.2.2　替代途径

替代途径（alternate pathway），又称旁路途径，不需要免疫复合物激活，即不需要抗体的参与，补体系统越过 C1、C4、C2 而直接激活 C3，故又称 C3 激活途径，C3 旁路或 C3 支路。

5.2.2.1　激活剂

多种颗粒性物质可激活替代途径：各种 G^- 和 G^+ 细菌；病毒及病毒感染细胞；菌多糖，如 G^- 菌的脂多糖，G^+ 的磷壁酸及肽聚糖，酵母聚糖、蠕虫角质等；G^- 产生的内毒素；不能激活 C1 的免疫球蛋白分子，如 IgA、IgE、IgG 的聚合物；某些蛋白水解酶等。

5.2.2.2　调节因子

B 因子、D 因子、P 因子为激活因子；H 因子、I 因子为抑制与调节因子。

5.2.2.3　激活过程

C3 是启动旁路途径并参与级联反应的关键分子，激活过程如图 5-8 所示。

(1) C3 转化酶的形成。正常生理情况下，C3 与 B 因子、D 因子等相互作用，可持续不断、缓慢地产生极少量的 C3bB，血清中 D 因子继而将结合状态的 B 因子裂解成小片段 Ba 和大片段 Bb。Ba 释放入液相，Bb 仍附着于 C3b，所形成的复合物 $C\overline{3bBb}$ 就是旁路途径的 C3 转化酶，另

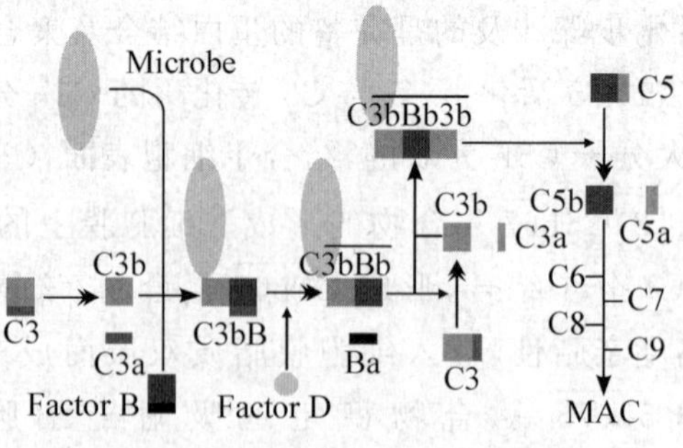

图 5-8　补体旁路途径激活示意图

→ 补体裂解；→ 酶解活性；→ 成分组装

（引自 www.cehs.siu.edu/fix/medmicro/cment.htm）

外经典途径中产生的 C3b 也可与 B 因子结合，继而形成旁路途径的 C3 转化酶，C3 转化酶中的 Bb 片段极不稳定，在 I 因子作用下很快衰变，但血清中的备解素(properdin，P 因子)可与其结合，并使之稳定。即便如此，正常血清中的另一抑制因子 H 因子可使 C3 转化酶裂解为 C3b 与 BbP 而使其失活。

(2)C5 转化酶的形成。当 H 因子的作用被抑制时，旁路途径就可以被激活，所以旁路途径的激活物实际上就是 H 因子的抑制物。H 因子的抑制物使 C3 转化酶保持不被裂解，C3 转化酶便作用于 C3 产生 C3b，$\mathrm{PC\overline{3bBb}}$ 与 C3b 结合便形成了 C5 转化酶 $\mathrm{PC\overline{3bBb3b}}$。C5 转化酶随即发挥作用，引起与经典途径相同的末端效应。因此，当细菌、真菌、蠕虫等侵入机体，即使在没有抗体存在的情况下，也可激活补体的替代途径而被清除。

5.2.3　凝集素途径

MBL 途径是指细菌或病毒表面的甘露糖蛋白与血清中的 MBL 结合，进而激活 C4、C2、C3 的活化途径。

甘露聚糖结合凝集素(mannose-binding lectin，MBL)是一种钙依赖性糖结合蛋白，可与甘露糖残基结合。正常血清中 MBL 水平极低，如图 5-9 所示，在大量细菌感染后的急性应答期，血清中的 MBL 含量明显增加。MBL 依赖于 Ca^{2+} 首先与病原体表面的甘露糖残基结合，然后与丝氨酸蛋白酶结合，形成 MBL 相关的丝氨酸蛋白酶(MBL-associated serine protease，MASP)。MASP 的作用类似于活化的 C1q，可水解 C4 和 C2 分子，继而形成 C3 转化酶，其后的反应过程与经典途径相同。这种补体激活途径被称为 MBL 途径(MBL pathway)。

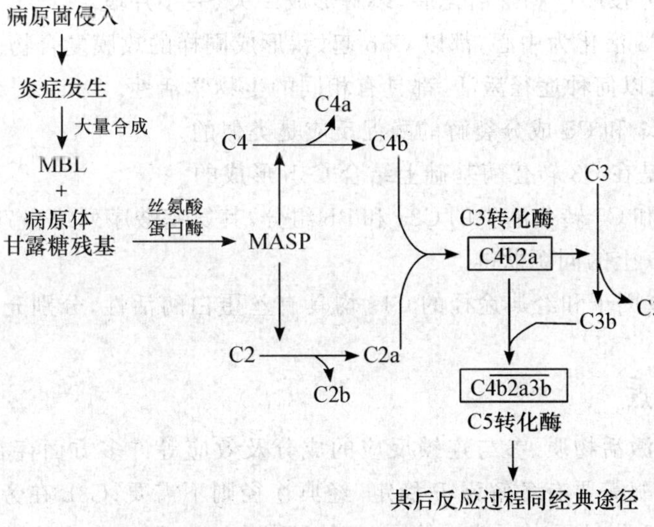

图 5-9　MBL 途径活化示意图

MBL：甘露聚糖结合凝集素；MASP：MBL 相关的丝氨酸蛋白酶

5.2.4　补体 3 条活化途径的比较

如图 5-10 所示，补体活化的 3 条途径既有共同之处，又各有特点。

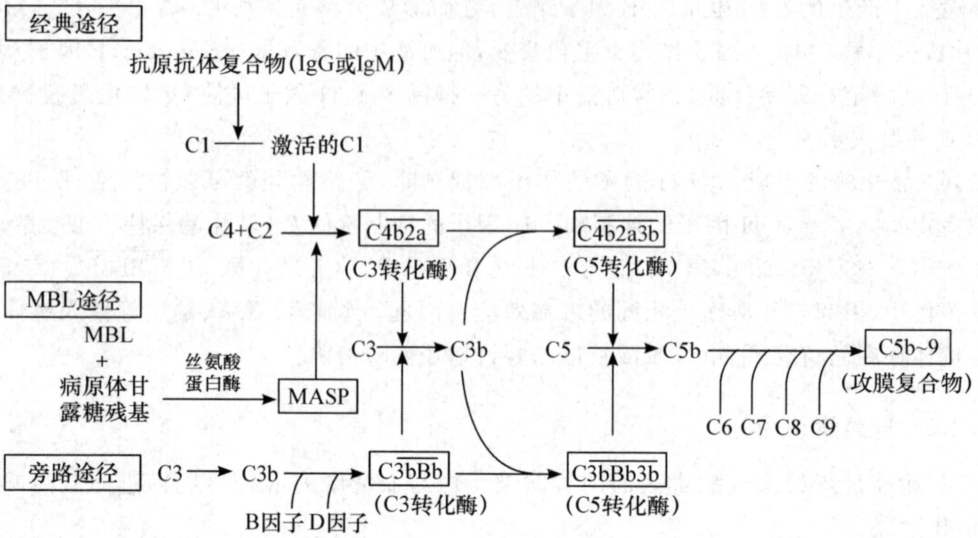

图 5-10 补体活化 3 条途径比较

5.2.4.1 相似性

MBL 途径除 C1 成分外，其他成分及级联反应与经典途径相同，因此我们只比较经典途径和旁路途径，二者具有以下共同点或相似性：

①都是补体各成分的级联反应，一旦被激活，就会发生像多米诺(domino)骨牌一样的有序连锁反应，许多成分按顺序相继活化后，裂解形成一大、一小片段。

②各途径都以 C3 活化为中心，都以 C5b 起始，形成同样的攻膜复合物。

③补体系统无论以何种途径激活，都具有相同的生物学活性。

④各途径导致 C3 和 C5 成分裂解的酶促反应是类似的。

⑤C5 转化酶都是在 C3 转化酶基础上结合 C3b 形成的。

⑥两条途径 C3 和 C5 转化酶中的 C2a 和 Bb 组分，其氨基酸序列约有 70%是一致的，它们降解的都是 C3 和 C5 上的同源肽链。

⑦旁路途径的 D 因子和经典途径的 C1s 均具有丝蛋白酶活性，分别充当 B 因子和 C2 的转化酶。

5.2.4.2 不同点

3 条活化途径在激活物质、参与连锁反应的成分及效应等许多方面存在着差异(表 5-2)。旁路途径的 C3 转化酶需要有备解素 P 稳定，经典途径则不需要；C3b 在旁路途径中是 C3 转化酶的组分，在补体活化过程中被消耗的同时又可不断产生，而经典途径中 C3b 则不是 C3 转化酶的组分。在没有抗体的条件下，旁路途径便可发挥免疫作用，清除病原体及其产生的毒素物质，从进化的角度分析，旁路途径可能是最早出现的，凝集素途径可能是第二，而经典途径可能出现得最晚。

表 5-2　补体 3 条活化途径的比较

项目	经典途径	凝集素途径	旁路途径
补体激活物质	抗原抗体复合物	凝集素(MBL)	各种 G^- 和 G^+ 细菌等
抗体依赖性	需要抗体	不需要	不需要
参与的补体成分	C1～C9	C2～C9	C3、P、B 和 D 因子，C5～C9
活化顺序	C1、C4、C2、C3、C5～C9	C4、C2、C3、C5～C9	C3、B 因子、C5～C9
所需二价离子	Ca^{2+}、Mg^{2+}	Ca^{2+}	Mg^{2+}
C3 转化酶	$\overline{C4b2a}$	$\overline{C4b2a}$	$\overline{PC3bBb3bn}$
C5 转化酶	$\overline{C4b2a3b}$	$\overline{C4b2a3b}$	$\overline{PC3bBb3bn}$
功能	参与特异性体液免疫免疫的效应阶段	参与非特异性免疫	参与非特异性免疫

5.3　补体激活的调节

补体系统是动物进化过程中形成的“级联”酶促反应。补体系统如果被过度激活，就会导致补体成分的大量消耗，反而使抗感染能力下降，另外，过度激活产生的大量活性物质，引起机体剧烈的炎症反应，造成组织损伤及引起病理过程，因此补体的激活过程必须受到严格调节。在正常机体中，补体的活化过程通过体内一些调节蛋白的作用，而使活化反应与抑制反应达到精确平衡。补体系统的这些调节成分在级联反应的不同位置发挥作用，有的在血清中，有的在细胞膜上。

5.3.1　补体活化的调节蛋白

(1)C1－抑制因子(C1-inhibator，C1-INH)。C1-INH 在血清中的浓度比 C1 高数倍，是目前所知唯一的 Clr 或 Cls 抑制剂。在血液中，大多数 C1 与 C1-INH 连接，这样就可防止 C1 被活化。当 C1 与抗原抗体复合物结合时，C1 便被释放出来，解除了 C1-INH 的抑制作用。遗传性 C1-INH 缺乏或功能低下时，导致 C4、C2 无控制活化，产生的 C4a 使血管通透性增加，患者在外伤、手术或严重应激状态下，发生以急性暂时性水肿为特征的遗传性血管性水肿。

(2)S 蛋白(S-protein)。又称攻膜复合物抑制因子(MAC-INH)，通过与 C5b67 结合而阻止其与细胞表面结合，在液相中 SC5b67 继续与 C8 结合，再与一分子 C9 结合，阻止 C9 多聚体的形成。

(3)B 因子。B 因子(factor B，Bf)是替代激活途径中的重要成分，由 Blum 于 1959 年首先发现。B 因子为由 733 个氨基酸残基组成的单链糖蛋白，B 因子可与 C3b 结合形成 C3bB，被血清中的 D 因子裂解为分子质量为 33 ku 的 Ba 和 63 ku 的 Bb 两个片段。后者再与 C3b 结合形成替代途径的 C3 转化酶($\overline{C3bBb}$)和 C5 转化酶($\overline{C3bnBb}$)。两种酶中的 Bb 均具有丝氨酸蛋白酶活性，是裂解 C3 和 C5 的活性部位，但 $\overline{C3bBb}$ 和 $\overline{C3bnBb}$ 均不稳定，易衰变失去活性。

近年研究发现，B 因子的两个裂解片段还具有免疫调节作用。其中 Bb 能促进经金黄色葡萄球菌 Cowan I 株(SAC)刺激活化的 B 细胞增殖，而 Ba 则对 B 细胞生长因子(BCGF)诱导的进入活化状态的 B 细胞增殖有明显抑制作用，且呈浓度依赖关系。B 因子和 C2 均属于补体超家族的成员，二者的编码基因紧密连锁。

(4)I因子。I因子为C3b抑制因子或C3b灭活因子，能降解和钝化C3b为iC3b，使C3b不能再与C4b2a以及C3bBb结合形成C5转化酶，从而对经典途径和旁路途径进行调节。但C3b-INH不能抑制C3bBb中的C3b，在此时作用于Bb，使其衰变。I因子的调节功能只有在特殊的辅助因子H因子、C4b结合蛋白(C4bP)和膜辅助蛋白(MCP)CR1等的辅助下才能发挥。

(5)H因子。H因子为I因子的加速因子，它的作用表现在以下两个方面：①阻断替代途径：一方面H因子与C3b结合后，阻止了C3b与B结合，使C3转化酶不能形成；另一方面H因子和CR1使Bb从C3转化酶上解离，从而阻止了C3转化酶的作用。②加速I因子对C3b的降解作用，进一步阻止旁路途径和经典途径中C5转化酶的形成。

(6)过敏毒素钝化因子。也称过敏毒素灭活因子，是血清羧肽酶N，通过水解末端精氨酸残基而使过敏毒素失活。

(7)C4b结合蛋白(C4bP)。C4bP是补体系统中最大的一种蛋白分子，7条相同的肽链连在一个核心上形同蜘蛛，每条臂的N端都能结合C4b、C4bP和CR1，都能竞争性结合C4b，从而抑制C2b与C4b的结合，阻止C4b2b形成，并且能使已形成的C4b2b迅速降解。此外，它还是I因子的配基，促进I因子对C4b的水解，实现对经典途径活化的抑制作用。

5.3.2 细胞膜上的调节蛋白

(1)衰变加速因子(decay accelerating factor，uF)。uF也称促衰变因子，是存在于血细胞、内皮细胞和各种黏膜上皮细胞上的跨膜糖蛋白，可使C3转化酶失去作用。在经典途径中能与C2竞争结合C4b，阻止C4b2a的形成，并能加速C4b2a的降解；在旁路途径中，与B因子竞争结合C3b，并可使Bb从C3bBb中解离出来，导致C3bBb失活。

(2)膜辅助蛋白(membrane cofactor protein，MCP)。此蛋白存在于白细胞、上皮细胞和成纤维细胞膜上，它是I因子的配基，辅助裂解C3b和C4b，MCP与uF都在细胞膜上起调节作用，二者作用互补。

(3)同源限制因子(homologous restriction factor，HRF)。分布于外周血细胞膜上，血清中C5b、C6、C7与正常细胞膜结合受到S蛋白调控，如果C5b、C6、C7逃脱了液相中S蛋白的干扰，结合到细胞膜上，这时HRF就会防止C9与C8结合，阻止MAC插入自身细胞的脂质双层，防止临近细胞溶解。

(4)溶膜抑制剂(CD59，membrane inhibitor of reactive lysis，MIRL)。广泛存在于各型细胞上，CD59可能是补体活化时保护病原菌附近正常细胞最重要的因子，它通过与C8或C9结合抑制C9聚合形成MAC，在补体作用过程中，防止临近正常细胞溶解。

综上所述，对经典途径的调节主要为C1抑制剂对C1蛋白酶解活性的调节，这是补体活化级联反应的起点，随后阶段的调节则通过几种蛋白对C3转化酶形成的抑制，这些调节蛋白有C4b结合蛋白、CR1、MCP、uF等。替代途径也在多个步骤受到调节，如H因子、I因子、CR1和uF等。其中，有些调节因子也作为经典途径的调节因子。经典途径或替代途径的C3转化酶形成后，过量补体介导的细胞溶解作用可通过HRF和CD59以及S蛋白对MAC的抑制作用而受到调节。

5.4 补体的生物学功能

补体激活后具有多种生物学效应，不仅参与非特异性防御反应，也参与特异性免疫应答。

一方面以抗体为导向，以补体作杀伤手段，来抵御病原微生物的入侵。另一方面，在感染早期，抗体未形成前，补体又可以通过替代途径和凝集素途径激活，单独产生抗感染效应。补体的生物学效应主要表现为 MAC 介导的溶胞效应以及激活过程中产生的蛋白水解片段介导的多种生物学效应（表 5-3）。

表 5-3　补体蛋白或其水解片段的活性

补体蛋白或其水解片段	生物活性	作用机制
C5～C9	细胞毒作用、溶菌、杀菌	嵌入细胞膜的双磷脂分子层中，使细胞膜穿孔，细胞内容物渗漏
C3b	调理作用	与细菌或细胞结合使之易被吞噬
C3b	免疫黏附作用	与抗原抗体复合物结合后，黏附于红细胞或血小板，使复合物易被吞噬
C1、C4	中和病毒作用	增强抗体的中和作用，或直接中和某些 RNA 肿瘤病毒
C2a	补体激肽	增强血管透性
C3a、C5a	过敏毒素	与肥大细胞或嗜碱性粒细胞结合后，释放出组胺等介质，使毛细管扩张
C3a、C5a	趋化因子	借其梯度浓度吸引中性粒细胞及单核细胞

5.4.1　靶细胞溶解

即细胞毒作用，补体无论经何种途径激活，都在靶细胞表面形成 MAC，造成穿膜小孔（图 5-11），导致靶细胞溶解（cell lysis）。这种补体介导的溶菌、溶胞作用是机体抵抗病原微生物感染的重要防御手段。补体系统激活后可使血细胞、病毒感染细胞及病原微生物等各种靶细胞裂解。其中，对革兰氏阴性菌的溶菌作用比对革兰氏阳性菌的溶菌作用大得多，这可能与其细胞的结构有关。

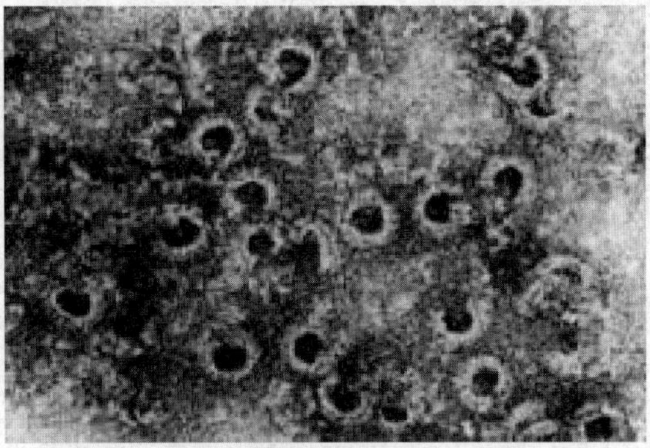

图 5-11　MAC 在细胞表面形成的孔斑

（引自：于善谦，1999）

抗体和补体在机体抵御病毒感染中作用也很大，特别是在急性感染期阻止病毒扩散和保护机体避免遭受再感染中起着关键作用。几乎所有的囊膜病毒都对补体介导的溶解十分敏感，病毒的囊膜大部分来自感染细胞的细胞膜，因而易受到MAC的作用。

在补体缺陷时，机体易受病原微生物的感染。某些自身免疫病可引起自身细胞的裂解，导致自身组织的损伤，也与补体的参与有关。

5.4.2 调理作用

调理作用即促吞噬作用。C3b的活性很强，可以黏附到任何细胞表面，如果与正常细胞结合，则很快被灭活。在补体活化过程中，如果抗原被C3b覆盖，具有CR1受体的细胞即可与之结合，如果这些细胞为嗜中性粒细胞、单核细胞和巨噬细胞等吞噬细胞结合，则能促进吞噬细胞对病原体或免疫复合物的吞噬作用，称为补体的调理作用。免疫复合物黏附到细胞表面，形成较大复合物的现象称为免疫黏附。吞噬细胞表面也有抗体的Fc受体，因此补体和抗体对免疫复合物可起到联合调理的作用[图5-12(a)]。如果C3b结合在没有与抗体结合的病原菌表面，此时则为补体的单独调理作用[图5-12(b)]。调理作用对于全身性感染的细菌和真菌，可能是主要的防御作用机制之一。

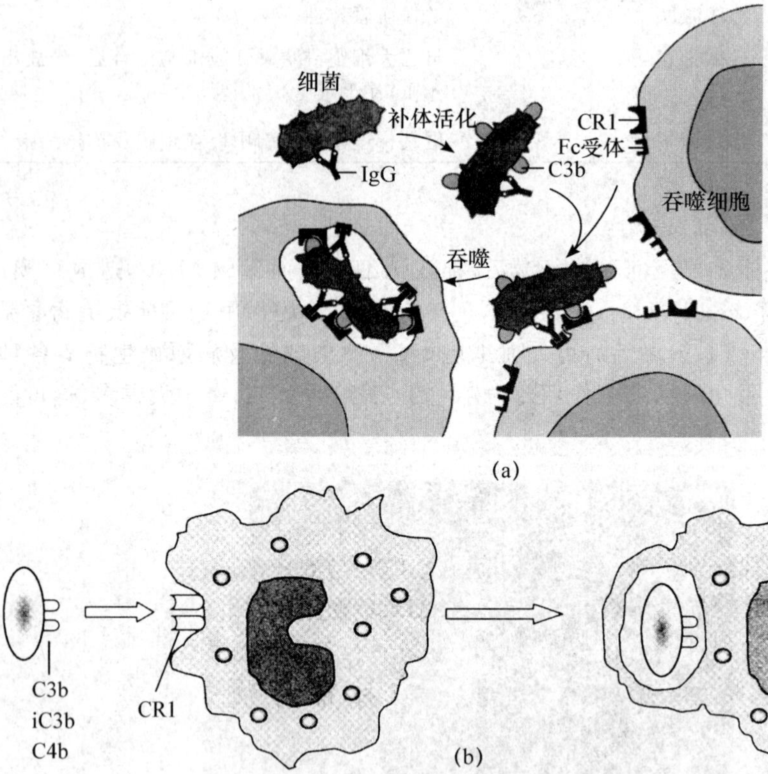

图5-12 补体的免疫调理作用

(a)补体与抗体的联合调理作用(引自：龚非力，2006)；(b)补体的单独调理作用(引自：孙汶生，2004)

5.4.3 免疫复合物清除

抗原抗体在体内结合形成免疫复合物(immune complex, IC)，IC沉积于组织中激活补体，通过C3a、C5a、$\overline{C5b67}$的作用，可造成组织损伤。在免疫复合物形成初期，C3b与C4b共价结合到 IC 上，可防止 IC 之间网络结构的形成，因而可阻止 IC 沉积，减轻组织损伤。

当 IC 形成后，补体主要通过以下几种途径对 IC 进行清除，防止由 IC 沉积所致的疾病发生：①补体被经典途径所激活后，形成的 MAC 将 IC 清除；②通过免疫调理作用，单核-吞噬细胞将其清除；③被 C3b 覆盖的免疫复合物通过 C3b 介导的免疫黏附作用结合到红细胞上，随血流被红细胞运送到肝和脾，这些器官中的巨噬细胞（肝的枯否氏细胞）将 IC 吞噬清除（图 5-13）。清除免疫复合物后红细胞仍具生命力，参加再循环。循环中的红细胞数量大，受体丰富（体内 90％的 C3bR 存在于红细胞上），因而是清除免疫复合物的重要途径。

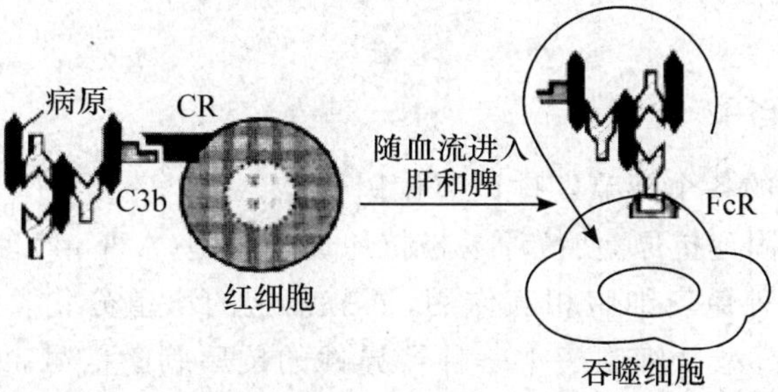

图 5-13　补体和红细胞参与的免疫复合物清除

5.4.4　病毒中和作用

补体系统对病毒的感染性具有中和作用。近年来发现，某些病毒可不依赖特异性抗体，就可活化补体的旁路或经典途径。补体系统主要有以下几种病毒中和机制：①通过使病毒形成大的凝聚物而降低病毒的感染性。例如，在少量抗体存在时，C3b 可促进病毒凝聚物的形成。②抗体和/或补体结合到病毒表面，形成一层很薄的“外衣”，阻断了病毒的吸附和穿入，中和了病毒的感染性。③抗体和补体在病毒颗粒表面沉积可促进病毒与具有 Fc 受体或 C3b 受体的细胞结合，如果结合的为吞噬细胞则起到调理作用。④MAC 可介导大多数囊膜病毒的溶解，导致病毒囊膜的裂解和与核衣壳蛋白的解离。

5.4.5　炎症介质作用

补体的裂解片段 C2a、C3a、C4a、C5a 等，以炎症反应方式调动机体的各种防御因素，协同作战，消灭病原微生物。这些裂解片段还通过激肽作用、过敏毒素样作用和趋化作用，造成炎症局部毛细血管扩张和组织细胞的损伤。

5.4.5.1　激肽样作用

C2a、C3a 具有细胞的激肽样作用，可增高血管通透性，引起炎性渗出、水肿，称为补体激肽。补体激肽的作用不为抗组胺药物所抑制。

5.4.5.2　过敏毒素

过敏毒素最初是在致死性休克的豚鼠中发现的，实际上过敏毒素就是补体活化过程中产生的 C5a、C3a、C4a，这些水解片段可使肥大细胞、嗜碱性粒细胞释放组胺及其他具有药理作用的介质，引起血管扩张、毛细血管通透性增加，以及平滑肌收缩和支气管痉挛，使机体表现出相应的过敏症状，故称其为过敏毒素。C5a 是上述效应最强的作用因子，效率为 C3a 的 20 倍，

C4a 的 2 500 倍，所以很低浓度的 C5a 和 C3a 就可表现出活性效应。C5a、C3a、C4a 能被血清中存在的羧肽酶(carboxypeptiuse B)灭活，所以羧肽酶又称作过敏毒素灭活因子，它可将 C5a、C3a、C4a 肽链分子羧基端的精氨酸水解下来而使其灭活。

5.4.5.3 趋化作用

C5a、C3a 能吸引吞噬细胞向炎症部位聚集，是一种趋化因子。C5a、C3a 可以在炎症或组织损伤部位形成浓度梯度，越接近炎症部位，趋化因子浓度越高。吞噬细胞根据 C5a、C3a 浓度的不同，由稀向浓的方向游走而到达炎症部位。吞噬细胞的这种聚集能更好地发挥吞噬、处理病原微生物的作用。

5.4.6 免疫调节作用

补体可对免疫应答的各个环节发挥调节作用：

①C3 可参与捕捉、固定抗原，使抗原易被抗原递呈细胞(APC)处理与递呈。

②补体成分可与多种免疫细胞相互作用，调节细胞的增殖分化。例如，抗原与 B 细胞膜上的 mIg 特异性结合后，对 B 细胞产生一种特异性的抗原刺激信号，人类 B 细胞膜上有 C3b 受体，当 C3b 与 B 细胞膜上 CR1 结合后，又产生一种非特异性的活化信号。根据 B 细胞活化的双信号理论，此时的 B 细胞将开始增殖、活化，而产生分泌抗体的浆细胞。

③补体参与调节多种免疫细胞的效应功能。例如，杀伤细胞结合 C3b 后可增强其对靶细胞的 ADCC。

本章小结

补体是除抗体外参与体液免疫的另一类重要分子，抗体与补体协同作用，抗体捕捉靶细胞，补体溶解靶细胞，而单独的抗体没有溶胞功能，补体也因补充抗体的作用而得名。随着研究的不断深入，发现补体是由固有成分、调节蛋白和补体受体约 40 多种蛋白组成的，故称其为补体系统；其生物学功能也不仅仅是溶解靶细胞，还有清除免疫复合物、免疫调理、病毒中和、炎症介质、免疫调节等作用。补体可经经典途径、凝集素途径以及旁路途径激活，一旦被激活，补体各成分就会按顺序发生酶促级联反应，在此过程中，补体成分裂解形成一些具有生物学效应的片段，有些片段相互组合形成具有催化活性的酶样物质，裂解下一个补体成分，最终在靶细胞表面形成攻膜复合物，导致靶细胞裂解。补体激活的 3 条途径都以 C3 活化为中心，被激活后具有相同的生物学活性。经典途径的激活需要抗原抗体复合物，而另两条途径则被靶细胞的表面物质或其产物直接激活，无须抗体参与，因而是在抗体形成之前，是机体清除病原体的主要力量。

需要指出的是：补体是血清的固有组成成分，在血清中含量相对稳定，占血清球蛋白总量的 10%，是与抗原的刺激没有关系的一组非特异性的免疫物质。补体系统过度激活会造成机体组织损伤，因此补体的激活过程必须受到严格调节，补体系统的调节蛋白，会在各条途径级联反应的不同位置发挥作用，有的调节蛋白存在于血清中，有的则分布细胞膜上。

思考题

1. 谈谈补体系统的概念及其组成。
2. 补体主要有哪些理化性质？
3. 请比较补体三条激活途径的异同。
4. 补体激活的调节机制是怎样的？
5. 简述补体系统的生物学作用。

参考文献

[1] Abbas A K, Lichtmen A H, Pober J. Cellular and Molecular Immunology, Chapter 13 Complement system[M]. W. B. Saunders Company, 1991.
[2] Edwar L, et al. Anti-C5a recetporantibodies. J. Immunol. 1993, 151(1): 377-388.
[3] 罗森 F.S. 现代免疫学词典. 朱立平编译. 北京：科学出版社，1993.
[4] Roitt I M. Eucyclopedia of Immunology[M]. London: Academic press, 1992, 63-66: 371-391.
[5] 宋菲，俞梦越，刘建茹，等. 补体系统稳态对冠状动脉粥样硬化严重程度的影响[J]. 中华检验医学杂志，2016，9，30(2): 685-689.
[6] 钱知知，顾亚琴，杨召聪，等. 补体系统在肾脏生理与病理中的作用研究进展[J]. 现代免疫学，2017，37(1): 84-87.
[7] 马亚龙，朱斌. 补体系统在特发性膜性肾病发病机制研究进展[J]. 中国中西医结合肾病杂志，2016，10, 17(10): 930-932.
[8] 赵文婷，刘刚，杨莉. 急性肾损伤中补体系统作用机制的研究进展[J]. 临床肾病杂志. 2017，1，17(1): 58-60.

第6章

细胞因子

本章重点与学习目标

重点：细胞因子的作用机理、种类和生物学功能。

学习目标：掌握细胞因子的共同特征及其作用机理；熟悉细胞因子的生物学功能；了解细胞因子的种类。

免疫系统是一个由固有免疫系统和适应性免疫系统叠加形成的复杂系统，免疫细胞呈弥散性分布，它们之间没有固定的网络联系。这样的一个系统之所以能够特异而又有效地发挥免疫保护作用，取决于不同细胞之间高度有序的分工合作与紧密协调。免疫细胞之间的信息传递可以通过细胞表面的受体与配体的相互作用，也可以通过细胞产生的可溶性分子。参与白细胞间相互作用的可溶性分子称为白细胞介素，简称白介素，通常将其中单核细胞产生的分子称为单核因子(monokine)，将淋巴细胞产生的分子称为淋巴因子(lymphokine)。后来发现不仅白细胞产生这些分子，其他细胞，如内皮细胞、成纤维细胞等也能产生，便将这些分子统称为细胞因子(cytokine)。这些细胞因子就是免疫细胞相互交流的"语言"，由免疫细胞(如单核细胞、巨噬细胞、T 细胞、B 细胞、NK 细胞等)和某些非免疫细胞(如血管内皮细胞、表皮细胞和成纤维细胞等)经刺激而合成并分泌的一类生物活性分子，它们介导免疫细胞之间的信息交换与相互调节，参与免疫应答和炎症反应过程，另外还刺激造血功能并参与组织修复。目前，已发现 200 余种人类细胞因子，随着人类基因组计划完成，有望发现新的细胞因子家族及其成员。

6.1　细胞因子概述

6.1.1　细胞因子的分类

细胞因子种类繁多，命名方法也不尽统一，这里介绍按细胞因子主要功能进行的分类。

6.1.1.1　白介素

白介素于 1979 年开始命名，包括淋巴细胞、单核细胞及其他非单核细胞产生的细胞因子，在细胞间相互作用、免疫调节、造血以及炎症过程中起重要作用。正式命名的白介素，其 cDNA 基因的克隆和表达均已成功。目前已报道的白介素从 IL-1 至 IL-38。

6.1.1.2　干扰素

干扰素是 1957 年发现的第一个细胞因子，因发现病毒感染的细胞能产生一种物质可干扰另一种病毒的感染和复制而得名。根据干扰素的来源、生物学性质及活性，可将其分为Ⅰ型干扰素和Ⅱ型干扰素。Ⅰ型干扰素包括 IFN-α(主要由单核巨噬细胞产生，此外，B 淋巴细胞和成纤维细胞也能合成)、IFN-β(主要由成纤维细胞产生)、IFN-κ(表皮角质细胞表达)以及 IFN-ω 和 IFN-τ(由子宫基蜕膜表达)。Ⅱ型 IFN 即 IFN-γ，它由活化 T 细胞(包括 Th0 细胞、Th1 细胞和几乎所有 $CD8^+$ T 淋巴细胞)和 NK 细胞产生，各种 IFN 的生物学活性广泛且基本相似，具有抗病毒复制、抗寄生虫、抑制多种细胞增殖、抗肿瘤和免疫调节等作用。

6.1.1.3　肿瘤坏死因子

因最初发现其能造成肿瘤组织坏死而得名。根据产生来源和结构不同，可分为 TNF-α、TNF-β(LT-α)和 LT-β。TNF-α 主要由单核巨噬细胞及其他多种细胞产生，生物学活性广泛，如参与免疫应答、抗肿瘤、介导炎症反应、参与内毒素休克、引起肿瘤恶液质等。TNF-β 主要由活化的 T 细胞产生，其生物学活性与 TNF-α 类似。LT-β 是膜型淋巴毒素。

6.1.1.4　集落刺激因子

根据其刺激造血干细胞或不同分化阶段的造血祖细胞在半固体培养基中形成不同细胞集落的特性，分为粒细胞集落刺激因子(G-CSF)、巨噬细胞集落刺激因子(M-CSF)、粒细胞-巨噬细胞集落刺激因子(GM-CSF)和多重集落刺激因子(multi-CSF, IL-3)、干细胞刺激因子(SCF)、红细胞生成素(erythropoietin, EPO)、血小板生成素(thrombopoietin, TPO)、Flt3 配体(Flt3:FMS 样酪氨酸激酶 3)等。细胞集落刺激因子不仅可刺激不同发育阶段造血干细胞和祖细胞的增殖和分化,有的还可促进成熟细胞的功能。

6.1.1.5 转化生长因子

其家族由多种细胞产生。该家族成员已有 20 多个,如 TGF-β1、TGF-β2、TGF-β3、TGF-β1β2 以及骨形成蛋白(BMF)等。

6.1.1.6 趋化因子

这是一类对不同靶细胞(白细胞)具有趋化效应的细胞因子家族,能吸引相关免疫细胞到免疫应答发生的部位。趋化因子家族包括 4 个亚族:

(1)CXC 亚族(α 亚族)。主要趋化中性粒细胞,主要成员有 IL-8、黑素瘤生长活性因子(GRO/MGSA)、血小板碱性蛋白(PBP)、干扰素诱导蛋白 10(IP-10)、基质衍生因子(SDF-1)、血小板因子-4(PF-4)等。

(2)CC 亚族(β 亚族)。主要趋化单核细胞,主要成员包括巨噬细胞炎症蛋白 1α(MIP-1α)、MIP-1β、正常 T 细胞激活上调性表达因子(RANTES)、单核细胞趋化蛋白-1(MCP-1/MCAF)、MCP-2、MCP-3 和 I-309 等。

(3)XC 亚族。目前发现有淋巴细胞趋化因子(lymphotactin, LTN)和 SCM-1 两个成员。

(4)CX3C 亚族。只有一个成员 fractalkine。

6.1.1.7 其他细胞因子

其他生长因子,如神经生长因子(nerve growth factor, NGF)、表皮生长因子(epithelial growth factor, EGF)、成纤维细胞生长因子(fibroblast growth factor, FGF)、血管内皮细胞生长因子(vascular endothelial cell growth factor, VEGF)、胰岛素样生长因子-Ⅰ(IGF-Ⅰ)和 IGF-Ⅱ、肝细胞生长因子(HGF)、血小板衍生生长因子(PDGF)、抑瘤素 M(OSM)和转化生长因子 α(TGF-α)等。

6.1.2 细胞因子的共性

6.1.2.1 理化特性

细胞因子多为糖蛋白,分子质量一般为 10～25 ku,有的为 8～10 ku。多数细胞因子以单体形式存在,少数细胞因子以二聚体、三聚体或四聚体的形式发挥生物学作用,如 IL-5、IL-12、M-CSF、TGF-β 等以二聚体,TNF-α、LT-α 以三聚体,IL-16 以四聚体结合相应受体。虽然大多数细胞因子是糖蛋白,但是糖基大多与细胞因子的生物活性无关。一般细胞因子属于分泌蛋白,但某些还存在跨膜型。跨膜型一般是分泌型的前体,经相应水解酶作用或 mRNA 不同剪接就成为分泌型细胞因子。TNF-α、M-CSF、SCF 及某些生长因子,如 EGF、肝素结合生长因子(HBGF)等属于此类细胞因子。跨膜型的细胞因子主要在局部通过细胞间直接接触发挥作用,介导细胞间的黏附、邻近细胞的刺激、细胞毒作用、杀瘤作用等。

6.1.2.2 分泌特性

(1)分泌的多源性。一种细胞因子可由多种不同的细胞在不同条件下产生。如 IL-1,除单核细胞、巨噬细胞产生外，B细胞、NK细胞、成纤维细胞、内皮细胞、表皮细胞等在某些条件下均可合成和分泌IL-1。同时，一种细胞也可产生多种细胞因子，如单核巨噬细胞可分泌IL-1、IL-6、TNF-α和IL-18等。

(2)分泌的短暂性和自限性。一般情况下，细胞因子以没有前体的状态储存。当产生细胞因子的细胞受刺激后，激活细胞因子的基因，启动该细胞因子合成，并迅速分泌到细胞外发挥相应作用。由于细胞基因转录的激活过程非常短暂，编码细胞因子的mRNA也不稳定，即刻降解。因此，细胞因子的合成短暂且有自限性。

(3)旁分泌和自分泌效应。细胞因子通常以旁分泌(paracrine)或自分泌(autocrine)形式作用于附近细胞或细胞因子产生细胞，在局部以高浓度短暂地发挥作用。某些炎症性疾病，部分细胞因子(如IL-1、IL-6、TNF-α等)在血中浓度明显升高，通过内分泌(endocrine)形式，作用于靶器官，引发全身性效应。此外，某些细胞因子还可通过细胞内分泌(intracrine)，直接与细胞内受体结合，或以细胞因子内化的方式与受体复合物形式在细胞内发挥效应。

膜型细胞因子具有不同的作用方式，近邻分泌(juxtacrine)形式，即与邻近细胞的膜型受体结合，在有限的空间发挥作用；mIL-1-α、mbFGF、mTNF-α等膜型细胞因子的信号肽含有核转移序列，可能转移至细胞核内发挥效应。

6.1.2.3 生物学作用特点

(1)通过细胞因子受体结合发挥效应。细胞因子需与靶细胞表面相应受体结合才能发挥其生物学效应。绝大多数细胞因子有特异性受体，但多数趋化性细胞因子可与两种或两种以上趋化性细胞因子受体结合。此外，细胞因子受体与细胞因子的亲和力远高于抗原与抗体或MHC与抗原肽的亲和力，其解离常数为$10^{-12}\sim10^{-10}$ mol/L。

(2)高效能作用。细胞因子在极低浓度下，一般在pmol/L水平，也就是10^{-12} mol/L下就能产生显著的生物学作用，具有高效性。如果靶细胞本身受体的表达水平改变或被某些分子封闭，都会影响到细胞因子发挥作用。

(3)生物学效应的复杂性。

①多向性(pleiotropism)与多源性(redununcy)：一种细胞因子可对多种类型的细胞发挥多效作用。例如，IL-4参与IgE的类别转换、参与Th2细胞亚群的分化，同时阻抑巨噬细胞的激活。而同属细胞因子家族的不同成员也发挥相似或重叠的效应，称为多源性。IL-2、IL-4、IL-5都能参与和促进B细胞的增殖。细胞因子生物学功能的相似性往往与其结构的同源性(IL-4和IL-13有30%同源性)以及共用受体亚单位有关。

②拮抗性(antagonism)：一种细胞因子可抑制另外一种细胞因子的某种生物学效应。如IFN-γ可活化巨噬细胞，而IL-4则抑制巨噬细胞功能；IFN-γ可拮抗IL-4对B淋巴细胞的激活并分化为浆细胞。

③协同性(synergy)：一种细胞因子可强化另一细胞因子的功能，也就是说两种细胞因子同时作用于一个靶细胞的效应大于它们单独作用的效应之和。例如，低浓度的IFN-γ和TNF都不能激活巨噬细胞，但联合使用就具有显著激活作用；IL-4和IL-5在激活B淋巴细胞分化为浆细胞的效应上则具有显著协同作用。

④双向性：适量的细胞因子具有生理性调节作用，过量则扰乱甚至可能损伤机体。

6.1.2.4 细胞因子的网络性

细胞因子的分泌和发挥效应不是孤立的，存在着十分复杂的、多重的网络属性。细胞因子的多向性、多源性、拮抗性、协同性等特征是构成网络性的基础。

①一种细胞因子可诱导或抑制另一种细胞因子的产生，如 IL-1 和 TGF-β 分别促进或抑制 T 淋巴细胞 IL-2 的产生；IL-1 能诱生 IFN-α 及 β、IL-1、IL-2、IL-4、IL-5、IL-6、IL-8 等多种细胞因子。IL-4、IL-10、IL-13 可抑制 Th1 型细胞因子的产生，IFN-γ 则可抑制 Th2 型细胞因子产生，从而形成细胞因子相互间的正性或负性调节网络。

②调节同一种细胞因子受体的表达，例如，高剂量 IL-2 可诱导 NK 细胞高亲和力受体表达；诱导或抑制其他细胞因子受体的表达，例如，TGF-β 可降低 T 细胞 IL-2 受体的数量，而 IL-6 和 IFN-γ 可促进 T 细胞 IL-2 受体的表达。多数细胞因子对自身受体表达呈负调节，对其他细胞因子受体的表达呈正调节。反之，细胞因子受体也可调节细胞因子活性，例如，当细胞因子为低浓度时，可溶性受体可保护细胞因子，延长其作用时间，起正调节作用；当细胞因子为高浓度时，可溶性受体可缓冲多余的细胞因子，起负调节作用。

③一种细胞因子可刺激其他细胞因子的合成和功能发挥。不同细胞因子有相拮抗作用，可对同一目标产生相反的效应。例如，IL-10 和 IFN-γ 对巨噬细胞的活化分别起抑制和促进作用。

6.1.3 细胞因子表达与功能的调节

6.1.3.1 细胞因子表达与活性的调节

(1)神经-内分泌调节因素。IL-1、IL-6、TNF-α 等细胞因子可参与神经元分化、存活和再生，参与中枢神经系统正常发育和损伤修复，还能直接作用于体温调节中枢而引起发热、加强慢睡眠、抑制食欲、抑制甲状腺合成和释放甲状腺素。

(2)细胞因子间的调节作用。如前所述，细胞因子间可相互促进或彼此制约，形成细胞因子网络。

(3)外源性或内源性调节因子的作用。各种抗原(包括病原微生物)和丝裂原是诱导细胞因子产生并显示活性的主要刺激物；体内某些介质(如 PGE2)可下调 TNF、IL-1、IL-2、G-CSF 等的表达与活性；某些药物(如地塞米松、环孢素等)可抑制 IFN-γ、IL-1、IL-2、IL-3、IL-4、IL-6、TNF 等合成。

6.1.3.2 细胞因子生物合成的调节机制

(1)转录水平的调节。多数调节因素在转录水平调节细胞因子表达。例如，内毒素可激活单核/巨噬细胞的 NF-κB，启动 IL-6、TNF 等基因转录。细胞因子基因功能调节区多存在数种转录控制元件，如糖皮质激素反应元件(GRE)、AP-1 结合位点、cAMP 反应元件(CRE)、NF-κB 结合位点及核因子 IL-6(NF-IL-6)的识别位点等。炎症反应中 NF-κB 和 NF-IL-6 共同表达，是调节 IL-1、TNF、IL-6 产生的重要机制。

(2)翻译水平的调节。内毒素(LPS)可使靶细胞内 TNF 转录活性提高 3 倍，但 TNF mRNA 水平增加 100 倍，合成的蛋白量则增长 10 000 倍，提示内毒素可能在翻译水平调节 TNF 表达。除影响翻译效率外，mRNA 稳定性也起重要作用，如放线菌酮可促进 LPS 诱导的 TNF-α 高表达，其作用机制是使 TNF-α 的 mRNA 半寿期延长。

(3)翻译后水平的调节。许多细胞因子是糖蛋白，若糖基化过程异常，可影响细胞因子表达与活性。

(4)分泌水平的调节。尤其对于某些跨膜型细胞因子，它们通过酶解作用而转化为分泌型细胞因子,该过程可受体内外多种因素(如强抗原刺激、PKC 等)调节。

6.1.3.3　**细胞因子生物学活性的调节机制**

(1)细胞因子受体的调节。细胞因子与相应受体结合后才能显示效应,所以受体表达的数量、构型和亲和力直接影响细胞因子活性。细胞因子可通过影响受体表达调节自身或其他细胞因子的生物学活性。

①调节自身受体表达:例如,IL-2 可通过自分泌和旁分泌形式,促进靶细胞表达 IL-2R,而大多数细胞因子对自身受体表达呈负调节。

②诱导或抑制其他细胞因子受体表达:例如,IL-1、IL-6、TNF-α、IFN-γ 等可促进 IL-2R 表达,而 TGF-β 则可降低 IL-2R 表达。

(2)可溶性细胞因子受体的调节作用。多数可溶性细胞因子受体可与膜受体竞争性结合细胞因子,从而抑制细胞因子的生物活性。

(3)细胞因子诱骗受体的调解作用。某些细胞可表达细胞因子的诱骗受体,如 TNF 诱骗受体、IL-13Rα 亚单位和 IL-1Ⅱ型受体等。此类受体缺乏胞浆信号结构域,故与相应细胞因子结合后并不启动生物学效应,反可使细胞因子失活,或介导细胞因子内化并使之降解,从而负调节细胞因子生物学活性。

(4)天然细胞因子抑制物的调节作用。体内存在某些天然细胞因子抑制物,例如,IL-1 抑制物可占据 IL-1R,但却不启动信号转导,从而抑制 IL-1 的生物学活性。此类抑制物还有 IL-4δ2、IL-6δ4 等。

(5)细胞因子信号抑制物(suppressor of cytokine signaling,SOCS)的负性调控。如同 TCR、BCR 和 TLR,细胞因子受体也具有自身胞内负调节蛋白,其由 SOCS 和 CIS[cytokine-inducible SRC homology 2(SH2)-domain-containing protein]组成。CIS-SOCS 家族有 8 个成员,其分子均含 SH2 结构域,C 端含 1 个 SOCS 盒。SH2 决定 SOCS 和 CIS 所结合的靶分子,例如:①CIS 和 SOCS2、SOCS3 可与活化的 CKR 磷酸化酪氨酸残基结合;②SOCS1 可直接与活化的 JAK 结合,并可直接与某些细胞因子受体结合;③SOCS 盒具有泛素 3 连接酶的功能,介导 SH2 所结合分子的降解,从而抑制细胞因子信号转导。

(6)抗细胞因子自身抗体的调节作用。正常人或某些自身免疫疾病、感染性疾病患者血清中,可检出抗多种细胞因子的自身抗体。这类抗体对机体具有双重作用,在生理状态下,低浓度抗细胞因子抗体并不干扰细胞因子活性,而是作为细胞因子的载体,使之免遭蛋白水解酶降解,从而延长其半寿期和活性;病理情况下,抗细胞因子抗体可中和细胞因子活性,从而可能缓解细胞因子造成的病理损害,但也可能因此干扰细胞因子的防御作用(例如,抗 IFN 抗体可抑制 IFN 的抗病毒和抗肿瘤活性)。

6.2　细胞因子受体

细胞因子发挥生物学功能需要先与靶细胞上特异性受体结合。细胞因子所能显示的作用范围和生物学效应取决于细胞表面细胞因子受体的表达和在相应细胞的分布。

6.2.1　细胞因子受体的结构

6.2.1.1　**细胞因子受体结构的共同特点**

结构上,细胞因子受体分子由胞外区、跨膜区和胞内区三部分构成。多数受体分子的胞外区含有若干结构域或不同基序组成的重复单位，有些受体就是不同结构域或重复单位的组合。细胞因子受体往往由一条以上的跨膜分子结合起来共同行使功能。其中，会有一条多肽链负责与细胞因子结合，称为细胞因子受体结合链；其他多肽用于传递信号，称为细胞因子受体信号转导链。细胞因子受体的 α 链往往是显示专一性的结合链，但负责信号转导的 β 链结构变化较小，可与不同的 α 链组合，这是一些细胞因子有相似生物学活性的结构基础。

各种细胞因子受体的结构差异很大，根据胞外区的类型将细胞因子受体分为不同家族。同一家族成员的氨基酸序列相似程度为 15%～50%以上。细胞因子受体的胞外区主要由 3 种不同类型的结构域组成：

(1)细胞因子(Ck)型结构域。含有 Cys-x-Trp 基序和另外 3 个保守的半胱氨酸残基。

(2)Ⅲ型纤连蛋白(FN3)型结构域。含有 Trp-Ser-x-Trp-Ser(WSXWS)的保守序列，是结合配体和信号转导的基础。

(3)免疫球蛋白 C2 型样(Ig 样)结构域。每一个结构域大约有 100 个氨基酸残基。Ck 和 FN3 结构域与 Ig 样结构域的空间结构相似。

6.2.1.2 几种重要的细胞因子受体家族

(1)免疫球蛋白受体家族(IgR-F)。该分子的胞外区由 Ig 样结构域或其他结构域共同组成。前者包括 IL-1R、M-CSFR、SCFR、IL-16R；后者包括 IL-6Rα 链和 β 链、LIFR 的 α 链和 β 链、IL-3Rα 链、IL-5Rα 链、IL-7Rα 链和 GM-CSFRα 链，每条多肽链含有免疫球蛋白样结构域和 Ck 结构域及 FN3 结构域。

(2)细胞因子受体家族。细胞因子受体家族(cytokine receptor family，CkR-F)又称Ⅰ型细胞因子受体家族或造血因子受体家族，是造血因子家族细胞因子的受体，属于最大的细胞因子受体家族。该家族受体分子的胞外区有 Ck 结构域、FN 结构域和/或 Ig 样结构域。受体包括 1～3 条糖基化多肽链，分属两种类型，结合链(低亲和力结合)和信号转导链。前面曾提到转导链不具有细胞因子专一性，能向胞内传递信号，而且该链与结合链同时出现可构成高亲和力受体，为结合细胞因子所必需。

在这个家族中，几种不同的 α 链(结合链)可以用结构相同的信号转导链。以 IL-2R 为例，这是由 3 条多肽链结合在一起的复合体，其中 IL-2Rα 链属低亲和力结合链，由两个 Ig 样结构域组成，胞内段很短，不能传递信号，需要经诱导后才能表达在激活的 T 细胞表面。属于组成性表达的 IL-2Rβ 和 γ 链为 CkR-F 成员，胞膜外区各有一个 Ck 结构域和 FN3 结构域。三链共同构成高亲和力的 IL-2R，由 β 链和 γ 链参与信号转导。IL-4R、IL-7R、IL-9R 和 IL-15R 的 γ 链结构和功能相似。

(3)干扰素受体家族(IFNR-F)。也称Ⅱ型细胞因子受体家族，包括 IFN-αBR、IFN-α/βR、IFN-γR 和 IL-10R。该家族受体分子的胞膜外区含有 2～4 个 FN3 结构域。IFN-αBR 只能结合 IFN-α 的 IFN-α8，IFN-α/βR 能结合 IFN-α 和 IFN-β。这两种受体至少含有一条多肽链，人类 IFN-α/βR 是一个二硫键连接的同源二聚体。有生物学活性的 IFN-γR 至少含有 α 和 β 两条多肽链，每条链含有两个 FN3 结构域。

(4)肿瘤坏死因子受体家族(TNFR-F)。包括 TNFR、CD27、CD30、CD40、CD95、OX-40 和 4-1BB 等。TNFR 有 TNFR-Ⅰ型和 TNFR-Ⅱ型。前者也称 p55 或 CDl20a，后者也称 p75 或 CD120b。两者都是单链受体，胞外区有 4 个富含半胱氨酸的重复亚单位，每个约含 40 个氨基酸残基。TNFR-Ⅱ型有一段富含脯氨酸、丝氨酸、苏氨酸形成的铰链区，也是糖基化位点。

两者的序列相似性低于 25%，但都能结合 TNF 和 LT。两者的胞内区不同，显示两者选用不同的信号转导途径。大多数细胞有 TNFR-Ⅰ型受体，而仅在造血细胞上有 TNFR-Ⅱ。

(5)七次跨膜受体家族(STSR-F)。包括 IL-8R 和巨噬细胞炎症蛋白-1α 链受体(MIP-1αR)等。该受体是单链分子，有短的 N 端胞外区、长的跨膜区和短的 C 端胞内区。跨膜区较长且来回 7 次穿膜，形成 3 个短的胞外环和 3 个胞内环。膜内侧受体与 GTP 结合蛋白相连，能启动信号转导。

(6)蛋白酪氨酸激酶受体家族(protein tyrosinekinase receptor family，PTKR-F)。该家族的特点是在多肽链的胞内区有酪氨酸蛋白激酶结构域。有一些受体按胞外区分类属于 Ig-RF，但按胞内区分类属于 PTKR-F，如 M-CSF、SCFR、VEGF、FGFR 和 EGFR。

6.2.2　细胞因子受体介导的信号转导

细胞因子与受体专一性结合后启动胞内的一系列生化反应，将胞外信号转导到胞内，引起细胞的正反应或负反应。不同受体分子通过不同的途径传递信号。

6.2.2.1　受体相关蛋白酪氨酸激酶介导的信号途径

大部分细胞因子受体分子胞内区不带有启动信号转导的蛋白酪氨酸激酶(PTK)结构域，但可通过相应胞内区连接的 PTK 起作用。CkR-F 和 IFNR-F 的受体分子胞内区都结合有 PTK 中的 Janus 激酶(Janus kinase，Jak)家族成员，包括 Jak1、Jak2、Jak3 和 Tyk2。细胞因子各种受体的亚单位往往连接 Jak 家族中的一个或几个特定成员。如 G-CSFR 与 Jak2 连接，IL-2Rβ 链与 Jak1、IL-2Rγ 链与 Jak3 连接，IL-10R 的 α 链与 Tyk2 连接。

细胞因子和受体结合后受体分子即发生聚合，造成与之相连的 Jak 蛋白酪氨酸激酶相互靠拢，彼此发生磷酸化而激活。激活的 Jak 启动多条信号转导途径。最短的也是最重要的一条途径是先使得受体分子胞内区上的酪氨酸残基发生磷酸化，通过转录因子 STAT 基因激活。STAT 也是一个家族，不同的 Jak 激活不同的 STAT 家族成员，进而活化不同的细胞因子。例如，STAT5 和 STAT6 分别参与 IL-2R 和 IL-4R 启动的信号转导。

IFN-γ 是一种重要的具有多功能的细胞因子，并可诱导多种参与特异性免疫的表面分子表达。这涉及 IFN-γR 介导的信号转导。IFN-γR 相关的信号转导至少有 5 种成分参与，它们分别是受体分子 IFN-γR1(α 链)和 IFN-γR2(β 链)、Jak 家族 PTK Jak1 和 Jak2，以及转录因子 STAT1。α 链 266～269 位置的 LPKS 氨基酸序列与 Jak1 结合；β 链通过胞内区 263～274 一段富含脯氨酸的序列(PPSIPLQIEEYL)与 Jak2 结合。当 IFN-γR 与配体结合后，受体亚单位的胞内区靠近，Jak2 和 Jak1 可因相互磷酸化而被激活。激活的 Jak 使 α 链近 C 端 440～444 位 YDKPH 序列中酪氨酸发生磷酸化(Y→pY)，为带有 SH2 结构域的 STAT1 提供了结合部位。STAT1 借助其 SH2 结构域向 pY 靠拢，引起 STAT1 上 701 位的酪氨酸发生磷酸化。随后磷酸化的 STAT1 离开受体分子胞内段，形成同源二聚体(各自借助 SH2 结构域识别对方分子上发生磷酸化的酪氨酸 pY)，并转位到细胞核内，和一种称为 GAS(gamma-activating sequence)的 DNA 框结合，刺激 IFNG 基因转录。

6.2.2.2　细胞因子受体酪氨酸激酶介导的信号途径

一些细胞因子受体，如 M-CSFR 和 SCFR 等胞质部分具有显示 PTK 活性的结构域，直接起着受体型 PTK 的作用，可激活多条信号传导途径。这些途径的中下游部分都是共同的。

其中，PLCγ、Ras蛋白、PI3K、MAP等都是重要的信号蛋白或激酶，最终通过转录因子启动和调控细胞因子基因的表达。

6.2.2.3 G蛋白结合受体介导的信号途径

G蛋白结合受体属七次跨膜受体家族，主要的配体为趋化因子。这类受体与三聚体G蛋白连接。G蛋白有α、β和γ三个亚单位。受体与配体结合后，引起异源三聚体G蛋白构型改变并发生解离，形成的Gα-GTP复合体和Gβγ分别介导相应信号转导途径，产生效应功能。受G蛋白调控的最为重要的酶有腺苷酸环化酶和磷脂酶C(PLC)家族成员。

6.3 细胞因子的生物学作用

6.3.1 细胞因子的主要生物学效应

细胞因子生物学作用极其广泛而复杂，不同细胞因子的功能既有特殊性又有重叠性、协同性与拮抗性。

6.3.1.1 参与免疫细胞分化和发育

(1)免疫细胞的起源与分化。多能造血干细胞在骨髓微环境中分化为不同谱系的免疫细胞，此过程是在不同细胞因子严密调控下完成的。

(2)T细胞和B细胞分化、发育。来源于骨髓的前T细胞和前B细胞分别在胸腺与骨髓内分化、发育为成熟T细胞和B细胞。此过程依赖胸腺与骨髓局部微环境，而多种细胞因子是构成局部微环境的重要因素。

(3)免疫细胞在外周组织中分化。外周组织免疫细胞进一步分化也有赖于细胞因子参与。例如：IL-4、GM-CSF等可诱导单核细胞分化为DC；局部微环境中，IFN-γ促进Th0细胞分化为Th1细胞，IL-4促进Th0细胞分化为Th2细胞。

6.3.1.2 参与免疫应答和免疫调节

(1)在免疫应答识别阶段，IFN等可诱导APC表达MHCⅡ类分子，从而促进抗原递呈作用；IL-10则可减少MHCⅡ类分子和B7等协同刺激分子的表达，抑制抗原递呈。

(2)在免疫应答效应阶段，IL-2、IL-4、IL-5、IL-6等可促进T、B细胞活化、增殖和分化，而TGF-β则发挥负性调节作用。

(3)在免疫应答效应阶段，趋化性细胞因子可吸引炎症细胞；巨噬细胞活化因子(TNF-α、IL-1、IFN-γ、GM-CSF等)可使巨噬细胞活化，增强其吞噬、杀伤等活性；LT和TNF-α具有细胞毒作用并促进中性粒细胞活化；IFN-γ可抑制病毒复制等。

(4)在免疫应答过程中，免疫细胞间可通过分泌细胞因子而相互刺激、彼此制约，从而对免疫应答进行调节。例如IL-4、IL-10对Th1细胞起抑制作用，而IFN-γ则对Th2细胞有抑制作用，从而调节细胞免疫和体液免疫功能。

6.3.1.3 参与固有免疫和炎症反应

多种细胞因子通过激活某些固有免疫细胞而间接发挥效应，例如：IL-2、IL-12、IL-15等可促进NK细胞对病毒感染细胞的杀伤活性；IL-1β、TNF、IFN-γ等可激活单核/巨噬细胞，增强其吞噬和杀伤功能；IL-1、IL-6、TNF-α和IFN-γ可促进肝细胞合成多种急性期蛋白(acute phage protein)，促进对病原体的清除等。某些细胞因子可直接发挥效应，例如：干扰素可抑制病毒复制；TNF可直接杀伤肿瘤细胞。

TNF-α、IL-1β、IL-6、IFN-γ和趋化因子等被称为促炎细胞因子(pro-inflammatory cytokine)，它们直接或间接参与炎症反应，有利于机体抑制和清除病原微生物，但也可介导病理性损伤。例如：IL-1、TNF-α等可促进血管内皮细胞和白细胞表达黏附分子，增强白细胞与血管内皮细胞的黏附，有助于白细胞渗出；IL-8等多种趋化因子可吸引中性粒细胞、单核/巨噬细胞等炎性细胞向炎症部位聚集；TNF-α、IL-1、IFN-γ和趋化因子等可活化炎性细胞，增强其吞噬、杀伤功能，同时释放炎症介质，直接杀灭微生物并参与炎症损伤。

6.3.1.4　刺激造血功能

造血主要在中枢免疫器官骨髓和胸腺中进行。骨髓和胸腺微环境中产生的细胞因子尤其是集落刺激因子对调控造血细胞的增殖和分化起着关键作用。

(1)主要作用于造血干细胞和祖细胞的细胞因子。IL-3和干细胞因子(SCF)等主要作用于多能造血干细胞以及多种定向的祖细胞。

(2)主要作用于髓样祖细胞和髓系细胞的细胞因子。GM-CSF可作用于髓样细胞前体以及多种髓样谱系细胞；G-CSF主要促进中性粒细胞生成，促进中性粒细胞吞噬功能和ADCC活性；M-CSF促进单核/巨噬细胞的分化和活化。

(3)主要作用于淋巴样干细胞的细胞因子。IL-7是T细胞和B细胞发育过程中的早期促分化因子。

(4)作用于单个谱系的细胞因子。红细胞生成素(EPO)促进红细胞生成；血小板生成素(TPO)和IL-11促进巨核细胞分化和血小板生成；IL-15促进NK细胞的分化。

6.3.1.5　细胞因子与神经-内分泌-免疫网络

神经-内分泌-免疫网络是体内重要的调节机制。在该网络中，细胞因子作为免疫细胞的递质，与激素、神经肽、神经递质共同构成细胞间信号分子系统。

(1)细胞因子对神经和内分泌的影响。多种细胞因子，例如，IL-1、IL-6、TNF-α等可促进星形胶质细胞有丝分裂；bFGF可参与神经元分化、存活和再生，刺激神经胶质细胞的移行；上述细胞因子共同参与中枢神经系统正常发育和损伤修复；IL-1、TNF-α、IFN-γ、PAF等可诱导下丘脑合成和释放促皮质素释放因子，诱导垂体释放ACTH，进而促进皮质激素释放；IL-1、IL-6、TNF能直接作用于体温调节中枢而引起发热；IL-1和TNF-α还可加强慢睡眠，抑制食欲等；IL-1、IL-2和IL-6可直接刺激肾上腺皮质细胞分泌皮质酮；IL-1、TNF-α、IFN-γ可抑制甲状腺合成和释放甲状腺素。

(2)神经-内分泌系统对细胞因子的影响。应激时交感神经兴奋，使儿茶酚胺和糖皮质固醇分泌增多，进而抑制IL-1、TNF等合成和分泌。

6.3.1.6　参与细胞凋亡

细胞凋亡(apoptosis)是一种具有时相性和空间性的细胞自主死亡过程。细胞凋亡广泛参与胚胎发育、形态发生、肿瘤消退、炎症反应、正常组织更新及自身反应性淋巴细胞清除等。细胞因子可直接或间接参与凋亡过程。

(1)细胞因子直接诱导细胞凋亡。TNF-α在体外可诱导肿瘤细胞、树突状细胞、大鼠肝细胞和小鼠胸腺细胞凋亡；IL-2可诱导抗原刺激后的TCRαβT细胞($CD4^+CD8^+$)凋亡；IL-4可介导 IL-2 和 LPS 激活的单核巨噬细胞凋亡，但可防止 TCRγδT 细胞和慢性 B 细胞白血病细胞的凋亡。IL-1β 转化酶可活化 IL-1β 前体分子，同时也可介导细胞凋亡，因此在发生凋亡的细胞中可见成熟的 IL-1β 分泌增多，但 IL-1β 本身并不能直接诱导细胞凋亡。

(2)细胞因子参与对细胞凋亡的调节。Fas 抗原与其配体或抗体结合后可介导细胞凋亡。现已发现，Fas 抗原参与胸腺细胞选择、CTL 效应、免疫应答调节等多种生理活动。IL-2、TNF、IFN-γ 等可促进 Fas 表达，从而间接介导细胞凋亡。某些细胞因子(如 TNF、IL-1、IL-3、IL-5、GM-CSF 等)可通过影响原癌基因(*c-myc*、*c-fos*)的表达而参与调节细胞凋亡，如 TNF 可促进某些肿瘤细胞凋亡；而 IL-3 则可阻止肥大细胞凋亡。

6.3.1.7 促进创伤的修复

多种细胞因子在组织损伤的修复中扮演重要角色。如转化生长因子 β(TGF-β)可通过刺激成纤维细胞和成骨细胞促进损伤组织的修复。血管内皮细胞生长因子(VEGF)可促进血管和淋巴管的生成。成纤维细胞生长因子(FGF)促进多种细胞的增殖，有利于慢性软组织溃疡的愈合。表皮生长因子(EGF)促进上皮细胞、成纤维细胞和内皮细胞的增殖，促进皮肤溃疡和创口的愈合。

6.3.2 细胞因子与某些病理过程的关系

某些病理过程常伴有细胞因子的异常表达，并直接影响疾病的发生、发展及预后。

6.3.2.1 细胞因子与炎症

(1)促进炎症细胞渗出与趋化。细胞因子可上调血管内皮细胞和白细胞黏附分子的表达，例如，IL-1、TNF-α、IFN-γ 等可促使内皮细胞表达 ICAM-1、VCAM-1 等，促使中性粒细胞表达 CD11b/CD18、CD11c/CD18 等，从而增强白细胞与血管内皮细胞的黏附作用，有助于白细胞炎症渗出；IL-8、MCP 等趋化性细胞因子可吸引中性粒细胞、单核巨噬细胞等炎症细胞迁移至炎症灶，并促进它们的生理学功能。

(2)激活炎性细胞。IL-1、TNF-α、IFN-γ、GM-CSF、趋化性细胞因子等可激活单核巨噬细胞、中性粒细胞等，增强其吞噬杀伤功能，促进其释放炎症蛋白和炎症介质，直接参与炎症过程。此外，IL-1、TNF-α 和 IL-6 还可促进肝细胞合成急性期反应蛋白，包括 C-反应蛋白、血清淀粉样 A 蛋白、α 酸性糖蛋白和某些补体成分等，有利于机体抵御各种病原微生物感染。此外，细胞因子还可直接或间接拮抗病毒感染，例如，IFN 可直接抑制病毒复制，激活 NK 细胞杀伤病毒感染细胞，促进病毒感染细胞表达 MHCⅠ类分子，增强对 CTL 杀伤的敏感性。

(3)引起发热，参与炎症病理性损害。IL-1、TNF-α 和 IL-6 均为内源性致热原，可作用于体温调节中枢，引起发热；TNF-α、IL-1 等可刺激内皮细胞和白细胞释放一系列炎性介质，如一氧化氮、氧自由基等，改变凝血功能，导致组织损伤和弥漫性血管内凝血，从而在感染性休克中起重要作用。此外，上述细胞因子可促进成纤维细胞增殖，与慢性炎症的纤维性病变有关。

6.3.2.2 细胞因子与肿瘤

细胞因子对肿瘤的作用具有双重性，某些细胞因子可杀伤肿瘤；某些细胞因子可促进肿瘤生长；某些细胞因子在不同条件下可发挥抑瘤或促瘤的不同效应。

(1)抗肿瘤作用。多种细胞因子可直接或间接抗瘤，例如，TNF-α 和 LT 可直接杀伤肿瘤细胞(造成细胞坏死或凋亡)；IFN、IL-4、OSM 可抑制多种肿瘤细胞生长；LIF(白血病抑制因子)可抑制造血系统肿瘤细胞增殖;IL-2、IL-1、IFN 等可诱导 CTL、NK 细胞和 LAK 细胞的杀瘤活性;IFN 可诱导肿瘤细胞表达 MHC 抗原,增强机体对瘤细胞的免疫应答。

(2)促肿瘤生长。某些肿瘤可高表达 IL-6、M-CSF、EGF。这些细胞因子可促使细胞增殖失控,对肿瘤发生和发展起重要作用。例如,IL-6 高表达与多发性骨髓瘤发生有关,IL-6 在体外可促进浆细胞瘤和骨髓瘤细胞生长;IL-6 还与 Hodgkin 淋巴瘤、慢性淋巴细胞白血病和急性髓样白血病发病有关。M-CSF 可能参与白血病、淋巴细胞恶性增生、骨髓及骨髓外增殖性疾病、卵巢癌、子宫内膜癌等的发生。EGF 也与多种肿瘤的发生、发展有一定关系。

细胞因子参与肿瘤发生的机制可能是:

①某些肿瘤细胞可高分泌 EGF 或 IL-6,从而出现自分泌性生长,并成为维持这种肿瘤细胞在体内长期生存的关键因素。此外,EGF 能促使周围正常细胞表现转化细胞的生长特性,并促使某些肿瘤细胞释放基质蛋白酶,该酶具有破坏组织细胞间质的作用,从而促进肿瘤向远处转移。

②肿瘤细胞高表达 IL-6R 或 EGFR,使其对相应细胞因子呈高反应性。

③EGF 与某些癌基因(如 src 家族)产物的氨基酸排列和组成具有高度同源性,后者可直接与 EGFR 结合,使受体持续激活并导致细胞不断生长和恶变。

6.3.2.3　细胞因子与移植排斥反应

当发生急性排斥反应时,血清中 IL-1、IL-2、TNF-α、IFN-γ、IL-6 等细胞因子水平升高,但需与感染、创伤等因素引起的细胞因子变化相鉴别。移植排斥反应主要针对移植物,所以移植物局部细胞因子水平变化更有意义,已发现,移植物局部以 IL-1、TNF 和 M-CSF 水平升高最为明显;骨髓移植后 IFN-γ 水平升高预示发生感染或移植物抗宿主病(GVHD)。

6.3.2.4　细胞因子与免疫性疾病

细胞因子异常参与免疫性疾病发生;反之,免疫性疾病也会导致细胞因子表达或功能异常。

(1)免疫缺陷病。IL-2Rγ 公有链基因突变可使 IL-2R、IL-4R、IL-7R、IL-9R、IL-15R 及 IL-21R 等 T 细胞生长因子功能丧失,见于 X-性连锁重症联合免疫缺陷病。TNF-α 使 HIV 感染的 $CD4^+$ 细胞中 NF-κB(nuclear factor κB, T 淋巴细胞核因子)活化,后者与 HIV 的长末端重复序列增强子位点结合,活化 HIV 基因,参与艾滋病(AIDS)发病;AIDS 病患者血清中 TNF-α、IL-1 水平升高,可引起病人长期发热,且 TNF-α 还可导致恶液质。

(2)超敏反应性疾病。IgE 是参与Ⅰ型超敏反应的主要抗体,IL-4、IL-5 和 IL-6 可正向调节 IgE 生成与活性,而 IFN-γ 则可抑制 IL-4 对 IgE 的诱生作用。IL-4 分泌过度和(或)IFN-γ 产生不足可能是诱导变态反应发生的重要因素。发生变态反应时,黏膜和皮肤肥大细胞增生依赖于 IL-3。此外,PAF 也参与过敏性休克、变应性鼻炎、支气管哮喘等发生。

(3)自身免疫病。IFN-γ 等细胞因子可诱导某些自身组织细胞异常表达 MHCⅡ类抗原,使这些细胞将自身抗原递呈给自身反应性 T 细胞,导致自身组织损害,如 Grave 病、胰岛素依赖性糖尿病(IDDM)等;系统性红斑狼疮(SLE)、硬皮病、类风湿关节炎等自身免疫病患者血清中 IL-2 水平升高;有报道,应用 IL-2 者有 10%～20%可发生自身免疫性甲状腺功能减退;心黏液瘤、类风湿关节炎、SLE、Castleman 病、硬皮病患者血清中 IL-6 明显增高,这些疾病往往伴随多克隆 B 细胞激活。

6.4 细胞因子各论

6.4.1 白介素

迄今为止，已发现 IL-1 至 IL-38。

6.4.1.1 IL-1 家族

IL-1 家族成员的分子结构相关，在结合受体、信号转导途径和促进炎症等特征上也有相似性。其成员主要包括 IL-1α、IL-1β、IL-1ra、IL-18 等。

(1)IL-1。IL-1 包括不同基因编码的 IL-1α 与 IL-1β 两种形式，分别含有 159 和 153 个氨基酸残基，两者的氨基酸序列同源性只有 26%，但其所结合的受体以及所发挥的生物学作用几乎完全相同。两者前体首先表达于细胞膜上，被酶解而分泌至胞外。其中，仅膜型 IL-1α 具有生物学活性。IL-1β 主要由活化的单核巨噬细胞产生，IL-1α 可由人角质细胞大量表达。此外，IL-1 还有其他广泛的细胞来源。IL-1 具有广泛的生物学效应：①作为内源性致热原(endogenous pyrogen)引起发热；②促进 T 细胞、B 细胞活化、增殖和分化，并诱导 T 细胞分泌 IL-2 和表达 IL-2R；③促进单核/巨噬细胞及血管内皮细胞表达细胞因子、黏附分子、多种炎性蛋白，促进肝细胞合成急性期蛋白，从而参与炎症反应。

IL-1R 分为两型，Ⅰ型受体主要表达于 T 细胞、成纤维细胞、平滑肌细胞及内皮细胞等表面；Ⅱ型受体主要表达于 B 细胞、粒细胞、单核巨噬细胞及骨髓细胞表面。IL-1ra(IL-1 receptor antagonist)主要由单核巨噬细胞产生，其次为中性粒细胞、角质化上皮细胞、滑膜细胞等。IL-1ra 是天然的特异性 IL-1 抑制物，其作用机制为与靶细胞表面 IL-1R 结合，但不触发任何信号，从而发挥特异性竞争抑制作用；IL-1ra 有 IL-1ra2 和 IL-1ra3 两种变异体(表达于成纤维细胞、单核细胞、中性粒细胞、角质细胞和脑上皮细胞等)，二者缺乏信号肽而被滞留在胞内，可抑制 IL-1 诱导的基因表达，下调细胞对 IL-1 的应答。

(2)IL-18。IL-18 缺乏分泌蛋白所具有的信号肽，故首先以前体形式表达于单核巨噬细胞、未成熟 DC、T 细胞、B 细胞、破骨细胞、角质细胞等表面，在 Caspase-1 和其他酶的作用下，可转变为具有生物活性的分子。IL-18R 由 α 链和 β 链组成，广泛表达于初始 T 细胞、NK 细胞、巨噬细胞、中性粒细胞和软骨细胞表面。α 链为低亲和力受体；β 链不直接与配体结合，而是与 IL-18/IL-18Rα 链复合物结合，形成高亲和力受体复合物。此外，已发现 IL-18 结合蛋白可调节 IL-18 活性。

IL-18 具有多样生物学活性，它是 Th1 细胞生长和分化因子；可诱导活化的 B 细胞、T 细胞和 NK 细胞产生 IFN-γ，故参与机体抗感染免疫；通过上调 FasL 表达而促进 NK 细胞胞毒活性；作为促炎细胞因子而参与炎症反应，如活化中性粒细胞、促进 GM-CSF 和 CXC 趋化性细胞因子表达，参与抗瘤效应及缓解慢性移植物抗宿主病。

6.4.1.2 IL-2

IL-2 主要由激活的 $CD4^+$ 和 $CD8^+$ T 细胞产生，此外，NK 细胞、LAK 细胞、转化的 B 细胞、白血病细胞也可产生。

3 种多肽链参与构成不同的 IL-2R，α 链单独构成低亲和力受体；β 链和 γ 链共同构成中等亲和力受体;αβγ链三聚体构成高亲和力受体。α链不能转导信号,但对形成高亲和力受体有重要意义。β链/γ链二聚体为IL-2信号传递所必需。此外γ链也是其他多种细胞因子(如IL-4、IL-7、IL-9、IL-13、IL-15、IL-21等)受体的功能性组成单位。IL-2R分布于T细胞、B细胞、NK细胞及巨噬细胞表面。慢性刺激T细胞可使IL-2Rα脱落,所形成的sIL-2R可与游离的IL-2结合,从而干扰IL-2与靶细胞的相互作用。在感染、自身免疫病、白血病和器官移植等病理过程中,sIL-2R水平可增高100倍。

IL-2主要以自分泌或旁分泌方式发挥效应。不同种属间,IL-2沿种系谱向上有约束性,向下无约束性。例如,人IL-2能促进小鼠T细胞增殖,但小鼠IL-2不能促进人T细胞增殖。IL-2在体的生物学作用为:①促使T细胞增殖分化为效应细胞并产生细胞因子;②促进B细胞增殖和抗体产生;③间接发挥抗瘤效应,如诱导CTL、NK和LAK等杀伤细胞分化和激活,与TNF-α、IFN-γ协同杀伤肿瘤细胞,促进单核/巨噬细胞产生超氧离子并增强其杀伤活性。

6.4.1.3 IL-3

具体内容见本章6.4.4.1节。

6.4.1.4 IL-4

IL-4主要由Th2细胞产生,其他T细胞亚群、双阳性胸腺细胞、激活的肥大细胞及嗜碱性粒细胞等也能产生。IL-4的天然变异体为IL-4δ2,可拮抗IL-4的作用。IL-4R由α链(CD124)与IL-2Rγ链所组成。IL-4R广泛分布于各种类型细胞表面。sIL-4R和IL-4与mIL-4R的亲和力相似,所以是mIL-4R强有力的竞争性抑制剂,可用于抗移植排斥反应或阻断IgE介导的Ⅰ型超敏反应。IL-4的生物学作用为:

①诱导Th2细胞的生长和分化。

②诱导B细胞发生抗体类别转换产生IgE,但抑制向IgG2a和IgG3发生类别转换。

③刺激内皮细胞表达黏附分子VCAM-1等,增加淋巴细胞、单核细胞,尤其是嗜酸性粒细胞与之结合的能力。IL-4还刺激内皮细胞分泌CC家族的趋化因子,如MCP-1,结果造成局部IL-4浓度增高,诱导人量单核细胞和嗜酸性粒细胞参与炎症反应。

④IL-4是肥大细胞的生长因子并与IL-3协同作用,刺激肥大细胞增殖。

6.4.1.5 IL-5

IL-5主要由Th2细胞和活化的肥大细胞产生。IL-5R由α链(CD125)和β链(与IL-3及GM-CSF共同的信号转导链)组成。IL-5的主要生物学作用为促进嗜酸性粒细胞生长和分化;激活成熟的嗜酸性粒细胞杀伤肠寄生虫、产生超氧离子,增强其ADCC作用;与其他细胞因子如IL-2和IL-4在刺激B细胞生长和分化时有协同作用,增强成熟B细胞合成Ig,特别是IgA。

6.4.1.6 IL-6

IL-6家族成员包括IL-6、LIFR、OSMR、CNTFR、IL-11和CT-1,它们的受体均有公有链gp130。IL-6家族所有成员均可诱导肝合成急性期蛋白。产生IL-6的细胞主要有单核巨噬细胞、血管内皮细胞、成纤维细胞、角质细胞、T细胞(主要是Th2)和B细胞等,此外还包括骨髓瘤细胞株、宫颈癌细胞株等。

IL-6R由配体结合链(CD126)和信号转导链(gp130)组成,后者无配体结合能力,但参与组成IL-6高亲和力结合位点,且是LIFR、OSMR、CNTFR的共用信号转导链。IL-6R广泛表达于活化的B细胞、静止T细胞、NK细胞、骨髓瘤细胞、肝细胞、髓样白血病细胞等表面。sIL-6R能与IL-6R形成复合物，进一步结合gp130，发挥IL-6的生物学作用。所以sIL-6R不是膜受体拮抗剂，而是膜受体激动剂。此外sIL-6R/IL-6复合物不但可作用于表达IL-6R的靶细胞，还可作用于不表达IL-6R但表达gp130的靶细胞，从而扩大IL-6作用的靶细胞类型。

IL-6是一种具有多重免疫调节功能的细胞因子。天然情况下，IL-6通过旁分泌和自分泌形式在局部发挥作用。在病理情况下，也可通过内分泌形式在全身发挥作用，如急性炎症时，局部产生的IL-6通过全身转运到远端部位作用的靶器官。IL-6主要生物学作用为：①促进B细胞增殖分化和成熟，诱导抗体产生；②刺激诱导肝细胞合成急性期反应蛋白，引起急性期炎症反应；③参与T细胞活化，促进T细胞表达IL-2R和分泌IL-2；④与其他细胞因子协同，促进骨髓造血干细胞生长，增强血细胞分化和集落形成；⑤促进骨髓瘤细胞生长，并可抑制某些恶性肿瘤细胞、白血病细胞及淋巴瘤细胞生长，增强NK细胞和CTL杀瘤活性。

6.4.1.7 IL-7

IL-7主要由骨髓基质细胞和胸腺细胞表达，人和小鼠的角质细胞也可产生和分泌IL-7。IL-7R分为低亲和力和高亲和力两型。后者由私有链（CD127，表达于活化T细胞表面）和IL-2Rγ链共同组成。IL-7R分布在T细胞、前B细胞及骨髓巨噬细胞表面。

IL-7的生物学作用为促进早B及前B细胞增殖；选择性促进巨核细胞成熟；协同或直接刺激DN或DP胸腺细胞增殖；刺激活化T细胞增殖；维持控制TCRβ链基因重排的基因表达；促进CTL增殖、分化并加强其杀伤活性；刺激LAK细胞活性；诱导单核细胞表达IL-1、IL-6和MIP。

6.4.1.8 IL-8

具体内容见本章6.4.5.1节。

6.4.1.9 IL-9

IL-9主要由$CD4^+$ T细胞产生。IL-9R除配体结合链外，与IL-2R有共用信号传递链（γ链）。IL-9R主要分布于Th2细胞、肥大细胞、巨噬细胞及部分胸腺瘤细胞表面。人IL-9不能作用于小鼠细胞，但小鼠IL-9可作用于人细胞。IL-9的生物学作用为与IL-3协同促进肥大细胞生长，促进Th细胞生长；增强IL-4诱导B细胞产生IgM、IgG和IgE；刺激人红细胞集落形成；促进某些白血病细胞株增殖。

6.4.1.10 IL-10家族

IL-10家族由IL-10、IL-19、IL-20、IL-22、IL-24和IL-26组成。其中，IL-22和IL-26定位于第12号染色体，其他定位于第1号染色体。这些细胞因子尽管与IL-10同源，但功能各不相同。

（1）IL-10。主要由Th2细胞产生，还可来源于Th0细胞、某些Th1细胞、单核巨噬细胞、B细胞淋巴瘤、肥大细胞及角质细胞等。人IL-10可作用于小鼠细胞，而小鼠IL-10则对人细胞无作用。IL-10具有明显的免疫负调节作用，表现为：①抑制单核/巨噬细胞产生TNF、IL-1、IL-6、IL-12等细胞因子和递呈抗原；②促进单核/巨噬细胞表达IL-1受体拮抗物（IL-1ra），从而抑制炎症反应；③抑制Th1细胞应答和抑制NK活性。另外，IL-10也可促进B细胞增殖，表达MHCⅡ类分子，分泌IgM、IgG、IgA类抗体；与IL-4协同刺激B细胞分泌IgE类抗体。

(2)IL-19。单核细胞在细菌内毒素刺激下表达 IL-19。IL-19 与Ⅰ型 IL-20R 复合物结合。IL-19 的作用为诱导单核细胞产生 IL-6 和 TNF-α,并可诱导细胞凋亡和单核细胞中的活性氧中间物(ROS)的产生。

(3)IL-20。IL-20R 有两型:Ⅰ型 IL-20R 由 IL-20Rα 链和 IL-20Rβ 链组成;Ⅱ型 IL-20R 由 IL-22R 和 IL-20β 链组成。IL-20 和 IL-24 可与上述两型受体结合,而 IL-19 则仅能与Ⅰ型 IL-20R 结合。LPS 可诱导原代培养的神经胶质细胞以及 RAW264.7 巨噬细胞系表达 IL-20,在大脑的感染中发挥作用;IL-20 可选择性促进 CD34 多系祖细胞增殖,而对其他的如红细胞系、巨核细胞系等前体细胞无影响;IL-20 参与上皮分化,与银屑病的发生有关。过表达 IL-20 的转基因鼠在出生时即表现为严重的皮肤异常,有异常的表皮增生等类似于银屑病的特征。IL-20 在新生血管形成中的作用尚不清楚,有人认为其可作用于人支气管上皮细胞以及内皮细胞,下调 COX-2 和 PGE2 的产生,抑制血管形成。但也有研究表明 IL-20 可作用于微血管内皮细脑,促进血管形成。

(4)IL-22。T 细胞、肥大细胞、胸腺淋巴瘤细胞可诱导性表达 IL-22,而胸腺和脑则组成性表达 IL-22。IL-22R 由两条链组成:一条是 IL-10 的公有 β 链;另一条表达于正常肝与肾组织。两条链均可与 IL-22 结合,但二者复合物与 IL-22 亲和力更高。IL-22 作用于皮肤角质细胞,促进 β 防御素的表达,发挥免疫防御的作用;作用于结肠上皮成纤维细胞,促进 IL-6、IL-8、IL-11、LIF 以及基质金属蛋白酶的表达,参与炎性肠炎的发生;活化 STAT3 以及下游的抗凋亡基因和促有丝分裂基因的表达,保护由 ConA 诱发的小鼠肝炎。

(5)IL-24。IL-24 为人黑素细胞终极分化上调基因。IL-24R 是Ⅱ型 IL-20R 复合物,该受体可与 IL-20 和 IL-24 结合。IL-24 的生物学作用为表达 IL-24 的人黑素瘤细胞生长减缓、不能形成集落;作为促凋亡细胞因子,可抑制多种肿瘤细胞生长,并诱导它们凋亡。

(6)IL-26。IL-26 是由松鼠猴疱疹病毒(HVS)转化的 T 细胞高表达的一种细胞因子,在 γ 疱疹病毒感染以及上皮相关的由病毒诱导的肿瘤发生中发挥重要作用。IL-26 可通过活化 STAT3 诱导 colo-205 结肠癌细胞表达 IL-8、IL-10 和 CD54。

6.4.1.11　IL-11

IL-11 主要来源于间质细胞和骨髓基质细胞。IL-11R 由与配体特异性结合的 α 链和信号转导亚单位 gp130 所组成。后者为 IL-6R、LIFR、OSMR、CNTFR 所共有。

IL-11 的主要功能是单独或协同其他细胞因子刺激骨髓造血干细胞增殖、成熟、形成集落。例如,协同 IL-3 促进巨核细胞集落形成;刺激依赖于 T 细胞的抗体形成 B 细胞的发育;协同 IL-3 促进多系祖细胞扩增和分化;刺激 IL-6 依赖的浆细胞瘤细胞增殖;作为脂肪产生抑制因子,可抑制脂肪细胞分化。

6.4.1.12　IL-12

激活形式的 IL-12 是由 p35(IL-12A)及 p40(IL-12B)两个亚单位通过二硫键连接形成的异二聚体。其中,p40 也是 IL-23 的亚基。T 细胞、B 细胞、NK 细胞及单核细胞等可产生 p35,但只有激活的单核巨噬细胞才能合成 p40。IL-12 作用的靶细胞主要是 T 细胞和 NK 细胞。其生物学功能为刺激 T 细胞和 NK 细胞分泌 IFN-γ;促进 CD4 T 细胞向 Th1 细胞分化,有利于提高巨噬细胞的活性;增强 NK 细胞和 CD8 T 细胞的杀伤功能。可见,IL-12 是连接天然免疫和获得性免疫的一个重要的纽带,能有效地提高机体的细胞免疫防御功能。但 IL-12 提供的是分化信号，因而对静止细胞群体不起作用。

6.4.1.13 IL-13

人 IL-13 主要由活化 T 细胞产生，小鼠则仅有 Th2 细胞产生。IL-13R 由 α 链和 IL-2R 的公有 γ 链组成。抗 IL-4R 抗体可阻断 IL-13 的生物学活性，因为二者共用同一信号分子 IL-4 STAT(STAT6)。

IL-13 的生物学作用为诱导单核细胞分化，但抑制促炎细胞因子、趋化性细胞因子和 NO 产生，减弱 IL-1 和 TNF-α 的致热原作用；诱导 B 细胞增殖、分化和抗体类型转换，促进 IgG、IgM、IgG4 和 IgE 产生；促进 B 细胞表达 CD23、CD72 和 MHCⅡ类分子；增强 NK 细胞杀伤活性；协同 G-CSF 及 GM-CSF 的细胞集落形成效应。

6.4.1.14 IL-14

IL-14 主要由 T 细胞产生，包括正常 T 细胞、T 细胞克隆和 T 细胞系肿瘤细胞。B 细胞也可以产生 IL-l4。IL-14 可诱导活化 B 细胞增殖，但对静止 B 细胞无刺激作用，还可抑制丝裂原刺激 B 细胞分泌抗体的效应。

6.4.1.15 IL-15

人体大部分组织细胞可产生 IL-15。人 IL-15 与 IL-2 的氨基酸序列不同，但空间结构相似，具有某些相似的生物学作用。高亲和力 IL-15R 表达于淋巴样细胞、单核细胞、NK 细胞、骨髓基质细胞等表面。

IL-15 的生物学作用与 IL-2 相似，主要为促进 T 细胞增殖；诱导 LAK 细胞成熟并促进其杀伤活性，刺激肥大细胞增殖。由于 IL-15 的细胞来源及靶细胞分布均比 IL-2 更广，IL-15 可能在不表达 IL-2 的组织中发挥类似 IL-2 的效应。此外，IL-15 可抑制活化的 T 细胞和 B 细胞由于抗 Fas 抗体、细胞因子耗竭、地塞米松等因素所致的凋亡。

6.4.1.16 IL-16

IL-16 由活化的 T 细胞、嗜酸性粒细胞、肥大细胞产生。组胺与 5-HT 可刺激 $CD8^+$ T 细胞分泌 IL-16；丝裂原、抗原或抗 CD3 抗体可诱导 $CD4^+$ T 细胞产生 IL-16。IL-16R 为 CD4 分子。IL-16 的生物学作用为趋化 $CD4^+$ T 细胞、单核细胞和嗜酸性粒细胞；诱导 $CD4^+$ T 细胞表达 IL-2R，继而在 IL-2 作用下，使之从 G_0 期进入 G_1 期；上调 HLA-DR 表达；抑制 HIV 复制。

6.4.1.17 IL-17

IL-17 主要由 Th17 细胞产生，人类和小鼠 IL-17 家族至少包括 6 个成员（IL-17A～F）。IL-17A 的活性特征是具有强致炎作用，是一种重要的炎症细胞因子：①通过诱生趋化因子（如 IL-8、MCP-1、MIP-2 等）而有效招募中性粒细胞、单核细胞；②刺激产生 IL-6 和 PGE-2，增强局部炎症；③促进多种细胞成熟、分化；④上调共刺激分子、MHC 分子表达，促进 DC 成熟；⑤诱生集落刺激因子（G-CSF、GM-CSF 等），促进骨髓细胞系增生；⑥诱导细胞表面细胞间黏附分子表达，促进 T 细胞应答。近期证实，IL-17 参与类风湿关节炎、支气管哮喘、狼疮性肾炎、器官移植和肿瘤等疾病发生、发展。

6.4.2 肿瘤坏死因子家族

肿瘤坏死因子（tumor necrosis factor, TNF）超家族包括 TNF-α、TNF-β、LT-β、CD27L、

CD30L、CD40L、CD95L(FasL)、41BB、OX40L、TRILL 等 20 个成员。TNF 根据其来源和结构不同可分为 TNF-α 和 TNF-β。

6.4.2.1　TNF-α

TNF-α 细胞来源极为广泛，包括各种免疫细胞、内皮细胞、平滑肌细胞、星形胶质细胞、成骨细胞等。

人 TNF-α 基因编码前体蛋白，其信号肽将前体蛋白固定于细胞膜表面，成为具有活性的跨膜 TNF(26ku)。跨膜 TNF 经酶切去除信号肽，形成 17ku 的分泌型 TNF-α。NK 细胞可组成性表达跨膜型 TNF-α，参与其杀伤活性。

TNFR 表达于除红细胞外的所有体细胞和多种肿瘤细胞表面，分为 55ku(CD120a)和 75ku(CD120b)两型，分别由不同基因编码。二型 TNFR 胞外结构区十分相似，但胞内结构区差别很大，提示在信号转导上存在差异。TNF-α 与 β 均能与两型受体结合，但亲和力不同。此外，在肝中还发现第三类 TNFR，其仅能与 TNF-α 结合，而不能与 TNF-β 结合。

6.4.2.2　TNF-β

TNF-β 又称淋巴毒素(lymphotoxin, LT)。LT 也有分泌型(LT-α)和膜结合型(LT-α、与 LT-β 形成的复合体)。LT-α 主要由活化的 $CD4^+$ 和 $CD8^+$ T 细脑、NK 细胞、B 淋巴母细胞样细胞、骨髓瘤细胞等产生。LT-α/β 存在于活化的 T、B 细胞和 LAK 细胞表面。

LT-α 与 TNF-α 的受体相同，产生相似的生物学作用，故称为 TNF-β。LT-β 主要以二聚体形式存在，分泌型 LT-α 与膜分子 LT-β 结合，称为膜结合性 LT。此外 LT-β 有特异性受体 LT-βR。

LT 与 TNF-α 的生物学性质和作用极其相似，二者不同之处为细胞来源不尽相同；LT 通常在局部以旁分泌形式起作用，而 TNF-α 可在全身发挥作用。与 TNF-α 一样，TNF-β 也可趋化和激活中性粒细胞，促进黏附分子表达，但不参与内毒素性休克等病理过程。

6.4.2.3　TNF 的生物学功能

TNF-α 与 TNF-β 相似，二者均具有极为广泛的生物学活性：

①参与炎症反应，如诱导靶细胞表达黏附分子，促进白细胞黏附和穿越血管内皮细胞，刺激单核/巨噬细胞产生 IL-1、IL-6、IL-8、TNF 等，作为内源性致热原引起发热；

②调节免疫应答，如促进单核/巨噬细胞合成分泌 IL-1，参与 T、B 细胞激活，促进 APC 表达 MHCⅡ类抗原，增强抗原递呈能力；

③在体内外均可发挥较强抗瘤作用，尤其是跨膜型 TNF 可有效杀伤对分泌型 TNF 耐受的肿瘤细胞，显示更强杀瘤活性。另外，TNF 还参与内毒素休克、恶液质等病理过程发生、发展。

已证实，TNF 生物学活性为剂量依赖性：低剂量主要通过自分泌和旁分泌方式参与局部炎症反应；中剂量可进入血循环，引起发热，促进 IL-1、IL-6、急性期反应蛋白产生等；高剂量可引起全身性中毒反应、循环衰竭、多器官功能衰竭等。在结核、恶性肿瘤等疾病中，TNF-α 缓慢升高可导致恶液质发生。

6.4.3　干扰素(IFN)

根据来源和理化性质的不同，干扰素可分为两型。

6.4.3.1 Ⅰ型干扰素

Ⅰ型IFN包括IFN-α和IFN-β,二者结合相同受体,生物学功能也相似。IFN-α主要由单核巨噬细胞产生,此外B细胞和成纤维细胞也能合成IFN-α;IFN-β主要由成纤维细胞产生。IFN-α/β二者结合相同的受体。IFN-α/β受体分布广泛,包括单核巨噬细胞、多形核白细胞、B细胞、T细胞、血小板、上皮细胞、内皮细胞与肿瘤细胞等。

Ⅰ型IFN的生物学作用包括:①抗病毒作用:Ⅰ型IFN具有广谱抗病毒作用,可通过诱导宿主细胞产生抗病毒蛋白抑制病毒在细胞内的复制,也可通过增强NK细胞、巨噬细胞、CTL的活性杀伤病毒感染细胞。②抑制细胞分裂:Ⅰ型IFN通过下调原癌基因*c-myc*、*c-fos*及生长因子表达而使成纤维细胞、上皮细胞、内皮细胞和造血细胞停滞于G_0/G_1期,不能分裂增殖。③抗肿瘤作用:Ⅰ型IFN具有明显抗肿瘤作用,其机制至少包括以下三个方面,即直接抑制肿瘤细胞生长;通过增强MHCⅠ类分子表达,增强淋巴细胞对肿瘤细胞的识别及应答;抑制肿瘤新生血管形成,阻断肿瘤血供。④免疫调解作用:Ⅰ型IFN可诱导MHC分子表达,增强NK细胞、巨噬细胞和CTL活性。

Ⅰ型干扰素家族还包括其他成员,如表皮角质细胞表达的IFN-κ、子宫基蜕膜表达的IFN-ω和IFN-τ等,它们均作用于Ⅰ型干扰素受体,可抑制病毒复制和抗肿瘤,特别是子宫基蜕膜干扰素在保护胎儿免受母体排斥中发挥重要作用。

6.4.3.2 Ⅱ型干扰素

Ⅱ型干扰素即IFN-γ,主要由活化的T细胞(包括Th0、Th1细胞和几乎所有$CD8^+$ T细胞)和NK细胞产生。这些细胞经抗原刺激后,直接启动IFNG基因的转录激活。IL-2和IL-12可增强这一转录。与Ⅰ型IFN不同,IFN-γ的生物学作用以免疫调节为主,而不是抗病毒。IFN-γ对固有免疫应答、获得性体液免疫应答和细胞免疫应答均有重要的影响,是体内最为重要的细胞因子之一,因此又被称为"免疫干扰素"。其主要的生物学功能包括:

(1)激活单核巨噬细胞。IFN-γ直接诱导参与呼吸爆发中酶的合成,增强巨噬细胞杀伤吞噬体中的微生物,上调巨噬细胞等表面IgG高亲和力激活性受体FcγRl的表达。IFN-γ又是主要的巨噬细胞活化因子(MAF),T细胞通过IFN-γ激活巨噬细胞,使之杀伤被吞噬的微生物。

(2)诱导和增加MHC分子的表达。IFN-γ通过诱导多种细胞表达MHCⅠ类和Ⅱ类分子,增强免疫应答。

(3)促进T细胞分化。首先是促进Th0向Th1分化;CD8 CTL细胞的成熟可能也部分依赖IFN-γ。

(4)促进IgG2a和IgG3类别转换而抑制IgG1和IgE类别转换。IFN-γ诱导产生的IgG亚类能与巨噬细胞和NK细胞上FcγR结合,这些IgG亚类分子显示很强的补体激活能力。因而IFN-γ促进巨噬细胞的炎症反应,抑制IgE依赖性嗜酸性粒细胞的活性。

(5)其他功能。IFN-γ上调NK细胞的杀伤作用,效果强于Ⅰ型IFN;并能激活中性粒细胞,增强它们的呼吸暴发,但效果弱于TNF或LT;IFN-γ还是血管内皮细胞的激活因子,促进$CD4^+$ T细胞黏附和形态改变,有利于淋巴细胞穿过血管。

6.4.4 集落刺激因子

造血干细胞成熟涉及不同谱系细胞的分化和增生,分化为某一特定谱系细胞后即不能再分化为其他谱系细胞。选择性刺激造血干细胞增生分化成某一谱系的细胞因子，称为集落刺激因子(CSF)、它们可刺激不同造血细胞系或不同分化阶段的细胞在半固体培养基中形成细胞集落。CSF 主要包括 G-CSF、GM-CSF、M-CSF、multi-CSF(IL-3)、SCF、EFO、Eo-CSF(IL-5)等。此外，IL-1、IL-6 和 IL-11 在骨髓多能干细胞早期分化过程中也具有重要作用。

6.4.4.1 IL-3

IL-3 能刺激骨髓中多种谱系细胞集落形成，故称为多克隆集落刺激因子(multi-CSF)。IL-3 的产生细胞包括活化的 $CD4^+$ Th1 和 Th2 细胞、活化的 NK 细胞及活化的肥大细胞(鼠源性)。IL-3 高亲和力受体由 α、β 两条链组成。β 链为信号传导链，还可分别与 IL-5R 和 GM-CSFR 的 α 链组成相应受体。IL-3R 分布于骨髓多能干细胞和多种定向祖细胞、肥大细胞、单核细胞及 T 细胞表面。IL-3 主要生物学作用为促进多谱系造血干细胞增殖、分化、成熟，并形成集落；增强不同靶细胞的功能。

6.4.4.2 GM-CSF

粒细胞-巨噬细胞集落刺激因子(GM-CSF)主要由活化 T 细胞、活化巨噬细胞、成纤维细胞及内皮细胞产生。GM-CSFR 由含 WSXWS 的 α 链及参与信号转导的 β 链组成。其 β 链为 IL-3、IL-5 受体所共用。GM-CSFR 主要分布于中性粒细胞、单核细胞、嗜酸性粒细胞及嗜碱性粒细胞。

GM-CSF 的主要生物学作用为刺激造血祖细胞和急、慢性髓样白血病细胞增殖；促进粒细胞、单核细胞和嗜酸性粒细胞增殖和分化，增强它们杀菌、抗寄生虫及抗肿瘤作用；增强粒细胞吞噬活性并上调其黏附分子表达；促进单核细胞释放细胞因子；趋化粒细胞及单核细胞。

6.4.4.3 M-CSF

单核巨噬细胞集落刺激因子(M-CSF)主要来源于成纤维细胞、内皮细胞、活化的单核细胞、骨髓基质细胞、成骨细胞、活化的 T、B 细胞及多种肿瘤细胞。M-CSF 分子具有两型，分泌型 M-CSF 分子质量约 40 ku；膜结合型 M-CSF，表达于成纤维细胞表面，可刺激表达 M CSFR 的巨噬细胞黏附和增殖。M-CSFR 由 *c-fos* 原癌基因编码，是高亲和力受体，分布于单核巨噬细胞及相应细胞系表面。

人 M-CSF 可作用于小鼠，而小鼠 M-CSF 则不能作用于人。M-CSF 仅在局部发挥效应，其主要生物学作用为促使骨髓前体细胞发育为单核巨噬细胞；激活成熟单核巨噬细胞；通过促进单核巨噬细胞增殖活化而参与炎症反应。

6.4.4.4 G-CSF

粒细胞集落刺激因子(G-CSF)主要由活化的单核巨噬细胞、成纤维细胞、内皮细胞、骨髓基质细胞等产生。G-CSF 受体含 WSXWS 结构，为高亲和力受体，分布于造血祖细胞、中性粒细胞、内皮细胞、髓样白血病细胞(如 HL-60)等。

G-CSF 可进入循环，发挥全身性作用。例如，刺激骨髓内中性粒细胞前体细胞(如成髓细胞、早幼粒细胞)增殖及分化；在外周促进成熟中性粒细胞的功能。

6.4.4.5 SCF

干细胞因子(SCF)又称 c-kit 配体或肥大细胞生长因子(mast cell growth factor，MGF)，主要由骨髓基质细胞(包括脂肪细胞、成纤维细胞和内皮细胞)产生。SCF 以分泌型(约

24 ku)和跨膜型(27 ku)两种形式存在。SCFR 即 c-kit,表达于多种干细胞和肥大细胞表面。SCF 主要生物学作用为刺激干细胞分化成不同谱系血细胞;刺激肥大细胞增殖。

6.4.4.6 EPO

红细胞生成素(EPO)在成人体内 90% 由肾小球基膜外侧肾小管周围毛细血管的内皮细胞产生。此外,肝及某些肝、肾肿瘤细胞也可产生 EPO。EPO 受体有高亲和力和低亲和力两种,均为 EPO 特异性,与其他生长因子不发生交叉反应。

EPO 主要生物学作用为刺激骨髓内红细胞样前体产生红细胞样集落形成单位(cfu-E)和红细胞样爆发形成单位(BFU-E),使红细胞样前体细胞增殖分化为成熟红细胞。

6.4.4.7 血小板生成素

血小板生成素(TPO)主要由人胚肝和成人肝肾产生,其作用于巨核祖细胞,可刺激 CFU-MK 形成和生长,诱导 $CD34^{+}$ 细胞向巨核细胞分化,增加外周巨核细胞和血小板数。

多种 CSF 可提高外周血细胞数,纠正贫血,减少感染等并发症,降低病死率,临床已用于治疗肿瘤放/化疗所致血细胞减少、骨髓移植后造血功能重建、再生障碍性贫血及慢性肾衰、肿瘤及失血所致贫血、艾滋病、骨髓发育异常综合征(MDS)的血细胞减少、烧伤等。

6.4.5 趋化因子及其受体

趋化因子(chemokine)是一组小分子质量(8～11 ku)蛋白的集合,是细胞因子家族中唯一作用于 G 蛋白偶联受体超家族的成员。它们直接参与白细胞特别是吞噬细胞和淋巴细胞的游走和活化,参与炎症反应并在其中起核心作用。趋化因子还具有其多效性功能,如对肿瘤生长的调节,参与免疫系统、循环系统和神经系统的发育。

6.4.5.1 趋化因子的结构、分类和功能

1. 趋化因子的结构

迄今发现的人的趋化因子约有 50 种。趋化因子的序列相似性较低,但是三维空间结构存在显著的同源性。它们都是单链蛋白,拥有相同的单体蛋白折叠结构,该结构由 3 个 β-片层、1 个 C 端螺旋和 1 个柔性 N 端结构域组成,且其中的柔性 N 端区域通常被认为对活化趋化因子受体不可或缺。结构中拥有 4 个保守的半胱氨酸残基。从 N 端算起,第 1、第 3 个半胱氨酸之间和第 2、第 4 个半胱氨酸之间各形成一个二硫键,这对于形成以上的空间结构至关重要。但也有两个例外,淋巴细胞趋化素(lymphotactin/XCL1)只有两个半胱氨酸(2,4),形成一个二硫键;次级淋巴组织趋化因子(SCL/CCL21)则拥有 6 个半胱氨酸,3 个二硫键。趋化因子可以从不同的方面进行分类,主要包括根据趋化因子结构分类和根据体内趋化因子的表达状况分类两个系统,这里介绍前者。

2. 趋化因子的结构分类

根据前两个半胱氨酸(1,2)在氨基酸序列中的位置,趋化因子分为 4 种类型。

(1)CXC 型。又称为 α 趋化因子,特征为第 1、第 2 个半胱氨酸残基之间隔有一个其他氨基酸。CXC 趋化因子由一黏蛋白茎状结构支持而表达于细胞表面。此类趋化因子的功能主要是促进中性粒细胞的游走和趋化。人的 CXC 趋化因子构成一个亚家族,大多数成员的编码基因位于染色体 4q12～21,一般有 3 个内含子和 4 个外显子。该亚家族根据第一个半胱氨酸残基前有谷氨酸-亮氨酸-精氨酸(ELR^{+})和没有这三个氨基酸(ELR^{-})再分两类,功能上两者

分别参与中性粒细胞和淋巴细胞的趋化作用。

IL-8 是典型的 CXC 类趋化因子，它专门吸引中性粒细胞离开血流而游走到周围组织。IL-8 还能促进血管生成。这一作用估计与 IL-8 的 4～6 位氨基酸残基为 ELR 三联体有关，因为缺乏 ELR 结构的干扰素诱导蛋白(IP-10)和血小板因子 4(PF-4)则具有拮抗血管生成的功能。另外，各种 CXC 成员还可就其来源而加以区分。有的来源于血小板 α 颗粒，如血小板碱性蛋白(PBP)、结缔组织活化肽、β 血栓环蛋白、中性粒细胞活化蛋白 2、血小板因子 4(PF-4)等；有的为非血小板来源，包括 IL-8 和 IP-10、干扰素诱导的单核蛋白(MIG)、黑色素生长刺激因子(MGSA/GRO)、上皮细胞来源的中性粒细胞趋化物 78、基质衍生因子 1(SDF-1)和粒细胞趋化因子 2(GCP-2)等。现发现的 CXC 类趋化因子还包括 B 细胞趋化因子 1(BCA-1、CXCL13)以及 CXCL16。BCA-1 可有效地趋化人外周血 B 细胞，对于新鲜分离或 IL-2 刺激后的 T 细胞、单核细胞及中性粒细胞没有作用。CXCL16 的结构很特殊，类似于 CX3CL1，有穿膜的结构域和胞内部分。CXCL16 在肺、小肠和肾中表达，肝中表达较弱。该蛋白介导 T 细胞的趋化和黏附，参与了风湿性关节炎、肝炎、肺炎及移植耐受等过程。

生长相关基因蛋白(growth related gene protein, GRO)也属此型。GRO 可分为 α、β、γ 三种。GRO-α 的产生细胞为激活的单核细胞、内皮细胞、成纤维细胞及某些肿瘤细胞。GRO-β 和 GRO-γ 主要由激活的单核细胞和中性粒细胞产生。三种 GRO 均可介导中性粒细胞的趋化、脱颗粒及呼吸爆发；也可介导嗜碱性粒细胞趋化和激活。

(2)CC 型。又称 β 趋化因子亚家族，结构特征为第 1、第 2 半胱氨酸残基紧密相连。该亚家族的基因大多数位于人染色体 17q11～32 或小鼠第 11 号染色体，含有 2 个内含子和 3 个外显子。CC 趋化因子主要作用于单核细胞和淋巴细胞，这和 CXC 型亚家族成员主要作用于中性粒细胞不同。CC 趋化因子还促进其他类型细胞的游走趋化，如淋巴细胞、DC、NK 细胞、嗜酸性粒细胞、嗜碱性粒细胞等。该亚家族的代表成员是单核细胞趋化蛋白(MCP-1)，功能是使单核细胞离开血流而分化成为分布于组织中的巨噬细胞。其他成员还包括巨噬细胞炎性蛋白(MIP)、正常 T 细胞激活上调性表达因子(RANTES)、6C 蛋白、胸腺活化调节趋化因子(TARC)、胸腺表达趋化因子(TECK)、巨噬细胞来源的趋化因子(MDC)、嗜酸性粒细胞趋化蛋白、LD78、ACT2 和 I-309 等。

其中，有一些趋化因子往往对某些免疫细胞有较为专一的趋化作用。例如，嗜酸性粒细胞趋化蛋白(eotaxin)是过敏性炎症中募集嗜酸性粒细胞的一个主要趋化因子。该蛋白在过敏性炎症中发挥重要作用，因为这一趋化因子的表达受过敏因素的调控，还由于嗜酸性粒细胞表面大量表达 eotaxin 受体。近年来还发现了对 HIV 入侵人体细胞显示抑制作用的趋化蛋白，如 MIP-1a、MIP-1b 和 RANTES，它们通过结合特定的 CCR-5 受体发挥作用。另外还有一些由病毒基因编码的趋化因子，如卡波西肉瘤疱疹病毒(KSHU)基因编码的 3 个趋化因子，其中第 2 个可拮抗许多趋化因子与受体的结合。这可能是某些病毒逃避宿主免疫细胞攻击的一种机制。

(3)C 型。又称为 γ 趋化因子，此蛋白只有两个半胱氨酸残基，形成一条二硫键。淋巴细胞趋化因子(lymphotactin, LTN)属于此类趋化因子，由胸腺细胞和活化的 $CD8^+$ T 细胞产生，可诱导 T 细胞和骨髓细胞趋化，对单核细胞无作用。SCM-1 也是 C 型趋化因子，由人 T 细胞和脾产生，PHA 可诱导 PBMC 和 Jarkat 细胞产生 SCM-1。其基因位于人第 1 号染色体，前体含 114 个氨基酸残基，与 LTN 有 60.5％同源。

(4)CX3C 型。又称为 δ 趋化因子，分子中第 1 和第 2 半胱氨酸之间隔着三个其他氨基酸。fractalkine 也称为神经趋化蛋白(neurotactin)，编码基因位于染色体 16q，其 cDNA 编码 397 个氨基酸残基，包括信号肽、结构域、含有 17 个黏蛋白样的重复单位、穿膜区和胞质区。fractalkine 有两种存在形式，即膜结合型以及游离型。膜结合型的 fractalkine 可被 TNF-α 转换酶(TACE)切割，得到游离型的 fractalkine。游离型 fractalkine 行使趋化细胞的功能，而膜结合型则介导表达 CX3CR1 受体与表达 fractalkine 的单核细胞、T 细胞、NK 细胞等细胞间的黏附，并传递活化信号。该蛋白多在脾、心和神经系统中表达，在其他组织低表达，外周血细胞中不表达。在炎症时，小胶质细胞、内皮细胞和成纤维细胞中该蛋白表达增加。

6.4.5.2 趋化因子的作用特点

趋化因子对体内各种重要生理功能的实现以及疾病的发生进程不可或缺，如造血作用、淋巴组织发育、炎症反应、白细胞迁移、过敏、伤口修复、心血管生成、癌症发生和肿瘤迁移等。顾名思义，趋化因子的功能主要是趋化各种细胞。典型的例子，如趋化因子通过趋化作用向炎症部位募集各种白细胞。其中，包括两个步骤。首先是白细胞在血管内皮细胞表面的初始性滚动转换成稳定性结合，并穿越血管内皮细胞层；然后引导这些细胞向感染部位迁移，迁移的方向一般是顺趋化因子浓度梯度。而这一浓度梯度，又是由胞外基质表面和内皮细胞表面能结合趋化因子的黏蛋白含量所决定的。这就是说，白细胞一旦穿越内皮细胞和基底膜进入组织，它们就沿着基质所结合的递增性趋化因子浓度向炎症部位游走。

在正常免疫应答过程中，趋化因子可以驱使白细胞定向迁移到受伤或感染部位以保护机体防御外来致病物，但是在特定的环境中，免疫细胞也会因过度活化而攻击正常组织，导致自身免疫性疾病。趋化因子因此也和许多自身免疫性和过敏性疾病相关联，包括多发性硬化症、类风湿关节炎、动脉硬化、哮喘和移植排斥等。

6.4.5.3 趋化性细胞因子受体

趋化性细胞因子受体具有 7 个富含疏水氨基酸的 α 螺旋穿膜区结构，经异源三聚体 G 蛋白传递信号，属视紫红质样 G 蛋白偶联受体超家族成员。趋化因子受体因配体的种类不同而相应地分为四组。迄今共确定 19 种趋化因子受体，包括 6 种 CXCR，11 种 CCR，CX3CR 和 XCR 各一种。

(1)CXCR 趋化因子受体。CXCR1 和 IL-8 结合；CXCR2 可与多种配体结合；CXCR3 表达于激活的 T 细胞；CXCR4 含 352 个氨基酸残基，编码基因位于人染色体 2q21，主要表达于单核细胞、中性粒细胞、淋巴细胞和激活的 T 细胞，后来发现它是 HIV 感染 T 细胞的一种协同受体。CXCR5 表达于成熟的 B 细胞表面。SCID 由于缺乏成熟的 B 细胞，脾内的 CXCR5 的水平大大降低。CXCR6 主要表达于 NKT 细胞和活化的Ⅰ型 $CD4^+$ T 细胞和 $CD8^+$ T 细胞。

(2)CCR 趋化因子受体。CCR1 基因位于人染色体 3p21，成熟分子含 355 个氨基酸残基，配体为 MIP-1α 和 RANTES。CCR1 主要表达于单核细胞、中性粒细胞、T 细胞、B 细胞和嗜酸性粒细胞，以及肺、肝等组织，类风湿关节炎患者的外周血和关节滑液中也检出 CCR1。CCR2 主要与 MIP-1 和 MIP-3 结合。基因转录时因拼接的不同产生 CCR2A(374 个氨基酸残基)和 CCR2B(360 个氨基酸残基)。CCR2 主要表达于单核细胞和肾、心、骨髓、肺、肝和胰等组织，诱导单核细胞趋化。CCR3 含 355 个氨基酸残基，主要表达于嗜酸性粒细胞。RANTES

和 eotaxin 可结合 CCR3，诱导嗜酸性粒细胞趋化。$CCR4^+$ 含 360 个氨基酸残基，主要表达于嗜酸性粒细胞和各种淋巴组织，其配体包括多种趋化因子。$CCR4^+CD4^+$ T 细胞在 LPS 诱导的肝炎中被 TARC 趋化到肝中，参与炎症过程。CCR4 还作为 Th2 型 T 细胞的一种选择性标志。CCR5 是 CC 型趋化因子 RANTES、MIP-1α 和 MIP-1β 的受体，而且还是人类免疫缺陷病毒(HIV-1)感染 $CD4^+$ T 细胞的辅助受体。与许多 CCR 基因位于人染色体 3p21 不同，CCR6 和 CCR7 基因分别位于人染色体 6q 和 17q。CCR6 因可从 N 端不同的甲硫氨酸起始进行翻译而包含 368 个或 374 个氨基酸残基两种类型。CCR6 通过其配体 MIP-3α 趋化树突状细胞、T 细胞、巨噬细胞和单核细胞。CCR7 含 378 个氨基酸残基，是 ELC 和 SLC 的高亲和力受体。拥有 355 个氨基酸残基的 CCR8 在胸腺和脾中表达，外周血中几乎不表达。CCR8 诱导趋化单核细胞和 Th2 型淋巴细胞。CCR9 高表达于成熟和不成熟的胸腺细胞，而在脾和淋巴结中表达低，显示出它与 T 细胞发育不可分割的联系。人的 CCR10 在睾丸和小肠高表达，鼠的则在小肠、结肠、淋巴结和派氏集合淋巴结高表达，胸腺和脾表达量低。CCR10 不仅参与炎症反应，而且对于皮肤、内皮组织和黏膜系统的生理自体调节意义重大。CCR11 基因位于人染色体 3q22，主要表达于心、小肠和肺等组织。

(3)XCR 趋化因子受体。LTN 可特异稳定地结合趋化因子受体 XCR1。XCR1 与 LTN 结合引起的趋化作用可被百日咳毒素所阻断，表明 XCR1 是与 Gα 型 G 蛋白偶联的。XCR1 在胎盘中大量表达，在脾和胸腺中表达较弱。

(4)CX3CR 趋化因子受体。该类趋化因子受体迄今只有 CX3CR1 一种。它是 fractalkine (CX3CL1)的专一性受体。CX3CR1 基因与 CCR 受体编码基因都位于人染色体 3p21，产物与 CCR 受体的相似程度最高(30%～42%)。CX3CR1 还可作为 HIV 的协同受体起作用。CX3CR1 主要表达于单核细胞、中性粒细胞、T 细胞和活化的 NK 细胞，以及中枢神经组织。CX3CR1 与 fractalkine 的相互作用参与了神经元细胞和小胶质细胞的胞间联系。

6.4.6　转化生长因子-β 家族

转化生长因子-β(TGF-β)属一组调节细胞生长和分化的超家族分子。该家族还包括活化素(activin)、抑制素(inhibin)、Mülerian 管抑制物(Mülerian inhibitor substance)和骨成形蛋白(bone morphogenetic protein)。TGF-β 可在表皮生长因子(EGF)存在下刺激正常肾成纤维细胞在琼脂中生长，这是转化细胞的特征，所以将其称为转化生长因子。

TGF-β 重要功能特征之一是具有很强免疫抑制作用，可抑制多种免疫细胞(如造血干细胞、淋巴细胞、单核/巨噬细胞、上皮细胞、内皮细胞等)增殖及功能，例如：抑制 T、B 细胞活化与增殖；抑制 $CD8^+$ CTL 的细胞毒作用及 $CD4^+$ Th1 细胞介导的迟发型超敏反应性炎症；抑制浆细胞合成、分泌抗体；抑制多种细胞因子表达及功能。已发现，某些肿瘤细胞也可分泌 TGF-β，这可能是肿瘤免疫逃逸的机制之一。另外，TGF-β 可促进基质蛋白合成与分泌，促进细胞表达整合素受体，调节细胞与基质间相互作用，促进创伤修复，参与胚胎发育等等。

6.4.7　其他细胞因子

6.4.7.1　白血病抑制因子

白血病抑制因子(leukemia inhibitory factor，LIF)由活化的 T 淋巴细胞、单核细胞、神经胶质细胞、骨髓基质细胞等多种细胞产生。LIFRα 链为低亲和力受体，gp130 与 LIFα 链共同组成高亲和力受体。LIF可调节细胞的增殖、分化和表型;可增加血小板数量;诱导肝急性期蛋白的产生等。另外,LIF可抑制干细胞分化,并促进干细胞存活和增殖,故被用于干细胞基础研究和应用研究。

6.4.7.2 表皮生长因子家族

表皮生长因子(EGF)、转化生长因子-α(TGF-α)、肝素结合EGF样生长因子(HB-EGF)、双向调节素(AMR)均为EGF家族成员。4个因子均有跨膜型和分泌型,并有共同的EGF受体。

(1)EGF。其作用为促进上皮细胞、成纤维细胞、间质和内皮细胞增殖;促进血管形成,加速伤口愈合;促肿瘤生长。

(2)TGF-α。其作用与EGF相似。

(3)HB-EGF(heparin-binding EGF-like growth factor)。主要生物学功能是作为强丝裂原,刺激成纤维细胞和血管平滑肌细胞、角质细胞和肝细胞增殖。

(4)AMR(amphiregulin)。主要生物学功能是双向调节细胞生长。

6.4.7.3 成纤维细胞生长因子家族

成纤维细胞生长因子(FGF)家族包括两类结构相关、pH不同的成员,即酸性FGF(acid FGF, aFGF)和碱性FGF(basic FGF, bFGF)。FGF广泛存在于中胚层和神经胚层来源的器官和肿瘤。bFGF主要来源于神经组织、垂体、肾上腺皮质、黄体和胎盘;aFGF主要来源于脑、视网膜、骨基质和骨肉瘤。bFGF和aFGF均可与FGFR结合发挥效应。

FGF的主要生物学功能为刺激中胚层、神经外胚层源多种细胞增殖和分化;(在血管生成过程中)趋化内皮细胞;促进肉芽组织形成和角膜伤口愈合;影响神经细胞功能。

6.4.7.4 血小板源生长因子家族

血小板源生长因子(PDGF)和血管内皮细胞生长因子(VEGP)属PDGF家族。

(1)PDGF。多种细胞经刺激可产生PDGF,其生物学效应为促进成纤维细胞、神经胶质细胞、平滑肌细胞、上皮及内皮细胞增殖;刺激成纤维细胞、血管平滑肌细胞、中性粒细胞和单核细胞的趋化运动;加速创伤愈合和引起血管收缩。

(2)VEGF。多种细胞可产生VEGF,VEGF受体仅表达于血管内皮细胞表面。VEGF主要生物学功能为增加血管通透性;促进血管形成。目前认为VEGF表达与肿瘤发生和发展密切相关,而调控VEGF表达可能是有潜力的抗瘤生物治疗方案。

6.4.7.5 神经生长因子

神经生长因子(NGF)由其效应神经元支配的靶组织细胞合成和分泌,其功能为维持感觉、交感神经元存活;促进受损神经纤维修复;促进单核细胞及中性粒细胞增殖、分化;促进淋巴细胞增殖和分化;促进肥大细胞和嗜碱性粒细胞增殖;促进伤口愈合。

6.4.7.6 肿瘤抑制素-M

肿瘤抑制素-M(oncostatin M, OSM)或称抑瘤素M,是由激活的巨噬细胞和T细胞产生的。OSM受体广泛分布于多种肿瘤细胞、内皮细胞和上皮细胞表面。OSM的主要生物学功能是抑制肿瘤细胞生长,诱导某些肿瘤细胞分化。

本章小结

细胞因子种类繁多，功能广泛，它们通过与细胞表面受体的特异性结合以自分泌、旁分泌或远距离作用方式发挥生物学效应。细胞因子的作用有多向性和多源性，相互之间可相互协同或拮抗。细胞因子往往通过细胞因子网络和细胞网络发挥作用。

细胞因子主要包括白介素、肿瘤坏死因子家族、干扰素家族、集落刺激因子家族、趋化因子家族等。功能上分别参与免疫应答和免疫调节、神经-内分泌-免疫网络调节和炎症反应，刺激造血功能，且与肿瘤关系密切。

细胞因子选择性地与相应的受体结合，通过共同性转导链传递激活信号。细胞因子受体因结构功能不同而分为细胞因子受体家族、干扰素受体家族、免疫球蛋白受体家族、蛋白酪氨酸受体家族、肿瘤坏死因子受体家族和七次跨膜受体家族等，并启用细胞因子受体的信号途径、酪氨酸蛋白激酶启动的受体信号途径和 G 蛋白结合的受体信号途径。

思考题

1. 什么是细胞因子？它们有哪些共同特征？
2. 什么是细胞因子的网络性？请举例说明。
3. 细胞因子受体结构有哪些共同点？
4. 细胞因子有哪些生物学效应？以对肿瘤的作用为例说明。
5. IL-10 家族有哪些成员？各自有什么作用？

参考文献

[1] 余传霖. 分子免疫学[M]. 上海：复旦大学出版社，2001.
[2] 江汉湖. 食品免疫学导论[M]. 北京：化学工业出版社，2006.
[3] Ared W P，et al. An IL-1 inhibitorfrom human monocytes production and characterization of biologic properties[J]. Immunol，1980，143：1851.
[4] Baggiolini M，Dahinden C A. CCchemokines in allergic inflammation[J]. Immunol Today 1994，15(3)：127.
[5] Balkwill F R，Burke F. The cytokine network[J]. Immunol Today，1989，10(9)：299.
[6] 杨朝晖，刘东红，翁明钢，等. 初治涂阳肺结核患者细胞因子变化及生命质量分析[R]. 中国公共卫生，2016，2，32(2)：230-234.
[7] 阳乐，许鹏. 抗感染细胞因子与骨关节炎的研究进展[Z]. 中国老年学杂志，2017，1，37：482-485.
[8] 马延超，李明，邢爽，等. 细胞因子联合应用对重度骨髓型急性放射病猴的治疗作用研究[J]. 中国实验血液学杂志，2016，24(2)：573-579.
[9] 徐志伟，张洪. 细胞因子转导抑制因子 3 对脓毒血症炎性因子及肺损伤的影响[J]. 实用医学杂志，2017，33(2)：218-221.

第 7 章

淋巴细胞

本章重点与学习目标

重点：淋巴细胞的分类及亚类；淋巴细胞的起源及分化成熟过程；淋巴细胞的功能等。

学习目标：掌握淋巴细胞的分类及亚类；熟悉淋巴细胞的起源及分化成熟过程；掌握淋巴细胞的功能等。

淋巴细胞是具有特异免疫识别功能的细胞系，按其个体发生、表面分子和功能的不同，可将淋巴细胞系分为 T 细胞和 B 细胞二个亚群，每个亚群又可分为不同的亚类。此外，还有一群单核细胞，其来源可能与淋巴细胞相关，但不具有特异识别功能，可归类为第三群淋巴细胞。

淋巴细胞是机体免疫应答的主要细胞，存在于外周淋巴器官、组织或血液中。淋巴细胞大约占外周血白细胞总数的 30%，成年人体内约有 10^{12} 个淋巴细胞。成熟的 T 淋巴细胞和 B 淋巴细胞均为单核小淋巴细胞。在光学显微镜下，单纯从形态学上难以区别，但在细胞膜上可有不同的分子结构，包括膜抗原分子和膜受体分子。这些表面标志都是结合在膜上的巨蛋白分子，可用不同的方法检测，借以鉴定和区分淋巴细胞系的不同亚群和亚类。研究这些膜分子的结构与功能将有助于了解淋巴细胞活化的机制。研究这些膜分子基因的表达与调控，对了解淋巴细胞的起源、分化与成熟都具有十分重要的理论意义，并且在淋巴细胞的分类、对相关疾病的诊断和治疗及发病学等方面都具有应用意义。

7.1　T 淋巴细胞

T 细胞是在胸腺中成熟的淋巴细胞，故称胸腺依赖性淋巴细胞（thymus-dependent lymphocyte），简称 T 淋巴细胞或 T 细胞，是血液和再循环中的主要淋巴细胞。成熟 T 淋巴细胞由胸腺迁出，移居于周围淋巴组织中淋巴结的副皮质区和脾白髓小动脉的周围。不同功能的成熟 T 淋巴细胞均属小淋巴细胞，在形态学上不能区分，但可借其细胞膜表面分子不同来加以鉴别（表 7-1）。

表 7-1　T 细胞主要表面分子

名称	生化特性	配体	功能	
			黏附	信号传导
TCR	αβ 异二聚 γδ 异二聚体	MHC-肽复合分子	+	+
CD3	五聚体	—	—	+
CD4	单体分子	MHCⅡ类分子	+	+
CD8	双体分子	MHCⅠ类分子	+	+
CD28	同二聚体分子	B7/BB1	+	+
CD2(LFA-2)	单体分子	CD58(LFA-3)	+	+
CD11α/CD18 (LFA-1)	αβ 异二聚体分子	CD54(ICAM-1) (ICAM-2)	+	+
CDw49/CD29 (VLA-4、5、6)	αβ 异二聚体分子	VCAM-1	+	?
CD44(Pgp-1)	单体分子	ECM	+	+
CD45	单体分子	?	?	+

注：—表示不存在；+表示存在；？表示未知。

在 T 淋巴细胞发育的不同阶段及成熟 T 淋巴细胞的静止期和活化期，其细胞膜分子表达的种类和数量均不相同，可以是受体、表面抗原或其他功能分子，通常为抗原性不同的糖蛋白。

这些分子与T淋巴细胞对抗原识别、细胞活化、信息传递、细胞增殖和分化以及T淋巴细胞的功能表达相关，也与T淋巴细胞在周围淋巴组织中的定位相关。

由于这些分子在T淋巴细胞表面相当稳定，故可视为T淋巴细胞的表面标志，可用以分离、鉴定不同功能的T淋巴细胞。这些分子的单克隆抗体对临床相关疾病的诊断和治疗也具有重要应用价值。

7.1.1 T细胞表面标志

在T细胞发育的不同阶段，细胞表面可表达不同种类的分子，这些分子与细胞功能有关，也可作为鉴别T细胞活化状态的表面标志。

7.1.1.1 T细胞受体

又称T细胞抗原受体，可表达于所有成熟T细胞表面，是T细胞识别外来抗原并与之结合的特异受体。按其表面抗原识别受体(TCR)，可将T淋巴细胞分为两大类。一类是TCRαβ T淋巴细胞，另一类是TCRγδ T淋巴细胞。大多数成熟T细胞(约占95%)的TCR分子是TCRαβ分子，TCRαβ是由α和β两个肽链组成，两肽链之间由二硫键连接，其结构和功能均类似IgG分子的一个Fab段。α链与IgG的轻链相似，由V、J和C区3个基因片段重组的基因进行编码；β链类似于IgG重链的V区和CH1区，由V、D、J和C区4个基因片段重组的基因进行编码。在T细胞发育过程中，编码α及β链的基因经历突变和重排，因此TCR具有高度的多态性，以适应千变万化的抗原分子。TcRγδ T淋巴细胞TCR不是由αβ链组成，而是由γδ链组成；γδ链与αβ链有高度同源性，结构与TCRαβ相似。它可直接识别抗原(多肽、类脂分子)，不必与MHC结合，也不需要抗原递呈分子。TCRγδ主要存在于小肠黏膜上皮和表皮，而外周血中仅占成熟T细胞的0.5%～10%。TCRγδ识别病原体表面抗原分子后，增殖分化为效应细胞发挥杀伤作用，同时对被病毒感染的细胞和肿瘤细胞具有杀伤活性。

TCRαβ T淋巴细胞和TCRγδ T淋巴细胞，两类T淋巴细胞表型分子均呈$CD2^+$、$CD3^+$阳性，但TCRγδ T淋巴细胞为$CD4^-$、$CD8^-$双阴性细胞(double negative cell, DN)，少数为$CD8^+$。而TCRαβ T淋巴细胞其表型为$CD4^+$或$CD8^+$单阳性细胞(single positive cell, SP)。在正常外周血中，$CD4^-CD8^+$、$CD4^+CD8^-$、$CD4^+CD8^+$和$CD4^-CD8^-$四种表型不同的T细胞分别占T细胞总数的25%、70%、1%和4%左右，其中前三种表型TCR类型主要为TCRαβ，而$CD4^-CD8^-$T细胞主要为TCRγδ。

7.1.1.2 簇分化抗原

T细胞在分化成熟过程中，不同的发育阶段和不同亚类的淋巴细胞可表达不同的分化抗原，这是区分淋巴细胞的重要标志。在1983年经国际会议商定以分化簇(cluster of differentiation, CD)统一命名。至1994年已命名近130种淋巴细胞表面抗原分子。表面抗原与表面受体并无严格的区分。

T细胞主要的CD抗原有以下几类。

(1)CD2。表达于全部人T细胞和NK细胞表面，由3种抗原性不同的分子(CD2-1，CD2-2，CD2-3)组成。CD2-1及CD2-2表达于静止细胞表面，CD2-3表达于活化的T细胞表面。应用抗CD2-2及抗CD2-3可直接活化静止的T细胞，这是成熟T细胞活化的旁路途径。CD2是黏附分子之一，在抗原递呈过程中起辅助作用。CD2分子还可与绵羊红细胞(SRBC)结合，又称绵羊红细胞受体。在一定条件下，将外周血淋巴细胞与 SRBC 混合，则血 T 细胞能结合若干 SRBC，染色后在显微镜下观察呈玫瑰花环状，故称 E 花环形成试验；临床上可用于测定外周血 T 细胞总数。

(2)CD3。表达在全部 T 细胞表面，是 T 细胞共同的表面标志。CD3 可将 TCR 与抗原结合所产生的活化信号传递到细胞内部并激活细胞；因此应用抗 CD3 单克隆抗体也可直接活化 T 细胞。

(3)CD4/CD8。T 细胞亚群的表面标志。表达 CD4 的主要是辅助性 T 细胞，表达 CD8 的主要是细胞毒性 T 细胞。CD4 和 CD8 分子可增强 CD3-TCR 对 MHC 抗原的亲和力，CD4 分子增强对 MHCⅡ类抗原的结合，CD8 分子则增强对 MHCⅠ类抗原的结合。在再次免疫应答中，由于 TCR-CD3 与外来抗原-MHC 复合分子结合的亲和力提高，即使细胞表面的 CD4 或 CD8 分子丢失，亦可发生免疫应答。

(4)其他 CD 分子。CD7 也是 T 细胞的共同标志，而且较早地出现在细胞表面，还可在 NK 细胞和少数其他淋巴样细胞前体上发现。某些 T 细胞亚群(T_H)表达 CD28，该分子可传递同刺激信号，与细胞活化相关。

7.1.1.3 其他表面标志

其他表面标志主要包括以下几类。

(1)组织相容性抗原。T 细胞主要表达 MHCⅠ类抗原，个别活化的 T 细胞可表达 MHC Ⅱ类抗原。

(2)致有丝分裂原受体。致有丝分裂原(mitogen)，简称丝裂原，可通过相应受体刺激静止期淋巴细胞转化为淋巴母细胞，发生有丝分裂而增殖。丝裂原种类很多，常见的有植物血凝素(phytohemagglutinin, PHA)、刀豆素 A(concanavalinA, ConA)等。因此可利用 PHA 和 ConA 等活化 T 细胞，也可借此进行淋巴细胞转化试验，判断细胞免疫的功能状态。

(3)病毒受体。淋巴细胞表面还存在病毒受体，例如麻疹病毒受体和人类免疫缺陷病毒(HIV)受体等，通过这类受体，病毒可以选择性地感染某个 T 细胞亚群；例如 HIV 可以通过 CD4 感染辅助性 T 细胞引起艾滋病。

另外，T 细胞表面尚有多种白细胞介素受体、绵羊红细胞受体(CD2)、整合素(integrin)受体、转铁蛋白(transferrin)受体等；还有多种黏附分子，例如 LFA-1 和 CD2 等；这些均与 T 细胞活化有一定的相关性。

7.1.2 T 细胞的亚群与功能

虽然 T 细胞有表达 TCR 和 CD2、CD3、CD7 等共性，但这是一个非均一性的复杂群体；按其表面抗原识别受体(TCR)，可将 T 淋巴细胞分为两大类。一类是 TCRαβ T 淋巴细胞，另一类是 TCRγδ T 淋巴细胞。TCRαβ T 淋巴细胞是主要免疫细胞，可以分化为表达不同 CD 分子、具有不同免疫活性的亚群(subset)，还可以进一步分为两类。一类为调节性 T 淋巴细胞，包括辅助性 T 淋巴细胞(helper T lymphocyte, Th)和抑制性 T 淋巴细胞(suppressor T lymphocyte, Ts)；另一类为效应性 T 淋巴细胞(effctor T cell)，包括杀伤性 T 淋巴细胞(cytolytic T cell, CTL 或 Tc)和迟发型超敏性 T 淋巴细胞(delayed type hypersensitivity T lymphoctye, TDTH)。

7.1.2.1 CD4$^+$ T 淋巴细胞

TCRαβ CD4$^+$ T 淋巴细胞的分子表型为 CD2$^+$、CD3$^+$、CD4$^+$、CD8$^-$。其 TCR 识别抗原受 MHCⅡ分子限制。CD4$^+$ T 淋巴细胞是一个非均一性的细胞群，按其功能可包含两类 T 淋巴细胞，即辅助性 T 细胞（helper T cell，Th）和迟发型超敏反应性 T 细胞（TDTH）。

(1)辅助性 T 淋巴细胞。辅助性 T 细胞主要包括 Th0 细胞、Th1 细胞和 Th2 细胞。Th0 细胞被抗原递呈细胞激活后，可表达 IL-12、IL-4 等细胞因子受体，在相应的细胞因子作用下，可增生分化为 Th1 或 Th2 细胞。Th1 细胞能合成 IL-2、IL-3、IFN-γ、LT、TNF-α 和 GM-CSF，但不能合成 IL-4、IL-5、IL-6、IL-10 和 IL-13；而 Th2 能合成 TNF-α、GM-CSF、IL-3、IL-4、IL-5、IL-6、IL-10（细胞因子合成抑制因子，CSIF）和 IL-13，不能合成 IL-2、IFN-γ 和 LT。此外，Th1 和 Th2 都能分泌巨噬细胞炎症蛋白和前脑啡肽原，也都能辅助 B 细胞合成抗体，但辅助的强度和性质不同（表 7-2）。体外实验表明，IL-4 明显促进 B 细胞合成和分泌 IgE，如使 LPS 刺激小鼠 B 细胞，其合成 IgE 的能力可增强 10～100 倍。少量 IFN-γ 能完全阻断 IL-4 对 IgE 合成的促进作用。Th2 分泌 IL-4 对 IgE 合成有正调节作用，而 Th1 分泌 IFN-γ 则起负调节作用。此外，Th2 通过分泌 IL-4 和 IL-5 辅助 IgA 合成，分泌 IL-10（CSIF），抑制 Th1 细胞合成细胞因子，而 Th1 对 IgG1 合成则有抑制作用，但辅助其他几种类型 Ig 的合成。由于 Th1 和 Th2 合成淋巴因子的种类不同，因而介导不同的超敏反应。IL-3 和 IL-4 均能促进肥大细胞增殖，且相互有协同作用，IL-5 除辅助 B 细胞合成 IgA 外，还能刺激骨髓嗜酸性粒细胞的集落形成，因而 Th2 与速发型超敏反应关系密切。Th1 通过产生 IFN-γ 阻断 IgE 合成，对速发型超敏反应有抑制作用。Th1 与小鼠迟发型超敏反应有关，可能与 IL-2、IFN-γ 等对巨噬细胞活化和促进 CTL 分化作用有关，此外 LT 也有直接杀伤靶细胞作用（表 7-2）。两群 Th 克隆均能诱导抗原递呈细胞表达 MHCⅡ类抗原，Th1 通过 IFN-γ 诱导 Mφ 表达 Ia 抗原，而 Th2 通过 IL-4 对 Mφ 和 B 细胞 Ia 抗原表达起正调节作用。在人类 Th1 和 Th2 细胞亚群尚未得到最后证实。目前已知，CD4$^+$CD45RO$^+$ 前体细胞向 Th2 效应细胞分化，而 IFN-γ 则对前体细胞向 Th2 分化过程起抑制作用，因此 IL-4 和 IFN-γ 在决定 CD4$^+$CD45RO$^+$ 前体细胞向 Th1 或 Th2 分化过程中起着重要的调节作用。人 T 细胞经多克隆活化后，在 CD4 阳性细胞中 IL-4mRNA 阳性比便不到 5%，而 60% 的 CD4$^+$ 细胞有 IFN-γ 和 IL-2mRNA 的转录。

表 7-2 小鼠 Th1 和 Th2 亚群的比较

特性	细胞因子	Th1	Th2
合成淋巴因子种类	IL-2	＋	－
	IFN-γ	＋	－
	LT	＋	－
	IL-3	＋	＋
	TNF-α	＋	＋
	GM-CSF	＋	＋
	IL-4	－	＋
	IL-5	－	＋
	IL-6	－	＋
	IL-10	－	＋
	IL-13	－	＋

续表 7-2

特性	细胞因子	Th1	Th2
辅助 B 细胞		+	++
辅助 IgE 合成		−	+
促进肥大细胞增殖		−	+
介导超敏反应类型		迟发型	速发型
促进 Ia 表达细胞		Mφ	B, Mφ

注：−表示不分泌或不存在；+表示分泌或存在。

(2)迟发型超敏反应性 T 细胞。介导迟发型超敏反应的 T 细胞亚群称为 TDTH，表面标志 $CD3^+CD4^+CD8^-$，可能相当于小鼠的 Th1 亚群。当曾被变应原致敏的 TDTH 再次与变应原相遇后，可释放出多种细胞因子，参与迟发型(Ⅳ型)超敏反应的发生(表 7-3)。

表 7-3　TDTH 释放的细胞因子与迟发型超敏反应

作用对象	细胞因子	生物学活性
巨噬细胞	巨噬细胞趋化因子(MCF) 巨噬细胞移动抑制因子(MIF) 巨噬细胞活化因子(MAF) IFN-γ	招引、聚集、活化巨噬细胞，增强巨噬细胞吞噬和杀伤功能
白细胞	白细胞移动抑制因子(LIF)	招引、聚集白细胞
淋巴细胞	IL-2 IFN-γ	淋巴细胞局部浸润、增殖 增强杀伤功能
皮肤血管	皮肤反应因子(SRF)	增加血管通透性
靶细胞	淋巴毒素(LT)	杀伤靶细胞

7.1.2.2　$CD8^+$ T 淋巴细胞

$CD8^+$ T 淋巴细胞也是一个不均一的细胞群，按其功能可以分为细胞毒性 T 细胞(cytotoxic T cell, Tc 或 CTL)和抑制性 T 细胞(suppressor T cell, Ts)。

1. CTL

细胞毒性 T 细胞在人类 CTL 表型为 $CD3^+CD4^-CD8^+CD28^+$。小鼠 CTL 表型为 $Thy\text{-}1^+$、$Lyt\text{-}1^+$、$Lyt\text{-}2^+/Lyt\text{-}3^+$。

(1)CTL 的分化。静止的 CTL 以前体细胞(precursor)(CTL-P)形式存在，外来抗原进入机体被抗原递呈细胞(APC)加工处理，形成外来抗原与 APC 自身 MHCⅠ类抗原的复合物，被相应 CTL 克隆细胞膜表面 TCR/CD3 所识别，在抗原刺激信号和 APC 释放 IL-1 共同存在的条件下，CTL-p 被活化，并表达 IL-2R、IL-4R、IL-6R 等多种细胞因子受体，在 IL-2、IL-4、IL-6、IFN-γ 等细胞因子诱导下，迅速增殖，并分化为成熟的效应杀伤性 T 细胞(effector CTL)。CTL 具有识别特异性抗原能力，即能杀伤具有特定的外来抗原(如病毒感染靶细胞膜表面的病毒抗原)与自身 MHCⅠ类抗原结合的复合物的靶细胞。从肿瘤组织周围分离获得的 CTL 称为肿瘤浸润淋巴细胞(tumor infiltrating lymphocyte, TIL)。TIL 在体外加 IL-2 培养后，具有很高的肿瘤杀伤作用，目前已用于肿瘤的临床治疗。

(2)CTL 的识别机制。多种黏附分子参与 CTL 对靶细胞的识别和黏附，主要有：①LFA-

1/ICAM-1、ICAM-2、ICAM-3 和可溶性 ICAM-1(sICAM-1)，可抑制 CTL 杀伤肿瘤细胞；②CD2/LFA-3(CD58)，抗 CD2 McAb 或抗 CD58 McAb，均可抑制 CTL 效应细胞对靶细胞的杀伤；③CD8/MHC Ⅰ类抗原的非多态性结构域。

(3)CTL 的杀伤机制。CTL 杀伤靶细胞的机制目前认为主要是通过释放多种介质和因子介导的。

①穿孔素(perforin)：又称成孔蛋白(pore-foming protein, PFP)、C9 相关蛋白(C9 related protein)或溶细胞素(cytolysin)，贮存于电子稠密胞浆颗粒(electron-dense cytoplasmic granules)内，成熟的穿孔素分子由 534 个氨基酸残基组成，分子质量为 56～75 ku，等电点(IP)为 6.4，穿孔素分子中央部位 170～390 之间的氨基酸序列与 C9 328～560 氨基酸序列约 20%有同源性，这个区域与穿孔素即 C9 的多聚化和以管状形式插入细胞膜有关。在杀伤相时，CTL 细胞脱颗粒，穿孔素从颗粒中释放，在 Ca^{2+} 存在下，插入靶细胞膜上，并多聚化形成管状的多聚穿孔素(polyperforin)，后者含 12～16 个穿孔素分子，分子质量可达 1 000 ku。多聚穿孔素在靶细胞膜上形成穿膜的管状结构，内径平均 16 nm。这种异常的通道使 Na^+、水分进入靶细胞内，K^+ 及大分子物质(如蛋白质)从靶细胞内流出，从而改变细胞渗透压，最终导致细胞溶解。此过程与补体介导的溶细胞过程类似，溶解细胞过程比较迅速。CTL 本身可能释放 A 型硫酸软骨素蛋白聚糖(proteoglycans of chondroitin sulphate type A)、硫酸软骨素 A 限制因子(homologous restriction factor, HRF)，因此可避免穿孔素对 CTL 自身细胞的攻击。

②丝氨酸酯酶(serine estersse)：活化 CTL 释放多种丝氨酸酯酶，如 CTLA-1(又称 CCP1 或 granzyme B)、CTLA-3(又称 H 因子或 granzyme A)，其作用可能类似补体激活过程中的酯酶作用，通过活化穿孔素而促进杀伤作用。

③淋巴毒素(lymphotoxin, LT)：又称肿瘤坏死因子-β(TNF-β)，LT 可直接杀伤靶细胞，但杀伤过程较慢(图 7-1)。

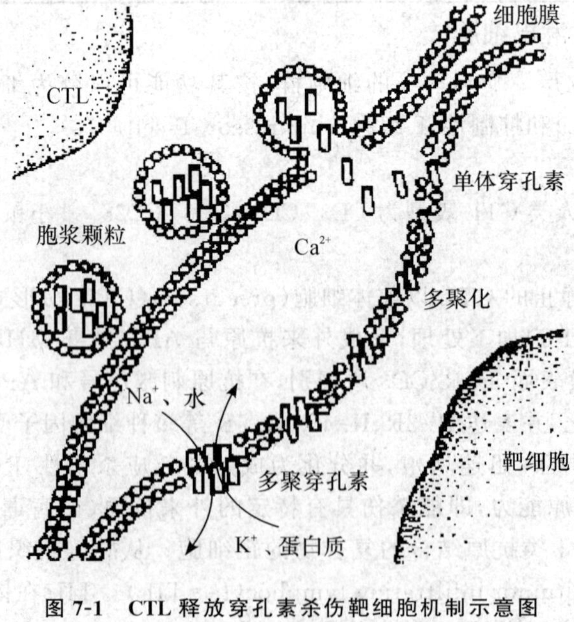

图 7-1 CTL 释放穿孔素杀伤靶细胞机制示意图

(引自：金伯泉，1995)

2. Ts 和 Ts 亚群

抑制性 T 细胞(suppressor T lymphocyte, Ts)对免疫应答有重要的负调节功能,抑制性 T 细胞功能的异常,常与 T 自身免疫性疾病、第Ⅰ型超敏反应等疾病发生有关。

(1)Ts 的证实。绵羊红细胞(sheep red blood cell, SRBC)对于小鼠是良好的免疫原,合适剂量的 SRBC 可诱导小鼠产生高效价的抗 SRBC 抗体。当用过高剂量 SRBC 免疫小鼠时,则抗体合成水平反而明显下降,称为高剂量免疫耐受。动物实验研究发现,将高剂量免疫耐受小鼠脾细胞转移到免疫原剂量刺激的小鼠体内时,则小鼠抗体应答水平明显下降。如高剂量免疫耐受小鼠脾细胞经抗 Thy-1 和补体处理后再转移到免疫原剂量免疫的小鼠体内,则高剂量免疫耐受小鼠脾细胞的抑制作用消失。实验证明了在高剂量免疫耐受小鼠的脾细胞中存在有抑制作用的 T 细胞。

进一步研究证明,这种抑制细胞的表型为 $CD3^+CD4^-CD8^+$(小鼠 CD8 单抗常用 Lyt-2)。人的抑制性 T 细胞表型为 $CD3^+CD4^-CD8^+CD28^-$。Ts 细胞不仅对 B 细胞合成和分泌抗体有抑制作用,而且对 Th 辅助作用、迟发型超敏反应以及 Tc 介导的细胞毒作用都有负调节作用。

(2)Ts 细胞的亚群。Ts 细胞还可分为 Ts1、Ts2 和 Ts3 不同亚群,分别起着诱导抑制、转导抑制和发挥抑制效应的作用。它们之间相互作用的确切机制还不十分清楚,可能是通过释放可溶性介质相互作用的。Ts1(Tsi,抗原特异性抑制性 T 细胞)分泌 TsF1(TsiF,抑制诱导因子)→作用于 Ts2(Tst,抑制转导细胞),分泌 TsF2(TstF)→作用于 Ts3(Tse,抑制效应细胞),分泌 Ts3F(TseF),作用于 Th 细胞,通过对 Th 的抑制作用,而对各种免疫功能起负调节作用。Ts 细胞群具有高度异质性,除 Ts1、Ts2、Ts3 亚群外,还有一群反抑制性 T 细胞亚群(contra-suppressor T cell, Tcsl)。Tcs 活化后分泌反抑制性 T 细胞因子 TcsF,直接作用于 Th 细胞,可解除 Ts 细胞的抑制作用,使 Th 细胞恢复辅助活性。

7.1.3　T 淋巴细胞在胸腺内的发育

在一个体内能特异识别各种抗原的 T 淋巴细胞总数称之为 T 淋巴细胞库(T cell repertoire),成熟的 T 淋巴细胞库具有两种基本特性。其一为 T 淋巴细胞识别抗原受 MHC 限制的,即每一个体的 T 淋巴细胞只能识别与其自身 MHC 分子结合的异种抗原分子,另一特性为 T 淋巴细胞库对自身抗原是耐受性的,即每一个体的 T 淋巴细胞不能单独识别自己 MHC 分子或是与之结合的自身抗原分子,即所谓自身耐受现象。

如果不能维持自身耐受,将导致发生抗自己组织抗原的免疫应答和自身免疫性疾病。所以了解成熟 T 淋巴细胞库是如何发育形成的,不仅对了解 T 淋巴细胞特异性的产生是重要的,而且有助于揭示自身免疫病的致病机制。

胸腺是 T 淋巴细胞发育成熟的主要部位,故称之为中枢免疫器官。胸腺微环境为 T 淋巴细胞发育分化创造了条件。对 T 淋巴细胞发育分化的研究主要是在小鼠体内进行的,并由此推论至人类。

胸腺微环境主要由胸腺基质细胞(thymic stroma cell, TSC)、细胞外基质(extracellular matrix, ECM)和细胞因子等组成。当 T 祖细胞(pro-T)自胚肝或骨髓进入胸腺后,在胸腺微环境作用下,可诱导其发育分化。在其分化成熟过程中,可先后发生各种分化抗原的表达、各种细胞受体的表达,并通过正选择过程和负选择过程,最终形成 T 淋巴细胞库。最后成熟 T

淋巴细胞被迁移出胸腺并定居于周围淋巴器官，参与淋巴细胞再循环，可分布于全身组织等一系列的复杂过程。

7.1.3.1 胸腺基质细胞

胸腺基质细胞包括起源于胸腺胚基内胚层的上皮细胞和来源于骨髓的巨噬细胞、树突状细胞（dendritic cell, DC）、纤维母细胞、网状细胞和肥大细胞等。在基质细胞中，以上皮细胞数量最多、分布最广，可分为皮质上皮细胞和髓质上皮细胞。它们在T淋巴细胞分化的不同阶段都起重要作用，上皮细胞主要与正选择过程相关，而巨噬细胞等则与负选择过程相关。

7.1.3.2 细胞外基质

T淋巴细胞在胸腺内的发育是由皮质向髓质移行的过程中完成的。在此过程，发育中的T淋巴细胞，即胸腺细胞需与胸腺基质细胞直接接触，或是通过细胞外基质介导两种细胞间接触，因此ECM在T淋巴细胞的分化发育中也起重要作用。现已确定的细胞外基质有胶原蛋白、网状纤维、葡糖胺以及一些糖蛋白如纤维粘连素（fIbronectin, FN）、层粘连蛋白（laminin, LN）等。

7.1.3.3 细胞因子

胸腺细胞和胸腺基质细胞都能分泌细胞因子，并都有一些细胞因子受体，可相互调节胸腺细胞与胸腺基质细胞的分化发育和维持胸腺微环境的稳定（表7-4）。

表7-4 胸腺细胞和上皮细胞产生的细胞因子及受体

细胞因子类型	细胞因子		细胞因子受体	
	胸腺细胞	上皮细胞	胸腺细胞	上皮细胞
IL-1	+	+	+	+
IL-2	+	－	+	+
IL-3	+	+	－	－
IL-4	+	－	+	+
IL-6	+	+	+	+
IL-7	+	+	+	+
IL-8	－	+	－	－
IFN-γ	+	－	+	+
IFN-α	+	+	+	+
TGF-α	－	－	－	+
GM-CSF	－	+	－	－
M-CSF	－	+	－	－
G-CSF	－	+	－	－

注：－表示不分泌或不存在；+表示分泌或存在。

7.1.4 T淋巴细胞在胸腺中的分化

7.1.4.1 T细胞在胸腺的表型改变

淋巴干细胞早期即在胸腺内开始分化，对小鼠胸腺细胞实验模型的研究表明，在胚胎11～

12 d 时，淋巴干细胞已进入胸腺，在胸腺微环境的影响下胸腺细胞迅速发生增殖和分化。

(1)功能性 TCR 的表达。应用胚胎小鼠实验系统的研究发现，胚胎发育后期，胸腺细胞才有完整的 TCRα 链和 β 链基因重排，并转录为功能性的 α 链和 β 链。功能性的 TCR 表达使 T 细胞具有识别抗原多肽片段/MHC 复合物的功能，并形成能识别 T 细胞抗原克隆分布的受体库。

(2)TCR/CD3 复合体的表达。胸腺内的前胸腺细胞(prethymocytes, pre-T)多数表现为 CD3 阴性，在胸腺皮质中只有部分 T 细胞为 CD3 阳性，而胸腺髓质细胞均为 CD3 阳性。随着胸腺细胞的逐渐分化和成熟，TCRα 和 β 链(或 γ 和 δ 链)以及 CD3 分别得到表达，并组成 TCR/CD3 复合体，其中 TCR 能特异性识别抗原，CD3 分子与信号转导有关。

(3)功能性 T 细胞亚群。胸腺中不同功能性 T 细胞亚群是经过一定的发育顺序而形成的。目前认为人 T 细胞在胸腺中的发育顺序如表 7-5 所示。

表 7-5　人 T 细胞在胸腺内的分化和 T 细胞亚群的形成

部位	表型		占胸腺细胞百分数/%
胸腺皮质	$CD2^+ CD3^- CD4^- CD8^- TCR^-$	双阴性细胞	2～4
	↓		
	$CD2^+ CD3^+ CD4^- CD8^- TCR^+$	双阴性细胞	
	↓		
	$CD1^+ CD2^+ CD3^+ CD4^+ CD8^+ TCR^+$	双阴性细胞	81
	↓		
胸腺髓质	$CD2^+ CD3^+ CD4^+ CD8^- TCR^+$　　$CD2^+ CD3^+ CD4^- CD8^+ TCR^+$	单阳性细胞	15
	↓　　↓		
	迁移到外周血和外周淋巴器官		

7.1.4.2　T 细胞在胸腺中的选择

成熟的、有功能的 T 细胞必须经过在胸腺中的阳性选择和阴性选择。主要组织相容性复合体(MHC)抗原在这两种选择中起着关键的作用。

(1)阳性选择过程。主要发生在双阳性细胞(double positive cells)与皮质型上皮细胞之间的相互作用。早期的胸腺细胞前体不足胸腺细胞总数的 3%，其表型为 $CD4^- CD8^-$ 双阴性细胞，随后发育为 $CD4^+ CD8^+$ 双阳性细胞，并受到严格的选择。假如一个双阳性细胞表面能与胸腺皮质上皮细胞表面 MHCⅠ类或Ⅱ类分子发生有效结合，就可能被选择而继续发育，否则会发生程序性的细胞死亡(programmed cell death)。MHCⅠ类分子选择 CD8 复合受体(coreceptor)，而使同一个双阳性细胞表面 CD4 复合受体减少；MHCⅡ类分子选择 CD4 复合受体，而使 CD8 受体减少。这种选择过程赋予成熟 $CD8^+ CD4^-$ T 细胞具有识别抗原多肽片段与自身 MHCⅠ类分子复合物的能力，$CD4^+ CD8^-$ T 细胞具有识别抗原多肽片段与自身 MHCⅡ类分子复合物的能力，成为 T 细胞 MHC 限制现象的基础。

(2)阴性选择过程。主要发生在双阳性细胞与胸腺内巨噬细胞、树突状细胞(dendritic cell, DC)或髓皮质上皮细胞之间的相互作用。通过阳性选择后的 T 细胞还必须经过一个阴性选择过程，才能成为成熟的、具有识别外来抗原的 T 细胞。位于皮质与髓质交界处的树突状细胞和巨噬细胞表达高水平的 MHCⅠ类抗原和Ⅱ类抗原，自身抗原成分与 DC 或巨噬细胞表面 MHCⅠ类或Ⅱ类抗原形成复合物。经过阳性选择后的胸腺细胞如能识别 DC 或巨噬细胞表面自身抗原与 MHC 抗原复合物，即发生自身耐受(self tolerance)而停止发育，而不发生结合的胸腺细胞才能继续发育为 $CD4^+CD8^-$ 或 $CD4^-CD8^+$ 单阳性细胞，离开胸腺迁移到外周血液中去。所以成熟的 T 淋巴细胞表现自身 MHC 限制性和自身耐受两种特性。

7.2 B 淋巴细胞

B 淋巴细胞首先证明是在鸟类淋巴样器官法氏囊(Bursa of Fabricius)内发育成熟的，故称之为 B 淋巴细胞。哺乳类动物 B 淋巴细胞，胚胎早期在胚肝，晚期至出生后则在骨髓内分化成熟。成熟 B 淋巴细胞可定居于周围淋巴组织，如淋巴结的皮质区和脾的红髓及白髓的淋巴小结内。

B 淋巴细胞是体内唯一能产生抗体的细胞。B 细胞的主要功能是产生抗体，但 T 细胞的功能也有重要作用，特别在识别时，能将处理的抗原递呈给 T 细胞，并提供协同刺激因子使 T 细胞充分活化。体内含有识别不同抗原特异性的抗体分子，其多样性是来自千百万种不同 B 淋巴细胞克隆。每一 B 淋巴细胞克隆的特性是由其遗传性决定的，可产生一种能与相应抗原特异结合的免疫球蛋白分子。在外周血中，B 淋巴细胞约占淋巴细胞总数的 10%～15%。

7.2.1 B 淋巴细胞主要表面分子

7.2.1.1 B 细胞抗原受体

B 细胞抗原受体(B cell antigen receptor，BCR)就是存在于 B 细胞表面的膜免疫球蛋白(surface membrane immunoglobulin，SmIg 或 mIg)。与 T 细胞一样，B 细胞的 BCR 也与另外的膜分子 Igα 和 Igβ(分别命名为 CD79a 和 CD79b)结合形成复合体，称为 BCR 复合体。其功能与信号传导有关，与 TCR 中的 CD3 作用相似。Igα 和 Igβ 浆外区均有一个 Ig 的功能区，胞浆内末端区较长，分别有 61 个和 48 个氨基酸，均有免疫受体酪氨酸激活基序(immune receptor tyrosine activation motif，ITAM)，含有酪氨酸，当 BCR 与相应抗原结合形成交联时，其酪氨酸残基磷酸化，即启动 B 细胞活化过程的信号传导。

BCR 能识别可溶性蛋白抗原分子，识别表位是构象决定簇，与 TCR 明显不同。B 淋巴细胞经 BCR 对抗原的摄取、加工和递呈作用，通过信号转导可引起胞浆内一系列生化变化及核内基因的活化、增殖、分化、不应答或诱导细胞程序性死亡。

7.2.1.2 补体受体

B 细胞膜表面具有 CR1 和 CD2。CR1(CD35)可与补体 C3b 和 C4b 结合，从而促进 B 细胞的活化。CD2(CD21)的配体是 C3d，C3d 与 B 细胞表面 CR2 结合亦可调节 B 细胞的生长和分化。

7.2.1.3 主要组织相容性复合物抗原

B 细胞不仅表达 MHCⅠ类抗原，而且比较高表达 MHCⅡ类抗原。除了浆细胞外，从前 B 细胞至活化 B 细胞均表达 MHCⅡ类抗原。B 细胞表面的 MHCⅡ类抗原在 B 细胞与 T 细胞相互协作时起重要作用，还参与 B 细胞作为辅佐细胞的抗原递呈作用。同时研究证明超抗原可与 MHCⅡ类分子有高亲和性，亦与促进 B 细胞的活化有关。

7.2.1.4 EB病毒受体

在体外用EB病毒感染B细胞，可使B细胞永生化(immortlaized)而建成B细胞母细胞样细胞株，在人单克隆抗体技术和免疫学中有重要应用价值。在体内，EB病毒感染与传染性单核细胞增多症、Burkitt淋巴瘤以及鼻咽癌等的发病有关。

7.2.1.5 有丝分裂原受体

美洲商陆有丝分裂原(pokeweed mitogen, PWM)对T细胞和B细胞均具致有丝分裂作用。在小鼠中，脂多糖(lipopolysaccharide, LPS)是常用的致有丝分裂原。此外，金黄色葡萄球菌Cowan I株(Staphylococcus aureus strain Cowan I, SAC)因含有金黄色葡萄球菌A蛋白(staphylococcal protein A, SPA)，可通过与mIg结合刺激人B细胞的增殖。此外，大豆凝集素(soybean agglutinin, SBA)可凝集B细胞。

7.2.1.6 细胞因子受体

多种细胞因子调节B细胞的活化、增殖和分化，是通过与B细胞表面相应的细胞因子受体结合而发挥调节作用的。B细胞的细胞因子受体主要有IL-1R、IL-2R、IL-4R、IL-5R、IL-6R、IL-7R、IL-11R、IL-12R、IL-13R、IL-14R、IL-γR、IL-αR和TGF-βR等。

7.2.2 B细胞的亚群

根据B细胞的表面标志和功能可分为B1和B2两个亚群，这两个亚群在分化发育和前体细胞来源等方面也有明显的区别。

7.2.2.1 B1细胞

B1细胞亚群不在骨髓中发育，其前体细胞在胚胎肝发生和分化后迁移到腹腔等部位。在外周血和淋巴器官中数量很少，只占B细胞的5%～10%。B1亚群在成年期不像B2亚群可由骨髓中前体细胞补充更替，而是由其本身自我更新补充。B1细胞的BCR主要为SmIgM，因表达T细胞的CD5分了，也称$CD5^+$B细胞。B1或$CD5^+$B细胞为T细胞非依赖性细胞，识别和结合TI抗原后即可活化和增殖，不需T细胞辅助，产生IgM类抗体。B1细胞可能参与自身免疫病的发生。另外，研究发现绝大多数的慢性淋巴细胞白血病细胞均属于B1或$CD5^+$B细胞。

7.2.2.2 B2细胞

B2细胞的前体也起源于胚胎肝，但分化和发育在骨髓，在发生时间上晚于B1细胞。成熟后输送到外周淋巴器官，占外周淋巴组织B细胞的绝大部分。在成年期仍由骨髓中的B细胞不断补充更新。B2细胞表面同时有SmIgM和SmIgD，无CD5。B2细胞为T细胞依赖性细胞，与TD抗原结合而发生免疫应答，需要T细胞辅助，能产生针对外来抗原的IgG等抗体，负责机体体液免疫的主要功能。两个亚群的待征和区别见表7-6。

表7-6 B淋巴细胞亚群特征比较

项目	B1	B2
发生	早	晚
发育部位	腹腔/胸腔	淋巴器官

续表 7-6

项目	B1	B2
补充更新	自我再生	由骨髓 B 前体细胞更替
形态	大	小
针对抗原	TI 抗原，自身抗原	TD 抗原
抗体产生	IgM	IgM、IgG
再次抗体应答	－	＋
CD5	＋	－
表面分子 SmIgM	＋	＋
SmIgD	－	＋

注：－表示不分泌或不存在；＋表示分泌或存在。

7.2.3 B 淋巴细胞的发育

鸟类的法氏囊是 B 淋巴细胞分化的场所。哺乳类动物在胚胎早期 B 淋巴细胞分化的最早部位是卵黄囊，此后在脾和骨髓，出生后则在骨髓内分化成熟。B 淋巴细胞的分化过程可分为两个阶段，即抗原非依赖期和抗原依赖期。在抗原非依赖期，B 淋巴细胞分化与抗原刺激无关，主要在中枢免疫器官内进行。而抗原依赖期是指成熟 B 淋巴细胞受抗原刺激后，可继续分化为合成和分泌抗体的浆细胞的阶段，主要在周围免疫器官内进行。

7.2.3.1 骨髓微环境

早期 B 淋巴细胞的增殖与分化与骨髓造血微环境（hemopoietic inductive microenviroment，HIM）密切相关。HIM 是由造血细胞以外的基质细胞（stroma cell）及其分泌的细胞因子和细胞外基质组成。基质细胞可包括巨噬细胞、血管内皮细胞、纤维母细胞、前脂肪细胞、脂肪细胞等。由间质细胞分泌的纤粘连蛋白、胶原蛋白及层粘连蛋白等形成细胞外基质，此外还有众多的细胞因子。HIM 的作用主要是通过细胞因子调节造血细胞的增殖与分化，通过黏附分子使造血细胞与间质细胞相互直接接触，有利于造血细胞的定位和成熟细胞的迁出。

7.2.3.2 在骨髓内的发育

B 淋巴细胞的祖细胞存在于胎肝的造血细胞岛（islands of haemopoietic cells）中，此后 B 淋巴细胞的产生和分化场所逐渐被骨髓所代替。哺乳类动物 B 细胞的分化过程主要可分为前 B 细胞、不成熟 B 细胞、成熟 B 细胞、活化 B 细胞和浆细胞 5 个阶段。其中前 B 细胞和不成熟 B 细胞的分化是抗原非依赖的，分化过程在骨髓中进行。抗原依赖阶段是指成熟 B 细胞在抗原刺激后活化，并继续分化为合成和分泌抗体的浆细胞，这个阶段的分化主要是在外周免疫器官中进行。

7.2.3.3 B 细胞的分化

(1)前 B 细胞（pre-B cell）。前 B 细胞从骨髓中淋巴干细胞分化而来，存在于骨髓和胎肝等造血组织。前 B 细胞胞浆中可检测到 IgM 的重链 μ 链，但无轻链，也无膜表面 Ig 的表达，因此缺乏对抗原的反应能力。末端脱氧核苷酸转移酶（terminal deoxynucleotidyl transferase，TdT）以及共同型急性淋巴母细胞白血病抗原（common acute lymphoblastic leukaemia antigen，CALLA）即 CD10 可表达在前 B 细胞，进入非成熟 B 细胞后这两种标志即消失，因此

TdT 和 CD10 对于区分前 B 细胞与 B 细胞其他发育阶段非常有用。CD19、CD20 和 MHCⅡ类抗原在此阶段开始表达。前 B 细胞对抗原无应答能力。

(2)不成熟 B 细胞(immature B cell)。开始表达 mIgM,但如与抗原结合,则产生负应答,使 B 细胞转变为受抑制状态,不能继续分化为成熟的 B 细胞,这是形成自身免疫耐受的机制之一。不成熟 B 细胞 CD19、CD20 和 MHCⅡ类抗原表达量增加,开始表达 CD21 抗原。

(3)成熟 B 细胞(matrue B cell)。骨髓中发育成熟的 B 细胞经血液迁移至外周淋巴器官,此时膜表面同时表达 mIgM 和 mIgD,mIgD 的表达防止了 B 细胞与抗原结合后所引起的免疫耐受。成熟 B 细胞表达补体受体 1(CR1)、有丝分裂原受体以及多种细胞因子受体。

(4)活化 B 细胞(activated B cell)。成熟 B 细胞被相应抗原或多克隆刺激剂刺激后成为活化 B 细胞,继而发生增殖和分化,在此过程中,膜结合 Ig 水平逐渐降低,而分泌型 Ig 逐渐增加,并可发生免疫球蛋白基因重链类别的转换。活化 B 细胞中的一部分可分化为小淋巴细胞,停止增殖和分化,并可存活数月至数年,当再次与同一抗原接触时,很快发生活化和分化,产生抗体的潜伏期短,抗体水平高,维持时间长,这种 B 细胞称为记忆 B 细胞(memory B cell)。

(5)浆细胞(plasma cell,PC)。成熟 B 细胞接受抗原刺激后,在抗原递呈细胞和 Th 细胞的辅助下成为活化 B 细胞,进而分化为浆细胞,合成和分泌各类免疫球蛋白,同时获得了 PC-1(plasma cell antigen-1)等浆细胞特异性标志,而 mIg、MHCⅡ类抗原、CD19、CD20、CD21 等标记消失。

当成熟 B 淋巴细胞分化为浆细胞时,B 淋巴细胞表面的部分标志消失,出现一些新的浆细胞特有标志,如浆细胞抗原-1(PCA-1)等分子。一种浆细胞只能产生一种类别的 Ig 分子,并且丧失产生其他类别 Ig 分子的能力。浆细胞寿命常较短,其生存期仅数日,随后即死亡。

7.3　第三群淋巴细胞

在淋巴细胞中,除 T 和 B 细胞外,还发现一群没有 T 和 B 细胞表面标志的淋巴样细胞,通常认为是与 T 和 B 细胞并列的第三群淋巴细胞。目前认为它们是来源于其他细胞系,其归属有待进一步深入研究。

7.3.1　自然杀伤细胞

自然杀伤细胞(nartural killer, NK)来源于骨髓淋巴样干细胞,其发育成熟依赖于骨髓和胸腺微环境。NK 细胞主要分布于外周血和脾,在淋巴结和其他组织中也有少量存在。NK 细胞不表达特异性抗原识别受体,不同于 T、B 淋巴细胞,其胞浆内含有大型嗜天青颗粒,又称大颗粒淋巴细胞(large granular lympocyte, LGL)。NK 细胞可表达多种表面标志,其中多数也可表达于其他免疫细胞表面。目前将 TcR^-、mIg^-、$CD56^+$、$CD16^+$ 淋巴样细胞鉴定为 NK 细胞。此外,NK 细胞表面还有多种与其杀伤作用的活化或抑制有关的受体。

NK 细胞属非特异性免疫细胞,NK 细胞对靶细胞的作用范围远大于杀伤 T 细胞,但其杀伤作用也不是随机的而是有一定范围的。NK 细胞无须抗原预先致敏,可直接杀伤某些肿瘤和病毒感染的靶细胞,但对正常未感染细胞无杀伤作用。因此在机体抗肿瘤和早期抗病毒或胞内寄生菌感染的免疫过程中起重要作用。在肿瘤或病毒特异性 IgG 抗体存在的条件下,

NK 细胞也可通过表面 IgGFc 受体(FcγRⅢ)介导,非特异定向识别杀伤与 IgG 抗体特异性结合的肿瘤/病毒感染的靶细胞。此种以 IgG 抗体作为中间桥梁,定向介导 NK 细胞对靶细胞的杀伤作用,称为抗体依赖性细胞介导的细胞毒作用(antibody dependent cell-mediated cytotoxicity, ADCC)。此外,NK 细胞活化后,还可通过分泌 IFN-γ、IL-2 和 TNF 等细胞因子发挥免疫调节作用。

NK 细胞通过自然杀伤和 ADCC 发挥的细胞毒作用在机体抗病毒感染、免疫监视中起重要作用。①抗病毒感染。NK 可选择性地杀伤病毒感染的靶细胞。由辅佐细胞或 NK 细胞所产生的 IFN 可协同 NK 的抗病毒作用,而对正常细胞有保护作用。另一方面,病毒感染细胞表面的病毒抗原和其他表面分子使得其对 NK 的杀伤细胞作用变得更加敏感。在体外,NK 可溶解疱疹病毒、牛痘病毒、麻疹病毒、腮腺炎病毒、巨细胞病毒和流感病毒感染的靶细胞。体内试验表明,NK 低活性小鼠品系对某些病毒感染更加敏感;注射抑制 NK 细胞的抗 Asialo GM1 抗体可加重小鼠流感病毒发生肺炎。此外,NK 细胞在体外还可杀伤某些细菌、真菌、原虫等,可能与 NK 细胞释放某些杀伤介质有关。②NK 细胞在免疫监视、杀伤突变的肿瘤细胞可能比 T 细胞具有更重要的作用。某些疾病如 Chediak-Higashi 或 X 性联淋巴增殖综合征患者,由于 NK 功能缺陷对恶性淋巴细胞增殖疾病特别易感。③参与骨髓移植后移植物抗白血病效应(graft-versus-leukemiaeffect,GVL)。在体外 NK 细胞可杀伤某些淋巴样和髓样白血病细胞。骨髓移植后数周内,来自供体的 NK 细胞的 PBL 中占相当高的比例。此外,在体内 NK 细胞还可杀伤某些引起不成熟细胞如骨髓干细胞、胸腺细胞亚群等。

7.3.2 活化杀伤细胞

1982 年 Grimm 等首先报道外周血单核细胞(PBMC)中加入 IL-2 体外培养 4～6 d,能诱导出一种非特异性的杀伤细胞,这种细胞称为淋巴因子激活的杀伤细胞(lymphokine activated killer cells, LAK),简称 LAK 细胞。

现已有研究表明 LAK 细胞的前身是 NK 细胞和 T 淋巴细胞,在 IL-2 的作用下,可被诱导成为具有广谱的抗瘤活性,杀伤多种肿瘤细胞的 LAK。其不仅能杀伤对自然杀伤细胞(NK 细胞)敏感的肿瘤细胞,而且对 NK 细胞不敏感的各种自体和同种异体的新鲜实体瘤细胞也有杀伤作用,对正常细胞却没有杀伤作用。因此,LAK 细胞具有 NK 细胞和细胞毒性 T 细胞无可比拟的杀伤效应,在肿瘤免疫治疗中具有重要地位。

目前,LAK 疗法是采集静脉血与一定量 IL-2 在体外孵育,再输给患者,并持续给予一定浓度的 IL-2 以维持 LAK 活性。据报道,脾和脐带血的淋巴细胞也可作为 LAK 的来源。由于高浓度 IL-2 的使用带来较强的副作用,人们正努力研究,如何减轻 IL-2 的副作用,增强 LAK 活性,提高 LAK 疗效。

7.3.3 肿瘤浸润淋巴细胞

1986 年美国 Rosenberg 研究组应用动物肿瘤组织中分离出的淋巴细胞加入 IL-2 在体外培养,首先报道了肿瘤浸润淋巴细胞(tumor infiltuating lymphocyte, TIL)。TIL 细胞表型具有异质性,一般来说,TIL 中绝大多数细胞 CD3 阳性。不同肿瘤来源的 TIL 细胞中,$CD4^+$ T 细胞、$CD8^+$ T 细胞的比例有差异,大多数情况下以 $CD8^+$ T 细胞为主。实验证明这种活化增殖的 TIL 细胞具有比 LAK 细胞更强的杀伤瘤细胞的作用。LAK 细胞具有广谱杀瘤作用,而

TIL 细胞有特异杀瘤作用。TIL 前体细胞为 Lyt-2^+，与杀伤 T 细胞的表面标记相同。TIL 细胞对肿瘤的过继免疫治疗更具有应用前景。

应用 LAK 或 TIL 细胞治疗肿瘤国内外进展都很快。今后发展的方向是：①提高 LAK 细胞的纯度，应用活化 LAK 细胞贴壁的特性，纯化黏附 LAK(adherent-LAK，A-LAK)细胞。在 IL-2 诱导下数量可增加 100 倍，而且抗肿瘤转移的作用比 LAK 强 20～50 倍。②改变继承转移细胞在体内的分布。如改变注射细胞途径和方法，达到局部/区域继承免疫疗法的目的。③与其他细胞因子如 IL-12、IFN、TNF-α 和 CSF 联合治疗，增强 LAK 的杀伤活性。④将某些细胞因子(如 IL-2、TNF 等)cDNA 转染 LAK 或 TIL 用于基因治疗。

本章小结

根据细胞功能和膜表面标志的不同，淋巴细胞可分为 T 淋巴细胞、B 淋巴细胞两个亚群，以及 NK 细胞等第三类淋巴细胞。T、B 淋巴细胞各自可分为不同的亚类。淋巴细胞由造血干细胞经淋巴干细胞分化而成。淋巴干细胞在骨髓中分化成为 B 祖细胞和 T 祖细胞。B 祖细胞在骨髓中经前 B 细胞、未成熟 B 细胞发育成为成熟 B 细胞，T 祖细胞在胸腺中其表型发生变化，并经过阳性选择和阴性选择后，成为具有自身 MHC 限制性和自身耐受两种特性的成熟 T 淋巴细胞。

思考题

1. T 淋巴细胞主要表面分子有哪些？如何根据这些表面分子对 T 细胞进行分类？
2. T 淋巴细胞和 B 淋巴细胞之间由哪些表面分子构成及其相互联系怎样？
3. 简述 T 淋巴细胞在发育成熟过程中如何获得自身 MHC 限制和自身耐受两种特性。
4. 简述 T 淋巴细胞和 B 淋巴细胞的发育过程。
5. 简述自然杀伤细胞的免疫功能特点。

参考文献

[1] 金伯泉. 医学免疫学[M]. 北京：人民卫生出版社，2008.
[2] 龚非力. 医学免疫学[M]. 北京：科学出版社，2014.
[3] 江汉湖. 食品免疫学导论[M]. 北京：化学工业出版社，2006.
[4] Janeway C A，et al. Immunobiology[M]. USA：Garland publishing，2004.
[5] 钱门龙，万闹，殷航，等. 淋巴细胞与单核细胞比值在乳腺癌患者预后评估中的价值[J]. 肿瘤学杂志，2017，23(3)：185-188.
[6] 黄燚，刘丹，李为民，等. 小细胞肺癌患者中性粒细胞淋巴细胞比值与临床预后的相关因素分析[J]. 西部医学，2016，1，28(1)：109-112.

第8章
抗原递呈细胞

本章重点与学习目标

重点：抗原递呈细胞的生物学功能、种类及特征。

学习目标：掌握递呈细胞的种类和生物学功能；熟悉递呈细胞结构特点；了解递呈细胞的表面标志。

抗原诱导机体 B 细胞产生抗体的过程中，不仅仅需要 T 细胞的参与，还需要辅佐细胞（accessory cells）的协助，辅佐细胞在机体免疫应答过程中的作用是摄取、加工和处理抗原后将抗原信息递呈给特异性淋巴细胞，故又称为抗原递呈细胞（antigen-presenting cell，APC）。

8.1　抗原递呈细胞的种类

机体的有核细胞都具有降解细胞质内蛋白成为抗原肽的能力，而且表达 MHC Ⅰ（major histocompability complex Ⅰ）类分子，所以有核细胞一旦表达非己抗原时（如病毒感染细胞、肿瘤细胞或自身突变细胞可以表达病毒相关抗原、肿瘤相关抗原或突变的自身抗原等），都能成为抗原递呈细胞。但通常把通过 MHC Ⅰ 类分子向 $CD8^+$ T 的杀伤性 T 细胞（cytotoxic T cell，CTL）递呈抗原的细胞称为靶细胞（target cell），而只把表达 MHC Ⅱ 类分子并能向 $CD4^+$ T 细胞递呈抗原的细胞称为抗原递呈细胞。抗原递呈细胞与淋巴细胞直接接触，这是淋巴细胞活化、增殖，发挥效应的始动环节。

根据细胞表面是否表达 MHC Ⅱ 类抗原和其他参与 T 细胞激活的共刺激分子（costimulatory molecule），可将抗原递呈细胞分为专职抗原递呈细胞（professional APC）和兼职抗原递呈细胞（non-professional APC）两类。也有学者将抗原递呈细胞分为三类，即专职抗原递呈细胞、兼职抗原递呈细胞和表达 MHC Ⅰ 类分子的靶细胞。

专职抗原递呈细胞是指细胞膜上同时表达 MHC Ⅱ 类分子和共刺激分子，是递呈抗原、保存抗原的主要细胞。专职抗原递呈细胞必须具备从外界环境摄取复杂抗原的能力，并将其降解为适合递呈的小片段，递呈在自身的表面以便被淋巴细胞所识别。另外，它们还需要具备递呈给淋巴细胞其他信号分子的能力，以调节免疫细胞的活性。当淋巴细胞与抗原递呈细胞表面的复合物分子紧密结合时，免疫反应即开始发生。专职抗原递呈细胞主要包括树突状细胞（dendritic cell，DC）、单核吞噬细胞系统（mononeuclear phagocyte system，MPS）和 B 淋巴细胞。这些细胞来源于骨髓和淋巴组织，它们表达 MHC Ⅱ 类分子，而且含有其他多种特殊分了，如摄取和表达抗原的协同刺激分子。

兼职抗原递呈细胞只能在一定条件下（如细胞因子的刺激）才能被诱导表达 MHC Ⅱ 类分子和共刺激分子，它们抗原摄取、加工和递呈能力较弱。主要包括内皮细胞、纤维母细胞、各种上皮及间皮细胞等。

通常情况下，如果不加说明，在本书中，抗原递呈细胞指的是专职抗原递呈细胞，不包括兼职抗原递呈细胞。

8.2　专职抗原递呈细胞

8.2.1　树突状细胞(DC)

DC 是由美国学者 Steinman 及 Cohn 于 1973 年发现的，因其成熟时伸出许多树突样或伪足样突起而得名。DC 是目前所知的抗原递呈能力最强的专职 APC，虽然它在体内的数量较少，但抗原递呈能力远大于单核吞噬细胞和 B 细胞等其他 APC。成熟的 DC 能移行至淋巴器官并刺激初始 T 细胞（naïve Tcell）活化增殖，而单核吞噬细胞和 B 细胞等仅能刺激已活化的 T 细胞或记忆性 T 细胞，因此，DC 是特异性免疫应答的始动者。DC 作为专职 APC 具有以下特点:①能高水平表达 MHCⅡ类分子;②可表达参与抗原摄取和转运的特殊膜受体;③能有效摄取和处理抗原,然后迁移至 T 细胞区;④能有效活化初始型 T 细胞,也是体内唯一能活化初始型 T 细胞的 APC;⑤抗原递呈效率高,少量抗原和少量 DC 即足以激活 T 细胞。因此,DC 在免疫应答的诱导中发挥关键作用。对 DC 的研究不仅有助于深刻了解机体免疫应答的调控机制,而且可以通过人为调节 DC 的功能来调节机体的免疫应答,对肿瘤、移植排斥、感染、自身免疫性疾病的发生机制的认识和防治措施的制定具有重要意义。

8.2.1.1 DC 的起源、组织分布与分类

体内的 DC 均起源于多能造血干细胞,按照髓样干细胞或淋巴样干细胞两条不同路径分化、发育,可将 DC 分为髓系来源的 DC(myeloid DC)及淋巴系来源的 DC(lymphoid DC)两大类,如图 8-1 所示。尽管这两大类 DC 均起源于体内的多能造血干细胞,但它们来源于各自的前体细胞且各有不同的功能特点,其差别之一在于髓系 DC 前体(与单核、粒细胞有共同的祖细胞)能分化发育成巨噬细胞,而淋巴系 DC 前体(与 T、NK 和 B 细胞有共同前体细胞)能分化为淋巴细胞。

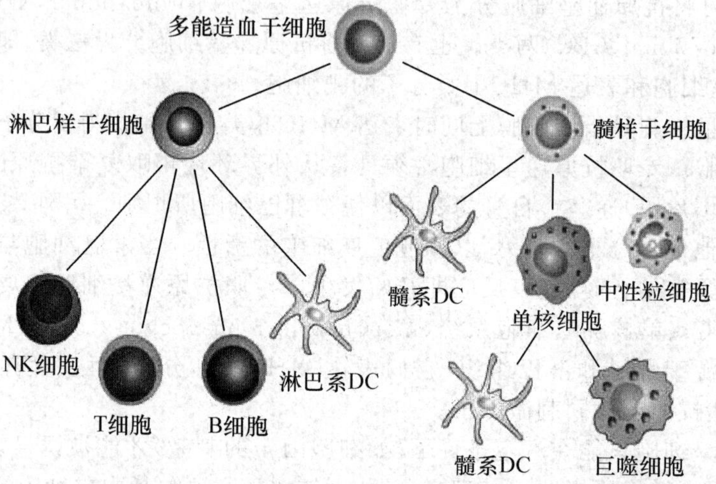

图 8-1 DC 的起源

截至目前,研究发现 DC 无特异性细胞表面分子标记,主要通过形态学、多种分子组合性细胞表面标记来区分。一般而言,具有典型树突状形态、膜表面高表达 MHCⅡ类分子、能移行至淋巴器官和刺激初始 T 细胞活化、增殖,并具有一些相对特异性表面标志的一类细胞,方能称之为 DC。当然,也有数种 DC 相对特异性表面标志得到人们的公认和应用。例如,33D1 和 NLDC145 是小鼠 DC 比较特异性的标志;人 DC 的主要特征性标志为 CD1a、CD11c 和 CD83。

DC 广泛分布于脑以外的全身各脏器,数量少,仅占人外周血单个核细胞的 1%以下,占小鼠脾的 0.2%~0.5%。根据分布部位的不同,可将 DC 大致分为:①淋巴样组织中的 DC,主要包括并指状 DC(interdigitating cell,IDC)、边缘区 DC、滤泡样 DC(follicular DC,FDC);②非淋巴样组织中的 DC,包括间质性 DC、朗罕细胞(Langerhans cell,LC)等;③体液中的 DC,包括隐蔽细胞(veiled cell)和血液 DC。其中,IDC 位于淋巴组织 T 细胞区,高表达 MHCⅠ类分子和Ⅱ类分子,能有效地将抗原递呈给 T 细胞,引起 T 细胞活化。FDC 分布于淋巴组织的 B 细胞

依赖区,不表达MHCⅡ类分子,而高表达FcR和C3bR,可将抗原-抗体复合物和抗原-抗体-补体复合物滞留或浓缩于细胞表面,由B细胞识别,继而激发免疫应答和产生免疫记忆。LC位于皮肤表皮层、基层和胃肠道上皮部位,高表达FcR、补体受体、MHCⅠ、Ⅱ类分子,摄取并处理由皮肤和胃肠进入的抗原;LC具有较强的摄取和加工处理抗原的功能,但其免疫激活能力较弱。

8.2.1.2　DC的分化发育

目前对末梢淋巴系DC的分化发育过程所知甚少,对于髓系DC的分化发育途径与过程已逐渐清楚。正常情况下绝大多数体内DC处于未成熟状态,高表达与吞噬有关的受体,仅表达低水平的共刺激分子和黏附分子,体外激发混合淋巴细胞反应(mixedly mphocyte reaction,MLR)能力较弱,但具有极强的抗原吞噬和加工处理能力,可以参与诱导免疫耐受。未成熟的DC在摄取抗原或受到某些刺激后分化成熟,其MHC分子、辅助刺激分子、黏附分子的表达显著提高,低表达与吞噬有关的受体,体外激发MLR能力很强,但其抗原摄取加工能力显著降低,抗原递呈的能力增强,可以激发免疫应答。

DC在成熟过程中同时发生迁移(migration),在外周组织摄取抗原后,通过淋巴管和/或血循环进入次级淋巴器官,然后激发T细胞应答。迁移是DC分化成熟和发挥抗原递呈功能所必需的环节。据此,将髓系DC的分化发育分为4个阶段:前体阶段、未成熟期、迁移期、成熟期,各阶段DC有不同的功能特点。

(1)前体阶段。目前从人胎肝、脐血、骨髓、成人外周血以及小鼠的骨髓和外周血中均已分离出髓系前体DC,其功能在于产生各种髓系DC。在体内,这些前体的作用是保持非淋巴组织内DC的数量达到一定水平。外周血单核细胞(monocyte,Mo)被认为是巨噬细胞(macrophage,Mφ)和DC的共同前体,在体外能在某些细胞因子存在的条件下直接发育为DC,在体内它们有可能趋化至炎症反应部位,并受到炎症刺激因素及某些细胞因子的影响,而发育为DC或Mφ。在急性炎症状态下,DC前体均能迅速动员至非淋巴组织。

(2)未成熟期。髓系DC在从前体发育为具有强免疫刺激功能的成熟DC的过程中,需经过一个未成熟阶段,此阶段DC的功能对于免疫应答来说十分重要。未成熟DC主要存在于多种实体器官及非淋巴组织的上皮,能表达一些膜受体如甘露糖受体(人DC)或DEC205分子(鼠DC),这些受体能参与DC摄取抗原;未成熟DC也能通过胞饮和吞噬作用摄取抗原。未成熟DC内含有一些重要的细胞器能合成MHCⅡ类分子。此外,未成熟DC还能分泌一些趋化性细胞因子和具有炎症介质作用的细胞因子。因此,未成熟DC具有较强的摄取和加工处理抗原的功能,但其刺激初始T细胞的能力很弱。受炎症刺激因素的影响,它们能从非淋巴组织进入次级淋巴组织并逐渐成熟。未成熟DC在摄取抗原后,也可自发成熟,表现为MHC分子及黏附分子的表达上调,迁移能力增强,由外周逐渐向次级淋巴器官归巢,与此同时,其摄取、处理完整蛋白抗原的能力下调,在次级淋巴器官内,DC完成其免疫激发功能。

(3)迁移期。这类DC主要存在于输入淋巴管、外周血、肝血液及淋巴组织,经过淋巴和血液循环,从输入淋巴管或高内皮静脉(HEV)进入淋巴结。从外周血进入脾或从肝窦进入腹腔淋巴结,从而启动T细胞产生免疫应答。

(4)成熟期。成熟期DC主要存在于淋巴结、脾及派氏集合淋巴结(Peyer's patches,PPs)。它们受趋化性细胞因子的作用归巢至T细胞区,同时本身也分泌一些趋化性细胞因子,从而保持与T细胞的接触。成熟DC的细胞表型特征是除表达特异性抗原外,还高表达MHCⅠ类分子、MHCⅡ类分子、CD80、CD86、CD40、CD54和热休克蛋白(heat shock protein,HSP)等免疫刺激分子。由于成熟DC表达高水平抗原肽-MHC分子复合物及高水平共刺激分子如CD80、CD86及CD40等，并能分泌Th1型细胞因子，因而它们能有效地将抗原递呈给初始T细胞，并使之激活，活化T细胞后它们自身即出现凋亡。

8.2.1.3 DC的生物学功能

(1)捕获、处理与递呈抗原。DC的主要生物学功能有：①捕获抗原：DC可以通过多种方式捕获抗原，包括受体介导的内吞途经、液相吞饮功能，并可长期存贮抗原，以维持记忆性B细胞克隆和抗体水平。②处理抗原：被捕获的抗原进入细胞浆，降解为小分子物质，如果是肽类则形成MHC-抗原肽复合物并转运到DC表面，供T细胞识别。③递呈抗原：DC针对外来抗原或自身抗原都具有强大的递呈能力。

(2)激发机体的免疫应答。DC是体内唯一能激活初始T细胞的APC，它既能提供初始T细胞活化的抗原刺激信号，也能提供协同刺激信号。同时，DC对于T、B细胞具有直接或间接的激活作用。DC表达多种趋化性细胞因子，具有趋化淋巴细胞的作用。DC可直接激活T细胞，递呈于DC膜表面丰富的抗原肽-MHCⅠ类分子复合物/抗原肽-MHCⅡ类分子复合物，为相应的$CD8^+$/$CD4^+$ T细胞的结合提供了分子基础。DC除了为T细胞提供抗原肽-MHC分子复合物这一抗原信号(第一信号)外，还高表达CD80、CD86、CD40等共刺激分子，为T细胞提供了充分的第二信号。DC高表达ICAM-1等黏附分子，更有助于与T细胞的进一步结合。此外，DC所分泌的细胞因子IL-12是初始T细胞产生Th1型免疫应答的重要因素。DC还能通过诱导Ig类别的转换、释放某些可溶性因子等调节B细胞的增殖与分化。

(3)DC参与胸腺内T细胞的阳性和阴性选择。DC是胸腺中的重要细胞。表达MHCⅠ类分子和MHCⅡ类分子的胸腺DC与双阳性胸腺细胞相互作用，通过阳性选择保留MHC限制性的单阳性T细胞。$CD4^+$ T细胞或$CD8^+$ T细胞进入胸腺髓质后，分别与髓质内的DC表达的自身抗原肽-MHCⅡ类分子复合物或自身抗原肽-MHCⅠ类分子复合物相互作用，通过阴性选择去除自身反应性T细胞，保留抗原反应性T细胞。

(4)DC参与免疫耐受的诱导。实验证明，DC(尤其是未成熟的DC)可参与外周免疫耐受的形成。静息状态下，骨髓来源的未成熟DC经血液、非淋巴组织向淋巴组织T细胞迁移。此过程中，DC不断捕获自身抗原(包括死亡的自身细胞和内环境的其他蛋白)，并因此诱导相应的T细胞产生耐受。未成熟的DC诱导外周耐受的机制尚不完全清楚，可能为：

①清除自身反应性T细胞：摄取自身抗原的DC，将所处理的自身抗原肽递呈给相应自身反应性T细胞，可诱导该细胞克隆发生凋亡而被清除。此现象及其机制类似于胸腺髓质DC参与的T细胞阴性选择，从而建立外周耐受。

②诱导调节性T细胞/抑制性T细胞产生：接受自身抗原刺激的未成熟DC，可诱导调节性T细胞产生，后者可分泌具有负调节作用的IL-10，从而参与外周耐受的建立。

应用DC的免疫激活作用和诱导免疫耐受的特点，可将DC用于某些疾病的治疗，如用病原体抗原在体外致敏DC，通过过继回输的方式激活免疫应答，以治疗多种感染性疾病，应用肿瘤抗原致敏的DC回输机体以治疗肿瘤等；在移植免疫中，供体的非成熟DC倾向于诱导免疫耐受，而成熟DC倾向于引发免疫排斥。因此，若预先去除移植物中DC或用非成熟DC诱导同种免疫耐受，均可延长同种移植物的存活时间；DC在自身免疫性疾病和变态反应性疾病发生发展中起一定的促进作用，阻断或降低DC的APC功能，或用非成熟DC诱导特异性外周免疫耐受，可以达到防治此类疾病的目的。

8.2.2　单核吞噬细胞系统

在机体的免疫系统中，巨噬细胞（macrophage，Mφ）有着活跃的生物学功能，尤其是在免疫应答和机体防御机制中起着重要的作用。Mφ 能表达数十种受体、产生数十种酶，并能分泌近百种生物活性产物，因此 Mφ 是体内功能最为活跃的细胞之一。游离于血液中的单核细胞及存在于体腔和各种组织中的 Mφ（图 8-2）均来源于骨髓干细胞，它们具有很强的吞噬能力，且细胞核不分叶，故命名为单核吞噬细胞系统（mononuclear phagocyte system，MPS），在体内承担着防御和清除代谢产物的功能。分布在组织中的巨噬细胞有不同的名称，如肝组织中的枯否氏细胞（kupffer cells）、肺组织中的尘细胞（肺组织中的 Mφ 吞噬灰尘后）、神经组织中的小胶质细胞、骨骼中的破骨细胞（osteoclast）等。单核吞噬细胞有较强的黏附玻璃或塑料表面的特性，故又称黏附细胞，而淋巴细胞无此能力，因此可利用该特点分离和捕获单核吞噬细胞。

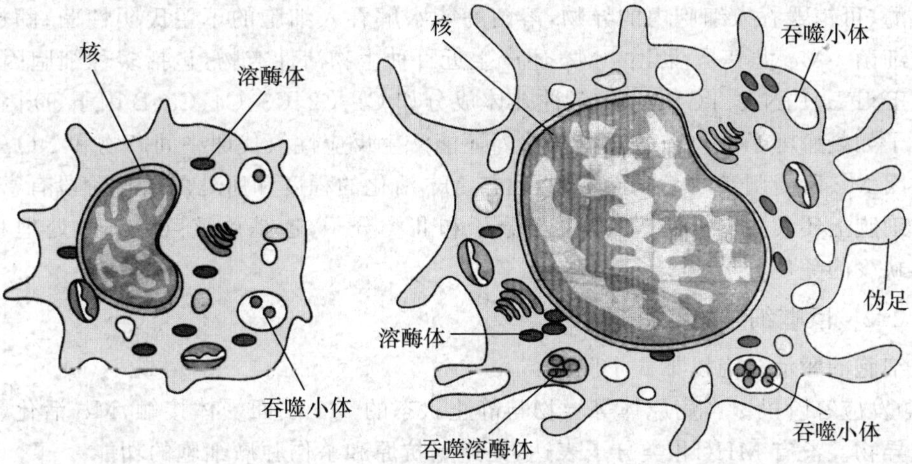

图 8-2　单核细胞和巨噬细胞

（引自：高晓明，2006）

Mφ 由骨髓干细胞衍生而来（图 8-3）。骨髓髓样干细胞受某些细胞因子作用而发育成前单核细胞（Mo）；前 Mo 在单核诱生因子刺激下发育为 Mo，并不断进入血液；Mo 在血液中存留数小时至数日后，经血管壁移出，移行到全身各组织器官如神经器官、内分泌器官、肾脏、肝、脾及淋巴组织，发育成熟为 Mφ，其寿命可达数月以上。定居在组织中的 Mφ 一般不再返回血液，但可在组织间隙中自由移动，成为游动的 Mφ，或在组织中成为固定的 Mφ。

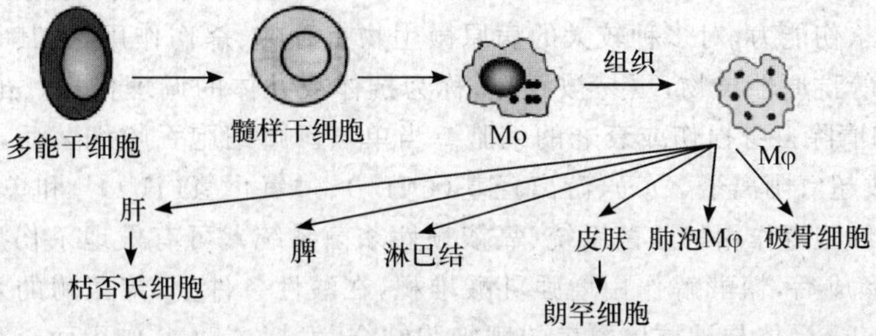

图 8-3　单核吞噬细胞的来源

8.2.2.1 单核吞噬细胞的形态结构及表面标志

单核细胞是血液白细胞中体积最大的细胞，直径 10～20 μm，呈圆形或椭圆形，细胞表面有皱褶和伪足。细胞核形态多样，呈椭圆形、肾形、马蹄形或不规则形态。胞质中有许多吞噬泡、线粒体、粗面内质网和溶酶体颗粒结构，颗粒中含有过氧化物酶和溶菌酶等酶类。巨噬细胞的体积是单核细胞的数倍，直径 50～80 μm，皱褶和伪足更多，胞浆中含有大量的溶酶体及其他各种细胞器。

单核吞噬细胞表面表达有多种受体及表面抗原，它们在 Mφ 的生长、分化、激活、迁移、黏附、识别、吞噬及分泌等过程中发挥着重要的作用。Mφ 表达的数十种受体，将 Mφ 与其周围环境联系起来，而调节 Mφ 的各种活性。它们表达于 Mφ 表面的特定部位，介导 Mφ 内的信号转导或介导 Mφ 对颗粒状物质或细胞的摄取与加工处理。因此它们在机体的防御、炎症反应、损伤修复等生理和病理过程中发挥着重要的作用。Mφ 还能产生多种胞内酶和胞外酶，如各种溶酶体酶，可销毁吞入细胞内的异物，溶菌酶能水解吞入细胞的革兰氏阴性菌；髓过氧化物酶能杀灭细菌。Mφ 尤其是活化的 Mφ 还产生近百种生物活性产物，包括多种细胞因子如 IL-1、IFN-α、TNF-α、IFN-γ、TGF-β 等，多种补体成分如 C1、C2、C3、C4、C5、B 因子、D 因子等，多种凝血因子如凝血因子Ⅸ、Ⅹ、Ⅴ、Ⅶ等，此外还能产生反应性氧代谢中间产物和 NO 等。这些分泌产物因 Mφ 所受刺激的不同而不同，也与 Mφ 活化的程度和所处的活化阶段有密切关系。单核吞噬细胞上还表达丰富的 MHCⅠ类分子和Ⅱ类分子，这是单核巨噬细胞处理和递呈抗原所不能缺少的免疫分子。

8.2.2.2 巨噬细胞的激活过程

巨噬细胞的激活分为以下 3 个阶段：

(1)触发应答阶段。当病原体等异物与静止状态的 Mφ 表面受体接触，Mφ 活化、增生、趋化并吞噬异物。没有 MHCⅡ类分子表达，无递呈抗原和杀伤肿瘤细胞的功能。

(2)启动兴奋阶段。应答的 Mφ 受淋巴因子等第一类信号启动成为兴奋或启动的 Mφ，此时具有递呈抗原功能。

(3)激活发展阶段。兴奋的 Mφ 在受到 LPS、IFN-α、分支杆菌等第二类信号刺激后，成为活化 Mφ，产生 TNF 及溶细胞蛋白酶等物质，具有杀伤活性。

8.2.2.3 单核吞噬细胞的生物学功能

单核吞噬细胞具有广泛的生物学效应，是参与非特异性和特异性免疫的重要细胞，其主要功能表现在下面 3 个方面，如图 8-4 所示。

(1)吞噬和杀伤功能。单核吞噬细胞是机体非特异性免疫防御作用的重要免疫细胞之一，有极强的吞噬和杀伤能力，对多种较大的病原微生物有吞噬、杀伤作用，尤其是已经被抗体和补体结合的细菌等抗原性异物，更易被吞噬，称为抗体或补体的调理作用(opsonization)。同时，Mφ 能吞噬和清除自身损伤或衰老的细胞。当单核巨噬细胞吞噬细菌后，通过呼吸爆发，激活分子氧，生成超氧阴离子(O_2^-)、游离羟基(OH^-)、过氧化氢(H_2O_2)和单态氧($^1O_2$)等具有强氧化作用和细胞毒作用的杀菌系统(氧依赖性杀菌系统)，可有效地杀伤病原微生物。同时，当吞噬酶体形成后，糖酵解作用增强乳酸堆积，在酸性条件下，溶菌酶的杀菌作用大大增强；Mφ 也可通过 Fc 受体与被抗体覆盖的靶细胞结合，发挥 ADCC 作用而杀伤靶细胞。干扰素可激活和增强 Mφ 杀伤细胞内寄生菌和肿瘤细胞的活性。

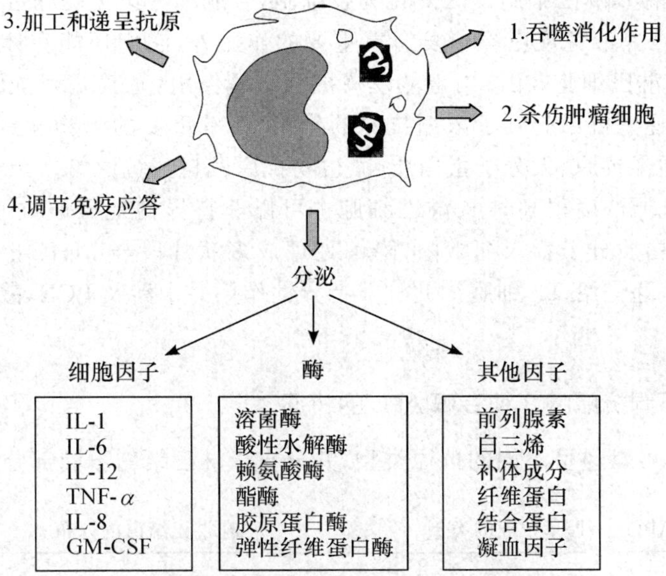

图 8-4　单核吞噬细胞的生物学功能

(2)抗原处理及递呈。巨噬细胞属于专职 APC,可通过吞噬、胞饮及受体介导的胞饮作用等 3 种方式摄取抗原。在免疫应答过程中 Mφ 首先吞噬、摄取含有蛋白大分子的抗原性异物,经吞噬体内的蛋白水解酶降解处理,产生许多具有抗原决定簇的多肽片段,这些多肽片段与 MHCⅡ类分子结合形成抗原多肽-MHCⅡ类分子复合体,并移至细胞表面与具有相应抗体的受体的 T 细胞识别和结合。分布在淋巴结包膜下边缘区的 Mφ 可通过其表面的补体受体和 Fc 受体捕获抗原并将完整抗原分子滞留在细胞表面提供给 B 细胞识别。因此 Mφ 也是 B 细胞的抗原递呈细胞。

(3)免疫调节作用。巨噬细胞可对免疫应答发挥正、负调节作用。巨噬细胞促进免疫应答的机制是:摄取抗原、加工处理抗原、递呈抗原并启动免疫应答;分泌多种具有免疫增强作用的细胞因子,促进免疫细胞活化、增殖、分化和产生免疫效应分子。巨噬细胞抑制免疫应答的机制为:过度活化的巨噬细胞可转变为抑制性巨噬细胞,分泌前列腺素、活化氧分子等免疫抑制性物质,抑制免疫细胞活化、增殖或直接杀伤靶细胞。

8.2.3　B 淋巴细胞

除 DC 和单核吞噬细胞系统外,B 淋巴细胞也是一类重要的专职 APC。B 淋巴细胞在特异性免疫应答中扮演双重角色,既是体液免疫的主导细胞,又是专职 APC,其高亲和力的特异性表面 B 细胞受体(B cell receptor,BCR),在递呈微量的可溶性抗原(如破伤风类毒素)时发挥重要作用。B 淋巴细胞能有效递呈可溶性蛋白抗原分子给 $CD4^+$ Th 细胞,可持续表达 MHCⅡ类分子,但在未活化前并不表达共刺激分子,当受到刺激如结合抗原时,才开始表达共刺激分子。正常情况下,B 淋巴细胞不会将可溶性自身蛋白递呈给 T 细胞。

B 淋巴细胞可借助 BCR 识别和摄取抗原,其机制为:BCR 结合抗原决定簇,发生受体介导内吞作用,将整个抗原吞入胞内,被吞入的抗原分子水解成抗原性多肽片段,与 MHCⅡ形成复合物,表达在 B 细胞表面,并递呈给 $CD4^+$ T 细胞。这种摄取和递呈抗原的方式不仅激活

Th 细胞，同时也激活 B 淋巴细胞使之转化为浆细胞，合成和分泌免疫球蛋白。

B 淋巴细胞除在体液免疫应答中发挥着重要的作用外，它们还能在体外将蛋白抗原有效地递呈给辅助性 T 淋巴细胞，在体内也能发挥抗原递呈作用，尤其是当抗原浓度较低时，B 淋巴细胞高效摄取并递呈抗原起到了浓缩抗原的作用，具有重要的生物学意义。B 淋巴细胞能递呈多种抗原，包括半抗原、大分子蛋白质、微生物抗原及自身抗原等。

此外，在局部抗原浓度很高时 B 淋巴细胞也可以非特异性地摄取抗原，即通过胞饮作用将异物性抗原如蛋白质分子吞入细胞内，降解处理成多肽片段与 MHCⅡ类分子结合成复合体表达在细胞表面，递呈给 Th 细胞。此种非特异性作用并未涉及 BCR，故不能使 B 淋巴细胞本身激活。

8.2.4 递呈不同抗原的 3 种专职 APC 的特征

3 种专职 APC 可以递呈不同的抗原类型，并分布于淋巴结的不同部分（图 8-5）。

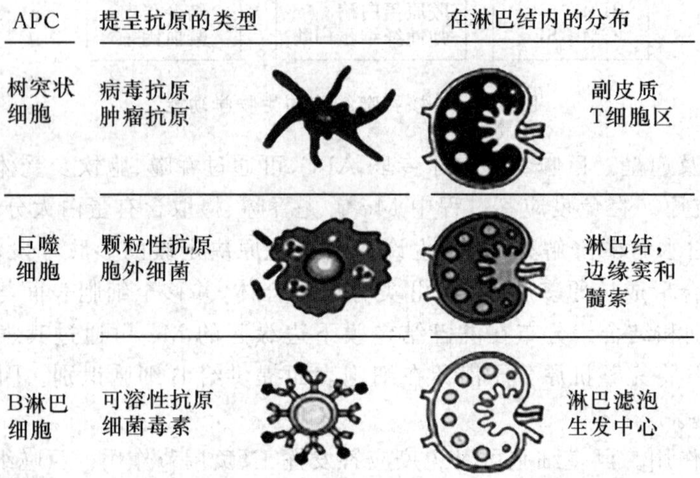

图 8-5 递呈不同抗原的 3 种专职 APC 的特征及其在淋巴结中不同组织的分布
（引自：周光炎，2007）

8.3 兼职抗原递呈细胞

某些细胞通常情况下不表达 MHCⅡ分子，也没有抗原递呈能力，但在炎症过程中，或接受某些活性分子刺激后，则可表达 MHCⅡ类分子，并能处理和递呈抗原。这些细胞被称为兼职 APC（也称为非专职 APC），包括血管内皮细胞、各种上皮细胞和间质细胞、皮肤的成纤维细胞及活化的 T 细胞等。兼职 APC 可能参与炎症反应或某些自身免疫病的发生。

8.3.1 血管内皮细胞

衬贴于心、血管和淋巴管内腔表面的单层扁平细胞为血管内皮细胞，简称内皮细胞（endothelial cell，EC）。生理状况下的 EC 处于扁平状“静止”状态。在某些病理状态下（如发生炎症），EC 形态和功能发生改变，表现为细胞丰满肥大，胞质内充满生物合成颗粒，呈“激活”状态，其表面抗原表达随之发生相应变化。

多种因子可调节 EC 增殖和生长，如血管生成素、上皮细胞生长因子、胰岛素及胰岛素样生长因子、血小板生长因子、巨噬细胞生长因子、凝血酶、高密度脂蛋白以及某些小分子物质（如多胺、核苷）。某些因子可以抑制 EC 生长和增殖，如肝素以及玻璃体、晶状体和软骨组织提取物等。

遍布全身各组织血管内腔面的 EC 具有特殊的生物学意义：①通过收缩调节血管通透性；②分泌血管舒张因子和收缩因子，调节血管紧张度；③阻止血小板黏附和凝集；④产生使凝血酶失活的前列腺素，使其内腔表面具有抗血栓性。此外，EC 表达多种膜分子并与免疫细胞相互作用，在免疫应答中发挥重要作用。

EC 表达多种表面抗原，主要有：

(1)ABO 血型抗原。ABO 血型抗原主要分布于成熟的红细胞表面，也可表达于 EC 表面。

(2)HLA 抗原。所有的 EC 均表达 HLAⅠ类抗原，而 HLAⅡ类抗原的表达具有选择性。在混合淋巴细胞培养中，HLAⅡ类抗原阳性 EC 可刺激同种异体淋巴细胞增生；可递呈可溶性或颗粒性抗原给 T 细胞，介导免疫应答；在同种移植排斥反应时，移植物中 EC 是遭受攻击的主要靶细胞。

(3)CD 分子。EC 表面表达多种 CD 分子，干扰素等可诱导 EC 表面 CD 分子合成与表达。EC 表面表达的多种 CD 分子，参与 EC 和其他免疫细胞间的相互作用；参与淋巴细胞的激活与增生反应；参与生理状况下淋巴细胞的再循环，以及炎症和免疫应答中血流白细胞向局部组织的迁移。

8.3.2　成纤维细胞

某些细胞因子可诱导成纤维细胞表达 MHCⅡ类分子，并使之具有抗原递呈能力；成纤维细胞也是一种吞噬细胞。

8.3.3　活化的 T 细胞

静止状态 T 细胞仅表达 MHCⅠ类抗原，但某些激活的 T 细胞还能表达 MHCⅡ类分子，同时还表达多种参与细胞间相互作用的黏附分子，从而具有抗原递呈功能、诱导细胞免疫应答，属于兼职 APC。

本章小结

抗原递呈细胞(APC)是指能捕捉、加工、处理抗原，并将抗原信息递呈给抗原特异性淋巴细胞的一类免疫细胞。抗原递呈细胞与淋巴细胞直接接触，这是淋巴细胞活化、增殖和发挥效应的始动环节。在机体免疫反应过程中，最重要的 APC 是 DC、Mφ、B 细胞。DC 是机体内功能最强和最重要的 APC，是机体免疫反应的始动者，能够显著刺激处女型或初始型 T 细胞增殖，而 Mφ、B 细胞仅能刺激已活化的或记忆性 T 细胞。Mφ 是体内功能最为活跃的细胞之一，在机体的防御体系及递呈来源于细菌等感染性微生物的抗原中发挥着重要作用。

思考题

1. 什么是 APC？哪些细胞是专职 APC？APC 的特点是什么？
2. DC 的来源是什么？其如何摄取抗原？
3. 单核吞噬细胞的来源是什么？其生物学作用有哪些？
4. B 淋巴细胞是如何摄取抗原的？
5. 兼职 APC 都有哪些细胞？EC 主要表达哪些表面抗原？

参考文献

[1] 何维. 医学免疫学[M]. 北京：人民卫生出版社，2005.
[2] 钱旻. 免疫学原理与技术[M]. 北京：高等教育出版社，2011.
[3] 宋宏新. 食品免疫学[M]. 北京：中国轻工业出版社，2014.
[4] (美)保罗(Paul W E). 基础免疫学[M]. 吴玉章，等译. 北京：科学出版社，2003.
[5] 王丽祥，方琦. 共刺激分子 CD80、CD86 及抗原递呈细胞 DC 在鼻咽疾病的应用研究[J]. 微创医学，2017，12(2)：230-232.
[6] 白伶伶，张灵君，郑慧，等. 间充质干细胞对 EAU 大鼠抗原特异性 T 细胞和抗原递呈细胞功能的抑制作用[J]. 中华实验眼科杂志，2015，10，33(10)：870-875.

第9章

T细胞介导的细胞免疫应答

本章重点与学习目标

重点：细胞免疫应答的一系列免疫识别、应答和效应过程机制。

学习目标：掌握细胞免疫应答的一般规律；熟悉细胞免疫的效应；了解T细胞的免疫识别、活化、增殖和分化过程。

T 淋巴细胞(T lymphocyte)简称 T 细胞，由多能干细胞、淋巴祖细胞分化而来在胸腺中发育成熟(图 9-1)，故 T 细胞全称为胸腺依赖淋巴细胞(thymus-dependent lymphocyte)，是体内功能活跃的细胞群体，其介导细胞免疫应答，调节机体的免疫功能，并在 B 细胞针对胸腺依赖型抗原(TD-Ag)的体液免疫应答中发挥重要的辅助作用。

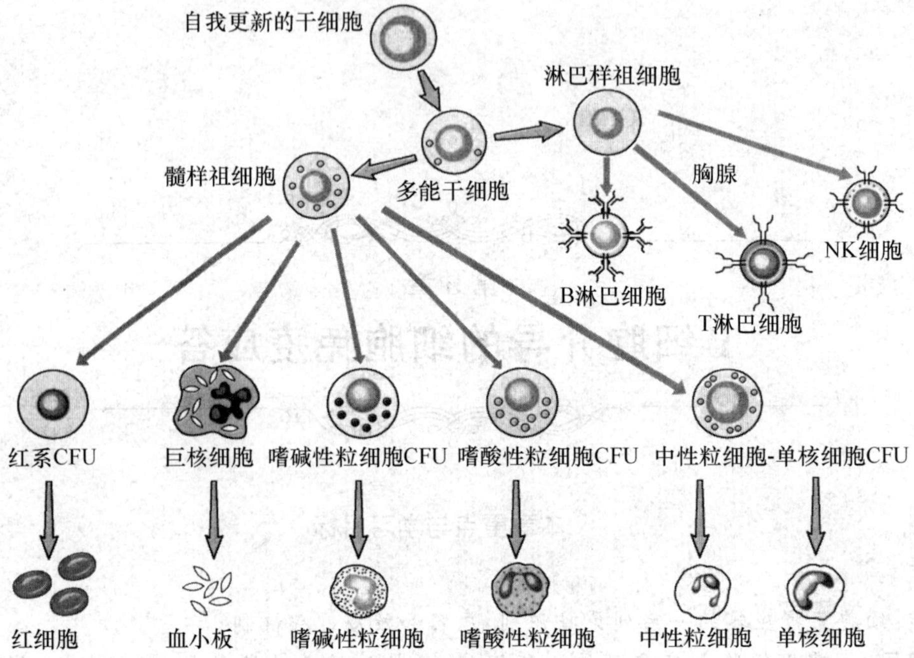

图 9-1 多能干细胞分化示意图

(引自:龚非力，2009)

T 细胞占外周淋巴细胞总数的 65%～70%。胸腺内发育成熟的初始 T 细胞(naive T cell)进入血循环，穿越淋巴结的高内皮小静脉到达外周淋巴器官，若遭遇并识别抗原递呈细胞(APC)所递呈的特异性抗原，即产生应答;但若未遭遇由 APC 所递呈的特异性抗原，则离开淋巴组织而重新进入血循环，如此周而复始地在血液和外周淋巴组织间再循环。

根据 T 细胞表达的受体不同，可以将 T 细胞分为 αβ 和 γδ 两种类型，分别称为 αβT 细胞和 γδT 细胞，αβT 细胞属于固有免疫细胞，主要分布于黏膜和皮肤免疫系统，可直接识别相关抗原，并杀伤靶细胞，该类细胞可特异性识别由 APC 加工和递呈的抗原肽。T 细胞识别抗原后，细胞发生活化，导致细胞的分裂增殖，成为效应性 T 细胞，可通过分泌细胞因子和行使细胞毒作用来发挥效应。根据其功能和表型，可将 αβT 细胞分为两种类型:$CD4^+$ T 细胞和 $CD8^+$ T 细胞。$CD4^+$ T 细胞主要合成和分泌细胞因子，对免疫应答起辅助和调节作用，故又将其称为 T 辅助细胞(T helper cell，Th)，Th 又根据不同功能分为 Th1 和 Th2 两类，Th1 辅助单核巨噬细胞杀死细胞内病原体;Th2 辅助 B 细胞增殖分化和产生抗体。$CD8^+$ T 细胞通过细胞毒作用主要特异性杀伤病毒等胞内感染病原体所感染的靶细胞和体内突变的细胞，故又称为细胞毒 T 淋巴细胞(cytotoxic T lymphoycte，CTL)。

T 细胞介导的细胞免疫应答是一个连续的过程，包括 T 细胞对抗原的识别、T 细胞活化、增殖和分化，以及效应 T 细胞的作用及其机制三个阶段。

9.1　T 细胞对抗原的识别

T 细胞不能直接识别完整的大分子抗原，需要 APC 先将抗原降解为小的片段，并由 MHC 分子递呈到细胞表面才能识别。其中包括一系列重要的免疫生物学现象：抗原的加工和递呈；免疫突触的形成；T 细胞和 APC 间相互作用；抗原肽和 MHC 分子间，以及与 TCR 分子之间的相互作用等。

9.1.1　APC 向 T 细胞递呈抗原

以专职的抗原递呈细胞（DC）为例，未成熟 DC 在感染灶局部摄取抗原（病原体及其代谢产物），并进行加工、处理。已摄取抗原的 DC 向外周淋巴组织（主要是局部淋巴结）迁移，并在此过程中逐渐发育、成熟，高表达共刺激分子和黏附分子。进入淋巴组织的成熟 DC 主要分布于淋巴结 T 细胞区，并有强大的递呈抗原和活化初始 T 细胞的能力。另外，血循环中某些可溶性抗原可被脾的 APC 捕获，并在脾中诱导应答。

外源性抗原和内源性抗原以不同的途径进行抗原识别（图 9-2），外源性抗原如病原体及其产物被 APC 摄取，通过溶酶体系统将抗原降解成肽段，与表达于免疫细胞的 MHC Ⅱ 类分子结合成复合物，递呈给特异性 $CD4^+$ Th 细胞识别。内源性抗原如肿瘤和病毒感染细胞表达的抗原则被宿主细胞胞质内的蛋白酶体系统降解为肽段，继而与 MHC Ⅰ 类分子结合成复合物，递呈给特异性 $CD8^+$ T 细胞识别。

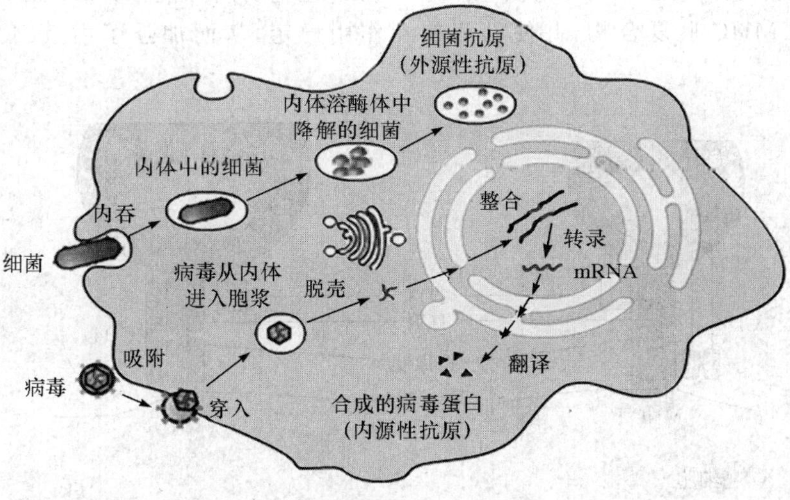

图 9-2 外源性抗原和内源性抗原的识别
（引自：龚非力，2009）

9.1.2　TCR 特异性识别递呈肽

TCR 特异性识别抗原，涉及 T 细胞和 APC 表面多种分子间的相互作用。

1. T 细胞与 APC 的非特异性结合

进入淋巴结皮质区深部的初始 T 细胞与 APC（主要是 DC）随机接触，通过二者表面某些黏附分子间的相互作用，使 T 细胞与 APC 发生短暂、可逆性结合。此过程有利于 TCR 从 APC 表面大量肽-MHC 复合物(peptide-MHC，p-MHC)中筛选特异性抗原肽。在激活原初 T 细胞的数小时内，有以下几个过程发生。首先，树突状细胞表面的黏附分子与 T 细胞上的黏附分子相互非特异性结合，从而将两个细胞连在一起。辅助细胞的 TCR 可以识别 APC 表面的肽-MHC 复合物，如果 TCR 不能识别抗原，相应细胞及 Th 细胞就会继续来寻找其他的 APC。

2. T 细胞与 APC 特异性稳定结合

若 T 细胞遭遇并识别由 APC 所递呈的特异性 p-MHC，经 CD3 分子向胞内传递特异性识别信号，导致淋巴细胞功能相关抗原(LFA-1)变构并增强其与细胞间黏附分子(ICAM)的亲和力，则稳定并延长了 T 细胞与 APC 间的特异性结合，直至 T 细胞增殖分化为效应细胞。辅助 T 细胞的 TCR 找到了与之相匹配的分子后，T 细胞表面的 CD4 共受体分子就会结合树突状细胞上的 MHCⅡ类分子，从而加强两个细胞间的相互作用。另外，TCR 参与上调 Th 细胞表面的黏附分子表达，因此会有更多的黏附分子参与连接，从而使 APC 和 T 细胞之间的"黏合"稳定。APC 和 T 细胞接触点上的 TCR 与黏附分子簇构成了免疫突触(immunological synapse)。

3. T 细胞共受体参与 T 细胞的抗原识别

T 细胞表面 CD4 或 CD8 分子是 TCR 识别抗原的共受体，共受体分子的作用就是通过适当的 MHC 分子吸附 CTL 和 Th 细胞。CD4 或 CD8 分别与 APC 表面 MHCⅡ类或Ⅰ类分子结合，可提高 TCR 与特异性 p-MHC 的亲和力，从而明显增强 T 细胞对抗原刺激的敏感性(图 9-3)。最近人们认为，一旦 TCR 识别了由 MHC 分子递呈的同源抗原，CD4 或 CD8 共受体分子就结合 TCR-MHC-肽复合物，并使其间相互作用稳定，从而加强了由 TCR 进行的信号传递。

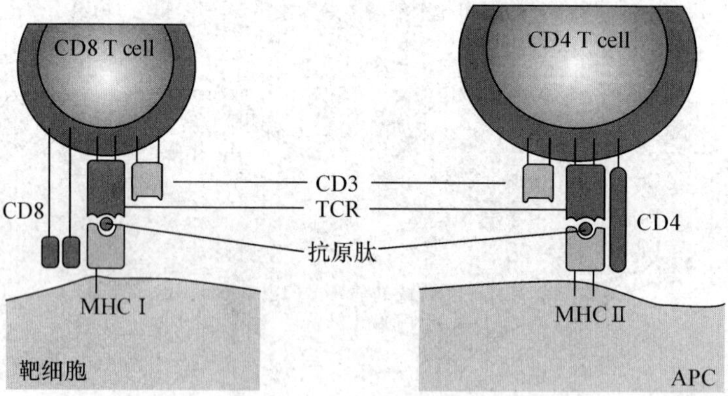

图 9-3　共受体参与 T 细胞识别信号的形成

(引自：龚非力，2003)

9.2　T 细胞活化、增殖和分化

TCR 与 CD3 分子形成 TCR-CD3 复合物，TCR 负责识别抗原肽，CD3 负责将其细胞外刺激信号转递到细胞内部，通过一些信号转导途径(signal transduction pathway)将细胞膜刺激信号转化为细胞功能活化状态，这一过程称为 T 细胞活化的信号转导（signal transduction）。通常情况下，体内表达某一特异性 TCR 的 T 细胞克隆数仅占总 T 细胞库的 $10^{-5}\sim10^{-4}$。特异性 T 细胞只有被抗原激活后，通过克隆扩增而产生大量效应细胞，才能有效发挥作用。T 细胞的一系列和激活有关的事件包括：信号的跨膜传递、胞内的信号转导、转录因子的活化和转位、基因的转录激活、新分子的合成与表达、细胞因子的分泌、进入细胞周期、细胞亚群的分化和免疫记忆的形成等。

9.2.1　T 细胞活化

接受抗原刺激后，T 细胞完全活化有赖于双信号和细胞因子（图 9-4）。未致敏 T 细胞的激活需要双重信号，一个是识别信号，一个是共刺激信号，识别信号通过抗原递呈细胞（APC）表面的抗原肽，主要组织相容性复合体（MHC）与 T 细胞表面的 T 细胞受体（TCR）结合来完成，具有抗原特异性；共刺激信号通过 APC 表面的共刺激分子与 T 细胞表面相应的共刺激分子受体结合来完成，无抗原特异性。当 APC 与 T 细胞之间同时存在 TCR 识别信号和共刺激信号时 T 细胞活化增殖，进而分泌细胞因子，启动免疫应答，如果仅有 TCR 识别信号即第一信号，T 细胞将无反应，甚至凋亡。

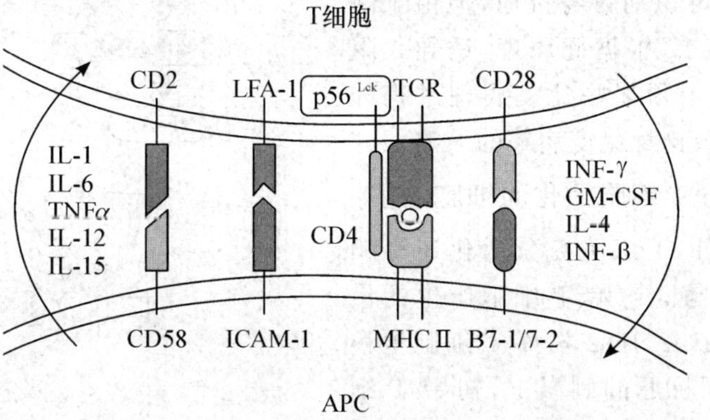

图 9-4　T 细胞活化需双信号和细胞因子

（引自：龚非力，2003）

T 细胞通常借助 TCR 识别与 MHC 分子结合的抗原肽。通过 TCR/CD3 复合体传递抗原识别信号，此称为第一信号；以 CD28 为主的 T 细胞表面受体分子识别相应配体 B7，传递协同刺激信号，此称为第二信号。

9.2.1.1　T 细胞活化的双信号

1. 第一信号（共受体作用）

TCR 特异性识别 APC 所递呈的 p-MHC，由此提供 T 细胞活化的第一信号；共受体（CD4 或 CD8 分子）与 MHC（Ⅱ或Ⅰ类）分子结合，使共受体尾部相连的酪氨酸激酶与 CD3 胞质段的 ITAM 靠近，并使之发生酪氨酸磷酸化，启动激酶活化的级联反应，最终导致一系列转录因子、细胞因子及其受体等基因转录和产物合成，共受体 CD4 与 MHCⅡ类分子结合，CD4 胞质段耦联的激酶在空间位置上向 TCR/CD3 复合物靠近，该酶使与 CD3 胞质段 ITAM 磷酸化部位结合的 ZAP-70 磷酸化，最终转导第一活化信号。

2.第二信号(共刺激作用)

单独第一信号尚不足以激活T细胞,APC表面共刺激分子(co-stimulating molecule)(如B7)与T细胞表面相应受体(如CD28)结合,可向T细胞提供第二活化信号,即共刺激信号(co-stimulating signal)(图9-5)。在双信号作用下,通过磷脂酰肌醇(PLC)-蛋白激酶C(PKC)途径、二磷酸肌醇途径(IP)及磷酸肌醇(PI)-3K-Ras-MAP激酶相关信号转导途径,致多种转录因子活化,诱导某些可促进T细胞生长和分化的细胞因子及受体如IL-2及其高亲和力受体等的表达。

T细胞应答过程中,若仅有第一信号而缺失第二信号,可导致失能(anergy)。正常组织细胞表达自身抗原而不表达共刺激分子,故自身反应性T细胞虽可识别自身抗原,但由于缺乏第二信号而"失能"。根据此原理,诱导或阻断T细胞失能成为干预某些免疫病理过程如肿瘤、移植排斥反应、自身免疫病等的策略。

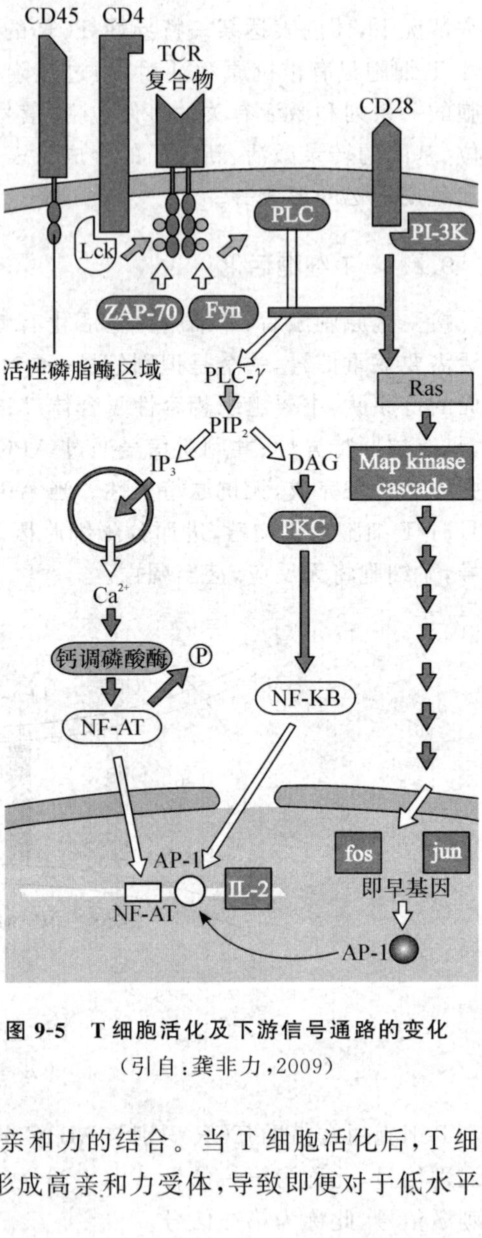

图9-5 T细胞活化及下游信号通路的变化
(引自:龚非力,2009)

9.2.1.2 参与T细胞活化的细胞因子

除上述双信号外,T细胞充分活化还有赖于多种细胞因子参与。初始T细胞产生的最重要的细胞因子是IL-2,IL-2发挥T细胞生长因子的作用,在不同抗原的刺激下,初始T细胞还可以分泌不同种类的细胞因子,产生不同的效应。IL-2受体表达是T细胞活化的关键环节。IL-2受体以β和γ链二聚体或α、β和γ链三聚体形式表达,其二聚体中的β链与IL-2呈低亲和力的结合。当T细胞活化后,T细胞表达IL-2受体的α链,与IL-2受体的β、γ链结合,形成高亲和力受体,导致即便对于低水平的IL-2也有很高的反应性。

9.2.1.3 T细胞活化的调控

T细胞应答过程中,APC可通过表达共刺激分子和共抑制分子,精确调控T细胞的适度活化,从而既发挥免疫效应,又防止应答过强可能造成的组织损伤。其机制为:

(1)正向调节作用。活化的T细胞表达某些共刺激分子(如CD40L等),可与APC表面相应受体(如CD40)结合,从而促进APC活化并表达更多共刺激分子(如B7、ICAM-I等),后者与T细胞表面相应受体(CD28、LFA-1等)结合,进一步促进T细胞活化与增殖。辅助T细胞受体的参与促进T细胞表面上调CD40L蛋白的表达,当这些蛋白与树突状细胞表面的CD40受体蛋白结合后,MHC和共刺激分子的表达水平就会增加。树突状细胞CD40蛋白的参与进一步引起细胞分泌细胞因子（如 IL-12），并延长树突状细胞的寿命。该作用可以确保那些能顺利与原初 T 细胞间发生相互作用的（也就是可递呈 T 细胞同源抗原的）树突状细胞有足够长的时间来激活大量的 T 细胞。树突状细胞与原初辅助 T 细胞间的相互作用的结果使树突状细胞成为一种更具潜力的抗原递呈细胞，而 Th 细胞则被激活表达高水平的 CD40L，后者对于辅助激活 B 细胞是必需的。

（2）负向调节作用。活化的 T 细胞可表达某些共抑制分子（如 CTLA-4），通过与 APC 表面相应配体（如 B7）高亲和力结合而启动抑制性信号，从而有效限制 T 细胞增殖。CD28/B7 和 CTLA-4/B7 信号途径介导的不同效应如图 9-6 所示。

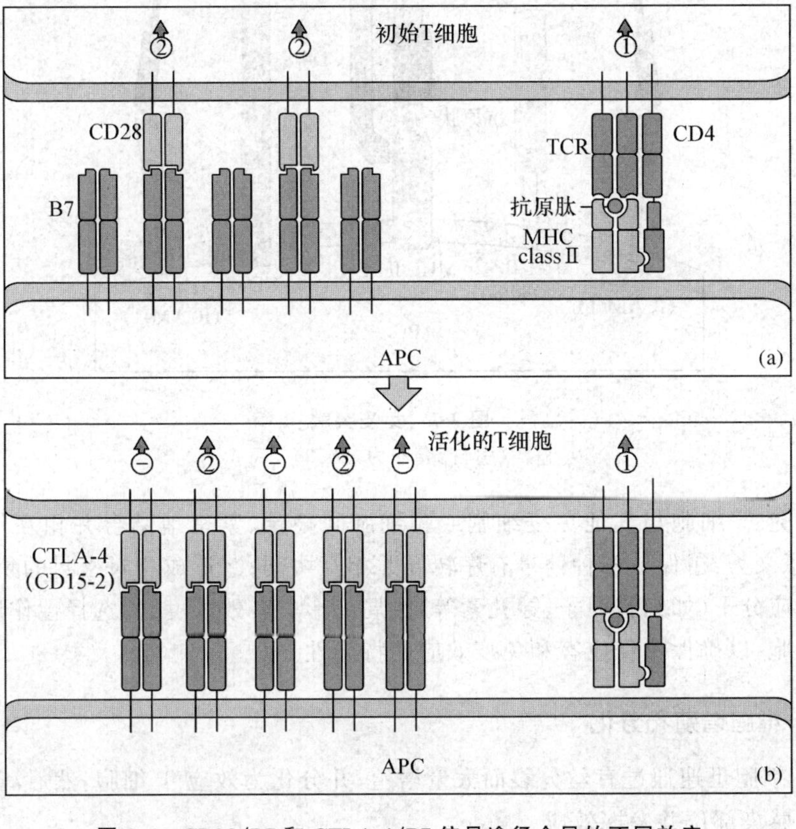

图 9-6　CD28/B7 和 CTLA-4/B7 信号途径介导的不同效应

（引自：龚非力，2003）

（a）APC 表面共刺激分子 B7 与 T 细胞表面的 CD28 结合，提供共刺激信号，与第一信号一起协同作用促进 T 细胞完全活化；

（b）活化的 T 细胞表达共抑制分子 CTLA-4（CD15-2）与 APC 表面 B7 高亲和力结合，启动抑制 T 细胞活化的信号。

（3）T 细胞活化的自身调控。活化的 T 细胞可高表达死亡受体 Fas 及其配体（FasL），从而互相诱导凋亡，即活化诱导的细胞死亡（activation induced cell death，AICD）。该效应有助于控制特异性 T 细胞克隆的扩增水平和清除自身反应细胞，并在应答晚期及时终止免疫应答。

9.2.1.4　与其他细胞的相互作用

T 细胞-B 细胞、T 细胞-APC、T 细胞-靶细胞相互作用中，细胞表面膜分子可定向聚集在免疫细胞彼此接触的部位，形成了超分子黏附复合物（supermolecular adhesion compex，SMAC）-免疫突触，如图 9-7 所示。TCR-抗原肽-MHC、共受体、共刺激分子等位于突触中心，外周由 T 细胞和其他免疫细胞或靶细胞表面的某些黏附分子对（如 LFA/ICAM 等）积聚而成，形成一个密闭的空间，其内容纳 T 细胞所分泌的效应分子如细胞因子和颗粒内容物等。

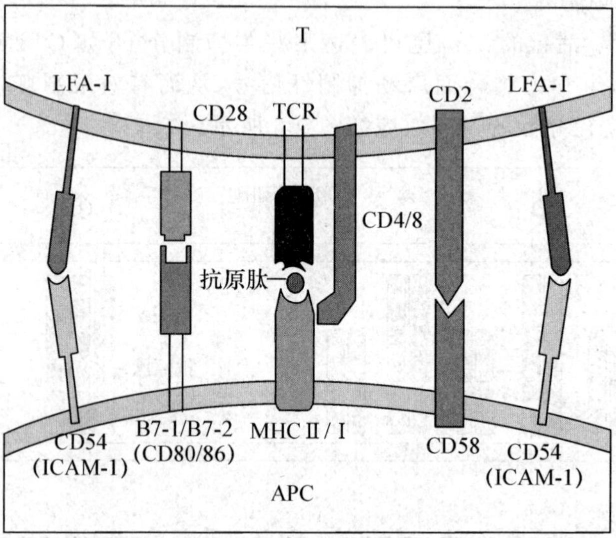

图 9-7 免疫突触

（引自：龚非力，2003）

免疫突触是 T 细胞与其他免疫细胞或靶细胞间稳定、紧密地结合并相互作用的结构基础，其生物学意义为：①保证各种信号有序转导并相互协同；②形成相对密封的狭窄空间，有利于非特异性效应分子（如细胞因子、穿孔素等）在局部形成有效浓度，并选择性作用于表达特异性抗原的靶细胞，以确保免疫应答和免疫效应的特异性。

9.2.2 T 细胞增殖和分化

激活的 T 细胞迅速通过有丝分裂而大量增殖，并分化为效应 T 细胞，然后离开淋巴器官，随血循环到达感染部位并发挥效应。

9.2.2.1 细胞因子参与 T 细胞增殖和分化

多种细胞因子参与 T 细胞增殖和分化过程，尤以 IL-2 最为重要。静止 T 细胞仅表达低亲和力 IL-2 受体（βγ），激活的 T 细胞可表达高亲和力 IL-2 受体（αβγ）并分泌 IL-2。IL-2 以自分泌方式与 T 细胞表面 IL-2 受体结合，介导 T 细胞增殖和分化（图 9-8）。

激活过程完成以后，辅助 T 细胞和抗原递呈细胞就分开了。APC 继而进一步激活其他 T 细胞，而新激活的 Th 细胞则通过增殖建立其数量群。生长因子如 IL-2 促成了这一增殖过程。原初 T 细胞可以分泌一些 IL-2，但在其表面没有 IL-2 受体，所以自身不能与这种细胞因子反应。然而，当 Th 细胞被激活后，其表面就会出现生长因子受体，这些细胞开始分泌更多的 IL-2。结果，新激活的辅助 T 细胞可以刺激自身的增殖，大概每 6 小时就可使自身群体的数量倍增。对于克隆选择来说，这种伴随生长因子受体上调的激活是必需的：被选择激活的 T 细

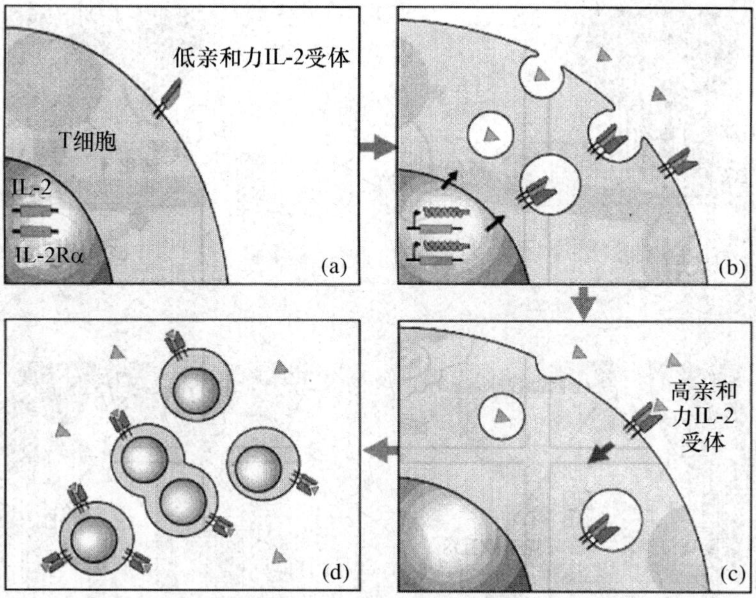

图 9-8　IL-2 参与 T 细胞活化

(引自：龚非力，2003)

(a)初始 T 细胞仅表达低亲和力 IL-2R(βγ)，不产生 IL-2；

(b)T 细胞激活可表达高亲和力 IL-2 受体(αβγ)并合成和分泌 IL-2；

(c)IL-2 以自分泌方式与高亲和力 IL-2 受体结合；

(d)促进 T 细胞增殖

胞(由其 TCR 识别入侵者)上调其细胞因子受体，并增殖形成克隆。

激活一个辅助 T 细胞的顺序是：当 TCR 与 APC 递呈的同源抗原结合时，由黏附分子介导 T 细胞和 APC 之间形成不牢固的结合；受体的参与加强了两种细胞间的黏附力，并上调 Th 细胞的 CD40L 表达；CD40L 继而结合至 APC 表面的 CD40，并刺激 APC 表面 MHC 和共刺激分子的表达；APC 提供的共刺激可以放大 TCR 参与的信号，使激活过程更为有效；当激活过程完成以后，结合于 T 细胞表面受体的生长因子驱使 T 细胞增殖。

除 IL-2 外，IL-4、IL-12、IL-15 等细胞因子在 T 细胞增殖、分化中(尤其在 Th1 和 Th2 细胞分化的调控中)也起着重要作用。

9.2.2.2　效应 T 细胞的形成

T 细胞迅速增殖至足够多，1 周内即成熟为效应 T 细胞(Th 细胞或 CTL)，部分活化的 T 细胞可分化为长寿命记忆性 T 细胞。

(1)$CD4^+$ T 细胞增殖和分化。初始 $CD4^+$ T 被激活、增殖，分化为 Th0，继而向 Th1 或 Th2 细胞分化。局部微环境中细胞因子种类是影响 Th0 细胞分化方向的重要因素：IL-2 可促进 Th1 细胞分化；IL-4 可促进 Th2 细胞分化。

(2)$CD8^+$ T 细胞增殖和分化。成熟 DC 高表达共刺激分子，可直接向 $CD8^+$ T 细胞提供双信号，刺激其合成 IL-2，并增殖、分化为细胞毒 T 细胞(CTL)，此为直接激活(图 9-9)。在 APC 不表达或低表达共刺激分子的情况下，初始 $CD8^+$ T 细胞活化有赖于 $CD4^+$ Th 细胞辅助，此为间接激活。

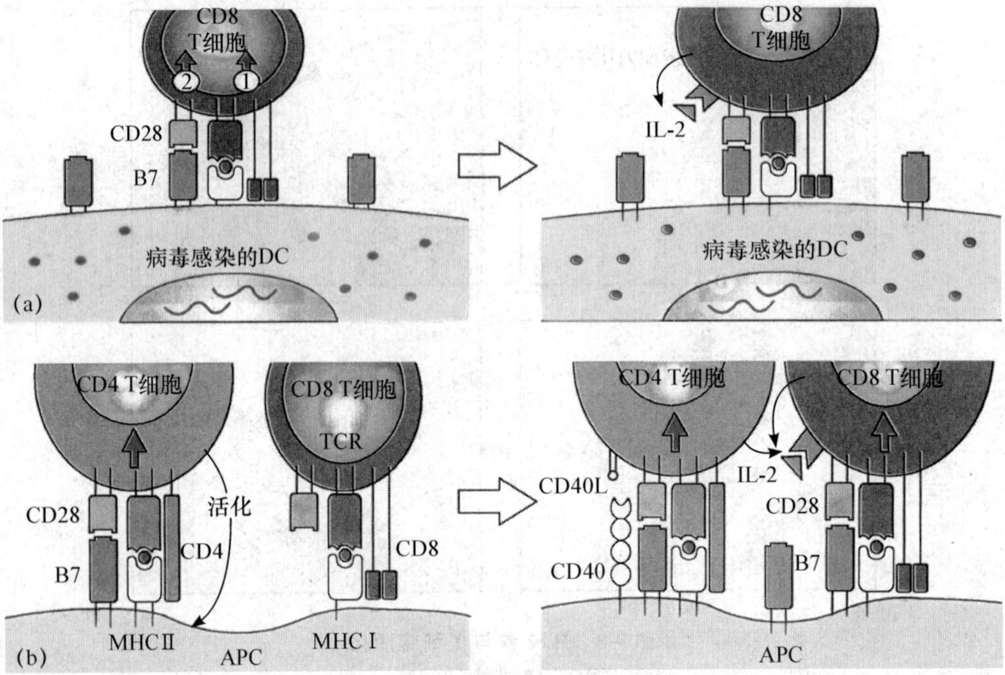

图 9-9 CD8⁺ T 细胞的增殖和分化

（引自：龚非力，2009）

(a)CD8⁺ T 细胞的直接激活。病毒感染的 DC 高表达 B7，与初始 CD8⁺ T 细胞的 CD28 之间结合提供双信号并使之活化，并产生 IL-2 促进 T 细胞增殖和分化；

(b)CD8⁺ T 细胞的间接激活。

（3）记忆性 T 细胞分化。T 细胞应答过程中，部分活化的 T 细胞可分化为长寿命记忆性 T 细胞，在再次免疫应答中起重要作用。大多数 T 细胞在被激活并完成自己的使命后，就通过凋亡而进入程序化死亡，称之为激活诱导的细胞死亡（activation-induced cell death，AICD）。体内也有一些激活的 T 细胞作为记忆细胞。这些细胞处于极其兴奋的状态，使得激活信号可以非常有效地从细胞膜传递入核。因此，一旦其 TCR 被所识别的入侵者再次动员，就可以很快地投入保护机体的过程。

9.3 效应 T 细胞的作用及其机制

效应 T 细胞由初始 T 细胞增殖、分化而来，但二者表面标志及功能各异。效应 T 细胞可合成并分泌多种效应分子，如细胞毒素（穿孔素、颗粒酶等）、各种蛋白酶、细胞因子等，且表面膜分子的表达也发生改变。不同类型效应 T 细胞作用于不同靶细胞，其生物学效应及机制各异。这里重点介绍 CD8⁺ T 细胞和 CD4⁺ Th1 细胞介导的细胞免疫应答。

9.3.1 CD8⁺ T 细胞介导的免疫应答

CD8⁺ T 细胞多数为 CTL 细胞，能识别 MHCⅠ类分子递呈的抗原；近年的研究发现 CD4⁺ Th1 细胞中也存在少量具有明显细胞毒作用的 CTL，能识别 MHCⅡ类分子递呈的抗原。CTL 分为效应细胞毒性 T 细胞和记忆细胞毒性 T 细胞。前者能特异性杀伤带抗原的靶细胞，如移植细胞、肿瘤细胞及受微生物感染的细胞等。CTL 细胞的杀伤力较强，可反复杀伤靶细胞，而且在杀伤靶细胞的过程中本身不受损伤。

9.3.1.1　CTL 细胞

CTL 细胞的激活仍有不明了的地方。问题之一是，在大多数情况下，原初 CTL 的激活不仅仅需要识别树突状细胞上 MHCⅠ类分子递呈的同源抗原，更需要辅助 T 细胞的帮助。解决这一问题的方法之一是使树突状细胞、Th 细胞和 CTL 共同参与形成一个整体。但是，辅助 T 细胞和杀伤性 T 细胞同时遇到一个递呈其同源抗原的树突状细胞的概率是非常小的。

$CD8^+$ CTL（效应细胞）在淋巴组织内增殖、分化，以建立自己的数量群。在趋化因子作用下离开淋巴组织进入血液，搜寻机体内有哪些入侵者、需要去杀灭的部位。当找到了这样的地方，$CD8^+$ CTL 就离开血液，在被感染细胞上开始发挥作用。

CTL 特异之处：

①CTL 与靶细胞接触部位形成紧密、狭小的空间（即免疫突触），CTL 分泌的非特异性效应分子积聚于其内，选择性杀伤所接触的靶细胞，但不影响邻近正常细胞；

②TCR 及共受体向靶细胞接触部位聚集，导致 CTL 极化（polarization），即细胞骨架系统（如肌动蛋白、微管）、高尔基复合体及胞质颗粒等均向靶细胞接触部位重新排列和分布，从而保证 CTL 释放的非特异性效应分子定向作用于所接触的靶细胞。

9.3.1.2　CTL 胞毒作用的机制

CTL 对靶细胞的杀伤主要通过两条途径发挥作用：脱颗粒途径和死亡受体途径。图 9-10 为 CTL 杀伤作用的机制。

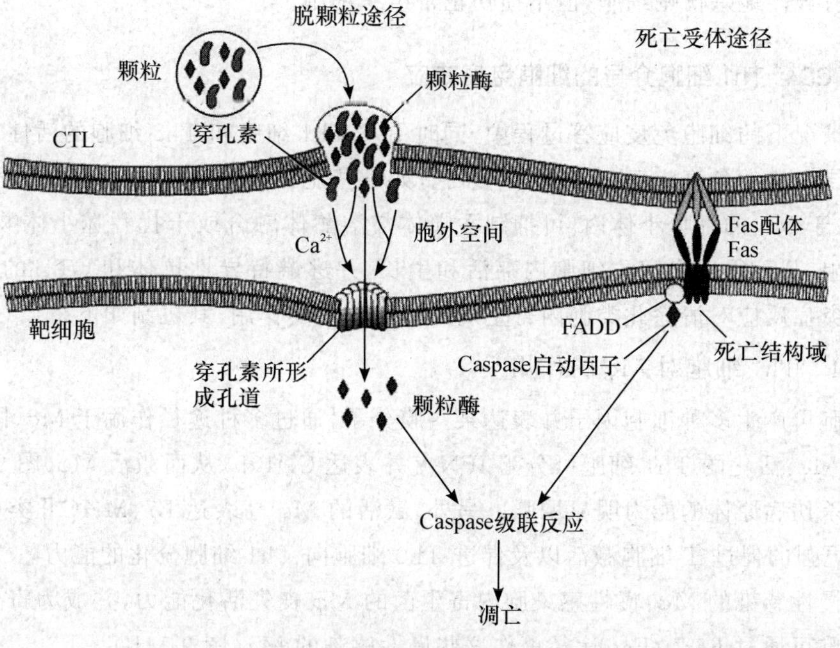

图 9-10　CTL 杀伤作用的机制

（引自：龚非力，2003）

(1)脱颗粒途径。CTL与靶细胞直接接触,可启动脱颗粒过程,通过释放多种具有胞毒效应的颗粒物质,快速(5 min内)杀伤表达特异性抗原的靶细胞。穿孔素(perforin)与靶细胞膜磷酸胆碱结合,聚合成孔道,使水、钠迅速进入胞内,导致靶细胞崩解,其效应机制类似于补体激活所形成的膜攻击复合物(membrane attack complex ,MAC)。颗粒酶(granzyme)属丝氨酸蛋白酶,其随脱颗粒而由CTL释出。靶细胞随后将颗粒酶和穿孔素包裹进入由靶细胞膜形成的囊泡中摄入。循穿孔素在靶细胞膜所形成的孔道进入靶细胞,在胞质中,颗粒酶起始酶链反应,可激活凋亡相关的级联反应,导致靶细胞凋亡。

(2)死亡受体途径。CTL表面蛋白-Fas配体(FasL),CTL分泌细胞因子TNF-α和TNF-β,它们分别与靶细胞表面相应死亡受体(Fas、TNF受体)结合,启动凋亡相关的信号转导,介导靶细胞凋亡。

细胞死亡有两种截然不同的方式——坏死或凋亡。尽管最终结果都是一个已经死亡的细胞,但细胞通过坏死或凋亡而死亡的过程却是完全不同的。当机体有伤口如切口或烧伤,或者因病毒或细菌的侵袭而导致细胞的毁灭时,细胞即通过坏死而死亡。当坏死发生时,正常情况下活细胞中所包含的酶和化学物质就释放入周围组织中,形成对组织的损伤。相反,当细胞凋亡时,其内容物被包裹入由将死细胞的细胞壁所形成的囊泡中,这些小泡随后会被临近的巨噬细胞所吞噬并摧毁,靶细胞的内容物就不会溢入周围组织而形成组织损伤。

该作用的意义是:①清除感染细胞;②靶细胞凋亡过程中,激活的内源性核酸酶可降解病毒DNA,从而阻止靶细胞死亡所释放的病毒再度感染临近正常组织细胞。

CTL杀死靶细胞后即与之脱离,可再次结合并攻击表达相同特异性抗原的靶细胞,从而高效、连续、特异性地杀伤靶细胞,但不损伤正常组织细胞。

9.3.2 $CD4^+$ Th1细胞介导的细胞免疫效应

大多数情况下的细胞免疫应答过程中,同时引发Th1细胞和Th2细胞的活性。Th1细胞主要参与介导炎症的免疫应答,为炎症T细胞,如某些胞内寄生病原体(如结核杆菌、麻风杆菌)主要存在于Mφ的吞噬小体内,可抑制吞噬体与溶酶体融合或干扰吞噬小体酸化,使溶酶体酶激活受阻,从而得以在宿主细胞内存活和生长,并逃避特异性抗体和CTL的攻击。Th1细胞介导的炎症反应对清除此类胞内寄生病原体发挥重要作用,其机制如下。

9.3.2.1 Th1细胞对Mφ的作用

Th1细胞可产生多种细胞因子并表达某些膜分子,通过多种途径作用于Mφ(图9-11)。

①激活Mφ:活化的Th1细胞可分泌IFN-γ并表达CD40L,从而激活Mφ(图9-11A)。激活的Mφ其杀伤病原体的能力明显增强。另外,激活的Mφ高表达B7、MHCⅡ类分子并分泌IL-12,具有更强的促进T细胞激活以及促进Th0细胞向Th1细胞分化的能力。

②清除慢性感染的Mφ:慢性感染胞内寄生菌的Mφ丧失活化能力,并成为寄生菌的庇护所。Th1细胞可通过FasL/Fas途径杀伤这些慢性感染的Mφ(图9-11B)。

③诱生并募集Mφ至感染部位:Th1细胞产生IL-3和GM-CSF,促进骨髓造血干细胞分化为Mφ;Th1细胞产生趋化因子(如MCP-1),Mφ被募集至感染灶发挥效应(图9-11D和F)。

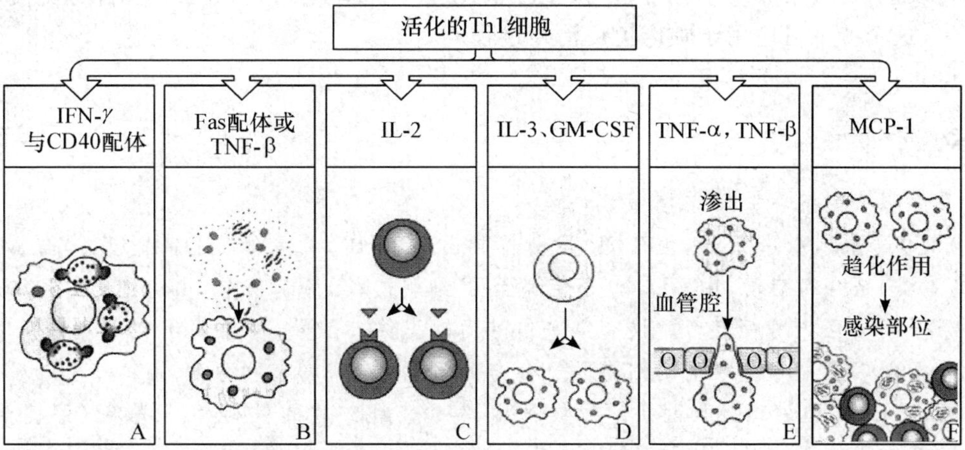

图 9-11　Th1 细胞的效应

（引自：龚非力，2003）

A：分泌 IFN-γ 和表达 CD40L，可活化 Mφ 促进其杀伤、吞噬胞内病原体；

B：表达 FasL 并分泌 TNF-β，增强 Mφ 杀伤慢性感染细胞的能力；

C：分泌 IL-2 促进 T 细胞增殖；

D：分泌 IL-3 和 GM-CSF，进一步刺激骨髓产生新的 Mφ；

E：分泌 TNF，促进 Mφ 从血管渗出；

F：分泌趋化因子（MCP-1），募集 Mφ 至感染灶

9.3.2.2　Th1 细胞对 T 细胞的作用

Th1 细胞产生 IL-2 等细胞因子，可促进 T 细胞（包括 Th1 细胞、CTL 等）增殖，从而扩大免疫效。

9.3.2.3　Th1 细胞对 B 细胞的作用

Th1 细胞可辅助 B 细胞产生具有强调理作用的抗体（如 IgG2a），进一步增强 Mφ 对病原体的吞噬。

9.3.3　$CD4^+$ Th2 细胞介导的免疫效应

Th2 细胞能够产生 IL-4、IL-5 和 IL-6 等细胞因子，主要参与 B 细胞的分化成熟，促进 B 细胞产生免疫球蛋白，使产生的同种型免疫球蛋白发生转换，并诱导免疫球蛋白的亲和力成熟，即 Th2 细胞对体液免疫有重要作用（详见本书第 10 章　B 细胞介导的体液免疫应答）。

9.3.4　细胞免疫应答的生物学意义

如前所述，介导细胞免疫应答的主要是 Th1 和 CTL 细胞。CTL 细胞直接杀伤靶细胞，Th1 细胞通过募集和激活以巨噬细胞为主的吞噬细胞而间接发挥作用。细胞免疫与体液免疫相比，反应迅速，短时间内即发生效应。其主要生物学意义在于：

①抗感染 T 细胞效应主要针对胞内寄生病原体，包括某些细菌、病毒、真菌及寄生虫等。

②抗肿瘤 T 细胞介导的细胞免疫具有重要的抗肿瘤作用，机制为：CTL 特异性杀肿瘤效应；诱导并增强巨噬细胞及 NK 细胞的杀肿瘤效应；细胞因子直接或间接的杀肿瘤效应等。

③免疫损伤作用：Th1 细胞可参与迟发型超敏反应、移植排斥反应、某些自身免疫病的发生和发展，这个特征可应用于临床免疫治疗过程。

本章小结

1. T 细胞活化条件。

(1)双信号。①第一信号，由 TCR 识别特异性 p-MHC，共受体(CD4 或 CD8)与 MHC 分子(Ⅱ或Ⅰ类)结合所启动，由 CD3 分子传递至 T 细胞内；②第二信号，由 APC 和 T 细胞表面共刺激分子间相互作用所启动。仅有第一信号而缺失第二信号，可导致 T 细胞失能。

(2)APC 与 T 细胞所产生的细胞因子参与 T 细胞活化、增殖和分化。

2. $CD8^+$ CTL 通过直接和间接途径被激活，其杀伤靶细胞的机制为：脱颗粒(穿孔素/颗粒酶)途径；死亡受体(Fas/FasL 和 TNF/TNFR)途径。

3. Th1 和 Th2 细胞介导的免疫应答。

(1)Th1 细胞主要介导细胞免疫应答，通过募集并活化巨噬细胞可引发迟发型超敏反应性炎症。

(2)Th2 细胞可辅助 B 细胞产生不同类别抗体，主要介导体液免疫应答。

思考题

1. 细胞免疫应答有哪些基本过程？
2. $CD4^+$ Th 细胞介导的免疫应答基本过程。
3. 试述 $CD8^+$ T 细胞介导的免疫应答基本过程。
4. Th1 和 Th2 细胞的生物学活性是什么？
5. 什么是 CTL 细胞毒效应？

参考文献

[1] 何维. 医学免疫学[M]. 北京：人民卫生出版社，2005.
[2] 钱旻. 免疫学原理与技术[M]. 北京：高等教育出版社，2011.
[3] 宋宏新. 食品免疫学[M]. 北京：中国轻工业出版社，2014.
[4] (美)保罗(Paul W E). 基础免疫学. 吴玉章等译. 北京：科学出版社，2003.
[5] 门翔，尚喜雨. COPD 患者 Th17 细胞和 Treg 细胞介导的免疫应答变化及免疫失衡与肺功能的关系研究[J]. 中国免疫学杂志. 2016, 32:1826-1829.
[6] 王琳源，关宁，林晓萍. Treg 细胞介导的免疫应答在牙周炎小鼠中的研究[J]. 实用口腔医学杂志. 2015, 5, 31(3):318-322.
[7] 演生成，宋浩银，高静. 浅析 T 细胞介导的免疫应答[J]. 生物学教学. 2015, 40(11): 64-66.

第 10 章

B 细胞介导的体液免疫应答

本章重点与学习目标

重点:抗原经 B 细胞介导而产生的一系列免疫识别、应答和效应过程和机制。

学习目标:理解 B 细胞对不同类别抗原的免疫识别、活化、增殖和分化的过程;掌握抗体形成的规律及体液免疫应答的效应。

许多侵入机体的病原菌多在细胞外增殖，即使胞内寄生病原体，多数也通过细胞外间液从一个细胞传播至另一个细胞。这些存在于细胞外间隙的病原体主要由B细胞介导的体液免疫效应而清除，即借助抗体中和或清除细胞外病原体，并阻止细胞内感染的传播和扩散。

成熟的初始B细胞离开骨髓，经血液循环进入外周淋巴组织，这些细胞若遭遇特异性抗原，即发生活化、增殖，并分化为浆细胞，通过分泌抗体而清除异物抗原。由于B细胞应答所产生的主要效应分子是抗体，并主要存在于体液中，故称该类免疫应答为体液免疫应答(humoral immunity)。B细胞应答过程随刺激机体的抗原种类不同而各异，在胸腺依赖性抗原(TD抗原)刺激下，B细胞应答依赖Th细胞辅助(通常为Th2细胞)；在胸腺依赖性抗原(TI抗原)刺激下，B细胞可直接产生应答。

10.1 B细胞对抗原的识别

10.1.1 B细胞识别TI抗原

细菌多糖、多聚鞭毛蛋白、脂多糖等属胸腺非依赖性抗原(TI抗原)，其主要特征是不易降解，能激活初始B细胞而无需Th细胞辅助。根据激活B细胞方式的不同，可将TI抗原分为TI-1和TI-2。

10.1.1.1 TI-1抗原

TI-1抗原(如LPS)常被称为B细胞丝裂原。LPS能与B细胞表面LPS结合蛋白及与TLR-4相连的CD14分子结合而诱导B细胞活化。高浓度TI-1抗原丝裂原与B细胞丝裂原受体结合，可诱导多克隆B细胞增殖和分化；低浓度TI-1抗原丝裂原和特异性抗原表位分别与其受体结合，故可激活表达特异性BCR的B细胞(图10-1)，因为此类B细胞的BCR可从低浓度抗原中竞争性结合到足以激活自身的抗原量。在机体感染病原体时，可能TI-1抗原量浓度很低，故只有抗原特异性B细胞才被激活，并产生相应抗体。

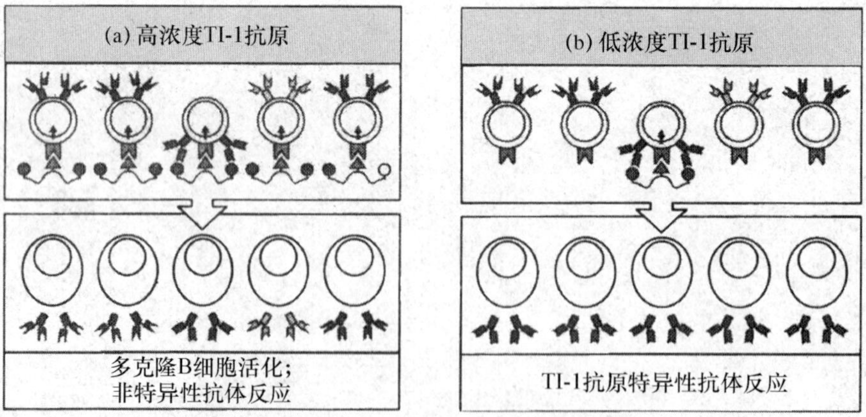

图10-1 TI-1抗原诱导B细胞的激活

高浓度TI-1抗原可诱导多克隆B细胞增殖和分化(a)；低浓度TI-1抗原仅激活表面特异性BCR的B细胞(b)(引自：龚非力，2006)

成熟或不成熟的 B 细胞均可被 TI-1 抗原激活。B 细胞针对低浓度 TI-1 抗原产生应答，使机体在胸腺依赖性免疫应答发生前(即感染初期)即可产生特异性抗体，而无须辅助性 T 细胞致敏与扩增，其效应的产生早于对 TD 抗原的应答。但是 TI-1 抗原单独不足以诱导 Ig 类型转换、抗原亲和力成熟及记忆 B 细胞形成。

10.1.1.2　TI-2 抗原

TI-2 抗原多属细胞壁与荚膜多糖成分，具有高度重复的结构。与 TI-1 抗原不同，TI-2 抗原仅激活成熟 B 细胞(图 10-2)。婴幼儿免疫系统不成熟，故易感染含 TI-2 抗原的病原体。TI-2 抗原通过其重复表位广泛交联 B 细胞表面 mIg，直接激活 B1 细胞。由于 TI-2 抗原不易降解，可使抗原信号延长和持续，但过度交联可能使成熟 B 细胞产生耐受。因此，表位密度在 TI-2 抗原激活 B 细胞中可能起决定作用；密度过低，mIg 交联的程度不足以激活 B 细胞，密度过高，可使 B 细胞变为无能。

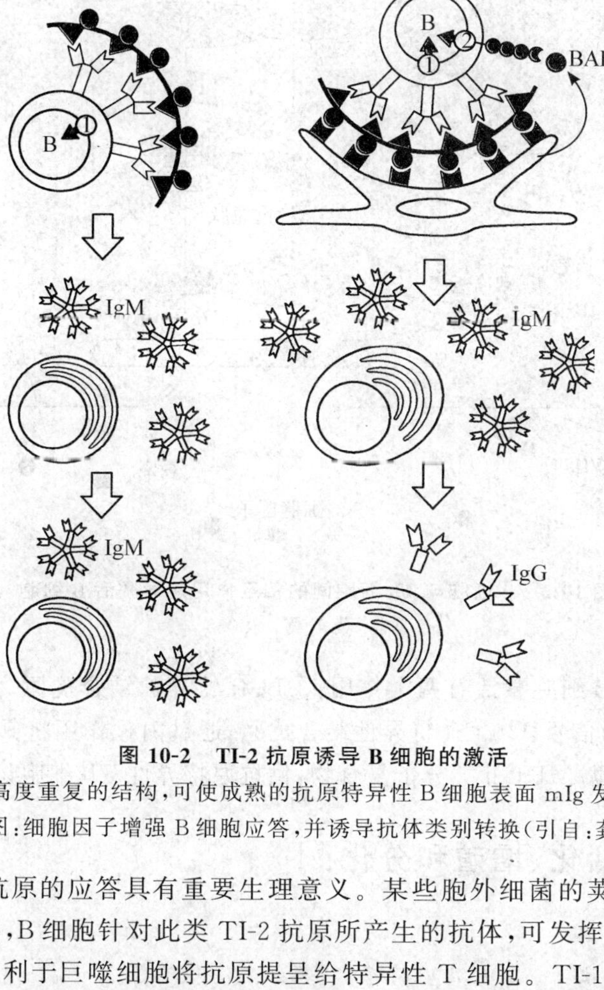

图 10-2　TI-2 抗原诱导 B 细胞的激活

左图：TI-2 抗原具有高度重复的结构，可使成熟的抗原特异性 B 细胞表面 mIg 发生广泛交联而活化，直接诱导产生 IgM；右图：细胞因子增强 B 细胞应答，并诱导抗体类别转换(引自：龚非力，2009)

B 细胞对 TI-2 抗原的应答具有重要生理意义。某些胞外细菌的荚膜多糖是细菌抵御吞噬细胞吞噬的保护层，B 细胞针对此类 TI-2 抗原所产生的抗体，可发挥调理作用，促进吞噬细胞吞噬病原体。并有利于巨噬细胞将抗原提呈给特异性 T 细胞。TI-1 抗原可直接激活 B 细胞，故针对 TI-1 抗原的 B 细胞应答无须 T 细胞辅助；而 TI-2 抗原虽可直接激活 B 细胞产生抗体，但细胞因子可明显增强此类 B 细胞应答，并发生抗体类型转换，故 B 细胞对 TI-2 抗原应答需 T 细胞辅助。因此，TI-2 抗原不是严格意义上的 TI 抗原。

10.1.2 B 细胞识别 TD 抗原

在胸腺依赖性抗原(TD 抗原)刺激下,B 细胞针对 TD 抗原的应答需抗原特异性 T 细胞辅助。BCR 识别抗原具有与 TCR 不同的特点:①BCR 不仅能识别蛋白质抗原,还能识别肽、核酸、多聚糖、脂类和小分子化学物质;②BCR 可特异性识别完整蛋白质抗原的天然空间构象,或识别蛋白质降解所暴露的表位空间构象,故无须 APC 对抗原进行加工和处理,亦无 MHC 限制性;必须指出的是:虽然抗原特异性 B 细胞与 Th 细胞所识别的表位不同,但二者必须识别同一抗原分子的不同表位(B 细胞表位和 T 细胞表位),才能相互作用,次现象称为"联合识别(linked recognition)"(图 10-3)。

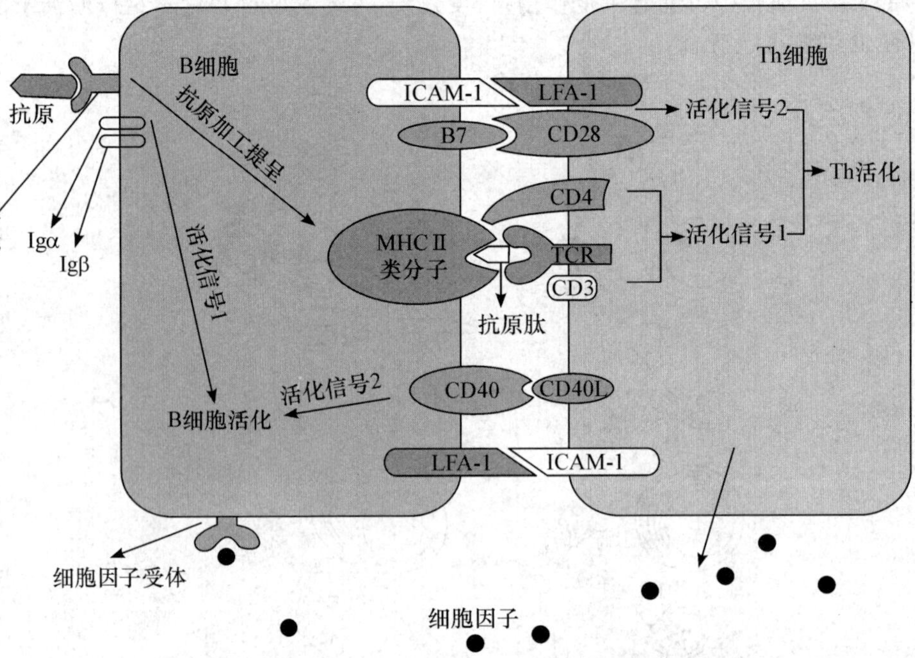

图 10-3 B 细胞与 Th 细胞间的相互作用诱导激活 B 细胞

(引自:蔡美英,2005)

BCR 识别抗原对 B 细胞激活有两个作用:①BCR 特异性结合抗原,由 Igα、Igβ 向 B 细胞内传递特异性抗原刺激信号;②BCR 特异性结合抗原,通过内化作用将其摄入胞内,并将抗原降解为肽段,形成抗原肽-MHCⅡ类分子复合物,供抗原特异性 Th 细胞识别。

10.2 B 细胞的活化、增殖和分化

10.2.1 B 细胞活化

与 T 细胞相似,B 细胞活化也需要两个信号和多种细胞因子参与。

10.2.1.1　B 细胞活化的第一信号

(1)BCR 识别抗原产生的信号。BCR 与特异性抗原表位结合,启动第一信号,并由 Igα/Igβ 将信号转入 B 细胞内。通过 fny、lyn 及 blk 等 PTK,使 Igα/Igβ 胞内区 ITAM 磷酸化,继而激活 syk。活化的 syk 通过一系列接头蛋白激活 PLC-γ 和小 G 蛋白;经 PKC、MAPK 及钙调蛋白 3 条途径激活转录因子(NF-kB、NFAT 和 AP-1),参与并调控 B 细胞激活、增殖相关基因的表达(图 10-4)。

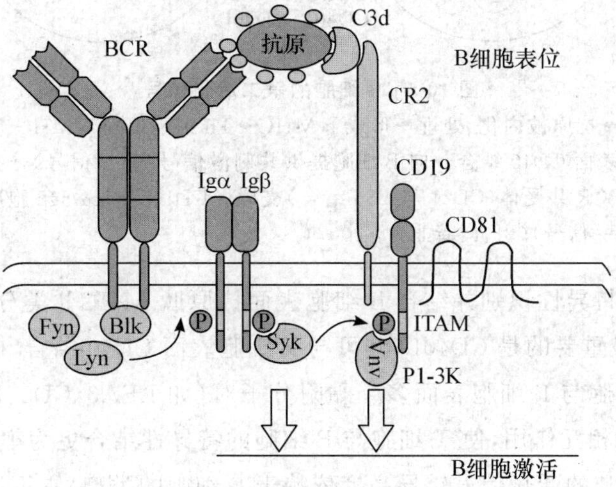

图 10-4　B 细胞的第一活化信号

抗原-C3d 复合物介导 BCR(与抗原结合)和 BCR 共受体(CD21 与 C3d 结合)交联→CD19 和 Igα/Igβ 胞质段 ITAM 磷酸化→转到抗原识别信号(第一信号)(引自:龚非力,2007)

(2)B 细胞共受体的作用。B 细胞表面 CD19/CD21/CD81 形成 B 细胞活化共受体:其中 CD19 是酪氨酸激酶的底物,并能与包括 lyn 酪氨酸激酶在内的很多蛋白质相联,从而加强膜信号转导;CD21 分子胞外区与附着抗原的补体片段结合,而抗原可与 BCR 结合,借此使共受体复合物与 BCR 交联,使 CD19 胞内段相连的酪氨酸激酶和 Igα/Igβ 相关的酪氨酸激酶发生磷酸化,通过一系列的级联反应,促进相关基因表达,使 B 细胞激活和增殖。共受体可使 B 细胞活化信号增强 1 000～10 000 倍。

(3)CD32 对第一活化信号转导的负调节作用。B 细胞表达 CD32 即低亲和力的 FcγRⅡB1 其胞内区有酪氨酸相关的免疫受体抑制基序(ITIM)。含 IgG 的免疫复合物借助 FcγRⅡB1 与 B 细胞结合,导致 BCR 和 FcγRⅡB1 共聚集。ITIM 中磷酸化的酪氨酸募集蛋白质酪氨酸磷酸酶 SHP-1(PIPIC),使 Igα/Igβ 胞内区的酪氨酸残基去磷酸化,或使参与 Igα/Igβ 相互作用的其他信号分子中的酪氨酸残基去磷酸化,抑制 BCR 介导的信号转导,从而抑制 BCR 介导的细胞增殖、母细胞化和抗体产生。

10.2.1.2　B 细胞活化的第二信号

该信号由 B 细胞和 Th 细胞表面多个黏附分子对的相互作用所提供,其中最重要的是 CD40 和 CD40L(图 10-5)。CD40 主要表达在 B 细胞、单核细胞和 DC 细胞表面;CD40L 主要表达在活化的 $CD4^+$ Th 细胞核肥大细胞表面。

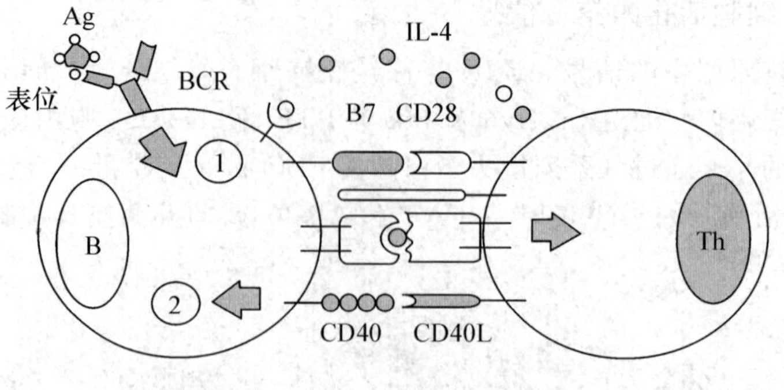

图 10-5　B 细胞的第二活化信号

BCR 特异性结合抗原→抗原被内化、处理→形成 p-MHC→Th 细胞识别 p-MHC 并被激活→Th 细胞表达 CD40L→与 B 细胞表面 CD40 结合→向 B 细胞提供共刺激信号(第二信号)→抗原-C3d 复合物介导 BCR(与抗原结合)和 BCR 共受体(CD21 与 C3d 结合)交联→CD19 和 Igα/Igβ 胞质段 ITAM 磷酸化→转到抗原识别信号(第一信号)(引自:龚非力，2007)

Th 细胞的 TCR 特异性识别并结合 B 细胞表面抗原肽-MHCⅡ类分子复合物,诱导性表达多种膜分子,其中最重要的是 CD40L,其可与 B 细胞表面 CD40 结合,向 B 细胞提供刺激信号。同时,效应 Th 细胞与 B 细胞表面多个黏附分子对(如 LFA3/CD2、ICAM-1 或-3/LFA1、MHCⅡ类分子/CD4)相互作用,使 T 细胞与 B 细胞的特异性结合更为牢固。

CD40/CD40L 参与的活化信号转导高度依赖于 B 细胞的类型,它可诱导静止期 B 细胞进入细胞增殖周期;可介导 B 淋巴瘤细胞凋亡。活化的 Th 细胞高表达 CD40L,从而可直接或间接上调 B 细胞表达 B7 分子,并参与 T、B 细胞的激活。共刺激信号(第二信号)在 B 细胞活化、针对 TD 抗原的抗体产生、Ig 类型转换、记忆 B 细胞和生发中心的产生、阻断 B 细胞凋亡等方面发挥关键作用。

10.2.1.3　细胞因子的作用

细胞因子的参与是 B 细胞分化和增殖的必要条件。例如,巨噬细胞分泌的 IL-1 和 Th2 细胞分泌的 IL-4 等参与诱导 B 细胞依次表达 IL-2R 及其他细胞因子受体,促进 B 细胞活化(图 10-6)。在细胞因子促进 B 细胞激活过程中,“极化”现象有助于保证细胞因子作用的选择性。Th2 细胞 TCR 特异性结合 B 细胞提呈的抗原,使 Th2 细胞骨架系统和分泌装置均向与 B 细胞接触的部位发生极化,黏附分子对也环绕在抗原特异性结合部位周围,从而在 Th2 细胞和 B 细胞间形成免疫突触,使 Th2 细胞分泌的细胞因子被局限在二者接触的狭小空间,以维持局部高浓度。另外,由于活化的 B 细胞才表达相应细胞因子受体,故 Th2 细胞分泌的细胞因子仅作用于抗原特异性 B 细胞。

10.2.2　B 细胞增殖和分化

活化的 B 细胞表面表达多种细胞因子受体,可接受 Th 细胞所分泌细胞因子的作用。其中,IL-2、IL-4 和 IL-5 可促进 B 细胞增殖;IL-5、IL-6 等可促进 B 细胞分化为能产生抗体的浆细胞。

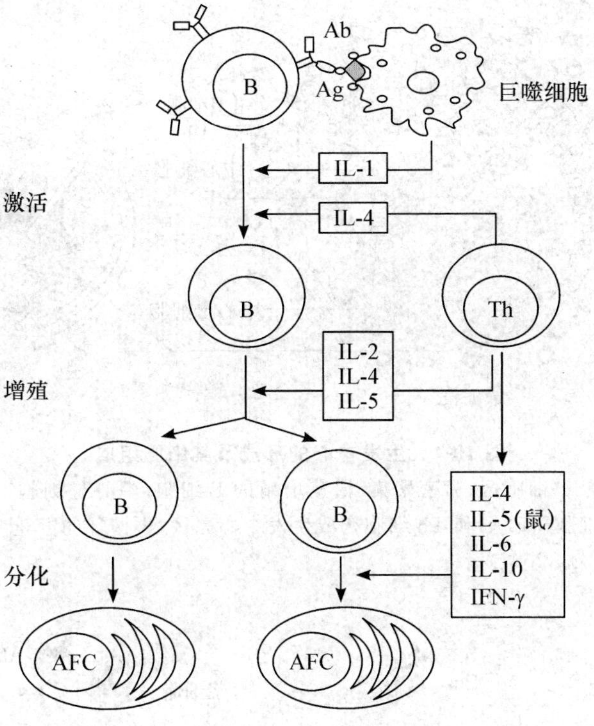

图 10-6　细胞因子参与 B 细胞的信号

巨噬细胞分泌 IL-1、Th 细胞分泌 IL-4→参与 B 细胞活化→活化 B 细胞表达 IL-2R 等多种细胞因子受体→接受 B 细胞所分泌细胞因子的刺激→B 细胞增殖、分化为抗体形成细胞(AFC)(引自:龚非力，2007)

10.2.2.1　活化 B 细胞的分化途径

抗原特异性 B 细胞活化和增殖后，按两条途径分化:①部分 B 细胞迁移至淋巴细胞组织髓质，继续增殖、分化为可产生抗体的浆细胞，后者多在 2 周内凋亡，此途径产生的特异性抗体提供即刻防御效应;②部分 B 细胞(包括 T 细胞)迁移至附近的 B 细胞区(即初级淋巴滤泡)，继续增殖并形成生发中心(次级淋巴滤泡)，此途径在慢性感染或宿主再次感染中提供更为有效的应答。

10.2.2.2　B 细胞在生发中心的分化成熟

生发中心(germinal centre)(图 10-7)主要由外周淋巴组织中增殖的 B 细胞组成，约 10%为抗原特异性 T 细胞。生发中心的重要性在于为 B 细胞提供一个合适的发育微环境:①生发中的滤泡树突状细胞(FDC)通过其表面 Fc 受体和补体受体，将抗原和免疫复合物长期滞留在其表面，可持续向 B 细胞提供抗原信号;②B 细胞摄取、处理、提呈抗原，使 Th 细胞激活;③活化的 Th 细胞通过其表面 CD40L 及所分泌的多种细胞因子，辅助 B 细胞增殖和分化。在 DC、Th 细胞、B 细胞三者间复杂的相互作用下，生发中心的 B 细胞经历克隆增殖、抗体可变区的体细胞高频突变、受体编辑、抗体类型转换、抗体亲和力成熟等过程，最终分化为抗体亲和力成熟的浆细胞及长寿命记忆性 B 细胞(图 10-8)。

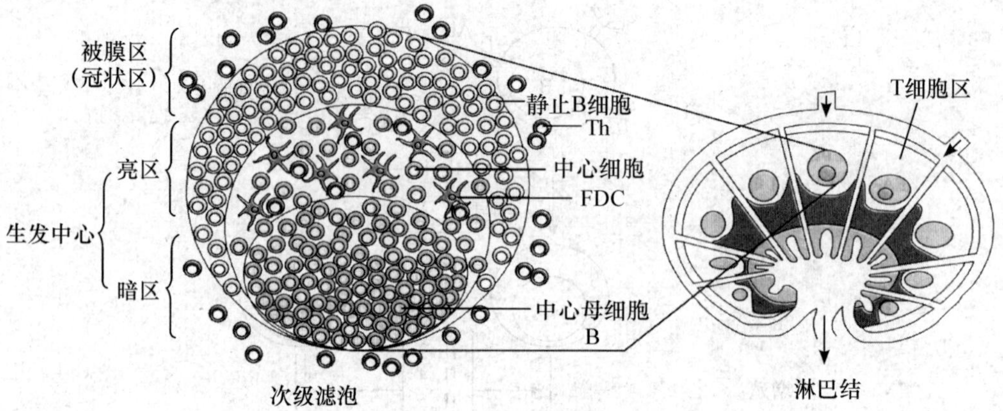

图 10-7 生发中心的形成及其细胞组成

生发中心的结构：外围为 T 细胞区；紧密聚集、快速增殖的 B 细胞（中心母细胞）形成生发中心暗区；较慢增殖的 B 细胞（中心细胞）、FDC 和 Th 细胞构成生发中心亮区；再循环的静止 B 细胞在生发中心边缘组成被膜区（引自：龚非力，2007）

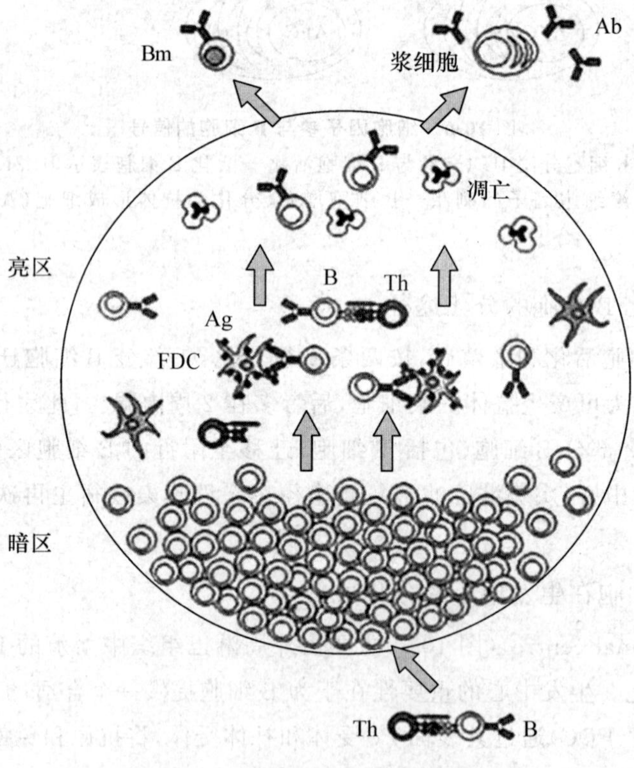

图 10-8 B 细胞在生发中心分化成熟

B 细胞（在暗区）快速增殖→BCR 可变区发生体细胞高频突变→突变的 B 细胞进入亮区，与 FDC 所提呈抗原高亲和力结合（在 Th 细胞辅助下）→增殖分化为浆细胞（进入骨髓）和记忆 B 细胞（进入淋巴细胞再循环）；不能与抗原结合或以低亲和力结合的 B 细胞→凋亡（引自：龚非力，2007）

(1)体细胞高频突变(somatic hypermutation)。体细胞高频突变是形成抗体多样性的机制之一。Ig 重链和轻链 V 区基因的体细胞点突变率比其他体细胞高 1 000 万倍。已知体细胞每次分裂中 DNA 分子的突变率为 $1/10^{10}$ bp,而 IgV 区基因突变率约为 1/1 000 bp。B 细胞 Ig 重链和轻链 V 区基因各含约 3 600 bp,且每 4 次碱基改变中约有 3 次会导致编码氨基酸的改变,即每次细胞分裂均有 50%BCR 基因发生突变,由此形成极为多样性的 B 细胞克隆。

(2)Ig 亲和力成熟(affinity muturation)。由于 Ig 体细胞突变,导致 BCR 的特异性或亲和力发生改变,从而形成多样性 B 细胞克隆。其中,多数 B 细胞克隆均发生凋亡而被清除,极少数能与抗原高亲和力结合的 B 细胞则进入下一轮增殖、突变。经如此反复选择,仅 1 个或数个表达高效亲和力 BCR 的特异性 B 细胞克隆得以存活,其中部分 B 细胞分化为浆细胞(产生高亲和力抗体),另一部分分化为记忆性 B 细胞,并离开生发中心。

(3)抗原受体编辑(receptor editing)。通过高频突变所产生或交叉反应来源的自身反应性 B 细胞克隆,其识别自身抗原后会发生 Ig V(D)J 基因二次重排,使其 BCR 被修正为仅针对"非己"抗原,此即抗原编辑。该机制有助于清除自身反应性 B 细胞,并使针对外来抗原的 BCR 具有更广泛的多样性。

(4)抗体类型转换(class switch)。抗体类型转换指抗体可变区不变(即结合抗原的特异性相同),但其重链类型(恒定区)发生改变。抗体类型转换主要由 Ig 恒定区基因重组或其重链 mRNA 的不同拼接所致。影响抗体类型转换的因素有:①抗原种类:TI-1 抗原不引起抗体类型转换;TD 抗原主要诱导抗体向 IgG 转换;变应原主要诱导抗体向 IgE 转换;②Th 细胞的辅助作用:Th 细胞若缺失 CD40L,则不发生抗体类型转换;Th2 细胞分泌的 IL-4 促进抗体向 IgE 和 IgG1 转换,IL-5 促进 IgA 产生;Th1 细胞分泌的 IFN-γ 促进抗体向 IgG2a 和 IgG3 转换。

10.2.2.3　生发中心成熟 B 细胞的转归

B 细胞在生发中心经历上述增殖、突变过程,可分化为两类细胞。

(1)浆细胞(plasma cell,PC)。生发中心大部分 B 细胞分化为抗体形成细胞(即浆细胞),其离开外周淋巴组织后迁移至骨髓,并从骨髓基质细胞获得生存信号。这些细胞停止分裂,但可高效合成、分泌抗体,成为长时间、持续性提高亲和力抗体的来源。

(2)记忆性 B 细胞(memory B cell)。生发中心的部分 B 细胞可分化为记忆性 B 细胞。记忆性 B 细胞为长寿命、低增殖细胞,其表达 mIg,但不能大量产生抗体。他们离开生发中心后参与淋巴细胞再循环,一旦再次遭遇同一特异性抗原,即迅速活化、增殖、分化,产生大量高亲和力特异性抗体。抗原持续存在可能是维持记忆性 B 细胞存活的重要条件。

10.3　体液免疫应答的一般规律

10.3.1　个体发育中免疫球蛋白产生的规律

人类个体发育过程中免疫球蛋白的产生类似种系发生的规律:体内首先生成 IgM 类免疫球蛋白,其在胚胎晚期已能由胎儿自身合成;新生儿约第 3 个月开始合成 IgG;第 4～6 个月出现 IgA。

10.3.2 初次应答和再次应答的规律

特定抗原初次刺激机体所引起的应答称为初次免疫应答(primary immune response)。在初次应答晚期,随着抗原被清除,多数效应 T 细胞和浆细胞均发生死亡,同时抗体浓度逐渐下降。但是,应答过程中所形成的记忆性 T 细胞和 B 细胞具有长寿命而得以保存,一旦再次遭遇相同抗原刺激,记忆性淋巴细胞可迅速、高效、特异性地产生应答,此即再次免疫应答(secondary response)或称回忆应答(anamnestic response)。

10.3.2.1 初次应答

机体初次接受抗原刺激后产生抗体的过程,可分为若干阶段(图 10-9)。初次应答主要产生 IgM(后期可产生 IgG),所产生抗体总量及其与抗原的亲和力均较低。

(1)潜伏期(lag phase)。指抗原刺激后至血清中检出特异性抗体前的阶段。此期持续数小时至数周,取决于抗原性质、抗原进入机体途径、所用佐剂类型、受体情况等。

(2)对数期(log phase)。此期抗体量呈指数增长。抗原剂量及其性质等是决定抗体产量增高速度的重要因素。

(3)平台期(plateu phase)。此期血清中抗体浓度基本不发生变化,到达平台期所需时间、平台高度和持续时间依抗原不同而异,从数天至数周不等。

(4)下降期(decline phase)。此期可持续几天或几周,由于抗体被降解或者与抗原结合而被清除。此期抗体合成率小于降解速度,血清中抗体浓度缓慢下降。

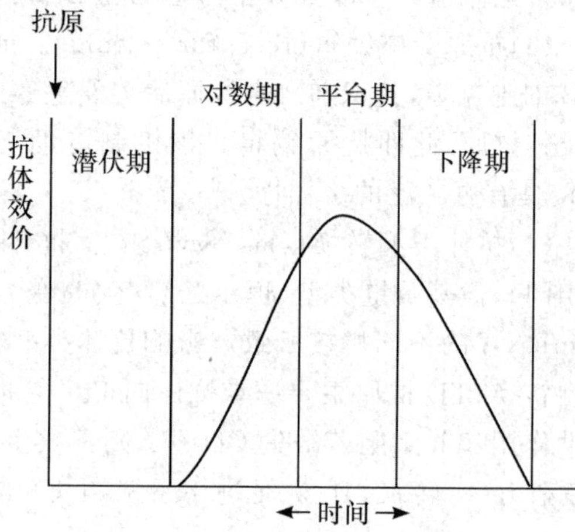

图 10-9 初次免疫应答中抗体产生的四个阶段

潜伏期:历时 1~2 周,体内不能检出抗体;对数期:抗体水平呈指数增长;平台期:抗体水平相对稳定;下降期:抗体被降解或与抗原结合而被清除,体内抗体水平逐渐下降

10.3.2.2 再次应答

同一种抗原再次侵入机体,免疫系统可迅速、高效产生特异性应答。由于记忆性 B 细胞表达高亲和力 BCR,可竞争性结合低剂量抗原而被激活,故很低剂量抗原即可启动再次免疫应答。再次应答过程中,记忆性 B 细胞作为 APC 摄取、处理抗原,并将抗原提呈给记忆性 Th 细胞。激活的 Th 细胞所表达的多种膜分子和大量细胞因子又作用于记忆性 B 细胞,使之迅速增殖并分化为浆细胞,合成和分泌抗体。

由于记忆性 B 细胞在初次应答的生发中心已经历增殖、突变、选择及抗体类型转换、亲和力成熟,故其应答过程及所产生的抗体具有以下特征:①潜伏期短,约为初次应答潜伏期的一半;②抗体合成快速到达平台期,平台高(比初次应答高 10 倍以上)且持续时间长;③下降期持久(抗体可长时间合成抗体);④诱发再次应答所需抗原剂量小;⑤再次应答所产生的主要为 IgG 类抗体,且抗体的亲和力高,较均一。

再次应答的强弱取决于两次抗原刺激间隔时间长短;间隔过短则应答弱,因为初次应答后存留的抗体可与再次刺激的抗原结合，形成抗原-抗体复合物被迅速清除；间隔过长则应答也弱，因为记忆细胞并非永生。再次应答的免疫学效应可持续数月或数年，故机体一旦被病原体感染后，可在相当时间内具有抵御相同病原体感染的免疫力（图 10-10）。对于 TI 抗原刺激，因为无记忆细胞存在，故只能引起初次应答。初次免疫应答与再次免疫应答相关特性的比较，见表 10-1。

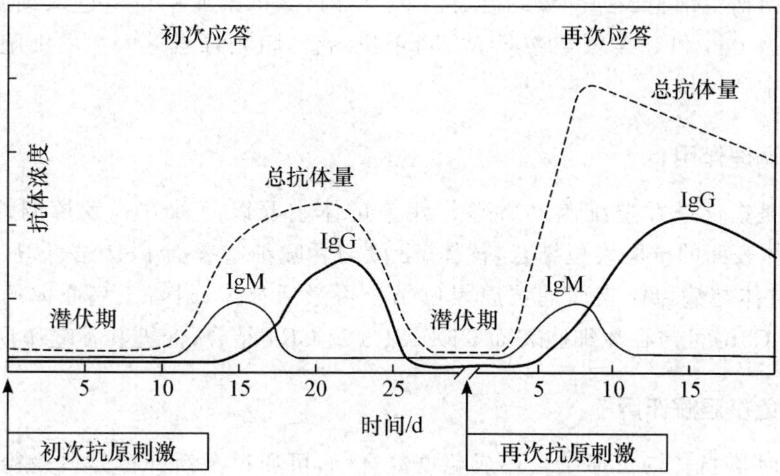

图 10-10　初次及再次免疫应答抗体产生的一般规律

初次应答：潜伏期（诱导期）长（7～10 d）、抗体的种类以 IgM 为主、抗体亲和力低、维持时间短、总抗体水平低；再次应答：潜伏期短（2～3 d）、抗体的种类以 IgG 为主、抗体亲和力比初次应答明显增强、维持时间长、总抗体水平高（引自：http://www.cmu.edu.cn）

表 10-1　初次及再次免疫应答相关特性的比较

特性	初次应答	再次应答
抗原呈递	非 B 细胞	B 细胞
抗原浓度	高	低
抗体产生潜伏期	5～10 d	2～5 d
高峰浓度	较低	较高
维持时间	短	长
Ig 类型	主要为 IgM	IgG、IgA
亲和力	低	高
无关抗体	多	少

10.4　B 细胞介导的体液免疫应答的效应

体液免疫应答的效应主要由抗体所介导。在机体抗感染免疫机制中，抗体主要参与清除细胞外微生物，防止胞内感染的播散。在多数情况下对机体是有利的，但在某些情况下也可导致病理损伤。

10.4.1 中和作用

病毒和胞内寄生菌通过与细胞表面受体结合而侵入宿主细胞。高亲和力 IgG 和 IgA 可与病毒、细菌表面蛋白结合，通过阻止其入侵宿主细胞而发挥中和作用。抗体的中和作用在防止细菌毒素的毒性效应中也具有重要作用。细菌外毒素、昆虫和毒蛇通常由两种亚单位组成：结合亚单位可与宿主细胞表面受体结合，使毒素被内化；毒素亚单位可进入细胞质，发挥毒性作用。高亲和力 IgG 和 IgA 可与毒素结合亚单位结合，阻止毒素进入宿主细胞。具有中和作用的抗体称为中和抗体。

10.4.2 调理作用

调理作用是指促进吞噬细胞的吞噬作用。抗体主要以两种方式发挥调理作用：①抗体 Fab 段与病原体表面的抗原表位结合，抗体 Fc 段与吞噬细胞表面 FcR 结合，从而促进对病原体的吞噬；②抗体与病原体表面的抗原表位结合可激活补体，附着于病原体的补体裂解片断(如 C3b、C4b、iC3b)可与吞噬细胞表面 CR1、CR3 及 CR4 结合，促进其吞噬作用。

10.4.3 免疫溶解作用

IgG 和 IgM 类抗体与抗原结合形成免疫复合物，可通过激活补体经典途径而形成膜攻击复合物，并发挥补体介导的杀菌、溶菌作用，主要是针对革兰氏阴性细菌。

10.4.4 抗体依赖的细胞介导的细胞毒作用(ADCC)

抗体 IgG 的 Fab 片段与抗原特异性结合，其 Fc 片段与 NK 细胞、巨噬细胞、中性粒细胞和嗜酸性粒细胞表面 FcγRⅢ结合，介导效应细胞杀伤携带特异性抗原的靶细胞，产生 ADCC 效应。

10.4.5 分泌型 IgA(SIgA)的局部抗感染作用

呼吸道、消化道和生殖道黏膜表面可产生 IgA，从而有效阻止病原体入侵。已发现，细菌通过其表面黏附素(ashesin)与宿主黏膜黏附，此乃细菌致病的重要环节。抗黏附素的 SIgA 抗体可抑制细菌黏附，从而阻止细菌感染机体。

10.4.6 免疫损伤作用

B 细胞应答所产生的抗体也可能参与某些病理过程的发生，由抗体引起的免疫损伤主要为Ⅰ、Ⅱ、Ⅲ型超敏反应和自身免疫病。Ⅰ型超敏反应由 IgE 介导，Ⅱ、Ⅲ型超敏反应由 IgG、IgM 介导。由受者体内存在针对移植物抗原的预存抗体，可导致超急性排斥反应。另外，体液免疫应答在急、慢性排斥反应中也发挥一定的作用。由肿瘤患者产生的某些 IgG 亚类可作为封闭因子，阻碍特异性 CTL 识别和杀伤肿瘤细胞，从而促进肿瘤生长。

本章小结

特异性抗原经 B 细胞介导而产生的一系列免疫识别、应答及效应过程和机制是本章讨论的重点。B细胞对刺激机体的不同的抗原种类具有不同的识别和应答过程，BCR特异性结合抗原并由Igα/Igβ向B细胞内传递特异性抗原刺激信号或者通过内化作用将其摄入胞内，形成抗原肽-MHC-Ⅱ类分子复合物提供抗原特异性Th细胞识别信号从而激活B细胞，在此过程中细胞因子的参与是B细胞分化和增殖的必要条件。B细胞经历克隆增殖、抗体可变区的体细胞高频突变、受体编辑、抗体类型转换、抗体亲和力成熟等过程，最终分化为抗体亲和力成熟的浆细胞及长寿命记忆性B细胞。体液免疫应答在初次应答和再次应答中表现出不同的规律，初次应答主要产生IgM，所产生抗体总量及其与抗原的亲和力均较低，主要分为潜伏期、对数期、平台期和下降期四个阶段。再次应答主要产生的为IgG类抗体，潜伏期短，抗体合成快速且持续时间长，下降期持久，所需诱发抗原剂量小。B细胞介导的体液免疫应答的效应主要有中和作用、调理作用、免疫溶解作用、ADCC、局部抗感染以及免疫损伤作用。

思考题

1. B细胞对TD抗原和TI抗原的应答过程有何差异？
2. 试述B细胞活化过程中可能的信号转导途径和参与分子。
3. 简述抗原特异性B细胞活化和增殖后的分化途径。
4. 特定抗原刺激机体后的体液免疫应答有哪些规律？
5. 在机体抗感染免疫机制中，由抗体介导的免疫应答会产生哪些效应？

参考文献

[1] 龚非力. 医学免疫学[M]. 北京：科学出版社，2000.
[2] 陈慰峰. 医学免疫学. 3版[M]. 北京：人民卫生出版社，2000.
[3] 周光炎. 免疫学原理. 2版[M]. 上海：上海科学技术文献出版社，2007.
[4] 高晓明. 免疫学教程[M]. 北京：高等教育出版社，2006.
[5] 龚非力. 医学免疫学. 2版[M]. 北京：科学出版社，2007.
[6] 龚非力. 医学免疫学. 2版[M]. 北京：科学出版社，2004.
[7] Klein J. Immunology. 2nd ed[M]. Oxford: Blackwell Scientific Publisher, 1996.
[8] Roitt I M et al. Immunology. 6th ed[M]. St Louis: MOSBY, 2001.
[9] Janeway C A, et al. Immunobiology. 5th ed[M]. New York and London: Galand Publishing, 2001.
[10] Richard AG, Thomas J K, Barbara A O. Immunology. 4th ed[M]. New York: W. H. Freeman Company.
[11] Charles A. Immunobiology. 6th ed[M]. New York: Galand Publishing, 2005.
[12] Ivan M R. Immunology. 6th ed[M]. St Louis: MOSBY, 2001.
[13] 鲁林荣. Tespal负向调节BCR信号和B细胞介导的体液免疫[D]. 浙江大学. 2015.3.

第 11 章

免疫应答的调节

本章重点与学习目标

重点:免疫调节的概念及意义;抗原、抗体等分子水平的调节;T 细胞、B 细胞、NK 细胞和巨噬细胞的调节作用;神经-内分泌免疫系统之间的调节。

学习目标:掌握独特型免疫调节网络理论;熟悉免疫调节的概念;熟悉分子水平、细胞水平和整体水平调节的机制等。

免疫调节(Immunoregulation)是指在抗原驱动的免疫应答过程中免疫细胞之间、免疫细胞与免疫分子之间以及免疫系统与其他系统之间的相互作用,使免疫应答维持在适宜的强度和时限,以保证机体免疫功能的稳定。免疫调节的本质是在遗传基因控制下由多因素参与的调节过程。机体免疫调节机制非常复杂,它是多层次和多环节的,且各层次和各环节之间的调节存在交叉。食品引起的免疫应答的调节也是复杂多样的,它不仅与机体的遗传因素有关,还和食品的加工处理方式、环境等因素有关。

11.1　免疫应答的遗传控制

机体对某种抗原物质是否产生免疫应答以及应答的强弱程度是受遗传控制的,控制免疫应答的基因主要有两类:一是编码直接识别抗原分子的基因,如免疫球蛋白基因和 T 细胞抗原受体基因等;二是编码调控免疫应答分子的基因,存在于 MHC 基因群中,主要包括控制免疫细胞间相互作用的基因和控制机体对特定抗原发生免疫应答能力的基因,后者又称为免疫应答基因(Immune response gene, Ir gene)。小鼠 Ir 基因位于 H2-I 区内,人的 Ir 基因位于 HLA-Ⅱ类基因区内,由于 HLA-Ⅱ类基因编码分子的多肽结合部位构型各异,故与不同抗原多肽结合并刺激 TH 细胞的能力也不相同,由此实现 Ir 基因对免疫应答的遗传控制,即具有不同 MHCⅡ类等位基因的个体,对特定抗原的免疫应答能力各不相同。

扩展阅读:MHC 抗原的表达与机体免疫应答能力的关系(二维码 11-1)

二维码 11-1　MHC 抗原的表达与机体免疫应答能力的关系

11.2　抗原、抗体的调节作用

11.2.1　抗原的免疫调节作用

抗原是引起免疫应答的始动因素,在一定数量范围内,增加抗原浓度免疫应答随之增强。随着抗原在体内不断分解、清除而浓度降低,免疫应答也逐渐减弱。一定浓度的抗原在一定条件下可诱导机体的免疫耐受状态。当两种抗原先后进入同一机体时,先进入的抗原可抑制机体对后进入抗原的免疫应答,这种抗原之间的竞争抑制作用对维护机体的免疫平衡有重要调节作用。食品免疫中涉及的抗原主要指食品中的一些大分子蛋白,如鸡蛋中的卵清白蛋白,牛奶中的酪蛋白等。

11.2.2　抗体的免疫调节作用

由某一抗原刺激而产生的相应特异性抗体,可对体液免疫应答产生抑制作用,称为抗体的反馈性抑制(Antibody feedback inhibition)。其机制可能有三个,一是免疫应答产生的抗体与抗原结合后促进吞噬细胞对抗原的吞噬,加速对抗原的清除,从而减少抗原对免疫活性细胞或记忆细胞的刺激,进而抑制抗体的进一步产生;二是抗体与抗原特异性结合形成抗原抗体复合物(IC)后,其中的抗原与B细胞上的BCR结合,抗体凭借Fc段与B细胞上Fc受体(FcrRⅡ)发生交叉联接,向B细胞传递抑制信号,使B细胞不被活化,从而抑制抗体的产生;三是抗体的封闭功能,被动给予的抗体可与BCR竞争结合抗原,抗体的封闭功能取决于抗体的浓度和亲和力,与抗体的Fc段无关。吃鸡蛋后,血清中会出现特异性卵清白蛋白的抗体,而具体发生哪种免疫反应由每个人的身体素质决定。

11.3 免疫细胞的调节和细胞因子的免疫调节

11.3.1 T细胞的免疫调节

在免疫应答过程中,辅助性T细胞(TH)、抑制性T细胞(TS)等多类T细胞亚群参与免疫应答的调节,控制免疫应答的发生与强度。TH、TS在免疫应答调节中分别发挥正、负调节作用,具有核心作用,因而称为调节性T细胞。在食品诱发的免疫调节中,T细胞广泛参与其免疫调节过程,具有不可替代的作用。

11.3.1.1 TH细胞的免疫调节

TH细胞是免疫应答中的主要反应细胞,因分泌不同的细胞因子而分成TH1和TH2两类,它们在免疫调节中发挥不同的作用。TH1细胞分泌IL-2、IFN-γ和TNF-β等细胞因子,与TC、TD细胞增殖、分化、成熟有关,因此TH1细胞可促进细胞介导的免疫应答;TH2细胞分泌的IL-4、IL-5、IL-6、IL-10、IL-13、TGF-β等细胞因子与B细胞增殖、分化、成熟和促抗体生成(特别是IL-4与IgE生成)有关,故可增强抗体介导的体液免疫应答。清除TH2细胞可导致免疫系统功能失调,说明TH2细胞对免疫应答的调节是一种正常生理现象。

TH1细胞和TH2细胞间也可相互调节。

扩展阅读:TH细胞间的相互作用(二维码11-2)

二维码11-2 TH细胞间的相互作用

11.3.1.2 TS细胞的免疫调节

TS细胞对免疫应答起负调节效应。按其功能可分为TS1、TS2、TS3三个亚群,分别起着诱导、转导和抑制作用,可通过分泌可溶性介质而相互作用,其中仅有TS3及其所分泌的抑制性T细胞因子(T suppressor factor, TSF)有抑制性效应。TS细胞的作用具有MHC限制性,只有当TS细胞与靶细胞的MHCⅠ类基因相同时才显示抑制作用。TS细胞在发挥功能时的复杂性和多步性，保证了 TS 细胞对免疫应答调节的精确性，因而具有十分重要的生物学意义。

11.3.2　B 细胞的免疫调节

B 细胞也有功能不同的亚群，可通过递呈抗原和分泌细胞因子两种方式调节免疫应答。B 细胞递呈抗原的范围很广，包括大分子蛋白、微生物抗原、自身抗原等。B 细胞摄取和处理抗原后，由 MHCⅡ类分子将经过处理的抗原多肽片段递呈给 T 细胞以引起免疫应答，即使抗原浓度极低(0.01 μg/mL)，B 细胞也有高效递呈作用。这一点，在食物诱发的免疫反应中有所体现。此外，B 细胞能产生多种促进 B 细胞发育功能的淋巴因子，还可通过递呈抗原，分泌 IL-1 等激活 T 细胞，从而构成一个单独由 T、B 细胞组成的环形免疫调节网。

11.3.3　巨噬细胞的免疫调节

巨噬细胞(Mφ)具有很强的吞噬消化能力，尤其是不表达 MHCⅡ类分子的 Mφ 能将抗原物质完全降解，消除或削弱抗原的刺激作用，从而抑制免疫应答。表达 MHCⅡ类分子的 Mφ 对所吞噬的抗原，既可消化过多的抗原避免引起过高的免疫应答或高剂量免疫耐受性，又可富集有效抗原决定簇使免疫应答恰如其分；机体对抗原产生的特异性免疫应答强度，在一定程度上取决于 MHCⅡ类分子阳性 Mφ 存在的数量和比例。同时，Mφ 能分泌至少 50 种以上的活性分子，包括各种生长因子、前列腺素、白细胞介素、干扰素、补体、水解酶、TNF、毒性氧代谢物等，这些分子对免疫应答具有正、负调节效应。例如，Mφ 与 T 细胞相互作用后，大量分泌 IL-1 等细胞因子，在抗原刺激和 IL-1 的共同作用下，T 细胞活化，从而介导了免疫应答的发生。

11.3.4　NK 细胞的免疫调节

NK 细胞除了抗肿瘤、抗病毒感染外，还具有广泛的免疫调节作用。早期可清除与抗原接触的 APC，以维持适宜的特异性免疫应答。某些 B 细胞增生性自身免疫病，常伴随 NK 细胞数量下降，可能是由于 NK 细胞活性低下，B 细胞失去抑制而过度增生，故 NK 细胞对 B 细胞的功能有负调节作用。NK 细胞还可通过其产生的淋巴因子实现免疫调节作用，在致瘤病毒、肿瘤细胞、丝裂原等刺激下，NK 细胞可产生 IL-1、IL-2、IFN-γ 等细胞因子，既能调节 T、B 细胞的功能，又能增强 NK 活性。在 IL-2 存在时，NK 细胞自身也分泌 IFN-γ，进而激活更多的 NK 细胞，构成调节环路，调节免疫监视功能。

11.3.5　细胞因子的免疫调节作用

在免疫应答过程中，免疫细胞间的相互作用除通过直接作用外，更多的是需要相互作用过程中所释放的细胞因子参与。细胞因子具有多功能性，其相互间的作用关系复杂，它们之间通过合成分泌的相互调节、受体表达的相互调控、生物学效应的相互影响而组成细胞因子网络，这一网络是免疫细胞间相互影响与调节的重要方式，如图 11-1 所示。许多免疫细胞还可通过分泌细胞因子产生自身调节作用，食物诱导的速发型过敏反应中，TH2 细胞通过分泌相关细胞因子，促进 B 细胞的分化、增殖和抗体产生，同时，抑制 TH1 型细胞的分化。

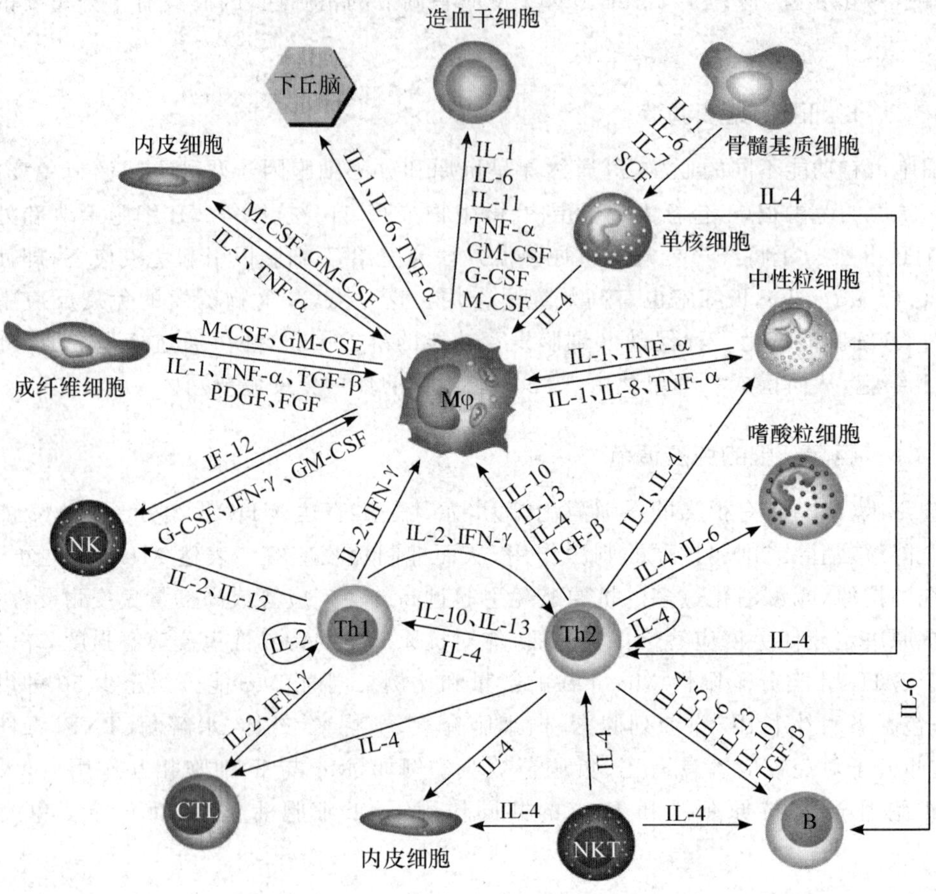

图 11-1 细胞因子网络

11.4 免疫网络学说

随着免疫学的发展，出现了许多免疫调节的学说，最有代表性的就是免疫网络学说。这个学说在食品免疫学中的应用也日渐广泛。

11.4.1 独特型免疫网络学说

1974 年，丹麦免疫学家 Jerne 根据现代免疫学对抗体分子独特型的认识，在克隆选择学说的基础上提出了著名的独特型网络学说，阐明免疫系统内部对免疫应答的自我调节。该学说认为，任何抗体分子或淋巴细胞（T、B 细胞）的抗原受体上都存在着独特型（idiotype，Id）决定簇，它们能被体内另一些淋巴细胞所识别并产生抗独特型抗体（anti-idiotype，AId）。以独特型同抗独特型的相互识别为基础，免疫系统内部构成“网络”联系，通过 Id 和 AId 相互识别、相互刺激和相互制约对免疫应答进行调节。

11.4.2 独特型-抗独特型网络学说

1975 年，Ricer 在 Jerne 上述学说的基础上提出独特型-抗独特型网络学说，认为 B 细胞在抗原刺激下产生特异性 Ab1，Ab1 的 Id 被另一 B 细胞克隆识别，产生抗 Id 的 Ab2，继而 Ab2 的 Id 又可活化另一 B 细胞，克隆产生具有抗 Id 作用的 Ab3，Ab3 的 Id 又可激发 Ab4 的产生，以此类推将发生一系列连锁反应，从而构成了 Id 抗 Id 的网络系统。Ab2 可抑制 Ab1 的产生，免疫反应被抑制；Ab3 可抑制 Ab2 有利于 Ab1 的产生，Ab4 可抑制 Ab3，于是有利于 Ab2 产生，可抑制 Ab1。由此看出，该网络系统有两个作用：一是针对抗原产生相应抗体，如 Ab1、Ab3、…；二是抑制抗体产生，如 Ab2、Ab4、…。这两种不同的作用，通过相互平衡，使免疫应答倾向于抑制性平衡状态，以保持正常的免疫稳定。

11.4.3　免疫网络理论的应用意义

免疫网络理论不仅对于免疫应答调节的理论研究具有重要意义，而且在传染性疾病的预防、自身免疫性疾病发病机理研究和恶性肿瘤的治疗等应用研究中也具有重要价值。如应用抗原内影像，即 AId 可模拟抗原构象的性质代替抗原刺激产生抗体，开发出新型的人工疫苗抗独特型疫苗，具有安全性好、易于大量制备等优点。图 11-2 为免疫网络示意图，免疫网络理论对于食品免疫学的学习和发展也具有重要的意义，也为食品免疫学中涉及的一些免疫性疾病的治疗提供了科学依据。

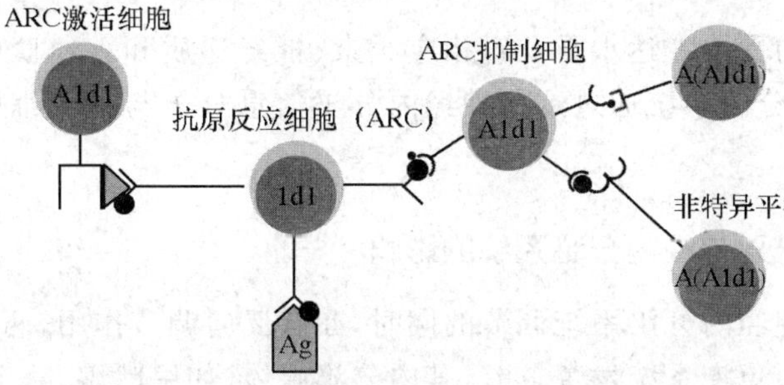

图 11-2　免疫网络学说示意图

11.5　神经内分泌系统与免疫调节

正常机体的免疫系统并非孤立存在，在表达免疫功能的过程中也受到神经系统和内分泌系统的调节，三者间相互作用、相互影响，构成复杂的神经-内分泌-免疫调节网络（图 11-3），共同维持机体内环境的平衡。食物诱发的免疫应答，不是免疫系统单独作用的结果，而是免疫系统、神经系统和内分泌系统共同作用的结果。

11.5.1　神经内分泌系统对免疫的调节

胸腺、骨髓、脾、淋巴结等免疫组织和器官有交感神经、副交感神经和肽能神经纤维的分布并受其支配，从而表现出神经系统对免疫系统的直接影响。一般认为交感神经兴奋可减弱免疫功能，而副交感神经兴奋则作用相反。膜受体研究发现，免疫细胞膜上或胞内有众多激素、神经肽和神经递质的特异性受体，如 ACTH 受体，β-内啡肽受体、脑啡肽受体、血管活性肠肽受体、促生长激素受体、P 物质受体、糖皮质激素受体、β-肾上腺素能和胆碱能受体、胰岛素受

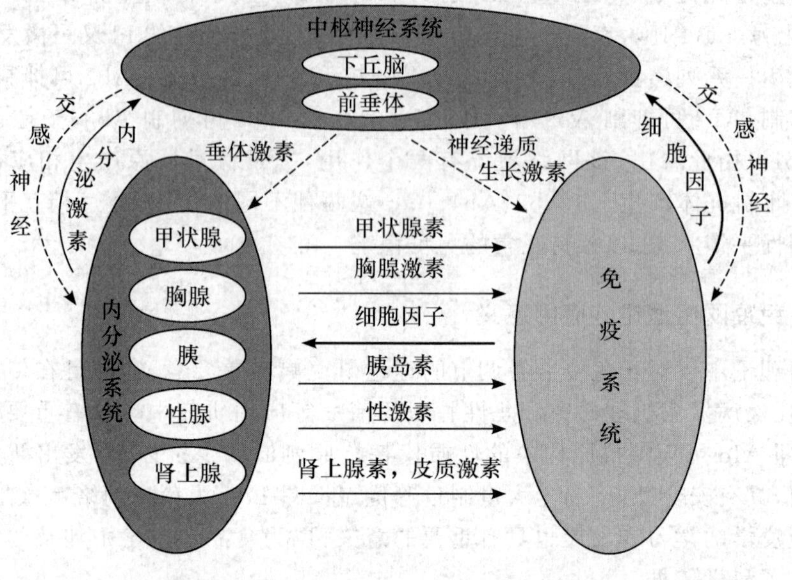

图 11-3 神经-内分泌-免疫调节网络示意图

体等。不同免疫细胞的受体表达水平及对相应激素、神经递质和神经肽的应答在不同情况下有所区别，表明神经内分泌系统通过这些神经内分泌信息分子与免疫细胞膜表面受体结合介导免疫系统的调节。

11.5.2 免疫系统对神经内分泌系统的影响

免疫系统在接受神经内分泌系统调节的同时，亦有反向调节作用，两者互相影响。无菌动物因未接受抗原刺激而免疫系统发育较差，其内分泌腺体（如甲状腺、肾上腺等）及神经组织的发育也明显延缓；先天性无胸腺小鼠在表现严重细胞免疫功能低下时，亦有严重的内分泌功能紊乱。受病毒感染的淋巴细胞在产生干扰素时，可同时产生 irACTH 和 irEnd，淋巴细胞产生的这两种递质在结构和功能上都与垂体产生的相似。由此可见，免疫系统与神经内分泌系统之间在系统发育、功能表达上具有协调一致性，并相互调节。

免疫系统中的淋巴细胞犹如巡逻的“神经细胞”，接受不被神经系统识别的抗原性异物的刺激，产生免疫应答，并释放多肽因子，使神经内分泌系统出现生理或病理反应，同时，神经内分泌系统则通过多肽因子反馈调节免疫应答的进行；同样，神经内分泌系统接受可识别的刺激（如应激反应）后，通过多肽因子引起免疫系统的功能改变，免疫系统随之产生多肽因子对神经内分泌系统反应产生影响。总之，免疫系统与神经内分泌系统之间通过共同的多肽因子（如 ACTH、End、IL1 等）相互联系、相互作用，形成复杂的调节网络。

本章小结

免疫调节是指在免疫应答过程中，各种免疫细胞和免疫分子相互作用和相互制约构成的网络结构，并在遗传基因的控制下实现免疫系统对抗原的识别和应答。若调节机制不正常，则可导致免疫疾病的发生。食品免疫中相关免疫疾病就是由于调节机制不正常引起的。免疫调节根据参与组成的不同，可分为内调节和外调节。内调节是指免疫系统内部各因素之间的相互作用；外调节指免疫系统以外各因素对免疫应答的调节，包括神经系统、内分泌系统及环境因素对免疫系统的调节。机体免疫调节机制是多层次、多环节的，且各层次、各环节之间的调节存在着交叉。

思考题

1. 简述免疫调节的概念。
2. 抗原抗体的免疫调节作用是什么？
3. 解释独特型-抗独特型网络调节。

参考文献

[1] Charles A Janeway, Paul Travers, Mark Walport, Mark Shomchik. Immunobiology. 5thed[M]. New York and London: Garland Publishing, 2001.
[2] Willian E Paul. Fundamental Immunology[M]. Lippincott-Raven, 2013.
[3] Kenneth Murphy. Janeway's Immunobiology[M]. New York and Londo: Garland Science, 2012.
[4] 钱国英. 免疫学[M]. 浙江：浙江大学出版社，2010.
[5] 宋新强. 免疫学概论[M]. 河南：郑州大学出版社，2013.
[6] Saurer L, Mueller C. T cell-mediated immunoregulation in the gastrointestinal tract[J]. Allergy, 2009, 64(4):505 - 519.
[7] Michael G. Immunosurveillance and immunoregulation by gammadelta T cells[J]. Journal of Investigative Dermatology, 2006, 126(1):25-31.
[8] Thomas L. Special regulatory T cell review: The resurgence of the concept of contrasuppression in immunoregulation[J]. Immunology, 2008, 123(1):40-44(5).
[9] Terabe M, Swann J, Ambrosino E, et al. A nonclassical non-Valpha14Jalpha18 CD1d-restricted (type II) NKT cell is sufficient for down-regulation of tumor immunosurveillance[J]. Journal of Experimental Medicine, 2005, 202(12):1627-1633.
[10] Bounab Y, Getahun A, Cambier J C, et al. Phosphatase regulation of immunoreceptor signaling in T cells, B cells and mast cells[J]. Current Opinion in Immunology, 2013, 25(3):313 - 320.
[11] 吴盈盈，青文春，尹一兵，等. NF-κB 和 PI3K-Akt 通路调节肺炎链球菌 HSP40 诱导小鼠巨噬细胞免疫应答[J]. 免疫学杂志，2017,1,33(1):18-22.
[12] 安至远. 长链非编码 RNA 对免疫应答调节的研究进展[J]. 中国免疫学杂志，2016,32:1878-1884.
[13] 程伟，邢东炜，张闽光. 中药多糖调节肿瘤免疫应答研究进展[J]. 现代免疫学，2017，37(3):242-246.

第 12 章
天然免疫

本章重点与学习目标

重点:天然免疫的概念及组成;天然免疫应答的过程与特点;天然免疫的功能与意义。

学习目标:掌握天然免疫的概念及组成;熟悉天然免疫应答的过程与特点;了解天然免疫的功能与意义。

天然免疫(natural immunity),也称为固有免疫(innate immunity)或非特异性免疫(non-specific immunity),是个体生来就有的,具有遗传性,是生物在长期种系进化过程中形成的一系列防御机制。天然免疫系统主要由组织屏障、固有免疫细胞和固有免疫分子组成。该系统可对侵入的病原体迅速产生应答,发挥非特异性抗感染效应,亦可清除体内损伤、衰老或畸变的细胞,并参与适应性免疫应答。

12.1 组织屏障及其作用

12.1.1 体表屏障

12.1.1.1 物理屏障

皮肤和黏膜构成了机体防御各种外来感染的第一道防线,健康完整的皮肤和黏膜能够阻挡绝大多数病原体的侵入。黏膜物理屏障作用相对较弱,但黏膜上皮细胞的迅速更新、呼吸道黏膜上皮细胞纤毛的定向摆动及黏膜表面分泌液的冲洗作用,均有助于清除黏膜表面的病原体。

12.1.1.2 化学屏障

皮肤和黏膜分泌物中含多种杀菌、抑菌物质,如皮肤的汗腺和皮脂腺分泌的油脂、饱和脂肪酸及乳酸,可使皮肤表面的pH值降低,不利于病原微生物在其上生存;唾液、泪液、消化道和泌尿生殖道黏液中的溶菌酶、抗菌肽和乳铁蛋白对口腔、眼睛等相应部位具有防御病原体的化学屏障作用。

12.1.1.3 微生物屏障

寄居在皮肤和黏膜表面的正常菌群,可通过与病原体竞争结合上皮细胞和营养物质,或通过分泌某些杀菌、抑菌物质对病原体产生抵御作用。如口腔唾液链球菌能产生H_2O_2,可杀伤白喉杆菌和脑膜炎球菌;肠道大肠杆菌能产生细菌素,可抑制、杀伤某些厌氧菌和G^+菌。

12.1.2 体内屏障

12.1.2.1 血-脑屏障

此屏障由软脑膜、脉络丛的毛细血管壁和包在壁外的星形胶质细胞形成的胶质膜组成。其组织结构致密,能阻挡血液中病原体和其他大分子物质由血液进入脑组织,保护中枢神经系统不受侵害。婴幼儿和幼龄的动物由于血-脑屏障发育不完善,故易发生脑部感染。

12.1.2.2 血-胎屏障

由母体子宫内膜的基蜕膜和胎儿的绒毛膜滋养层细胞共同构成。此屏障不妨碍母子间营养物质的交换,但可防止母体内病原体和有害物质进入胎儿体内,从而保护胎儿免受感染。在妊娠早期(3个月内)血-胎屏障发育尚未完善,此时孕妇若感染风疹病毒或巨细胞病毒等,可导致胎儿畸形或流产。

12.2 固有免疫细胞

12.2.1 吞噬细胞

吞噬细胞(phagocyte)主要包括中性粒细胞(neutrophil)和单核吞噬细胞(mononuclear phagocyte)。在抵抗真菌感染中,中性粒细胞、单核细胞和巨噬细胞起主要作用。

12.2.1.1 中性粒细胞

中性粒细胞约占血液白细胞总数的70%,来源于骨髓,产生速度快,但存活期短,一般为2～3 d。中性粒细胞具有很强的变形运动和穿越毛细血管壁的能力,是炎症反应的"急先锋"和清除致炎因子的主力军。当病原体在局部引发感染时,它迅速穿越血管内皮细胞进入感染部位,对入侵的病原体发挥吞噬和杀伤作用。

12.2.1.2 单核吞噬细胞

单核吞噬细胞包括血液中的单核细胞(monocyte)和组织器官中的巨噬细胞(macrophage)。

吞噬细胞对侵入机体的微生物或者其他异物的应答可以分为三个阶段:识别阶段、吞噬阶段和消化阶段。前两个阶段均为受体依赖的主动过程,吞噬细胞通过直接或者间接途径对靶物质的识别将启动其吞噬的过程。迅速隆起的细胞膜将被捕获的异物包裹、内吞,最终在胞内形成吞噬小体,吞噬小体中的异物将在无氧代谢杀伤、氧依赖性杀伤等不同胞内杀伤机制的作用下被消化并降解为氨基酸、糖、脂和核苷等,被重新利用或排出体外。

12.2.2 树突细胞

树突状细胞广泛分布于全身组织和脏器,血液中数量较少,它是专职抗原提呈细胞,其主要功能是摄取、加工处理和提呈抗原,从而启动适应性免疫应答。此外还可通过分泌不同类型的细胞因子影响适应性免疫应答的类型。

12.2.3 NK细胞

天然免疫系统的细胞应答以吞噬细胞与NK细胞为核心,前者能够吞噬、消化病原体与异物抗原,后者则能够杀伤被病原体感染的宿主细胞,消灭病原体赖以藏身的"堡垒和加工厂"。NK细胞无须原预先致敏即可直接杀伤某些肿瘤细胞和病毒感染细胞,故在机体抗肿瘤、早期抗病毒或胞内寄生菌感染的免疫应答中起重要作用。

NK细胞与靶细胞亲密接触,可通过不同途径发挥杀伤作用。

12.2.3.1 穿孔素/颗粒酶途径

穿孔素储存于胞质颗粒内,其生物学效应与补体攻膜复合物类似。在钙离子存在条件下,多聚穿孔素可在靶细胞膜上形成"孔道",使水电解质迅速进入胞内,导致靶细胞崩解破坏。颗粒酶是一类丝氨酸蛋白酶,可循穿孔素在靶细胞膜上所形成的"孔道"进入胞内,通过激活凋亡相关的酶系统导致靶细胞凋亡。

12.2.3.2　Fas/FasL 途径

活化的 NK 细胞可表达 FasL，其与靶细胞表面 Fas(CD95)结合，可形成 Fas 三聚体，使 Fas 胞质区死亡结构域(death domain，DD)相聚成簇，继而招募胞质内 Fas 相关死亡结构域蛋白(Fas-associated death domain protein，FADD)，通过激活胱天蛋白酶(caspase)级联反应而导致细胞凋亡。

12.2.3.3　TNF-α/TNFR-I 途径

TNF 与靶细胞表面 I 型 TNF 受体(TNFR-I)结合，使之形成 TNF-R 三聚体，导致胞质内 DD 相聚成簇，继而招募胞质内 TNF 受体相关死亡结构域蛋白(TNF receptor-associated death domain protein，TRADD)，通过激活胱天蛋白酶级联反应而导致细胞凋亡。

12.2.4　NK T 细胞

NK T 细胞是一个较为特殊的 T 细胞亚群，无论从形态还是从功能上都可以将其看作是 T 细胞和 NK 细胞的杂交细胞。此类细胞可在胸腺内或胸腺外分化发育，主要分布于骨髓、肝脏和胸腺，在脾脏、淋巴结和外周血中也有少量存在。

NK T 细胞被激活后迅速分泌大量的 IL-4 及其他细胞因子。他们的功能可能有如下四个方面：①免疫应答早期的调节作用；②抗肿瘤免疫；③抗感染保护作用；④自身免疫调节与自身免疫病。

12.2.5　γδ T 细胞

γδ T 细胞是执行固有免疫功能的 T 细胞，其中 TCR 由 γ 和 δ 链组成。它是皮肤黏膜局部参与早期抗感染免疫的主要效应细胞。然而其所识别的抗原有限，主要为：①感染细胞表达的热休克蛋白；②感染细胞表面 CD1 分子提呈的脂类抗原；③某些病毒蛋白或表达于感染细胞表面的病毒蛋白，如疱疹病毒和牛痘病毒糖蛋白等；④细菌裂解产物中的磷酸化抗原。

12.2.6　B1 细胞

B1 细胞主要分布于胸腔、腹腔和肠壁固有层中，在机体早期抗感染免疫和维护自稳中具有重要作用。B1 细胞产生抗体的应答具有以下特点：①接受抗原刺激 48 h 后，即可产生 IgM 型天然抗体，此抗体与多种抗原发生交叉反应；②增殖、分化过程中不发生 Ig 类别转换；③无免疫记忆性，再次接受相同抗原刺激后，其抗体效价与初次应答无明显差别。

12.2.7　其他固有细胞

12.2.7.1　肥大细胞(mast cell)

主要分布于皮肤、呼吸道、胃肠道黏膜下结缔组织和血管壁周围组织中，其表面具有模式识别受体(PRR)、过敏毒素 C3a/C5a 受体和高亲和力 IgE Fc 受体。肥大细胞虽然不能直接吞噬、杀伤侵入体内的病原体，但可通过上述识别受体与相应配体(如病原微生物或其产物所含的 PAMP)结合而被激活或处于致敏状态。被激活的肥大细胞通过脱颗粒可释放系列炎性介质(组胺、白三烯、前列腺素 D2 等)和促炎细胞因子(IL-1、IL-4 和 TNF 等)引发炎症反应，从而在机体抗感染、抗肿瘤和免疫调节中发挥重要作用。

12.2.7.2 嗜碱性粒细胞(basonphil)

存在于血液中,仅占白细胞总数的0.2%。炎症反应中,嗜碱性粒细胞可被趋化因子募集至局部炎症组织而发挥作用。

12.2.7.3 嗜酸性粒细胞(eosinophil)

占血液白细胞总数的1%～3%,嗜酸性粒细胞胞质内含粗大的嗜酸性颗粒,颗粒内含主要碱性蛋白、嗜酸性粒细胞阳离子蛋白、嗜酸性粒细胞过氧化物酶、芳基硫酸酯酶和组胺酶。嗜酸性粒细胞具有趋化作用和一定的吞噬、杀菌能力,尤其在抗寄生虫免疫中具有重要作用。

12.3 固有体液免疫分子及其主要作用

12.3.1 补体系统

补体系统是参与固有免疫应答的最重要免疫效应分子,具有多方面的生物学效应。

12.3.1.1 细胞溶破作用

侵入机体的多种病原微生物可通过旁路途径或 MBL 途径而迅速激活补体系统,并产生溶菌或病毒溶解作用。

12.3.1.2 补体活化产物的作用

补体激活后释放的小片段 C3a/C5a 具有趋化和致炎作用,可吸引吞噬细胞到达感染部位,使之活化并增强其吞噬、杀菌作用。此外这些小片段还可直接激活肥大细胞,使其分泌一系列炎性介质和促炎细胞因子,引起和增强炎症反应。

补体系统的激活就是宿主抗细胞外寄生虫感染的最早防卫机制之一。补体系统抗寄生虫感染的效应机制见图 12-1。

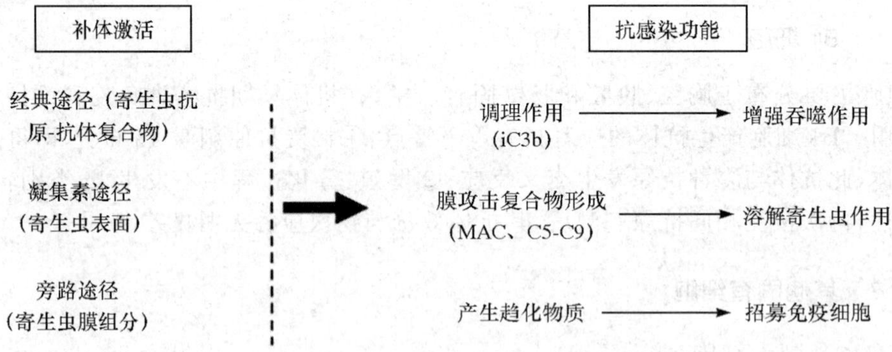

图 12-1 补体系统抗寄生虫感染的效应机制

(引自:王家鑫,2009)

12.3.2 细胞因子

病原体感染机体后,可刺激免疫细胞和感染的组织细胞产生多种细胞因子,引发炎症反应,产生抗病毒、抗肿瘤和免疫调节等作用。常见的相关细胞因子如下:

(1)干扰素(IFN)。干扰病毒蛋白合成,抑制病毒复制或扩散,也是目前研究最广泛的细胞因子之一。

(2)趋化因子(IL-8、MCP-1、MIP-1α 等)。募集、活化吞噬细胞,增强机体抗感染免疫应答能力。

(3)促炎细胞因子(IL-1、IL-6、TNF-α)。促进抗感染的炎症反应。

(4)IFN-γ、TNF、IL-12 和 GM-GSF 等。激活巨噬细胞和 NK 细胞,有效杀伤肿瘤和病毒感染的靶细胞,发挥抗肿瘤、抗病毒作用。

(5)IFN-γ 和 TNF-α。促进 APC 表达 MHCⅡ类分子,增强抗原提呈作用,提高机体适应性免疫应答能力。

(6)IL-2、IL-4、IL-5、IL-6。促进 B 细胞增殖、分化,参与体液免疫应答。IL-2、IL-12 和 IFN-γ 等可促进 Th1 细胞免疫应答;IL-4 可促进 Th2 细胞免疫应答。

12.3.3　抗菌肽及酶类物质

12.3.3.1　防御素

防御素(defensin)也称为抗菌肽,是一类广泛分布于人和动物体内的小分子微生物多肽,由 29～40 个氨基酸残基组成,是机体重要的先天性抗感染物质,其抗菌谱十分广泛,对细菌、真菌、某些有囊膜病毒及支原体、衣原体均具有杀伤作用。可通过以下机制杀伤某些细菌和有囊膜病毒:①通过静电作用与病原体的脂多糖、G^+ 菌的磷壁酸和病毒囊膜脂质等结合,使病原体膜屏障破坏,通透性增加,导致病原体死亡;②诱导病原体产生自溶酶,干扰 DNA 和蛋白质合成;③致炎和趋化作用,增强吞噬细胞对病原体吞噬、杀伤和清除。

12.3.3.2　溶菌酶

溶菌酶(lysozyme)即胞壁质酶,是一种不耐热的碱性蛋白质,广泛存在于各种体液、外分泌液和吞噬细胞溶酶体中。溶菌酶能够裂解 G^+ 菌细胞壁中 N-乙酰葡萄糖胺与 N-乙酰胞壁酸之间的 β-1,4 糖苷键,使细胞壁的重要组分肽聚糖破坏,从而导致细菌溶解、破坏。G^- 菌的肽聚糖外还有脂多糖和脂蛋白包裹,故对溶菌酶不敏感。但在特异性抗体和补体存在下,G^- 菌也可被溶菌酶溶解、破坏。

12.3.3.3　乙型溶素

乙型溶素是血清中一种对热较稳定的碱性多肽,在血浆凝固时由血小板释放,故其在血清中的浓度显著高于血浆中。乙型溶素可作用于 G^+ 菌细胞膜,产生非酶性破坏效应,但对 G^- 菌无效。

12.4　固有免疫应答

12.4.1　固有免疫应答作用时相

12.4.1.1　瞬时固有免疫应答阶段

发生于感染 0～4 h 之内,包括以下几方面的作用:

(1)屏障作用。皮肤、黏膜及其分泌液中的抗菌物质和正常菌群构成物理、化学和微生物屏障，可阻挡外界病原体对机体的入侵，具有即刻免疫防卫作用。

(2)巨噬细胞的作用。少量病原体突破机体屏障结构进入皮肤或黏膜下组织，可及时被局部存在的巨噬细胞吞噬清除。

(3)补体激活。某些病原体可通过激活旁路途径而被溶解破坏。补体活化产物 C3b/C4b 可介导调理作用，增强吞噬细胞的杀菌能力；C3a/C5a 可直接作用于组织中肥大细胞，使之释放炎性介质和促炎因子，促使白细胞穿过血管内皮细胞进入感染部位。

(4)中性粒细胞作用。中性粒细胞是机体抗细菌和抗真菌感染的主要效应细胞。到达感染部位的中性粒细胞可发挥强大的吞噬杀菌效应，通常绝大多数病原体感染终止于此时相。

12.4.1.2 早期固有免疫应答阶段

发生于感染后 4～96 h，包括以下几方面的作用：

(1)巨噬细胞募集。感染周围组织中的巨噬细胞被募集至炎症反应部位并被活化，以增强局部抗感染应答。

(2)巨噬细胞活化。活化的巨噬细胞可产生大量促炎细胞因子和其他炎性介质，进一步增强、扩大机体固有免疫应答和炎症反应。

(3)B1 细胞活化。在多糖抗原的刺激下，48 h 内产生以 IgM 为主的抗体，并在补体协同作用下，对少数进入血流的病原菌产生杀菌作用。

(4)NK 细胞、γδ T 细胞和 NK T 细胞活化。在多糖抗原的刺激下，48 h 内产生以 IgM 为主的抗体，并在补体协同作用下，对少数进入血流的病原菌产生杀菌作用。

12.4.1.3 适应性免疫应答诱导阶段

发生于感染 96 h 后，活化的巨噬细胞和 DC 将病原体加工、处理为多肽，并以抗原肽-MHC 分子复合物的形式表达于细胞表面，同时表面共刺激分子表达上调，为激活 T 细胞启动适应性免疫应答创造条件。

12.4.2 固有免疫应答的特点

固有免疫应答和适应性免疫应答的主要特点见表 12-1。

表 12-1 固有免疫应答和适应性免疫应答的主要特点

(引自：金伯泉，2009)

	固有免疫应答	适应性免疫应答
主要参与的细胞	黏膜上皮细胞、吞噬细胞、树突状细胞、NK 细胞、NK T 细胞、γδ T 细胞、B1 细胞	αβ T 细胞、B-2 细胞
主要参与的分子	补体、细胞因子、抗菌蛋白、酶类物质	特异性抗体、细胞因子
作用时相	即刻至 96 h	96 h 后启动
识别受体	模式识别受体，较少多样性	特异性抗原识别受体，胚系基因重排编码，具有高度多样性
识别特点	直接识别病原体某些共有高度保守的分子结构，具有多反应性	识别 APC 递呈的抗原肽-MHC 分子复合物或 B 细胞表位，具有高度特异性

续表 12-1

	固有免疫应答	适应性免疫应答
作用特点	未经克隆扩增和分化，迅速产生免疫作用，没有免疫记忆功能	经克隆扩增和分化，成为效应细胞后发挥免疫作用，有免疫记忆功能
维持时间	维持时间较短	维持时间较长

12.4.3 固有免疫应答与适应性免疫应答的关系

12.4.3.1 启动适应性免疫应答

DC为体内唯一能启动初始T细胞活化的抗原提呈细胞，是机体特异性免疫应答的始动者。巨噬细胞在吞噬、杀伤和清除病原微生物的同时，也具有抗原加工和提呈功能。上述两类固有免疫细胞直接参与适应性免疫应答的启动。

12.4.3.2 影响适应性免疫应答的类型

固有免疫细胞通过识别不同种类病原体，产生不同类型的细胞因子，从而决定特异性免疫细胞分化及适应性免疫应答的类型。例如：巨噬细胞在接受某些病原体刺激后，可产生IL-12为主的细胞因子，从而诱导Th0细胞分化为Th1细胞，介导细胞免疫应答；肥大细胞、NK T细胞受胞外病原体或某些寄生虫刺激后，可产生以IL-4为主的细胞因子，从而诱导Th0细胞分化为Th2细胞，介导体液免疫应答。

12.4.3.3 协助适应性免疫应答产物发挥免疫效应

B细胞分泌的抗体本身不具备直接杀菌和清除病原体的作用，仅在固有免疫细胞（如吞噬细胞和NK细胞）和固有免疫分子（如补体）参与下，通过调理作用、ADCC和补体介导的溶菌效应等机制调控，才能有效杀伤、清除病原体。另外，$CD4^+$ Th1细胞和$CD4^+$ Th2细胞可通过分泌不同的细胞因了来活化吞噬细胞和NK细胞，促进其吞噬、杀伤功能，有效发挥免疫防御和监视功能。

本章小结

天然免疫系统由机体内、外屏障，固有免疫细胞和固有体液分子组成。

固有细胞免疫应答主要围绕着吞噬细胞和NK细胞的激活和靶向锁定。固有体液免疫应答以补体为主。

固有免疫应答的特点是固有免疫细胞对多种病原体和其他抗原性异物均可应答，并在未经克隆扩增的情况下迅速产生免疫效应，应答过程中不形成免疫记忆。

没有固有免疫细胞和分子的介入，就不会出现有效的特异性免疫应答。固有免疫和适应性免疫是免疫系统不可分割的两个方面。

思考题

1. 简述固有免疫应答的组织屏障及其作用。

2. 简述固有免疫应答的作用时相及其主要作用。

3. 简述固有免疫应答和适应性免疫应答的主要特点和相互关系。

参考文献

[1] 金伯泉. 医学免疫学[M]. 北京:人民卫生出版社,2009.

[2] 于善谦. 免疫学导论[M]. 北京:高等教育出版社,2008.

[3] 王家鑫. 免疫学[M]. 北京:中国农业出版社,2009.

[4] 牛天贵. 食品免疫学[M]. 北京:中国农业大学出版社,2010.

[5] 高晓明. 免疫学教程[M]. 北京:高等教育出版社,2006.

[6] 王琴,刘嘉,杨东亮. 慢性 HBV 感染的天然免疫与获得性免疫应答[J]. 临床肝胆病杂志,2016,10,32(10):1863-1869.

[7] 著朗,陈辉,罗海英,等. 天然免疫细胞在急性器官移植免疫排斥中的作用[J]. 中国科学,2016,46(1):25-35.

[8] 赵琪,张英华,邢丽,等. 细菌内毒素导致的天然免疫失衡与凝血障碍的关联研究[J]. 免疫学杂志,2017,5,33(5):394-399.

第 13 章

营养与机体免疫

本章重点与学习目标

重点:营养与机体免疫关系;能量和营养素与免疫;食物其他成分与免疫。

学习目标:掌握营养与机体免疫关系;熟悉能量和营养素与免疫;了解食物其他成分与免疫。

13.1 概述

饮食和营养与免疫功能关系十分密切，营养不良会导致免疫器官发生功能或器质性退化，免疫细胞功能低下，抗体、补体及其他免疫分子生产或表达减少，从而易患感染或感染难愈，肿瘤和癌症的发生率也会增加；而营养失衡和过剩也会导致多种慢性疾病。研究表明各种慢性疾病的发生发展都与营养和免疫系统有着某种关系或相互影响，有关心血管疾病病理机制研究已经发展成为一个免疫学的分支学科——心血管系统免疫学。

免疫系统具有防御、监视和自身稳定等广泛的决定健康和生命的功能。我们可以画两个逻辑圆圈，一是“机体90%的疾病发生与免疫系统相关”，二是“机体抵抗力、60%以上的癌症肿瘤和所有慢性非传染性疾病发生发展都与营养和饮食有关”，那么这两个圆圈的交集会有50%以上吧！营养与免疫有直接和易于理解的关系，如长期营养不良导致胸腺萎缩、细胞免疫低下及抗体产生周期延长等；又有间接、复杂的联系和影响，如免疫与肿瘤癌症的发生、免疫与慢性疾病的发生和发展，及不同营养素和植物分子对机体免疫的各种调节作用和影响。

免疫系统的防御和监视机制犹如一个国家的国防、内卫部队及公检法体系，甚或全民皆兵的国体。抗感染、抗肿瘤免疫及炎症反应犹如一场场大大小小的战斗（局部免疫）和战争（全身免疫），输赢和盛衰不仅取决于国防设施、军队和武器（免疫器官组织、免疫细胞和分子），其实打的也是国家的经济实力和综合实力；不仅决定于占领和消灭，更决定于补充、再生产和恢复能力。能量和营养素及时均衡的补充，对机体免疫至关重要。如蛋白质的缺乏不仅阻碍幼龄胸腺功能，也延长特异性抗体滴度的增高。免疫的自身稳定和清理功能，又如社会的环卫、环保系统，营养的失衡也会导致物质循环和清理的障碍。能量摄入过剩造成的高血脂，使大量吞噬脂蛋白（血脂和胆固醇）的吞噬细胞（也称泡沫细胞）破裂沉积血管壁，及炎性细胞浸润。血管壁内大量纤维蛋白沉积及炎性细胞浸润是发生动脉粥样硬化的主要原因。进一步发展，可引发高血压、局部供血不足或心肌梗死。Ⅱ型糖尿病的胰岛素抵抗和受体异常也属于广义免疫学范畴，始动因素也是营养过剩；而持久性高血糖的一个后果就是损害或抑制免疫细胞，糖尿病人后期抵抗力显著低下，易患各种感染。研究表明高血压和心肌衰弱发生发展存在免疫学机制，不仅与免疫细胞和抗体有关，也与细胞因子的异常有关。不合理的营养与肿瘤发生也存在相关性，其深层涉及了复杂的免疫学与营养学机制。食物中的特殊化学成分或特殊食物，譬如真菌多糖、益生菌、异黄酮、初乳活性成分等等，以及我国各种传统的补益行气方剂和食疗方，均对机体免疫有确实的调节和增强作用。随着新一轮的研究，一些传统营养素独特的免疫调节作用也逐渐被我们认识，譬如精氨酸的免疫作用，以及维生素A、维生素D、维生素E、钙、铁、锌和硒等对免疫的广泛影响。

营养与机体免疫又是循环式的关系。营养不良导致免疫力下降，这犹如国家“贫穷就挨打”和“国穷民乱”的道理。而疾病的发生又会造成食欲减退及营养素和能量的吸收、利用率下降或失衡，从而又加重免疫能力下降。这在诸如艾滋病、恶性肿瘤等慢性消耗性疾病中表现尤为明显。反之也能建立良性循环，以合理均衡的营养和保健食品调理，提高和促进机体免疫。营养缺乏（nutritional deficiency）和营养过剩（over nutrition）对机体免疫均有不良作用，两者无论是在发展中国家还是发达国家均十分普遍，只是各有偏重。

许久以来我们过多地关注和依赖抗生素等药物和其他外部医疗因素，而忽视了最根本的饮食、生活节律和运动等自我因素。合理营养、开发保健食品，从而增进免疫和健康是营养和食品科学的一个永恒主体。1810 年 J. F. Menke 报道了胸腺萎缩与严重营养不良的关系，开启了现代免疫学与营养学相关研究的先河。20 世纪初维生素被陆续发现之初人们就关注其免疫促进作用以及与免疫疾病的关系。食物的“扶正祛邪”及“补益”和“行气”功效我国自古就有了深刻的认识和实践。目前全球保健食品研究开发中，免疫调节和增强功能的申报和声称居首位。

13.2　能量和营养素与免疫

13.2.1　能量、蛋白质和氨基酸与免疫

能量和蛋白质营养不良(protein-energy malnutrition, PEM)意味着食物摄取不足、意味着饥饿，除了贫穷及特殊困境，一些妨碍饮食和消化吸收的疾病或慢性消耗性疾病也可造成能量和蛋白质的缺乏。长期作用引发发育不良、水肿或消瘦。机体功能最活跃的细胞、组织和器官首先受到饥饿的影响和危害。作为机体最机动的系统，饥饿或严重营养不良使免疫功能下降或发生器质性损害。胎儿、婴幼儿、儿童和孕妇等人群最为敏感。具体表现为机体抵抗力明显降低，免疫器官重量降低、结构损坏，免疫细胞活力低下、分化和发育受阻、数量减少，抗体、补体、黏附分子和细胞因子等合成或表达停止等等。总之 PEM 对免疫系统的危害严重。目前 PEM 仍然是发展中国家严重的公共卫生问题。

能量充足，但蛋白质和氨基酸不足或优质蛋白质不足也是常见的，即吃饱了，但没有吃好。特殊的例子是我国 2004 年发生的“阜阳乳粉事件”。假婴儿乳粉蛋白质含量极低，或不含蛋白质，或不含完全蛋白质，对婴儿各系统发育的阻滞是全面的。

蛋白质、氨基酸是免疫器官和细胞发育、免疫分子合成的必需物质，因此免疫系统对其缺乏极为敏感，食物蛋白质的类型和必需氨基酸模式直接影响细胞免疫和体液免疫。尤其膳食长期缺乏优质蛋白质时，胸腺及外周淋巴器官(脾、淋巴结)会明显萎缩，生发中心缩小；外周血 T 淋巴细胞总数显著减少，T 淋巴细胞对 PHA、ConA 诱导的增殖反应降低；吞噬细胞发生机能障碍，NK 细胞对靶细胞的杀伤力下降；B 细胞受刺激转化浆细胞能力降低，抗体滴度升高缓慢；上皮及黏膜组织分泌液中 SIgA 显著减少，溶菌酶水平下降，皮肤和黏膜的局部抵抗力降低；血清补体除 C4 外其他补体成分都有所降低，以 C3 最为明显。当蛋白质和氨基酸营养状况改善后，免疫功能可逐渐恢复。但研究发现胸腺结构和功能损伤恢复极为缓慢，或基本不可逆，淋巴结和脾脏等外周免疫器官损伤易恢复。

氨基酸对体液免疫功能有显著影响，尤其是支链氨基酸、芳香族氨基酸更为明显。支链氨基酸包括亮氨酸、异亮氨酸及缬氨酸，芳香族氨基酸包括苯丙氨酸和酪氨酸。研究显示，支链氨基酸具有改善创伤后机体的营养及代谢、增强免疫功能、促进小肠黏膜细胞增殖、消除运动性疲劳和提高大鼠运动耐力等功效。

一些氨基酸显然是通过合成蛋白质和组织发挥作用，因此免疫系统对其缺乏很敏感；一些氨基酸对免疫的影响不是通过合成蛋白质发挥作用，而是作为一种免疫调节物质相对独立地发挥增强免疫的功效。表 13-1 简单总结了某些氨基酸对免疫系统的一些具体影响。

表 13-1 氨基酸缺乏或补充时对免疫系统的一些具体影响

营养素	影响
缬氨酸 Val、异亮氨酸 Ile、蛋氨酸 Met、半胱氨酸 Cys	这些氨基酸缺乏时，胸腺和外周淋巴组织受损，淋巴细胞生产障碍，肠道淋巴样组织淋巴细胞减少，嗜中性和嗜酸性粒细胞生产受阻，抗体不能合成
赖氨酸 Lys	大鼠缺乏时胸腺和脾脏萎缩，单核-巨噬细胞系统功能下降，对细菌、病毒、放射性物质和肿瘤等致病因子防卫和特异性免疫反应能力减弱
精氨酸 Arg	作为一种非必需氨基酸，精氨酸有着多种生理和药理作用。免疫作用方面，静脉输入高浓度精氨酸，可促进胸腺发育，增加 T 细胞数量，增强大鼠肺泡吞噬细胞能力等增强免疫的作用；精氨酸也促进伤口愈合，促进皮肤和骨骼快速愈合；有降压效果
色氨酸 Trp	缺乏时 IgG 和 IgM 生成受到阻滞
苯丙氨酸 Phe、酪氨酸 Tyr	补充时可调解免疫细胞对肿瘤的免疫应答
天冬氨酸 Asp	促进骨髓 T 淋巴细胞前体分化发育成为成熟 T 淋巴细胞的作用。大剂量使用改善免疫抑制性疾病
谷氨酰胺 Gln	小鼠注射可促进单核-巨噬细胞活力，促进淋巴细胞的增殖和转化，动物整体实验发现机体 Gln 水平下降会伴随有淋巴细胞转化率和 NK 细胞活性降低。补充可改善肠道免疫功能

13.2.2 碳水化合物、低聚糖和多糖与免疫

碳水化合物(carbohydrate)是个庞大的家族，种类繁多(单糖、双糖、低聚糖、多糖，还包括糖醇)，而且营养生理功效差异也较大。为机体提供能量的主要是食物中含量丰富的淀粉系糖(糊精、麦芽糖、葡萄糖)和蔗糖，可在人体小肠内消化吸收，以提供能量和构建机体分子和细胞的碳。其他可利用的单双糖和糖醇通常在肝脏转化为葡萄糖六磷酸进入葡萄糖代谢途径。能量与免疫的关系在前节已经论述。而非淀粉低聚糖和多糖(包括多聚糖醇)多数在小肠内不消化吸收，进入大肠促进益生菌增殖而抑制腐败菌生长，从而改善肠道微生态和促进机体免疫。这类小肠内不消化吸收，到大肠发酵的碳水化合物在营养学中统称“膳食纤维”。植物性食物较丰富的膳食纤维有纤维素、半纤维素、果胶、木质素等。但值得注意的是，还有其他一些非淀粉系低聚糖(寡糖)和多糖具有更为复杂的免疫调节和增强作用，成为药理学特别是免疫药理学研究的热点。

功能性多糖广泛存在于植物、微生物和动物性食物和中草药材中，种类繁多、结构复杂，具有显著的生物活性，是我国传统中草药和饮食治理方剂中的关键成分之一，现已发现和提取的就有数百种之多，目前熟悉的主要有以下几类：①菌(蕈)类多糖，如云芝多糖、灵芝多糖、猪苓多糖、茯苓多糖、银耳多糖、香菇多糖等等；②五加科植物多糖，如人参多糖、刺五加多糖等；③豆科植物多糖，如黄芪多糖等；④茄科多糖，如枸杞多糖等；⑤其他还有鼠李科植物多糖、蓼科植物多糖、桔梗科植物多糖、玄参科植物多糖等。另外，医学和兽医免疫学中，常用细菌脂多糖和荚膜多糖作为一种非特异性免疫增强剂使用，可显著增强细胞免疫和抗体滴度。

大量药理及临床研究表明，多糖类化合物是一种免疫调节剂，它能激活免疫受体、提高机体的免疫功能。在用于癌症的辅助治疗中，具有毒副作用小、安全性高、抑瘤效果好等优点。多糖能在多条途径、多个层面对免疫系统发挥调节作用。大量免疫实验证明多糖不仅能激活

T 淋巴细胞、B 淋巴细胞、巨噬细胞、NK 细胞等免疫细胞，还能活化补体，促进细胞因子生成，对免疫系统发挥多方面的调节作用。

功能性多糖对免疫系统的作用可归结为以下几点：

(1)促进细胞免疫，显著促进 T 细胞的成熟、增殖和向血管外组织的渗出。

(2)促进细胞因子的产生和分泌，对细胞免疫功能的作用呈剂量依赖的双向调节作用。

(3)调节和促进体液免疫调节作用，有剂量依赖的双向作用。如鹿茸多糖(PAPS)对免疫低下模型小鼠免疫功能具有明显的改善作用，可使抗体形成细胞数量、溶血素测定值明显恢复至正常水平，但有剂量依赖性。绞股蓝多糖较低剂量可明显增加血清溶血素水平，而大剂量反而作用不明显。

(4)激活和调节补体活性作用。一些细菌和酵母多糖可通过旁路途径激活补体，研究还发现一些植物多糖对补体的活性有双向调节作用。

(5)促进单核—巨噬细胞(Mφ)的吞噬功能。

(6)多糖类物质可通过影响淋巴因子、单核因子分泌及细胞内钙离子、cGMP 和 cAMP 浓度等途径，而对免疫系统内信号转导产生影响。

扩展阅读：一些功能性多糖的免疫活性(二维码 13-1)

二维码 13-1　一些功能性多糖的免疫活性

13.2.3　脂肪、脂肪酸与免疫

脂肪和脂肪酸是构建生物膜的主要材料，维持和调节上皮组织、内皮细胞、免疫细胞活性和功能；一些脂肪酸是重要生理活性物质的前体，如前列腺素、白三烯，磷脂可形成第二信使(磷脂酰肌醇)等；研究发现一些脂肪酸具有特殊的临床药效，譬如降血脂、软化血管，从而预防心脑血管病、外周血管病等。

油脂对免疫的作用基本上都体现在脂肪酸上。脂肪酸对免疫的影响有种类的差别，也有剂量效应。譬如饱和脂肪酸(SFA)与不饱和脂肪酸(USFA)、n-3 系列与 n-6 系列，具体作用都有所不同。另外在摄入量上，缺乏、正常和高剂量投给效果也不同，USFA 对免疫系统有双向调节作用，即促进和抑制。

目前多不饱和脂肪酸(PUSFA)与免疫关系研究较多，下面着重介绍这种脂肪酸的免疫作用。

13.2.3.1　免疫促进和增强作用

PUSFA 的正常或稍高剂量摄入主要在以下几个方面影响免疫系统：①促进体液免疫应答和抗体的产生；②增强淋巴细胞的增殖和分化，使体内淋巴细胞的数量和 Th 细胞/Ts 细胞的比率升高，这意味着增强机体免疫；③提高细胞毒作用，即免疫细胞杀伤靶细胞（如病毒感染细胞、癌症和肿瘤细胞）；④促进细胞因子的产生，发挥免疫调节作用。

13.2.3.2　免疫抑制作用

研究发现PUSFA高剂量摄入可抑制特异性免疫和炎症反应，这是一种免疫负向调节，可避免超敏反应、自身免疫和移植反应对机体的损害，也避免免疫细胞和器官自身受到伤害。人体观察和动物实验证明，高浓度多不饱和脂肪酸抑制细胞免疫反应。20世纪70年代，Offiner等人发现油酸、亚油酸、花生四烯酸以及前列腺素E1和E2(PGE1和PGE2)均能抑制PHA和PPD(纯化蛋白衍生的结核菌素)诱导的人淋巴细胞的增殖反应；Kelly等的体外实验证明花生四烯酸浓度为0.1～5.0μg/mL时能刺激外周血淋巴细胞对有丝分裂原的增殖反应，而浓度达到10～15μg /mL时，淋巴细胞的增殖反应受抑制。小鼠实验证明，n-6系列PUSFA明显抑制感染肺炎支原体或注射致癌物的小鼠迟发型皮肤变态反应(DCH)。动物实验和临床研究均已证实，摄入富含n-3系列PUSFA的膳食可抑制自身免疫性疾病。膳食脂肪也能影响非特异性免疫功能。例如，静脉输入甲基软脂酸明显抑制单核-巨噬细胞系统的吞噬细胞活性，生理浓度的SFA和高浓度USFA能抑制中性白细胞的趋化活性和吞噬作用。

13.2.3.3　PUSFA的缺乏和过剩

PUSFA虽然对机体重要，但研究和实践发现过多的摄入或食物添加，也会损害机体免疫力和健康。一些研究显示膳食脂肪与肿瘤的发生有关，给啮齿类动物喂饲高浓度PUSFA，其肿瘤发生率升高。Yamashita等向NK细胞的培养液中加入n-3系列20∶5(EPA)，NK细胞活性受抑制；体内注射20∶5 n-3或22∶6 n-3(DHA)，NK细胞活性降低65%。这个结果提示，进食大量PUSFA导致NK细胞功能障碍可能是引起肿瘤发生增多的重要原因。已知n-6系列脂肪酸是前列腺素合成的前体，PGE2能抑制NK细胞活性和淋巴细胞毒作用，PUSFA易于氧化，自由基及脂质过氧化物的增加也能抑制免疫功能，使肿瘤发生率升高。

13.2.3.4　脂肪酸影响免疫反应的机制

经常摄入一定量的USFA对维持正常免疫功能是必要的，必需脂肪酸缺乏可导致淋巴器官萎缩，血清抗体降低。PUSFA对免疫反应的影响可能涉及复杂的生理、生化机制，目前认同的机制有以下三个方面：

(1)改变淋巴细胞膜流动性。细胞膜由磷脂和蛋白质组成，而膜蛋白质是免疫细胞功能的物质基础，是受体、标识、酶等等，与免疫细胞的刺激、分化、增殖、杀伤等等功能相关。而脂质双层的流动性及脂肪酸的构成直接影响膜蛋白的移动及生物活性。淋巴细胞受刺激后，细胞膜多不饱和脂肪酸(亚油酸和花生四烯酸)含量增加。提示淋巴细胞膜磷脂成分的改变可能与淋巴细胞的活化过程密切相关。膜脂肪酸和流动性不适当的改变可能使免疫细胞功能紊乱。这方面有待进行深入细致的研究。

(2)影响前列腺素和白三烯。前列腺素和白三烯是机体调节免疫细胞功能的重要局部激素，主要前体物质是花生四烯酸和亚油酸。动物实验证明，注射必需脂肪酸的小鼠，其体内前列腺素水平在短期内急剧升高，而膳食缺乏必需脂肪酸的小鼠，其前列腺素合成减少。由此可见，膳食高比例多不饱和脂肪酸可能为前列腺素的合成提供更多的底物，从而促进前列腺素的合成，并由此影响免疫反应。

(3)影响磷脂酰肌醇的合成。磷脂酰肌醇作为第二信使系统成员(由细胞膜向细胞内传递信息)可参与调节淋巴细胞功能。目前认为细胞膜表面受体受刺激后，磷脂酶C分解磷脂释放出磷脂酰肌醇，后者进一步分解为1,2-二酰基甘油和肌醇(1,4,5)三磷酸。这两种物质具有第二信使作用，可能介导多种细胞的活化和分泌过程，如 T 细胞分泌 IL-2、肥大细胞分泌组胺、胰岛 β 细胞分泌胰岛素等等。此外，磷脂酰肌醇富含花生四烯酸，它有可能是内源性花生四烯酸的重要来源。

13.2.4 维生素与免疫

维生素缺乏可使机体的免疫功能降低，防御能力减弱，降低对感染性疾病的抵抗力。补充维生素能显著恢复和提高机体的免疫机能，抗感染免疫能力增强。维生素 C、维生素 E 和维生素 A 等维生素的充分摄入，还可以预防癌症和肿瘤的发生。感冒、呼吸道和消化道感染多发季节或易感人群，根据临床医生和营养师的建议有规律摄入维生素 C、维生素 A 和 β-胡萝卜素等，可增强黏膜和体内抵抗力。各种维生素对免疫均有各自的影响和作用面，下面介绍研究较多，关系较为直接的几种维生素。

13.2.4.1 维生素 A

维生素 A，是指含有视黄醇（retinol）结构（图 13-1）的一大类脂溶性物质，包括视黄醇和代谢产物，以及众多的类胡萝卜素植物维生素 A 原。对异构化、氧化和聚合等作用敏感。

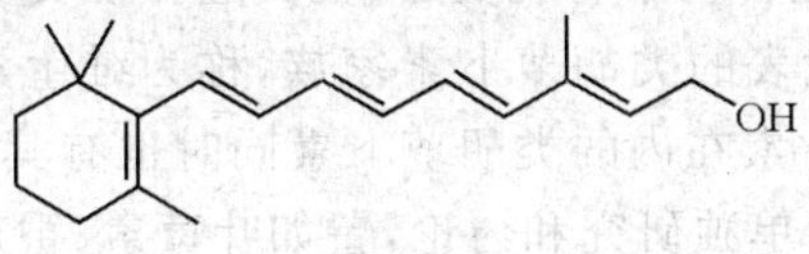

图 13-1 视黄醇的化学结构式

维生素 A 缺乏在发展中国家的儿童中很普遍，特别是婴幼儿、新生儿与早产儿。维生素 A 缺乏易导致儿童反复呼吸道感染和腹泻，而定期以维生素 A 加强能降低儿童感染的发病率与死亡率。

维生素 A 摄入或补充过量也有免疫毒理作用。

维生素 A 对体液免疫和细胞介导的免疫应答都有重要辅助作用，能提高机体抗感染和抗肿瘤能力。维生素 A 缺乏时对特异和非特异性免疫均产生显著影响，动物的胸腺皮质萎缩，脾脏生发中心减少，胸腺和脾脏淋巴细胞明显耗竭，外周血 T 细胞减少，细胞体外增殖能力降低。及时补充维生素 A 可使免疫降低得到恢复。

（1）维生素 A 保护和维持上皮细胞的正常分化、功能和完整性。其缺乏导致黏膜屏障遭到破坏，肠道和上呼吸道黏膜对病原微生物的易感性增高。维生素 A 缺乏的大鼠消化液中膜 IgA 水平明显降低，肠系膜淋巴结中 B 淋巴细胞数目明显减少，消化道上皮内淋巴细胞及 Th 细胞减少。补充维生素 A 消化道及肠系膜淋巴结中膜 IgA 分泌细胞数目恢复正常。

（2）促进细胞免疫。增强细胞介导的细胞毒作用和自然杀伤细胞（NK 细胞）活性，阻断应激所致的胸腺萎缩，消除由类固醇激素引起的免疫抑制。充足的维生素 A 增强移植物排斥和 DCH 反应两种典型的细胞免疫。

（3）促进体液免疫。维生素 A 缺乏血清抗体降低，肝脏维生素 A 含量与抗体产生呈正相关。维生素 A 缺乏小鼠抗原刺激后，空斑形成细胞（plaque forming cell，PFC，浆细胞）降低约 50%，IgG 分泌显著减少；实验证实，维生素 A 缺乏时 T 细胞不能向 B 细胞传递足够的刺激信号，补充维生素 A 后 T 细胞功能恢复。

（4）促进免疫相关细胞因子分泌。促进 Th1 细胞分泌 IL-2 和 γ 干扰素（Interferon，IFN），进而介导和加强细胞免疫。促进 Th2 细胞分泌 IL-4 和 IL-5,进而增强体抗体的分泌和体液免疫。维生素 A 缺乏动物得到补充后,抗体产生恢复正常。动物一次接受大剂量维生素 A 后,其原发性和继发性免疫反应均升高。目前认为维生素 A 不单是起佐剂的作用,更重要的是它直接参与抗体合成。

(5)促进 Mφ 的吞噬杀菌能力。维生素 A 缺乏动物肺泡巨噬细胞(尘细胞)超氧化物歧化酶、谷胱甘肽过氧化酶活性降低,补充维生素 A 后肺泡巨噬细胞的细胞毒作用及吞噬能力增强。

维生素 A 和 β-胡萝卜素等最明确和突出的功能之一是保护和维持生物膜的正常功能,免疫细胞的激活和其他功能几乎都与细胞膜密切相关,但目前认为维生素 A 及其衍生物还从其他多个方面影响免疫系统的功能:①维生素 A 影响糖蛋白合成,视黄醛磷酸糖可能参与糖基的转移,而 T、B 细胞表面有一层糖蛋白外衣,他们能结合有丝分裂原,决定淋巴细胞在体内的分布;②维生素 A 影响基因表达,细胞核是维生素 A 作用的靶器官,维生素 A 供给不足核酸及蛋白质合成减少,使细胞分裂、分化和免疫球蛋白合成受抑;③维生素 A 缺乏,IL-2、IFN 减少,Th 细胞、抗原处理及抗原提呈细胞(Mφ 和树突状细胞)减少、B 细胞功能受抑;④维生素 A 影响淋巴细胞膜通透性。

维生素 A 在机体和动物性食物中有视黄醇、视黄醛和视黄酸三种生物活性形式。植物性食物中富含以 β-胡萝卜素为代表的类胡萝卜素家族,称为维生素 A 原,在体内转化为维生素 A 而发挥作用。包括 β-胡萝卜素在内的类胡萝卜素同时也有其独特免疫相关作用,因此也经常作为食物保健功能性因子而单独研究和讨论,譬如叶黄素、番茄红素等。

13.2.4.2 维生素 E

维生素 E 是指含苯并二氢呋喃结构、具有 α 生育酚(tocopherol)生物活性的一类黄色油状物质,包括 8 种化合物,即 α、β、γ 和 δ 4 种生育酚(分子结构式见二维码 13-2),及相应的 α、β、γ 和 δ 4 种生育酚三烯(tocotrienols)。

扩展阅读:四种生育酚的分子结构(二维码 13-2)

二维码 13-2 四种生育酚的分子结构

维生素 E 几乎存在于所有的细胞和组织。流行病学研究显示,维生素 E 摄入不足、血液维生素 E 水平低的人群患某些癌症和肿瘤的危险性增高,如乳腺癌、肺癌。维生素 E 对正常免疫作用很重要,其抗氧化活性是其保护和维持生物膜完整性和功能,发挥免疫促进、自身细胞保护作用的一个主要基础。维生素 E 可改善免疫状况和提高抗感染能力,调节免疫细胞的信号转导和基因表达。维生素 E 缺乏能引起多项免疫功能的改变,如抗体产生,淋巴细胞的增殖反应、吞噬细胞数目、趋化作用和杀菌能力等。

现在普遍认为,维生素 E 对免疫的作用一方面是通过降低前列腺素的合成,另一方面是通过抗氧化、减少自由基的形成而实现的。维生素 E 对人和动物的免疫的作用具体表现在以下方面:

(1)促进免疫器官的发育。维生素 E 可明显提高小鼠脾脏系数、提高胸腺和脾脏中 T 淋巴细胞、Th 细胞的百分比,降低 T 抑制性细胞(Ts)数量,从而使 Th/Ts 升高。

(2)增强 T 细胞介导的细胞免疫。维生素 E 促进 Th 和其他 T 细胞的增殖。可使脾 T 淋巴细胞百分比、幼龄小鼠和老年人脾 T 淋巴细胞对 ConA 的体外有丝分裂反应上升,提示维生素 E 可能具有促进 T 淋巴细胞成熟的功能。健康人群额外补充维生素 E 可提高细胞介导的免疫反应。有研究证实维生素 E 可调节血管内皮细胞的作用,清理血脂沉积(免疫的自身清理和稳定作用),因而可降低心血管疾病发病的危险性。随年龄增长,环氧化酶-2(COX-2)介导的前列腺素 E2(PGE2)产生增多,这会降低 T 细胞介导功能,维生素 E 可明显减少与年龄有关的巨噬细胞 PGE2 产生增多,从而促进老年人群的免疫力。

(3)维生素 E 促进中性粒细胞及其他单核-巨噬细胞系细胞,如肺脏尘细胞、腹腔巨噬细胞功能,进而影响吞噬细胞的吞噬、杀菌能力。采用环磷酰胺(CTX)诱导制备出白细胞减少症小鼠模型,维生素 E 治疗可使模型鼠白细胞计数升高。在饲料中添加高剂量维生素 E,虹鳟鱼肠道白细胞的吞噬作用明显增强。另一些研究也发现,维生素 E 可刺激豚鼠腹腔巨噬细胞的吞噬作用,摄入高水平维生素 E 可增强巨噬细胞和淋巴细胞的趋化作用、迁移和超氧阴离子产生。维生素 E 的促吞噬作用可能与其保护和促进这些吞噬细胞溶酶体的功能有关。

(4)促进体液免疫,促进抗体的分泌和抗原-抗体反应。研究发现略高于正常摄入量的维生素 E 可增加特异性体液免疫应答、促进脾脏 B 细胞转化为浆细胞、促进 IgG 和 IgM 的分泌。对雏鸡采用抗原免疫后 10 d,采用 HI 和 ELISA 法测定其抗体效价,每千克体重用 150 IU 维生素 E 饲喂的雏鸡其抗体效价明显升高。

(5)促进某些细胞因子的分泌。这是维生素 E 调节免疫的 个途径。维生素 E 可有效预防逆转录病毒引起的小鼠 IL-2 分泌抑制,使小鼠 IL-2 和 IFN-γ 生成增多,也使经环磷酰胺(CTX)诱导而产生的免疫功能低下小鼠血中 IFN-γ 含量升高,从而促进细胞免疫。

13.2.4.3　维生素 D,钙化醇

维生素 D 是指含有环戊氢烯菲环结构、并具有钙化醇(Calciferol)生物活性的一大类物质,以维生素 D_2 和维生素 D_3(图 13-2)最为常见。

维生素 D 与免疫关系密切,一个证据是对成骨细胞和破骨细胞功能的调节作用,破骨细胞在免疫学上就是一种巨噬细胞,破骨细胞在维生素 D 及其他内分泌因素调解下控制骨钙和血钙平衡。研究发现单核-巨噬细胞内均表达维生素 D 受体,从而其功能均受到维生素 D 调节,并对其缺乏表现敏感。近年来维生素 D 与免疫功能的关系日益得到重视。维生素 D 缺乏不仅导致小儿佝偻病,还往往伴有免疫功能降低,患儿呼吸道易反复发生感染。过去认为这是由于维生素 D 缺乏导致钙、磷代谢紊乱,使得巨噬细胞的吞噬作用、血小板的激活、淋巴细胞表面大分子的活动和酶的反应以及肥大细胞中组胺的释放等过程发生异常变化所致。进一步的研究表明,维生素 D 缺乏导致的免疫功能下降和呼吸道、消化道容易感染比维生素 D 缺乏性佝偻病发生得早,而且后果更严重。

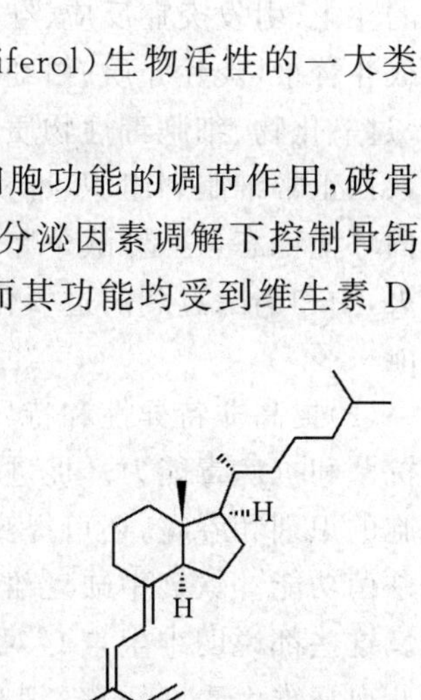

图 13-2　维生素 D_3 的化学结构式

维生素 D 是一种神经-内分泌-免疫调节激素,具有介

导单核细胞进一步分化成熟为巨噬细胞的免疫调节作用，并能促使单核-巨噬细胞、被激活的T细胞产生IL-1、IL-2、IL-3、IL-6和TNF-γ等细胞因子，增加γ-干扰素的合成，进而又增强了免疫吞噬和T细胞介导的细胞免疫。维生素D主要影响细胞免疫功能，而对体液免疫功能影响不明显。可见维生素D对免疫功能的影响是一种内分泌调控机制，因此轻微缺乏就足以影响正常的免疫功能，这种免疫负面影响具有可逆性和暂时性，及时补充或纠正维生素D不足，免疫功能可恢复正常。

13.2.4.4 维生素C

维生素C，抗坏血酸(ascorbic acid，图13-3)，是机体需求量最大的维生素，成人推荐摄入量是60 mg/d。在高寒地区和一些特殊环境和职业人群，推荐摄入达100 mg/d。而医学临床上为防治感冒，维生素C处方摄入量高达1 000 mg/d，据说可明显缩短愈病时间。

维生素C是细胞内生物氧化还原反应的电子供体，即还原剂，是体内天然的抗氧化剂，其体内含量的高低直接影响机体生物膜结构。维生素C参与和组织胶原的合成和维持其完整，对血管上皮细胞的完整也发挥作用，维生素C缺乏时血管变脆、微血管易破裂出血，创伤难于恢复。维生素C也是免疫系统所必需的维生素，代谢和功能活跃的免疫细胞，如吞噬细胞都有一定的维生素C储备，维生素C缺乏可使免疫功能显著降低，譬如对感冒病毒的抵抗力明显下降、易反复发生呼吸道感染。维生素C在机体免疫方面具体有以下作用、表现及机制如下：

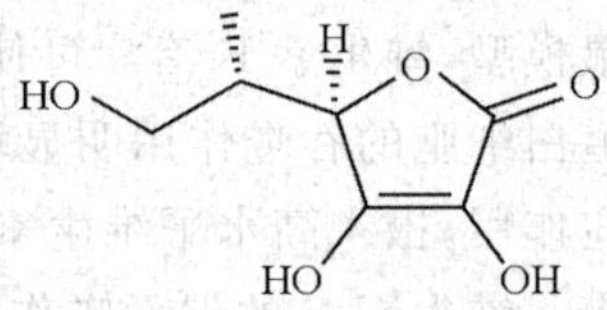

图13-3 维生素C的化学结构式

(1)抗氧化和消除超氧化自由基，减少自由基、过氧化物对免疫细胞及其他组织的损害。恢复和再生机体免疫系统的战斗力。同维生素E类似，维生素C免疫作用的一个重要机制就是其抗氧化活性，维生素C是个“扑火者”“救护者”。在抵御感染、移植排斥应答及免疫变态等各种炎症反应中，被战斗警报唤醒和被敌人“激怒”的吞噬细胞、淋巴细胞成为一个个舍生忘死的斗士，引发炎症反应(红、肿、热、痛、机能障碍)。它们在“敌人”的包围中剧烈活动、不断发出战斗警报(炎症介质、白细胞趋化渗出因子)、到处喷射致命的火焰，甚至自我引爆，释放溶酶体、过氧化物、细胞毒性物质(如中性粒细胞、肥大细胞)，击毙染毒的自身细胞，消灭病原的同时误伤正常细胞和组织、堆积敌我双方尸体、散布易燃易爆危险品(如自由基)、破坏局部或全身内环境稳态，这是“战争”。而维生素C、维生素E及其他机体内抗氧化物质负责扑灭蔓延的战火，中和消除过剩的过氧化物、超氧化自由基，修补免疫细胞膜及溶酶体膜的“战伤”，恢复其功能……

(2)提高非特异性和特异性细胞免疫。维生素C提高中性粒细胞、巨噬细胞和淋巴细胞的抗菌和抗病毒能力。促进淋巴母细胞生成，刺激淋巴细胞增殖反应，提高机体对外来或恶变细胞的识别和吞噬，还可提高吞噬细胞的活性。健康人服用维生素C促进中性粒细胞的移动和杀菌功能。饮食中缺乏维生素C可使血液白细胞数量明显下降，明显抑制迟发型超敏反应。这些都说明维生素C对细胞免疫十分重要。临床上也发现，呼吸道、消化道易反复感染患儿血清维生素C下降，细胞免疫功能降低，经用左旋咪唑、维生素E和维生素C治疗6周后细胞免疫功能得到增强，同时预防了呼吸道和消化道感染的复发。

(3)促进体液免疫。维生素C参与免疫球蛋白分子装配过程中二硫键的形成，摄入适宜剂量的维生素C增强抗体产生。一项研究中，饲料中补充维生素C的鸡接种法氏囊病(IBD)疫苗后抗体效价明显高于未补充维生素 C 的鸡，并能耐受 IBD 病毒攻击而未表现出临床症状或死亡。

(4)促进补体及一些细胞因子等体液免疫因素的激活和作用的发挥。维生素 C 提高 C1 补体酯酶活性，增加补体 C3 产生，还能促进干扰素产生。Jeongmin 等发现，补充复合抗氧化剂可显著预防逆转录病毒引起的鼠 IL-2 分泌抑制和 IL-6 生成增加。IL-2 是重要的 T 淋巴细胞生长因子，其分泌增加可恢复 T 淋巴细胞增殖。

(5)维生素 C 参与组织胶原的合成，维护上皮组织结构的完整，发挥了维护免疫屏障的作用。

13.2.4.5　维生素 B_6

维生素 B_6 有吡哆醛(图 13-4)、吡哆醇和吡哆胺三种活性形式。B 族维生素是细胞能量和物质代谢的辅酶，对免疫系统有不同程度的影响。维生素 B_6 是 B 族维生素中与免疫系统关系最密切和直接的种类之一，参与蛋白质、DNA 和 RNA 的合成，参与 DNA 转录、复制和翻译，同叶酸、维生素 B_{12} 一样，是所有细胞分裂、繁殖所不可缺少的。因此维生素 B_6 缺乏对免疫系统所产生的影响比其他 B 族维生素缺乏时的影响更为严重，对免疫器官和免疫功能都有影响。

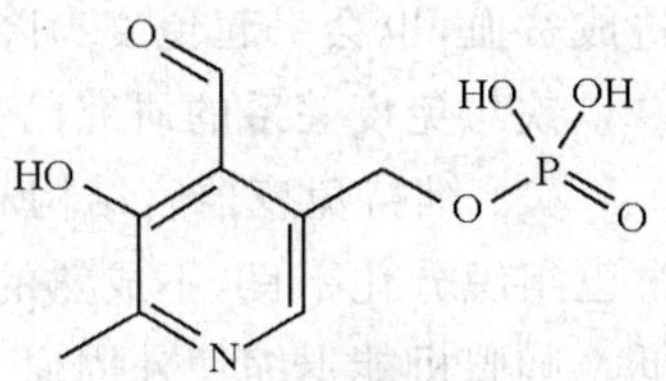

图 13-4　磷酸吡哆醛分子结构式

(1)促进中枢和外周免疫器官的发育及维持正常结构和功能。维生素 B_6 缺乏时胸腺重量减小，一些实验中维生素 B_6 缺乏动物的胸腺只有对照的 1/8。脾发育不全，空斑形成细胞(浆细胞)数少。淋巴结萎缩，周围血液中的淋巴细胞数减少。

(2)参与免疫球蛋白等免疫分子的合成。维生素 B_6 缺乏影响核酸、蛋白质合成，阻碍免疫细胞的分化和分裂，进而抑制抗体等蛋白质合成。

(3)促进和维持细胞免疫。维生素 B_6 缺乏时动物的 DCH(迟发型皮肤超敏反应)减弱，但如迅速补充维生素 B_6，DCH 反应又表现正常。维生素 B_6 缺乏时宿主对移植物的耐受性增加，移植物存活时间延长。维生素 B_6 缺乏大鼠的胸导管中的淋巴细胞数减少，特别是 T 淋巴细胞数减少更为明显。

(4)影响细胞因子的合成。

总之，维生素 B_6 对细胞和体液免疫因素存在决定性的影响。其最根本的机制在于维生素 B_6 缺乏会阻碍 DNA 和蛋白质的合成，阻碍细胞分裂。

13.2.5　微量元素与免疫

微量元素在体内以形成金属蛋白和辅酶的形式发挥作用，在细胞新陈代谢和分裂繁殖中不可或缺。在免疫应答过程中微量元素也有重要的作用，如缺乏铁、锌、锰、铜和硒等都会使免疫功能下降。

另外，微量元素之间，以及微量元素与维生素和其他营养素之间有着密切的相互作用，形成功能互补或关联的生理网络，任何一方的缺乏或不均衡摄取都影响机体生理和免疫功能。譬如维生素 E-硒、维生素 E-维生素 A、维生素 E-脂肪、维生素 E-Mg、铜-铁、锌-蛋白质、铜-硒和维生素 A-维生素 D 等等都存在功能互补或关联或促进作用。

所有人体必需微量元素都有最高耐受摄入限量(UL)范围，一次摄入超量或长期较高剂量摄入，对机体和免疫系统都会产生毒副作用。如动物养殖业中常有铜、硒盐添加错误而导致的猪、鸡中毒现象。

13.2.5.1 铁与免疫

铁(Fe)是人体内含量最多的必需微量元素，总量在 3～5 g，但仍然是较容易缺乏的一种营养素，生长发育期、孕妇和乳母易发生缺铁，患某些寄生虫病感染也易造成缺铁。70%的铁为功能性铁，存在于血红蛋白、肌红蛋白、血红素酶类(如细胞色素氧化酶、过氧化物酶、过氧化氢酶等)、酶辅助因子及运载铁蛋白中。另外 30%的铁称为贮存铁，以铁蛋白、含铁血黄素形式存在于肝、脾和骨髓中。众所周知，铁在氧气和 CO_2 运输中发挥重要作用、参与细胞内的生物氧化还原反应和能量代谢、参与造血，此外，铁与维持正常免疫功能关系密切。缺铁不仅会造成贫血，也会引起免疫力降低。

铁与免疫关系的研究已有半个多世纪，对免疫的作用具体有以下方面和特点：

(1) 维持免疫器官结构和功能。铁缺乏时胸腺萎缩，胸腺的质量减轻、体积变小，胸腺内淋巴组织分化不良，不成熟的 T 淋巴细胞增多，这种 T 细胞对有丝分裂原诱导的增殖反应性低。胸腺机能退缩使外周血 T 细胞明显减少。

(2)维持细胞免疫。临床研究证实铁缺乏主要影响 T 淋巴细胞功能，包括迟发型皮肤超敏反应和淋巴细胞增殖功能低下。T 淋巴细胞产生的淋巴因子减少，对肿瘤细胞的杀伤能力明显下降。

(3)铁对体液免疫的影响。多数报道认为，铁缺乏对人类体液免疫无明显影响。B 淋巴细胞数量、免疫球蛋白水平和补体成分均正常。但动物实验发现，铁缺乏的大白鼠和小白鼠抗绵羊红细胞(SRBC)的 IgG 和 IgM 产生明显减少，其机制可能是因为在缺乏铁时，肝内线粒体异常，细胞色素 C 含量降低，能量产生减少，而导致免疫球蛋白合成障碍，使抗体产生量减少。

应当注意的是，细菌感染的缺铁患者补铁时有加重病情的风险，因为补充的铁可能大量地被感染的病原体摄取，从而刺激它们的生长，进而造成患者病危和死亡。有疟疾、血液感染细菌的贫血患者补铁后病情加重和发生败血症死亡的实例。

慢性铁过多也能损伤机体的免疫应答，血清铁过高的病人细胞毒 Tc 细胞活性受损，Ts 细胞活性增高，而 Th 细胞功能降低。

13.2.5.2 锌与免疫

锌(Zn)在免疫方面的作用在微量元素中研究最多。锌参与体内 100 多种金属酶的合成和功能的发挥，其中含锌的胸腺激酶、DNA 转移酶、RNA 合成酶与免疫活性细胞分化、增殖、代谢和功能的发挥密切相关。由此可见锌对维持免疫系统的正常发育和功能有重要作用，如同维生素 B_6 的作用，锌缺乏对免疫系统的影响十分迅速而且明显。包括对免疫器官、细胞免疫、体液免疫及免疫网络的相互作用均有影响。

(1)维持胸腺及免疫屏障的结构和功能。锌缺乏影响胸腺的发育，使胸腺萎缩，皮质区 T 淋巴细胞稀少，胸腺素水平降低；淋巴细胞凋亡增多；巨噬细胞杀菌能力受损。锌缺乏引起的胸腺萎缩性免疫低下，常伴有皮肤黏膜损害，致使屏障功能下降。

(2)维持正常的细胞免疫功能。缺锌时细胞免疫功能下降，T 淋巴细胞功能障碍和吞噬细胞功能异常。即使轻度的缺锌也对细胞免疫有较大作用，脾和周围血中的淋巴细胞数目减少近一半，Tc 细胞杀伤肿瘤细胞的能力降低，Th 细胞功能缺陷，同时 NK 细胞活性降低。动物实验发现，缺锌小鼠对同种肿瘤细胞的体内细胞毒性 T 杀伤细胞活力下降，故认为锌缺乏也可能严重损伤机体对肿瘤的免疫监视作用。

(3)维持体液免疫和抗体的分泌。有研究认为缺锌对 B 淋巴细胞本身功能影响不大，但由于 Th 细胞的诱导和辅助作用减弱或丧失而不能产生足够的特异性抗体。缺锌小鼠体内抗致敏红细胞(SRBC)的 IgG 减少，补锌后对 SRBC 抗体滴度升高。

与铁过量同样，锌过量亦可损害免疫功能，也可导致 T 淋巴细胞和吞噬细胞功能下降，使淋巴细胞对 PHA 诱导的增殖反应降低，影响中性粒细胞及巨噬细胞活力，抑制其趋化活性、吞噬功能及细胞的杀伤活力。

临床上锌缺乏常伴随蛋白质-能量营养不良而存在，但近年来发现单纯锌缺乏者非常多见。补充锌 2～3 周后儿童免疫功能即可恢复正常。关于锌影响免疫功能的机制，尚未完全阐明。一般认为，锌是多种金属酶的关键成分，这些酶在核酸代谢和机体蛋白质合成方面发挥作用，锌对淋巴细胞增殖的影响可能与这些酶在核酸合成中的作用有关。另外，锌是胸腺激素的基本成分，在激发 T 淋巴细胞活性中发挥作用。

13.2.5.3　硒与免疫

硒(Se)因与克山病有关而为人们熟知。在动物养殖中，缺硒较为多见，因此也是一种饲料必需添加的营养素。我国有很多缺硒地区，提倡人群补硒。

硒具有明显的抗肿瘤作用和免疫增强作用。适当强化硒的摄入能增强抗体分泌和对抗原的应答反应，促进淋巴细胞的增殖，增强移植排斥反应，提高 NK 细胞对肿瘤的杀伤力。在许多啮齿类动物的实验中已证明，增加硒的摄入量，能预防实验动物癌症的发生。

硒对非特异性免疫功能的作用表现为对巨噬细胞趋化、吞噬和杀灭能力的影响。缺硒动物可出现中性粒细胞和多形核白细胞游走能力和趋化能力下降、吞噬能力降低等。

研究发现硒选择性调节某些淋巴细胞亚群产生、诱导免疫活性细胞合成和分泌细胞因子。人外周血淋巴细胞培养液含 10^{-9}～10^{-6} mol/L 硒时，能促进 IFN 产生，并且硒在体外可以提高 γ-IFN 对人 NK 细胞的细胞毒增强作用。硒能维持或提高血中免疫球蛋白水平，增强实验动物对疫苗或其他各种抗原产生抗体的能力，促进 Mφ 对 Mφ 活化因子(MAF)的反应性，协同 MAF 激活 Mφ 的抗肿瘤活性；另外还可通过改变 NK 细胞膜和靶细胞上某些表面结构成分，如促进受体表达等，而扩大 NK 细胞的杀伤效应。

硒免疫调节作用的机制可能在于其影响谷胱甘肽过氧化物酶活性、细胞内还原型谷胱甘肽(GSH)和硒化氢(H_2Se)，进而影响细胞表面二硫键的平衡来调节免疫应答反应。维持细胞内硒的一定水平对保护机体健康、增强其抗病能力均具有重要意义。

13.2.5.4　铜与免疫

人体铜(Cu)含量一般为 100～150 mg，在体内合成铜蓝蛋白、含铜细胞色素氧化酶、单胺氧化酶、超氧化物歧化酶(SOD)等重要蛋白。具有维持正常造血，维护神经系统完整性，促进骨骼、血管和皮肤健康，抗氧化等营养生理作用。另外，铜对免疫系统的作用也引起了关注和研究。

缺铜可引起实验动物胸腺萎缩，脾脏肿大。抑制细胞免疫，吞噬细胞的抗菌活性减弱，NK 细胞活性降低，机体对许多病原微生物易感性增强。胸腺素和白介素分泌物少，淋巴细胞增殖及抗体合成受抑。

铜缺乏可能通过影响免疫活性细胞的铜依赖性酶而引起其免疫抑制，譬如 SOD 在吞噬细胞杀伤病原性微生物过程中也起重要作用，SOD 消除毒性超氧化自由基堆积，从而减少自由基对生物膜的损伤。细胞色素氧化酶是线粒体传递链的末端氧化酶，此酶的催化活性下降，免疫活性细胞的氧化磷酸化作用受到阻碍，这直接影响其免疫功能。

铜缺乏主要见于早产儿、长期腹泻、长期肠外营养和铜代谢障碍等特殊情况。

13.3 食物活性成分与免疫

食物的化学成分极为复杂，除了前文介绍的几种常见营养素，还有一些特殊的功效成分，同样影响机体免疫。另外，人类的食物资源极为丰富，通过一些特殊食物，我们可以获取特殊的生理活性物质。食物中含有免疫正向调节和促进物质，也有免疫抑制或破坏因素；有预防癌症和肿瘤的因素，也有导致癌症和肿瘤的物质。限于篇幅，下面仅介绍几种促进机体免疫和健康的食物成分。

13.3.1 核苷酸与免疫

核苷酸(Nucleotides)是 DNA 和 RNA 的基本结构单位，包括腺嘌呤核苷酸(腺苷酸，AMP)、鸟嘌呤核苷酸(鸟苷酸，GMP)、胞嘧啶核苷酸(胞苷酸，CMP)、尿嘧啶核苷酸(尿苷酸，UMP)、胸腺嘧啶核苷酸(胸苷酸，TMP)及其代谢产物，如次黄嘌呤核苷酸(肌苷酸，IMP)等。

核苷酸可以利用体内的氮和碳源从头合成，或是食物核苷酸在消化道被彻底分解后吸收。因此人们一直认为没有必要在饮食中补充核苷酸。1994 年有人阐明了尽管体内可合成核苷酸，但摄入核苷酸对生命早期的生长发育、免疫系统、其他营养素利用等不可或缺，并称之为“半必需营养素 semi-essential nutrient”和“条件营养素 conditional nutrient”。这个提法在营养学界似乎尚未得到广泛的认同。有些研究证据显示食物或特别补充的核苷酸在肠道吸收并在肝脏开始利用，而且对免疫细胞特别是淋巴细胞的正常成熟极其重要。近几年我国有核酸保健品受到了相关机构的审批，并在市场上销售。

13.3.2 功能性低聚糖、多糖与免疫

功能性低聚糖和多糖的化学分类属于“碳水化合物”，但因其营养生理功能独特，且并非日常食品所富有，因此常被视为食物特殊成分，或被视为新型食物保健添加剂。另外，其免疫和健康的作用也已被广为接受，一些已有商业化开发和销售，如低聚果糖、低聚木糖(醇)等，其衍生产品也较为多见，如减肥果冻、中老年低聚糖乳粉、益生元益生素酸乳等等。功能性低聚糖和多糖的免疫作用参阅前文“13.2.2　碳水化合物、低聚糖和多糖与免疫”。

13.3.3 植物化学成分的免疫促进作用

13.3.3.1　类胡萝卜素与免疫

类胡萝卜素(carotenoid)主要存在于黄色、橙色、红色、深绿色的蔬菜和水果中，目前发现的有 700 余种，确认对人体有生理作用的有 40～50 种。类胡萝卜素具有很强的抗氧化作用，可以增加特异性淋巴细胞亚群的数量，增强 NK 细胞、吞噬细胞的活性，刺激各种细胞因子的生成。此外有些类胡萝卜素有显著的抗衰老和预防癌症和肿瘤的作用。β-胡萝卜素是这类化合物的一个主要成员，维生素 A 当量最高，对免疫的作用在前文维生素 A 介绍中已有涉及。

另外研究较多的还有番茄红素、叶黄素等。叶黄素类（xanthophylls）（3,3-二羟基-α-胡萝卜素）是类胡萝卜素中的一大类，是一种萜类化合物，广泛存在于植物中。近十年来，叶黄素的免疫调节作用越来越得到人们的重视，对体液免疫和细胞免疫均有显著的促进作用。

扩展阅读：六种类胡萝卜素分子结构（二维码 13-3）

二维码 13-3　六种类胡萝卜素分子结构

13.3.3.2　多酚与免疫

多酚（polyphenols）是植物中广泛存在的多聚苯酚类物质统称，种类十分繁多。目前研究和开发最多的是黄酮类化合物（flavonoids），也称类黄酮，目前发现的黄酮类衍生物有 8 000 多种，以分子结构划分为黄酮类（flavonoid）、黄酮醇（flavonol）、二氢黄酮类（flavonone）、二氢黄酮醇（dihydroflavonol）、花色素类（anthocyanidins）、黄烷-3，4 二醇类（flavan-3，4-diols）、双苯吡酮类（xanthones）、查尔酮（chalcones）和双黄酮类（biflavonoids）等十余种。其中研究较多、功能较为明确的有槲皮素、儿茶素、葛根素、大豆素、银杏黄酮、芦丁、花色苷、原花青素等植物保健物质。每一种都值得单独检索文献研读。

黄酮类的生物作用有：抗氧化、清除自由基、抗肿瘤、防治心血管疾病、抗突变、抗疲劳、抗辐射等等。仅从前两个作用看，黄酮类必然有维持和促进免疫系统功能的作用。最近的研究也证实，一些黄酮化合物，譬如葛根素具有显著的免疫增强功效，服用葛根素可显著增加肠道黏膜分泌型免疫球蛋白（SIgA）水平。黄酮类还可通过抗氧化、抑制组胺、5-羟色胺、前列腺素、白三烯等炎症因子而发挥免疫调节，有消除炎症的作用。原花青素可抑制嗜碱性粒细胞、肥大细胞的脱颗粒，从而可有效地改善皮肤、呼吸道和胃肠道过敏。

扩展阅读：荞麦中发现的黄酮类化合物（二维码 13-4）

二维码 13-4　荞麦中发现的黄酮类化合物

13.3.3.3　大蒜素与免疫

大蒜素（$C_6H_{10}S_2O$）是大蒜中的一群含硫物质的总称，有 30 余种，主要的有二烯丙基一硫化物、二烯丙基二硫化物和二烯丙基三硫化物。二烯丙基二硫化物的生物活性最强。大蒜素有抗氧化、延缓衰老、抗突变、抗肿瘤和癌症，以及免疫增强和抗艾滋病作用。

大蒜素提高细胞免疫、体液免疫和非特异性免疫。试验中大蒜素能恢复免疫低下小鼠的淋巴细胞转化率、提高血清特异抗体滴度、提高碳廓清指数，对抗环磷酰胺所导致的胸腺、脾脏萎缩。大蒜素的免疫增强作用可能主要与抗氧化、恢复免疫细胞活力有关，也可能有其他机制。

据报道，我国外援乌干达医疗队用大蒜治疗了 98 例艾滋病患者，有 64 例症状明显好转。研究人员认为大蒜中的含硫化合物起到了关键作用，而不是大蒜中的硒，因为单纯补硒对艾滋病没有治疗效果。

13.3.3.4　皂苷类与免疫

皂苷类($C_{27}H_{42}O_3$)是豆科及其他一些植物中的低聚糖和萜烯类聚合物。食物皂苷类化合物中研究最多的是大豆皂苷。皂苷的生理活性较多，而且有剂量效应，单次摄入过多会引起中毒。而低剂量下则有很多保健功效。

研究证明，大豆皂苷可显著增强 T 细胞的功能，促进 IL-2 的分泌、促进 T 细胞分泌淋巴因子，提高 B 细胞转化和抗体的分泌。此外、大豆皂苷抗氧化、抗肿瘤和癌症、抗病毒均有充分的研究证据。

13.3.4　益生菌的免疫赋活作用

益生菌及良好的肠道微生态与健康和长寿关系密切，其促进健康和抗衰老的机制是多方面的。其中一个机制就是刺激和提高机体免疫力，即所谓免疫赋活。益生菌免疫赋活的机制也同样是多方面的，一些学者认为最主要的机制是免疫佐剂机制。益生菌通过在肠道局部和进入体内的途径，利用自身的菌体(抗原、LPS)、产物(如多糖、糖蛋白)经常或长期刺激免疫系统。使其始终保持戒备状态和反应性。益生菌的免疫增强还应与其生产的各种营养物质，如多糖、蛋白质、氨基酸、脂肪酸、维生素、有机酸等的免疫促进作用有关；另外大肠内益生菌的增殖，可抑制腐败菌和致病菌对机体的负面作用，也是促进健康的一个机制。

13.3.5　牛初乳及其免疫活性物质

牛初乳是指奶牛产犊后 3～5 d 内黄色黏稠的乳汁，其化学组成与常乳有很大的差异。从生物进化的角度来看，初乳是机体免疫协调的产物之一，是新生婴幼儿及仔畜最理想的食品，也是优良的纯天然保健食品。新生婴儿、新生仔畜(如仔猪、羔羊、犊牛等)必须摄食母亲第一次(头啖奶)和前几次分泌的乳汁，才可能健康发育，这早已被牧人所知。这是因为刚出生的婴儿、幼畜自身免疫系统还不完善，这阶段需要母乳中的免疫球蛋白和其他免疫物质、细胞因子为新生儿提供被动免疫保护、抵御感染，并促进免疫系统的发育。而缺乏母乳喂养或完全人工喂养的婴儿(尤其是 6 个月龄以内的)腹泻率、死亡率都比母乳喂养的婴儿高。通过初乳可实现母源性免疫物质向幼仔的传递，保护新生儿免受病原微生物的侵袭，同时促进新生儿自身免疫系统的发育。

扩展阅读：牛初乳中的免疫活性物质(二维码 13-5)

二维码 13-5　牛初乳中的免疫活性物质

13.3.6　增强免疫力功能评价方法

保健食品、药食同源动植物及其生物活性提取物的免疫增强或调节功能评价主要依靠动物实验或人体试食试验。通常以动物实验为主，动物实验分为正常动物和免疫功能低下模型动物实验两种方案，可任选其一进行实验。根据我国最新的保健食品免疫增强功能评价方法规定，其实验方法、原则及结果判定如二维码 13-6 介绍。

扩展阅读：保健食品增强免疫力评价方法（二维码 13-6）

二维码 13-6　保健食品增强免疫力评价方法

本章小结

营养和饮食对机体免疫有着多方位、多种的影响。营养对免疫的作用是确实的。显然通过合理膳食、均衡营养，可以维持、调节和促进机体免疫，使其处于良好状态。

能量和蛋白质营养不良（protein-energy malnutrition，PEM）就是饥饿。蛋白质和氨基酸对免疫系统和免疫应答有显著的影响，尤其在发育阶段缺乏蛋白质和氨基酸会对中枢免疫器官（如胸腺）造成不可逆的结构和功能的损害。一些氨基酸对免疫有独特的影响。

碳水化合物是庞大的家族，非淀粉系的低聚糖和多糖对免疫系统有特殊的影响，总体上都是增强免疫力。

维生素、微量元素对细胞代谢有广泛的影响，其缺乏总体上均降低免疫应答。一些维生素和微量元素过多摄入对免疫系统同样有不良影响。

食物中的其他化学成分和生物因素也影响机体免疫，有些种类已成为开发保健食品的热门对象。

牛初乳和人类母乳含有丰富的免疫调节和增强物质，不仅为仔畜或婴儿提供被动免疫保护，还促进免疫系统的发育。

保健食品的免疫增强功能评价主要靠动物实验评价，评价指标有免疫器官和体重比、细胞免疫指标、体液免疫指标、巨噬细胞和 NK 细胞活性指标；也能进行人体试食试验。

思考题

1. 请用你自己的理解概括营养、饮食与免疫的关系。
2. 能量和蛋白质缺乏对机体免疫会产生何种影响？
3. 多糖免疫增强作用的根本机制是什么？（需结合免疫学的基础章节）
4. 人参的保健活性物质有哪些？（需查阅教材外文献）

5. 简述多不饱和脂肪酸影响免疫应答的机制。
6. 维生素 A 对体液免疫的影响是什么?
7. 维生素 E 如何影响细胞免疫?
8. 缺铁患者补铁应注意什么?
9. 维生素 C 的一个抗炎机制是什么?
10. 黄酮类物质有哪些保健功效?
11. 除了常规营养素,食物中还有哪些特殊的免疫促进和调节物质?(需检索教材以外的文献综述)
12. 牛初乳和母乳中有哪些免疫增强和调节物质?
13. 保健食品免疫增强和调节功能如何评价?

参考文献

[1] 龚非力. 医学免疫学[M]. 4 版. 北京:科学出版社,2014.
[2] 牛天贵,贺稚非. 食品免疫学[M]. 北京:中国农业大学出版社,2010.
[3] 孙长颢. 营养与食品卫生学[M]. 北京:人民卫生出版社,2012.
[4] Sizer F S, Whitney E N. 营养学:概念与争论[M]. 8 版. 王希成,译. 北京:清华大学出版社,2004.
[5] 闫超,郭军,张美莉. 荞麦中黄酮类化合物研究进展[J]. 中国食物与营养,2015(2):52-54.
[6] 张和平,郭军. 免疫乳-科学与技术[M]. 北京:中国轻工业出版社,2001.
[7] 侯露,张娟,彭晓蔓,等. 营养与免疫干预的非酒精性脂肪性肝病动物模型研究进展[J]. 中国免疫学杂志. 2017,33:630-633.
[8] 凌海华. 早期肠内营养支持对重症脑卒中患者营养和免疫功能的影响[J]. 临床合理用药. 2016,6,9(6C):99-101.
[9] 张海鸣,周科军,潘瑞蓉,等. 周期性与持续性肠内营养输注方式对胃癌患者术后营养和免疫状态的影响[J]. 中华普通外科杂志. 2016,2,31(2):152-153.

第 14 章

食物与超敏反应

本章重点与学习目标

重点：超敏反应机制、类型与食物过敏。

学习目标：掌握超敏反应的发生机制、反应症状和常见的食物过敏原；熟悉食物超敏的防治原则；了解食物超敏反应与疾病的关系。

超敏反应指异常的、过高的免疫应答。即机体与抗原性物质在一定条件下相互作用，产生了致敏淋巴细胞或特异性抗体，如与再次进入的抗原结合，导致机体生理功能紊乱和组织损害的免疫病理反应，又称变态反应。引起超敏反应的抗原性物质称作变应原。变应原可以是完全抗原，也可以是半抗原；可以是外源性的，也可以是内源性的。超敏反应的临床表现多种多样，可因变应原的性质、进入机体的途径、参与因素、发生机制和个体反应性的差异而不同。

机体因自身稳定被破坏而出现针对自身组织成分的抗体（或细胞）介导免疫称自身免疫，又称自身变态反应。这是一个复杂的、多因素效应的现象。除外界因素外，还与机体自身的遗传因素有关，尤其可能与主要组织相容性系统中免疫应答基因和免疫抑制基因的异常有关。

扩展阅读：过敏反应(二维码 14-1)

二维码 14-1　过敏反应

本章主要介绍 4 种类型超敏反应的主要参与因子、发生机制和食物过敏的有关知识。

14.1　I 型过敏反应

从新生儿到老年人各年龄段都有可能发生 I 型超敏反应。机体初次接触变应原后产生 IgE 抗体，当机体再次接触同样变应原时，IgE 致敏的肥大细胞、嗜碱性粒细胞等即可释放炎症性介质，引起以毛细血管扩张、血管通透性增加及平滑肌收缩等为特点的病理变化。这种反应可以是全身或局限性的，随部位不同而表现出不同的临床症状。由于致敏机体再次接触同一变应原后，在很短时间内（数秒到几分钟）出现临床症状，所以又称为速发型超敏反应。主要特点：①反应发生快，消退也快；②多种血管活性物质参与反应；③以生理功能紊乱为主，无明显组织损伤；④有明显的个体差异和遗传倾向。

14.1.1　主要参与因子

(1)变应原。只能诱发机体产生 IgE 类抗体并导致变态反应的抗原。引起 I 型超敏反应的变应原多为小分子物质，这些物质可通过吸入、食入、接触和注射等方式使机体致敏。吸入性变应原在低剂量（5～10 ng/d）时即易诱发反应，如花粉颗粒、柳絮、尘螨及其排泄物、真菌孢子、动物皮屑或羽毛等；食入性变应原在高剂量（10～100 ng/d）时才诱发反应，如牛奶、鸡蛋、鱼、虾、蟹及坚果和某些菇类等食物；接触性变应原包括羊毛、燃料、化妆品、染发剂、乳胶手套等；注射性变应原包括昆虫叮咬和某些注射药物，药物可与组织蛋白结合后成为变应原而诱发反应，如青霉素、链霉菌、磺胺、水杨酸盐、麻醉药物、有机碘等。

(2)IgE。抗体 IgE 又称变应素，是引起 I 型超敏反应的主要抗体，由呼吸道、消化道黏膜固有层淋巴组织中的浆细胞合成。呼吸道和消化道是 I 型超敏反应的好发部位。IgE 的半衰期很短（1～2 d），大多数人的血清 IgE 水平很低，但在特应性素质个体 IgE 水平较高。IgE 通过其 Fc 段与靶细胞的 IgE Fc 受体结合。IgE 结合受体有两种，即高亲和力受体(FcεRI)及低亲和力受体(FcεRⅡ)，高亲和力 IgE 受体主要表达肥大细胞和嗜碱性粒细胞，低亲和力 IgE 受体主要表达巨噬细胞、单核细胞、淋巴细胞、嗜酸性粒细胞和血小板等。IgE 与 FcεRⅡ结合后，IgE 半衰期延长，并使机体处于致敏状态。如无相同抗原再次进入，致敏在持续半年至数年后可消失。

(3)效应细胞。肥大细胞和嗜碱性粒细胞是人类细胞中仅有的含组胺并在静止状态下表达高亲和力 IgE FcεRI 的细胞。前者存在于皮肤、呼吸道和消化道黏膜下结缔组织中，后者通常存在于循环血液中，在某些细胞因子作用下还可进入局部组织。两种细胞的细胞质中含有大量嗜碱性颗粒，当抗原再次进入机体与致敏细胞表面的 IgE 特异性结合时，细胞可脱颗粒释放出组胺等活性介质。

(4)活性介质。肥大细胞和嗜碱性粒细胞可释放多种生物活性介质，大致可分为两类。一类为原发性介质，指事先合成并储存在肥大细胞和嗜碱性粒细胞颗粒中的介质，经抗原攻击后直接从颗粒中释放出来，包括组胺、中性蛋白酶、肝素、嗜酸性粒细胞和中性粒细胞的趋化因子等；另一类是继发性介质，是由原发性介质诱导产生及释放的介质，包括花生四烯酸代谢产物白细胞三烯(简称白三烯，LTs)、前列腺素(PG)D_2、血小板活化因子(PAF)以及 IL-4 等细胞因子(图 14-1)。

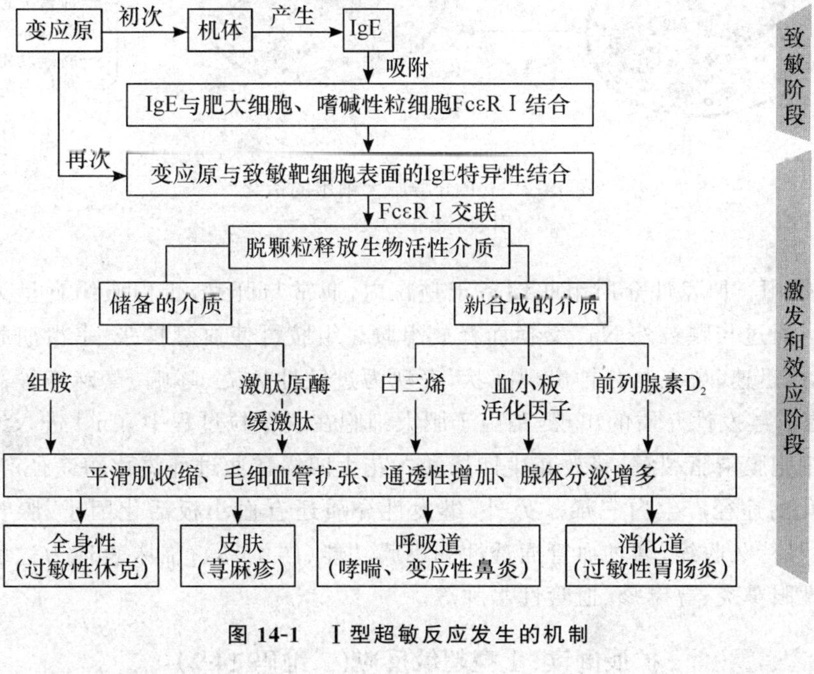

图 14-1　Ⅰ型超敏反应发生的机制

14.1.2　过敏反应的基本过程

(1)致敏阶段。指变应原初次进入过敏体质的机体，刺激机体产生特异性 IgE 抗体，并与肥大细胞和嗜碱性粒细胞结合，形成致肥大细胞和致敏嗜碱性粒细胞，此时机体处于致敏状态(图 14-2)。这种状态可维持半年至数年，在此阶段若没有相应的变应原再次进入体内，则致敏状态可逐渐消失。

(2)触发阶段。相应变应原再次进入处于致敏状态的机体,与致敏肥大细胞、致敏嗜碱性粒细胞表面紧密相邻的特异性 IgE"桥联"结合,使致敏的细胞脱颗粒,释放组胺、白三烯、激肽和嗜酸性粒细胞趋化因子等一系列生物活性介质,介质作用于效应器官与组织,而产生一系列的临床症状。

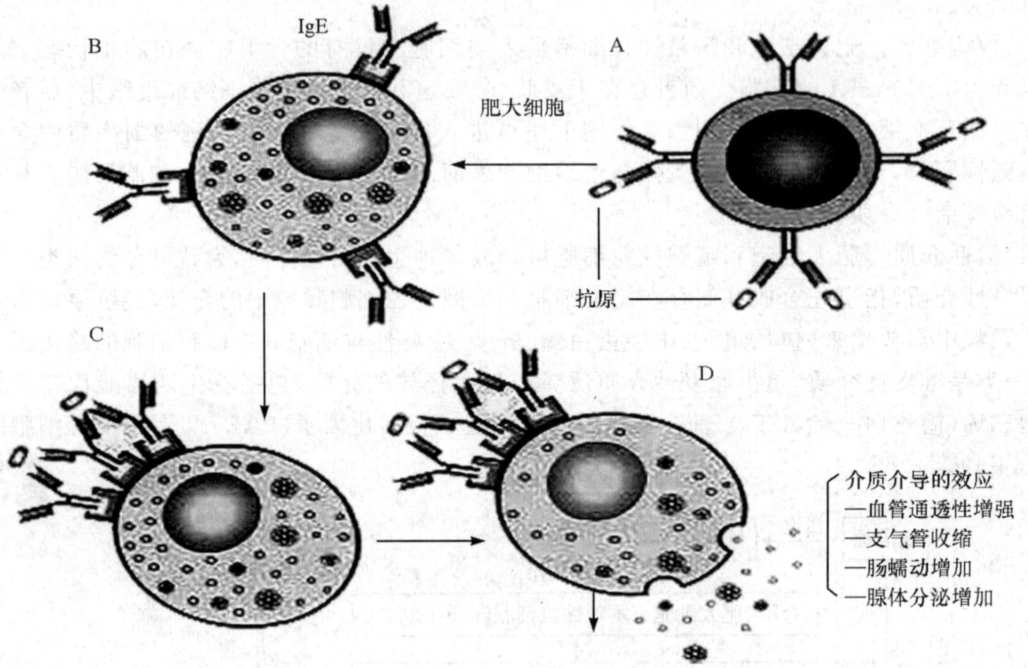

图 14-2 IgE 介导肥大细胞的活化

(引自:龚非力,2009)

(3)效应作用。原发性介质组胺储备于颗粒内,通常与肝素、蛋白质结合呈无活性状态。当颗粒脱出后,通过与颗粒外 Na^+ 交换而释放组胺。组胺可使血管扩张、平滑肌收缩、渗出液增加。组胺作用迅速,可在几分钟出现症状,表现为过敏性休克、哮喘、荨麻疹等;活性消失亦快,约 1 h 消退。继发性介质的出现,是由于肥大细胞在脱颗粒过程中,Ca^{2+} 进入细胞膜,激活了磷脂酶,将细胞膜磷脂裂解,释放花生四烯酸。花生四烯酸通过环氧化酶途径产生前列腺素 D_2,通过脂氧化酶途径产生白三烯。另外,继发性介质还有血小板活化因子、腺苷等,他们使平滑肌强烈而且持久收缩,增加血管通透性和黏膜功能(图 14-3),临床表现为过敏性休克、支气管炎、变应性眼鼻炎、荨麻疹、血管性水肿等。

扩展阅读:Ⅰ型超敏反应(二维码 14-2)

二维码 14-2 Ⅰ型超敏反应

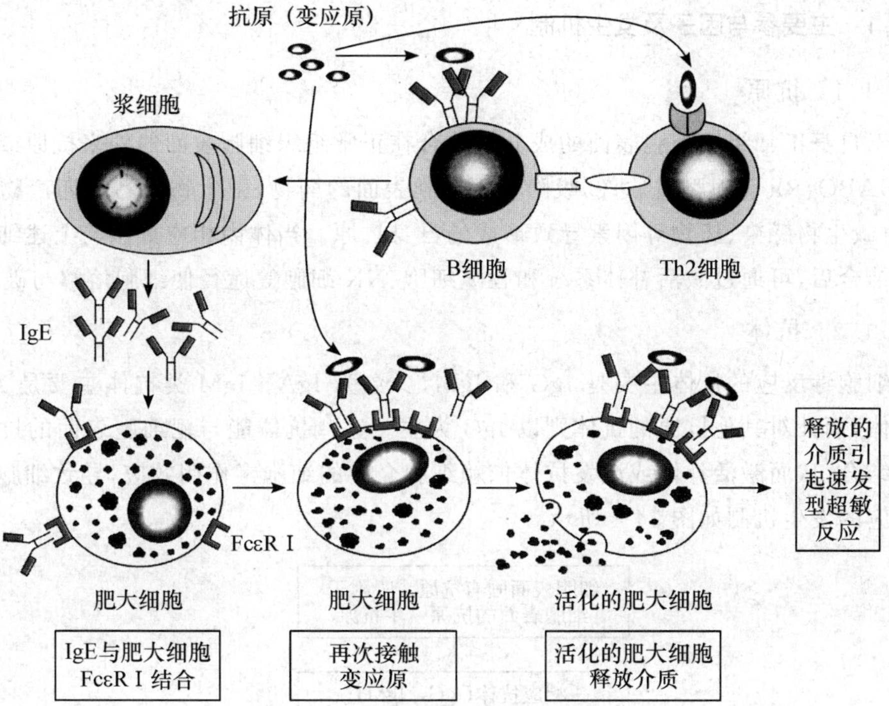

图 14-3　Ⅰ型超敏反应发生的过程

（引自：周光炎，2007）

14.2　Ⅱ型抗体介导的细胞毒反应

Ⅱ型超敏反应，又可称为细胞毒型或细胞溶解型超敏反应，所涉及的免疫机制是机体对自身的组织和细胞产生抗体（多数为 IgG，少数为 IgM、IgA），引起自身细胞的损伤。这类超敏反应是依赖于抗体的细胞毒作用，特点：①IgG、IgM 类抗体直接作用于细胞表面的抗原或半抗原；②激活补体系统、单核-巨噬细胞系统参与造成的细胞损伤和溶解。这型超敏反应发生的原因是免疫系统不能识别自身和非自身，把自身的组织识别为异物而对之产生了抗体，故又称为自身免疫，这类疾病被称为自身免疫性疾病。

扩展阅读：自身免疫性疾病（二维码 14-3）

二维码 14-3　自身免疫性疾病

14.2.1 主要参与因子及发生机制

14.2.1.1 抗原

存在于自身正常组织细胞表面的成分或结合在正常组织细胞表面的外来抗原或半抗原物质,包括①ABO、Rh 等血型抗原;②吸附于靶细胞表面的药物、微生物或其代谢产物等外源性抗原;③由微生物感染、药物等因素导致形成的自身抗原。当体内相应抗体与上述细胞表面的抗原成分结合后,可通过激活补体系统和吞噬细胞、NK 细胞等途径使细胞溶解与破坏。

14.2.1.2 抗体

参与细胞毒反应的抗体主要是 IgG 和 IgM,少数为 IgA。IgM 类抗体主要是 ABO 血型的天然抗体,而针对其他抗原的抗体则以 IgG 为主。这些抗体能与靶细胞表面的抗原或半抗原特异性结合,从而激活补体或激发抗体依赖细胞介导的细胞毒作用效应,导致细胞溶解。Ⅱ型超敏反应的发生机制如图 14-4 所示。

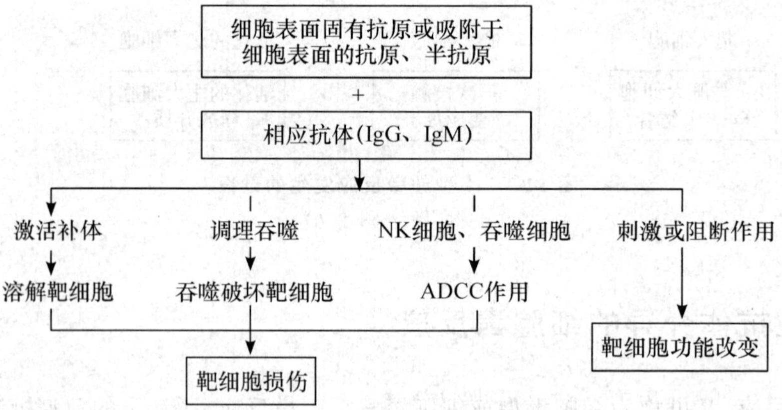

图 14-4 Ⅱ型超敏反应的发生机制

(1)溶解靶细胞。IgG 和 IgM 类抗体与靶细胞表面的抗原结合后激活补体,形成攻膜复合体,直接导致靶细胞的溶解。如 ABO 血型的输血中,如血型不合时,红细胞与相应的抗体结合能直接激活补体系统的经典途径,而使红细胞在血管内发生溶血。

(2)调理吞噬作用。补体活化的产物 C3a、C5a,一方面具有趋化作用,吸引巨噬细胞、中性粒细胞到达反应局部;另一方面还能刺激肥大细胞、嗜碱性粒细胞等分泌趋化性细胞因子,进一步促进吞噬细胞在局部聚集。如单核巨噬细胞可通过表面 IgG 的 Fc 受体与 IgG 结合。

结合于靶细胞表面的补体 C3b 片段,可借助表面的 C3b 受体对靶细胞产生补体介质的调理吞噬作用,使靶细胞被吞噬溶解。

(3)抗体依赖细胞介导的细胞毒作用(ADCC)。IgG 类抗体与固定组织靶细胞上的抗原结合,其 Fc 段与 NK 细胞表面 Ig 的 Fc 受体结合,产生 ADCC 效应,杀伤靶细胞。

14.2.2 Ⅱ型超敏反应的症状

Ⅱ型超敏反应病情发展较缓慢,一般与抗原接触后一周以上发病,症状常表现为溶血、出血、贫血、紫癜、黄疸、继发感染等，常侵害血液的有形成分，常见有红细胞、白细胞或血小板减少。发病不定时，常发生于输血、用药等临床处理之后。

扩展阅读：输血和用药反应（二维码 14-4）

二维码 14-4　输血和用药反应

14.3　Ⅲ型免疫复合物反应

Ⅲ型超敏反应又称免疫复合物型超敏反应，其发生机制如图 14-5 所示，其特点是可溶性抗原与相应 IgG、IgM 类抗体结合形成可溶性免疫复合物。

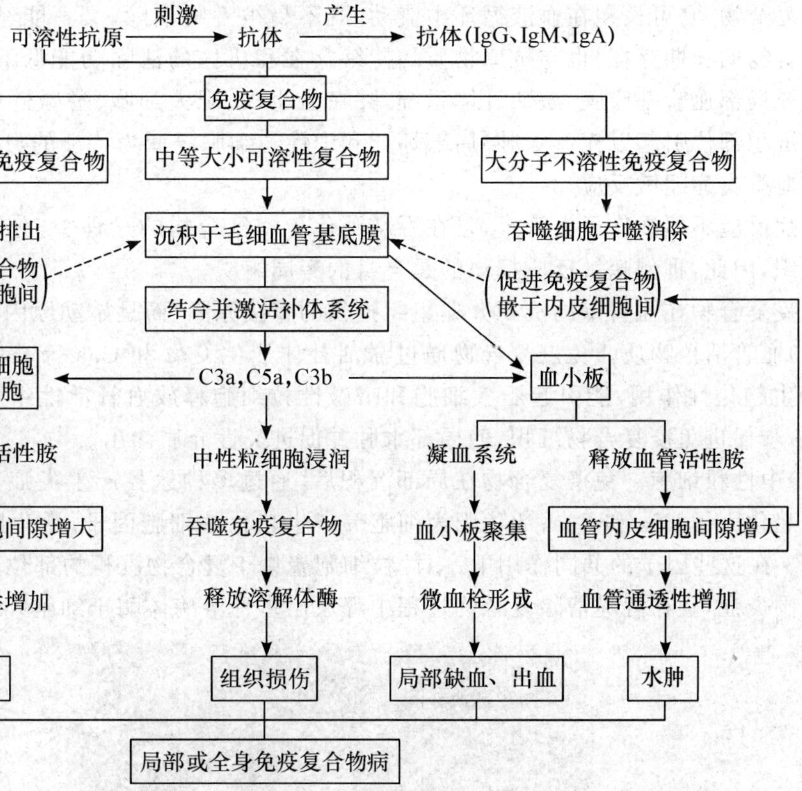

图 14-5　Ⅲ型超敏反应的发生机制

14.3.1 主要参与因子及发生机制

14.3.1.1 抗原

抗原可以是内源性抗原(如DNA)或外源性抗原(如异种血清、青霉素、细菌或病毒、支原体等),机体对其连续产生抗体,形成了免疫复合物。当超过了机体系统清除复合物的能力时,复合物沉积到毛细血管、肾小球、关节滑膜等组织上,可诱发肾小球肾炎、关节炎等疾病。

14.3.1.2 抗体

参与Ⅲ型超敏反应的抗体主要是IgG、IgM、IgA。

14.3.1.3 免疫复合物的形成、存在及沉积

免疫复合物的形成,通常是机体持续接触过量抗原的结果,例如持续性的病原微生物感染、自身抗原成分的长期存在以及反复接触环境中的同一类抗原性物质等。免疫复合物是机体去除有害抗原的一种方式。人们形象地比喻抗原抗体与免疫复合物的关系为:当抗原抗体的比例为2:3,形成的免疫复合物较大,可被吞噬细胞吞噬;当二者比例为2:1时形成免疫复合物较小,可被肾脏滤过排出;只有当二者比例为3:2,即抗原略多于抗体时形成了中等大小的免疫复合物,它可长期在血液循环中流动,既不易被吞噬消除,又不能经肾小球滤出。这种免疫复合物的长期存在,也与抗原物质的持续存在和机体的清除功能低下有关。其最终沉积于全身或局部血管基底膜,激活补体系统,并在血小板、肥大细胞、嗜碱性粒细胞的参与下,在复合物沉积部位引起以充血水肿、局部坏死和中性粒细胞浸润为特征的炎症反应和组织损伤,故又称血管炎症超敏反应。

炎症反应不但损伤了血管壁,且在吞噬消化免疫复合物的过程中,分泌化学物质,误伤了邻近组织,因此,Ⅲ型超敏反应损伤的是自身的旁周组织。

免疫复合物在血管壁的沉积并非组织损伤的直接原因,而是始动原因。

(1)血管活性物质。免疫复合物通过激活补体产生C3a和C5a等补体片段,这些过敏性毒素产生趋化性作用,能引起肥大细胞和嗜碱性粒细胞释放血管活性组胺,使血管通透性增高,进一步促进免疫复合物沉积,使局部水肿并促进炎性介质渗出。

(2)中性粒细胞。免疫复合物在局部沉积后,通过多种途径产生炎症介质。例如,激活补体产生趋化因子C5a和C3a;活化肥大细胞等产生趋化性细胞因子;活化巨噬细胞产生IL-1、TNF-α。在这些因子的共同作用下,中性粒细胞聚集于复合物沉积的部位(图14-6),引起血管及其周围炎症,且在吞噬清除复合物过程中释放出多种溶酶体酶于细胞外,可水解血管的基底

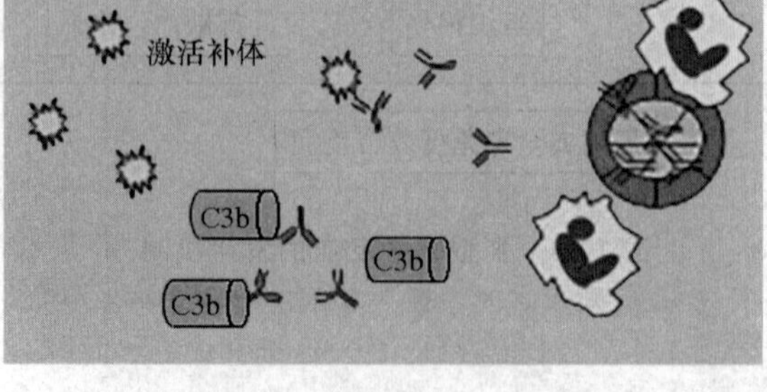

图14-6 局部炎症反应和中性粒细胞聚集

膜、内弹力膜和结缔组织等造成血管及其周围组织的损伤，释放碱性蛋白质、激肽原酶，直接或间接产生血管活性介质，可加重和延续组织损伤或延长炎症过程。

(3)血小板。免疫复合物可通过血小板的 Fc 受体与血小板作用，一方面使其释放血管活性胺，诱导产生组胺和 5-羟色胺，增加血管的通透性，加重局部渗出性水肿，促进免疫复合物进一步沉积；另一方面聚集的血小板可激活凝血过程，形成微血栓，引起局部缺血、出血和坏死等炎症反应，加重组织损伤。

14.3.2　Ⅲ型反应的症状

Ⅲ型超敏反应病情发展缓慢。病变多发生于肾脏、中小动脉周围、心瓣膜、关节周围淋巴组织等。症状表现为淋巴结肿大、发烧、心悸、关节痛、软组织坏死、溃疡等。常见的疾病有：局部免疫复合物病、全身免疫复合物病和过敏性休克样反应等。

扩展阅读：Ⅲ型超敏反应性疾病(二维码 14-5)

二维码 14-5　Ⅲ型超敏反应性疾病

14.4　Ⅳ型迟发型超敏反应

Ⅳ型超敏反应，又称迟发型超敏反应(delayed type hypersensitivity，DTH)或细胞介导的超敏反应(cell-mediated hypersensitivity)。其特点是：①反应发生迟缓，再次接触抗原后通常在 48～72 h 出现，迟发的主要原因是参与反应的特异性 T 淋巴细胞数量很少，涉及到抗原的加工递呈、T 淋巴细胞的激活、细胞因子的分泌、炎症反应激活血管内皮细胞，并有细胞间黏附分子相互作用，这些都需要较长的时间；②抗体和补体不参与反应；③由炎症性细胞因子引起的以单核细胞浸润为主的炎症。

Ⅰ型、Ⅱ型和Ⅲ型超敏反应为 B 淋巴细胞介导的体液免疫，而Ⅳ型超敏反应为致敏 T 淋巴细胞介导的细胞免疫，无需抗体或补体参加。Th 细胞在接受抗原递呈细胞的抗原片段后被激活，转变为致敏性 T 淋巴细胞，该细胞产生的淋巴因子吸引巨噬细胞，使其活化并释放溶酶体酶，而且在致酶的 CTL 细胞作用下，引起以单核细胞、巨噬细胞和淋巴细胞浸润和细胞变性坏死为主要特征的炎症性病理损伤。Ⅳ型超敏反应主要参与因子如下：

1. 抗原

诱发Ⅳ型超敏反应的抗原主要有细胞内寄生的细菌、病毒、细胞抗原(如肿瘤抗原、移植物抗原)和某些化学物质等。

2. 致敏细胞和记忆细胞

进入体内的抗原经抗原递呈细胞加工处理，能以抗原肽-MHCⅡ类/Ⅰ类分子复合物的方式刺激具有相应抗原识别受体的 $CD4^+$ T 淋巴细胞和 $CD8^+$ T 淋巴细胞活化。活化的 T 淋巴细胞在 IL-2、IL-12、IFN-γ 等细胞因子作用下，大部分增殖分化为效应 T 淋巴细胞，即 $CD4^+$ TH1 细胞和 $CD8^+$ CTL 细胞，部分 T 淋巴细胞中途停止分化，成为静止的记忆 T 淋巴细胞。该过程为致敏阶段，需要 10～14 d。

3. 效应细胞

抗原致敏的 T 淋巴细胞或抗原特异性记忆 T 淋巴细胞再次接触相同抗原，迅速分化成效应 T 淋巴细胞，48～72 h 出现炎症反应。

（1）炎性细胞的作用。$CD4^+$ Thl 细胞接触抗原后释放 IFN-γ，使巨噬细胞活化。活化的巨噬细胞释放 TNF-α、IL-1 等介质，可促进血管内皮黏附分子的表达，有利于血液中的单核细胞、淋巴细胞进入抗原存在的局部，加重炎症反应。巨噬细胞在局部释放的溶酶体酶类导致组织损伤。

（2）细胞毒作用。CTL 细胞与靶细胞表面相应抗原结合，通过释放穿孔素、丝氨酸蛋白酶等细胞毒性物质使靶细胞直接溶解破坏或发生凋亡。

Ⅳ型超敏反应发生过程和发生机制如图 14-7 和图 14-8 所示。

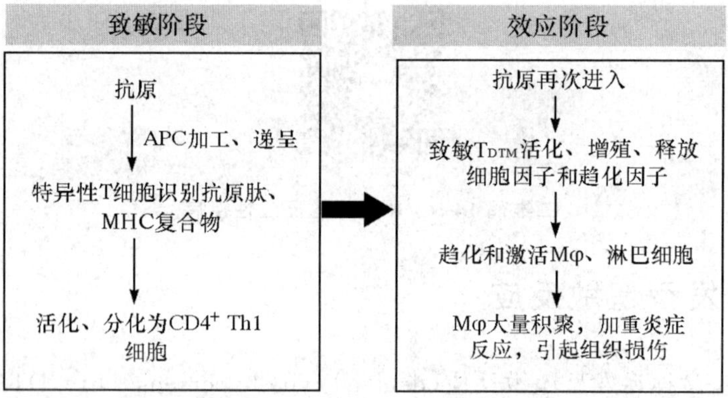

图 14-7　Ⅳ型超敏反应发生过程

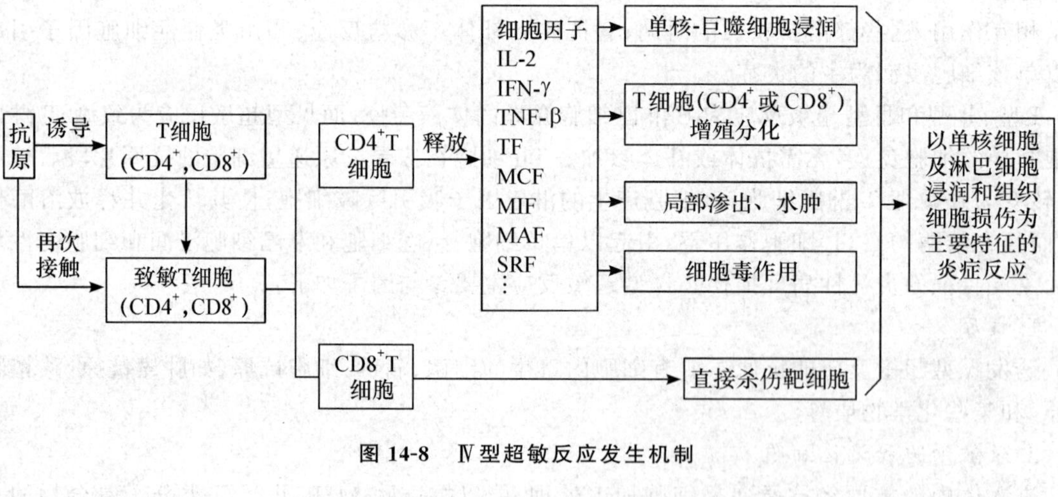

图 14-8　Ⅳ型超敏反应发生机制

14.5　防治原则及超敏反应的比较

14.5.1　防治原则

超敏反应的防治主要针对变应原和机体免疫状态两个方面：①尽可能找出变应原，避免再次接触；②针对具体发生机制，通过切断或干扰某些环节，达到防治目的，例如可选用抑制活性介质释放药，常用的色甘酸二钠能抑制磷脂酶类，稳定肥大细胞膜，防止脱颗粒；水杨酸类药可抑制抗原-抗体的结合，稳定溶酶体，阻止介质释放；儿茶酚胺类药物（如肾上腺素）和茶碱类药物（如氨茶碱、甲基黄呤等）可抑制脱颗粒，通过组胺竞争靶细胞表面相应受体抑制组胺活性，阻止或减轻局部过敏症状。

14.5.2　超敏反应特征的比较

各型超敏反应的发生机制及参与成分都有不同，甚至同一成分表现的作用也不相同（表 14-1）。

表 14-1　超敏反应的分型引起组织损伤的免疫学机制

类型	Ⅰ型（速发型）	Ⅱ型（细胞毒性）	Ⅲ型（免疫复合物型）	Ⅳ型（迟发型）
免疫类型	体液免疫	体液免疫	体液免疫	细胞免疫
抗原类型	吸入性抗原、食入性抗原和药物	细胞或基质相关抗原、细胞表面抗原或半抗原	可溶性抗原	可溶性抗原和细胞相关抗原
参与成分	IgE、肥大细胞、嗜碱性粒细胞、嗜酸性粒细胞	IgG、IgM、补体、巨噬细胞和 NK 细胞	IgG、IhM、IgA、补体、中性粒细胞、血小板	致敏 T 淋巴细胞
发病机制	1. IgE 抗体吸附于肥大细胞或嗜碱性粒细胞表面的 FcεR 上； 2. 变应原与肥大细胞表面的 IgE 结合； 3. 脱颗粒，释放活性介质，作用于效应器官与组织	1. 抗体产生； 2. 抗体作用于细胞表面抗原或结合的半抗原； 3. 补体、巨噬细胞、NK 细胞协同作用溶解靶细胞	1. 抗体与游离抗原结合形成免疫复合物； 2. 沉积于组织间隙或血管壁基底膜； 3. 激活补体系统，以过敏毒素作用于趋化作用为主； 4. 中性粒细胞集聚、释放多种溶酶体酶，血小板释放血管活性介质； 5. 组织损伤、血管炎症	1. 致敏 T 淋巴细胞； 2. 多种炎症因子的释放； 3. 巨噬细胞参与并进一步促进炎症反应； 4. 杀伤靶细胞，造成组织损伤
生物学效应	1. 血管通透性增加； 2. 小血管及毛细血管扩张； 3. 平滑肌收缩； 4. 嗜酸性粒细胞浸润	1. 补体引起的靶细胞溶解； 2. 吞噬细胞、杀伤性细胞对靶细胞的作用	1. 中性粒细胞浸润； 2. 组织坏死	1. 巨噬细胞与淋巴细胞浸润； 2. 组织坏死
常见疾病	1. 荨麻疹等； 2. 呼吸道过敏； 3. 过敏性胃肠炎； 4. 食物过敏	输血反应	1. 复合物型肾炎； 2. 类风湿性关节炎； 3. 过敏性肺泡炎	1. 接触性皮炎； 2. 移植排斥反应

14.5.3 超敏反应与疾病的关系

4种类型的超敏反应是根据发生机制和参与成分不同而划分的,实际临床情况很复杂。某些患者的超敏反应性疾病并非单一型,可以是几型同时存在而以某一型别为主,故在临床诊断、治疗方面应具体分析,区别对待,正确处理。

14.6 食物不良反应与食物过敏

食物不良反应是指由食物成分或食品添加剂引起的一切不良反应,可涉及免疫反应和非免疫反应机制,前者是食物过敏,即食物超敏反应或食物变态反应。食物不耐受属于后者,是非免疫机制产生的食物不良反应。

食物过敏有着重要的地区性、民族性、习惯性和季节性,如沿海地区对鱼、虾、蟹等海产品过敏者较多;草莓过敏在西方国家较多;日本有生食鱼片的习惯,所以引起过敏者不少;我国的北方有生食葱、蒜、花生以及多食苹果、柿子和发面食物的习惯,故此类食物过敏者较多;而我国南方则对田螺、竹笋、蚕豆和糟类食物等过敏者较多,因此有关食物过敏的发病率的调查结果各地有着较大的差异。曾有人调查认为在15%～30%的家庭中至少有一人对某种食物或食物添加剂过敏,通常认为婴幼儿容易对牛奶过敏,成年人容易对海产品过敏,有人甚至认为高达74%的婴幼儿可对牛奶过敏,而大多数的研究认为上述调查的结果对食物过敏发病率估计过高,Bock等的研究表明在婴幼儿中的食物过敏的发生率在2%～4%,也有的调查结果为8%左右。Jansen等对成人的研究证实食物过敏的发生率不足2%。

14.6.1 食物过敏

完整的食物抗原在进入人体后会发生以下3中情况:①多数人对之产生耐受,但耐受是如何发生的,尚未清楚;②人体诱发免疫反应,机体产生针对食物抗原的特异IgE、IgG、IgM和IgA抗体,然后与食物抗原发生过敏反应;③产生食物不耐受。

扩展阅读:食物不耐受(二维码14-6)

二维码14-6 食物不耐受

食物过敏主要是由于食物中含有的致敏原刺激机体免疫反应引起的Ⅰ型超敏反应。全球有近2%的成年人和4%～6%的儿童有食物过敏史,食物过敏是一个全世界均关注的公共卫生问题。

14.6.2 IgE介导的食物过敏发病机制

一种食物过敏原或此种特殊过敏原中的一个具有免疫活性的片段,穿过肠道黏膜屏障进入易感者的体内，并随血液循环到达靶器官。这种分子或其片段(Fc 段)能刺激淋巴细胞，最终导致特异的 IgE 抗体产生。IgE 抗体可与肥大细胞和嗜碱性粒细胞上有高亲和力的 IgE 受体(FcεRI)结合，也可与在巨噬细胞、单核细胞、淋巴细胞、嗜酸性粒细胞和血小板上低亲和力的 IgE 受体(FcεRⅡ)结合。当食物过敏原再次进入，过敏原与固定于这些细胞上的特异 IgE 结合，刺激细胞释放组胺、前列腺素、白三烯等原发性和继发性炎症介质，导致血管舒张、平滑肌收缩、黏液分泌，而引起食物过敏。

14.6.3　食物过敏原

能引起免疫反应的食物抗原分子称为食物变应原。几乎所有食物变应原都是蛋白质，大多数为水溶性糖蛋白，相对分子质量为 10 万～60 万，每种食物蛋白质可能含几种不同的变应原。

对人类健康构成威胁的食物过敏原主要有食物中的致敏蛋白质、食品加工储存中使用的食品添加剂和含有过敏原的转基因食品。目前，我国已要求将这些相关的指标在产品中明确标识。

扩展阅读:食物性过敏原(二维码 14-7)

二维码 14-7　食物性过敏原

基因工程技术从 20 世纪 90 年代开始在食品工业中应用，标志是重组 DNA 基因工程菌生产的凝乳酶在奶酪工业中的应用。目前，全球商业化的转基因食品共有数十种，包括油菜、棉花、玉米和大豆等。用基因工程植物为原料制成的食品已经或即将在超市中出售。在美国大约 70%的食物含有用转基因技术生产的原料，因此美国的消费者几乎全部曾经食用过转基因食品。转基因食品正在或将成为人类食品的重要来源，但源自任何来源(如微生物、植物或动物)基因编码的蛋白质有可能具有过敏原性质，从而诱发转基因食物过敏反应。目前这个问题正引起人们的注意，科学家正在着手建立一系列评价程序，用来评价转基因食物蛋白质过敏的可能性。

扩展阅读:转基因食品(二维码 14-8)

二维码 14-8　转基因食品

14.6.4 食物诱发过敏的途径

食物诱发过敏的途径有:①胃肠道:最直接和最多与食物抗原接触的部位。②呼吸道:高度敏感的患儿在煮牛奶、煎鸡蛋的过程中吸入食物的气味也会诱发症状。③皮肤:高度敏感者在皮肤接触过敏食物或皮试时可诱发症状。④人乳:食物耐受了烹调和母体的消化过程,经过几个生物膜进入婴儿体内,然后再次被婴儿消化吸收,这时可能只有变应原片段了,但它们仍具有活性,在婴儿的各个组织引起免疫反应。这类过敏食物主要为含有抗原性很强的大分子的牛奶、鸡蛋等,哺乳母亲进食婴儿敏感的食物,即使只有极微量进入乳汁也会诱发症状。⑤胎盘:有的新生儿出生后第一次进食就发生变态反应,可能为母体的血清抗体意外地通过胎盘使胎儿被动致敏,或大分子食物抗原意外地通过胎盘致敏胎儿之故。通常认为母亲在怀孕最后 3 个月大量进食了某种蛋白质食物如牛奶、鸡蛋,易使小儿对该食物过敏。

14.6.5 常见食物过敏

大多数食物过敏的症状都是轻微的,以瘙痒、荨麻疹、湿疹、过敏性紫癜等皮肤症状和恶心、呕吐、腹泻、腹痛、过敏性胃肠炎等胃肠道症状为主,但严重的过敏反应可危及生命,表现为过敏性哮喘等,甚至休克。

14.6.5.1 常见食物过敏反应

IgE 介导的变态反应诱发的临床症状可以从轻微的不适到可危及生命的休克。一般根据过敏在临床上表现的器官不同分为消化系统食物过敏反应、非消化系统食物过敏反应及两者混合的过敏反应。

扩展阅读:食物过敏反应的临床表现(二维码 14-9)

二维码 14-9 食物过敏反应的临床表现

14.6.5.2 非 IgE 介导的过敏反应

IgM、IgG 或几种抗体联合介导的常见食物过敏反应可涉及多种超敏反应,但直接的证据很少,人们相信有些食物不良反应涉及非 IgE 的免疫机制。涉及Ⅱ型者如牛奶诱发的血小板减少;涉及Ⅲ型和Ⅳ型者,如疱疹样皮炎、麸质致敏肠病、牛奶诱发肠出血、食物诱发小肠结肠炎综合征、食物诱发吸收不良综合征等。还可引起过敏性肺炎、支气管哮喘、过敏性皮炎、接触性皮炎、过敏性紫癜等。

扩展阅读:非 IgE 介导的过敏反应症状特征(二维码 14-10)

二维码 14-10　非 IgE 介导的过敏反应症状特征

14.6.6　影响食物过敏的因素

食物过敏症状表现的严重程度不仅与食物中变应原性的种类、数量和接触时间有关,也与宿主的易感性有关,后者更重要。

14.6.6.1　食物品种

决定食物过敏的首要因素是食物本身。致敏食物是引起食物过敏的直接诱因,各种食品的致敏性是不相同的。

14.6.6.2　进食数量

对于某种食物敏感的人,即使进食很少量亦可引起发病。而另一方面,食物过敏与进食的量有密切关系,食物抗原只在累积到一定阈值时才引起发病,症状的轻重与食用量的多少往往成正比。

14.6.6.3　遗传因素

食物过敏症状表现的严重程度与阳性过敏性疾病家族史有关。同一种食物在不同病人间可以表现出不同的过敏症状,轻重亦可相差悬殊,严重的食物过敏可以引起休克甚至死亡,但绝大多数食物过敏病例则症状相对轻。

14.6.6.4　个体因素

同一病人对同一食物在不同时间可以表现出不同程度的过敏反应。病人当时的健康水平、精神状态、睡眠情况等都可对过敏反应的轻重和缓急产生一定的影响。

14.6.6.5　解剖因素

人体胃肠道的非特异性和特异性黏膜屏障系统可以限制完整的蛋白质抗原侵入,而进入肠道的食物抗原与分泌型 IgA(SIgA)结合,形成抗原抗体复合物,限制了肠道对食物抗原的吸收,从而直接或间接地减轻对食物蛋白的免疫反应。小儿消化道黏膜柔嫩、血管通透性高,消化道屏障功能差,各种食物过敏原易通过肠黏膜入血,引起变态反应。

14.6.6.6　烹饪因素

加热过程可使大多数食物的变应原性降低,如生花生可以诱发过敏,而煮花生由于温度不够也可诱发过敏,而炸花生米则极少诱发过敏症状;牛奶经高温加热后,牛奶中的甲种乳白蛋白、乙种乳球蛋白、丙种球蛋白和血清白蛋白等重要变应原成分均可降解,提示高温可以大大降低食物的变应原性。某些食物的变应原性则不受温度的影响,如牛奶中酪蛋白的变应原性是非常耐热的,可在 120℃的高温持续 30 min 而没有明显变化。

14.6.6.7 储藏条件

食物的储藏时间长短可以影响食物的变应原性，通常情况是储藏时间越长，食物的新鲜程度越差，其变应原性就越强，同时由于食物在储藏过程中可以受到霉菌、细菌、尘螨等微生物以及寄生虫的污染，在食物本身腐化变质、变应原性增强的同时，其变应原的成分也可发生改变，使之更为复杂。同时微生物本身及其代谢产物，可有变应原性，又可能有毒性作用。许多食物在冰箱内储存时间过久，特别是一些鱼、虾、蟹类的海产品和水产品，虽然外表看上去没有腐败，但变应原性却大大增强了，极易诱发过敏反应；面粉和其他粮食储藏时间过久则可滋生粉尘螨，其主要变应原成分可发生明显改变；熟食放置时间较久则可发生不同程度的霉变，也可使其主要变应原成分发生改变。

14.6.6.8 环境条件

环境污染对食物的影响也可导致食物变应原性的变化，如受工业污染的江河湖海中的鱼、虾、蟹、蛤类，化学农药和化肥对蔬菜水果的影响，某些蔬菜水果种植方式的改变，饲料添加剂和生长激素对食用肉类的影响。上述环境因素对食物品质的影响是肯定的，但对食物变应原性的影响程度尚需进一步研究。

14.6.6.9 消化道功能

消化道炎症是肠道过敏症发病率增高的原因之一，由于消化道炎症致胃肠黏膜损伤，增加了胃肠黏膜的通透性，使过多的食物抗原被吸收，而发生变态反应。

14.6.7 食物过敏与食物中毒、药理样副作用和食物不耐受区别

食物过敏引起的症状具有多样性和非特异性，应与非变态反应所引起的消化道和全身性疾病区别，进食某些食物后引起的不良反应，不能都认为是食物过敏。食物中毒、药理样副作用和食物不耐受等一般不涉及机体的免疫反应，与食物的过敏反应不同，尤其应避免将食物过敏反应误为食物的毒副作用或食物不耐受。

扩展阅读：食物过敏与食物中毒、药理样副作用和食物不耐受区别（二维码 14-11）

二维码 14-11 食物过敏与食物中毒、药理样副作用和食物不耐受区别

14.6.8 辅助检查及诊断

食物过敏的诊断应根据患者详细的病史，血清放射性过敏原吸附试验或血清总 IgE 测定等实验室检查结果，皮肤试验、排除性饮食试验、双盲食物激发试验的结果进行诊断，其中双盲食物激发试验是诊断的金标准，所有疑为食物过敏的患者均应进行该试验。

扩展阅读:食物过敏的检查及诊断(二维码 14-12)

二维码 14-12　食物过敏的检查及诊断

14.6.9　食物过敏的防治

食物过敏的治疗可分为特异性与非特异性治疗两方面。

扩展阅读:食物过敏的特异性与非特异性治疗(二维码 14-13)

二维码 14-13　食物过敏的特异性与非特异性治疗

国际食物法典委员会已公布了常见致敏食物的清单,但在现实生活中,由于食物标签的不完善、食物添加剂的广发使用,患者误食过敏食品的情况时有发生。转基因食物原材料及相关食品的出现,对食品过敏的诊断和治疗增加了新的困难。对于食物过敏的防治,必须在医生、病人的紧密配合下,通过密切的观察找出致敏的食物,采用特异与非特异相结合的防治方法才能取得较满意的效果,诊治上必须强调按我国的饮食特点考虑问题,强化食品标签管理,加强转基因食品安全性评价。

本章小结

超敏反应指异常的、过高的免疫应答,又称变态反应。引起超敏反应的抗原性物质叫变应原。超敏反应的临床表现多种多样,因变应原的性质、进入机体的途径、参加因素、发生机制和个体反应性的差异而不同。

机体因自身稳定作用被破坏而出现针对自身组织成分的抗体(或细胞)介导免疫称自身免疫,又称自身变态反应。这是一个复杂的、多因素效应的自然现象。除外界影响外,还与机体自身的遗传因素密切相关,特别是可能与主要组织相容性系统中的免疫应答基因和免疫抑制基因的异常有关。超敏反应的分类:1963 年 Gell 和 Coombs 根据超敏反应发生的速度、机制和临床特点等,将其分为Ⅰ型、Ⅱ型、Ⅲ型、Ⅳ型。

①Ⅰ型超敏反应:过敏原进入机体后,选择性地诱导特异性 B 细胞产生 IgE,后者以其 Fc 段与肥大细胞或嗜碱性粒细胞表面的 FcεRI 结合,使机体处于致敏状态,当抗原再次进入机体时,便与已经结合在致敏靶细胞上的 IgE 特异性结合,引发细胞脱颗粒反应,释放的生物活性

物质可引起平滑肌收缩、毛细血管扩张、腺体分泌增加等一系列病理改变。主要疾病有：全身型过敏反应、皮肤超敏反应、消化道超敏反应、呼吸道超敏反应。②Ⅱ型超敏反应：抗体与靶细胞膜上的相应抗原结合后，可通过三条途径杀伤靶细胞：补体的应用、抗体的调理作用和ADCC、抗体对靶细胞的刺激或阻断作用。主要引起的疾病有：输血反应、新生儿溶血症、免疫性血细胞减少症。③Ⅲ型超敏反应：循环免疫复合物不是引起组织损伤的直接原因，而是引起组织损伤的始动原因。组织损伤机制包括：补体的作用、中性粒细胞的吞噬作用、血小板的凝集作用等。引起的疾病有：血清病、感染后肾小球肾炎、类风湿性关节炎、系统性红斑狼疮、过敏性休克样反应、毛细支气管炎。④Ⅳ型超敏反应：一种以单核细胞浸润和细胞变性坏死为主要特征的超敏反应，主要临床表现有结核菌素反应、传染性超敏反应、接触性皮炎、移植排斥反应。

思考题

1. 名词解释：超敏反应，变应原，食物过敏。
2. 分别阐述Ⅰ型、Ⅱ型、Ⅲ型、Ⅳ型超敏反应的发生机制及常见的临床表现。
3. 试述超敏反应的防治原则。
4. 你在生活中遇到哪些类型的超敏反应？分别写出可能产生的原因。
5. 高致敏性食物包括哪些？食物过敏原的主要来源有哪些？
6. 简述对转基因食品进行过敏性评价的意义。

参考文献

[1] 保罗 W E. 基础免疫学(上、下册)[M]. 吴玉章，等译. 北京：科学出版社，2003.
[2] 龚非力. 医学免疫学[M]. 2版. 北京，科学出版社，2004.
[3] 陈小峰. 变态反应学[M]. 北京：人民卫生出版社，2003.
[4] 付清玲，李欣. 危险模式与免疫耐受[J]. 国外医学 免疫学分册，2003，23：73.
[5] 江汉湖. 食品免疫学导论[M]. 北京：化学工艺出版社，2006.
[6] 宋宏新. 食品免疫学导论[M]. 北京：中国轻工业出版社，2009.

第 15 章
免疫技术原理

本章重点与学习目标

重点：抗原抗体反应的原理与特点；酶联免疫检测等检测技术的原理与方法；免疫耐受的形成机制等。

学习目标：掌握抗原抗体反应的原理与特点；了解抗原抗体结合力和比例；掌握酶联免疫检测等检测技术的原理与方法；了解免疫耐受的形成机制等。

免疫学技术是以抗原抗体的特异性反应为基础发展起来的一种技术，具有特异性强、灵敏度高、方法简捷等优点，所以其发展迅速，应用广泛。

15.1 抗体制备及应用

抗体是抗原诱导产生并能与之发生特异性结合的免疫球蛋白。实验室可以制备抗体并可用其检测相应的抗原物质，尤其是病原微生物。抗体最早是作为药物用于传染性疾病的治疗。现代制备抗体的方法以及抗体的应用范围不断拓展，按抗体制备方法可把其分为多克隆抗体、单克隆抗体和基因工程抗体。

免疫分析中，常用到的两类抗体为抗血清（多克隆抗体）和单克隆抗体。前者由抗原直接免疫动物而得到；后者需将预先免疫过的小鼠脾细胞与体外培养的骨髓瘤细胞经细胞融合技术产生杂交瘤细胞，再筛选而得。两者的许多特性如特异性和抗原的沉淀反应等不相同（表15-1），因此使用时应特别注意。

表 15-1 常规免疫血清和单克隆抗体的特性比较

（引自：何华，2014）

项目	常规免疫血清（多克隆抗体）	单克隆
抗体产生细胞	多克隆性	单克隆性
抗体的特异性	特异性识别多种抗原决定簇	特异性识别单一抗原决定簇
免疫球蛋白类别与亚类	不均一性，质地混杂	
特异性与亲和力	批与批之间不同	
抗体的含量	0.01～0.1 mg/mL	0.5～5.0 mg/mL（小鼠腹水） 0.5～10.0 mg/mL（培养液上清液）
用于常规免疫学试验	可用	组合应用，单一不一定可用
抗原抗体的沉淀反应	容易形成	一般难形成
抗原抗体反应	抗体混杂，形成 2 分子反应困难，不可逆	形成 2 分子反应，可逆

15.1.1 多克隆抗体

天然抗原具有高度异质性，常含有多种不同的抗原表位，刺激体内多种具有相应抗原受体的 B 细胞克隆，产生多种针对相应不同抗原表位的抗体，这些由不同 B 细胞克隆产生的抗体混合物称为多克隆抗体（polyclonal antibody, PcAb）（图 15-1）。早期人们使用抗原免疫动物后获得的免疫血清（抗血清）即为一种多克隆抗体。事实上，在用某种抗原免疫动物之前，动物体内存在的同种型抗体本身就是多克隆的。因此即使选用具有单一表位的抗原免疫动物，所获得抗血清中的抗体仍然是多克隆抗体。

制备多克隆抗体的途径主要包括动物免疫血清、感染性疾病恢复期患者血清、免疫接种人群以及正常人群血清（如丙种球蛋白制剂）等。多克隆抗体来源广泛，制备容易，但其特异性不高，易发生交叉反应，即使经免疫吸收处理后也难以避免，使其应用（尤其是在研究及临床诊断方面）受到很大限制。

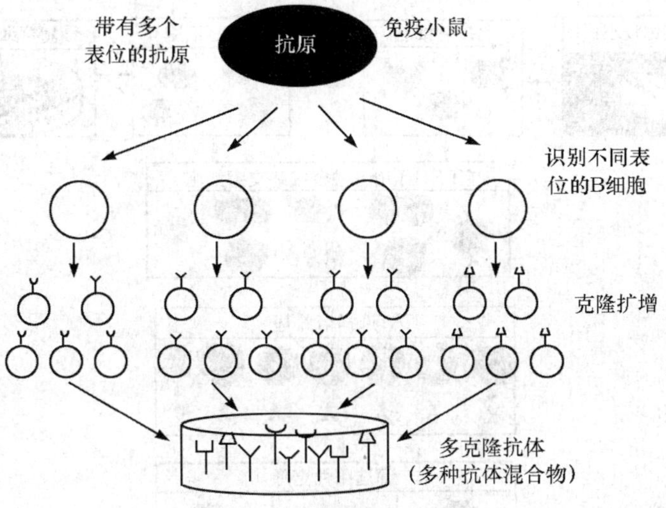

图 15-1　多克隆抗体的产生

(引自:马兴铭,2013)

15.1.2　单克隆抗体

单克隆抗体(monoclonal antibody, McAb)指由单一克隆的杂交瘤细胞产生的仅识别单一抗原表位的特异性抗体。杂交瘤细胞由免疫小鼠的脾细胞(B 细胞)与小鼠骨髓瘤(浆细胞瘤)细胞融合而成。此种杂交瘤细胞继承了亲代细胞的特性,既具有 B 细胞克隆(浆细胞)合成专一特异性抗体的特性,又继承了骨髓瘤细胞能在体外大量无限增殖的能力。将该杂交瘤细胞株经体外培养扩增或接种于小鼠腹腔,即可从培养上清液或腹水中获得单克隆抗体(图 15-2)。杂交瘤技术的建立不仅具有广泛的使用价值,且为研究抗体生成理论和抗体遗传控制提供了有效手段。

由于单克隆抗体是由单个 B 细胞增殖而形成的细胞纯系(即基因完全相同的杂交瘤细胞克隆)所产生,故而其结构组成高度均一,其类、亚类、型别、抗原结合特异性和亲和力完全相同,不产生或极少产生交叉反应。此外,单克隆抗体还具有易于大量制备和纯化等优点。

因此单克隆抗体具有广泛的应用价值,目前已应用于医学、生物学各领域:①用 McAb 代替 PcAb 能提高免疫学实验的特异性和敏感性,用于检测各种抗原以及体液中的超微量活性物质;②用 McAb 作亲和层析柱,可分离纯化含量极低的可溶性抗原,如激素、细胞因子和难以纯化的肿瘤抗原等;③单克隆抗体与抗肿瘤药物、毒素、放射性核素等偶联,用于肿瘤的体内定位诊断以及生物导向治疗。

另外,由于目前人杂交瘤细胞技术尚未获得突破性进展,故迄今用于临床的单克隆抗体均为来自于小鼠杂交瘤细胞的鼠源性单克隆抗体。鼠源性单克隆抗体对于人体为异种抗原,可诱导机体产生人抗鼠抗体并可能引起超敏反应,此点在一定程度上限制了单克隆抗体在人体内的应用。

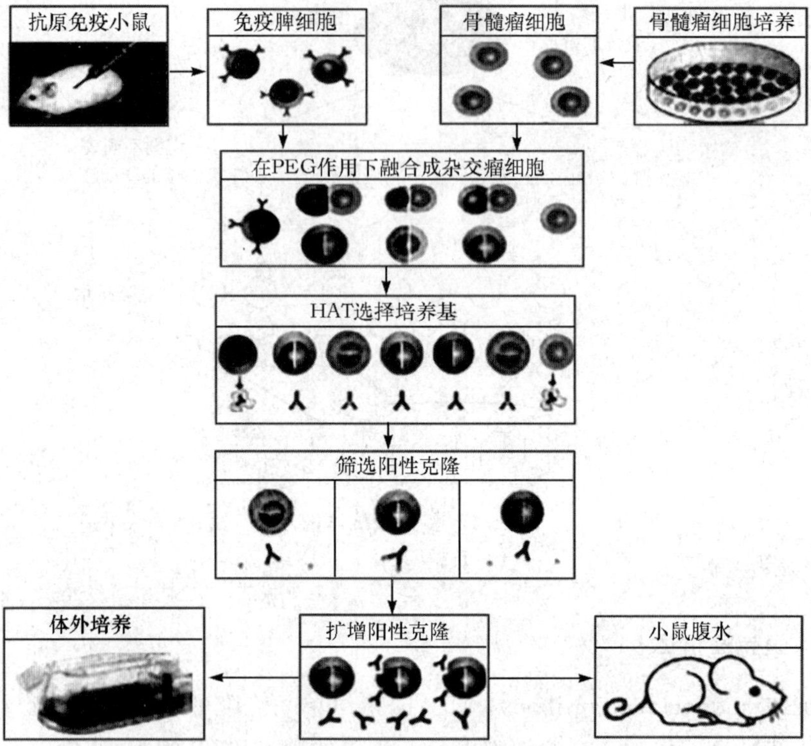

图 15-2 杂交瘤技术及单克隆抗体制备示意图

（引自：马兴铭，2013）

15.1.3 基因工程抗体

单克隆抗体技术与现代分子生物学基因工程技术相结合，可以制造出自然界不存在的更符合人类要求的新型抗体。单克隆抗体无论在理论或是实践上对解决生物学、医学等诸多重大问题起了很大的作用，然而仍不完善。例如，在体内使用时，由于是异源蛋白，会引起人抗小鼠抗体反应（HAMA 反应）。随着基因工程技术的发展，已可以对抗体的基因，包括基因组进行修饰改建，发展成各种适合不同需求的基因工程技术，甚至使小鼠产生人源抗体。这方面的发展十分迅速，大致可分为 3 个方面：①改造已有的鼠源抗体，目的是尽量减少抗体中的鼠源成分，同时，保留原有的抗原特异性。如嵌合抗体、单链抗体和重组抗体。②模拟体内系统在体外构建相应于体内的 B 细胞库的抗体库。③用人的 Ig 基因组取代小鼠的 Ig 基因组，建立能产生人源抗体的小鼠。

15.1.3.1 嵌合抗体

目前所能得到的单克隆抗体（McAb）大多来源于小鼠。应用于临床时，会因为人体产生抗鼠蛋白的抗体而影响使用。为了解决这个问题，将鼠源抗体的 V 区基因与人源抗体的 C 区基因拼接重组后于人工表达体系中表达。此类抗体实际上含有小鼠 V 区带来的抗原结合特异性，又有人类 Ig 的 C 区基因，称为嵌合抗体。进一步可以使用小鼠 Ig 的 Fab 片段基因代入人 Ig 基因，甚至仅将其高变区基因代入人 Ig 基因，后者表达所获产物与人 Ig 非常接近，称为人源化抗体。

15.1.3.2　单链抗体

将 V_H 片段和 V_L 片段通过一个短肽链(多肽接头以 15 个左右氨基酸残基组成的长度为宜)连接两个 V 区片段,经折叠后共同组成抗原结合部位。常用的接头如$(Gly_4Ser)_3$,H_2N-V_H-linker-V_L-COOH 或者是 H_2N-V_L-linker-V_H-COOH 都可以。

单链抗体分子质量小,抗原性弱,易穿透组织和被清除,制备方便,但是亲和力不如完整抗体。

15.1.3.3　人源化抗体

使用小鼠 Ig 的 Fab 片段基因代入人 Ig 基因,甚至将小鼠 Ig 的 Fab 片段基因的高变区基因代入人 Ig 基因,也就是将鼠源的 3 个高变区(CDR1、CDR2、CDR3)取代人抗体中相应的 3 个 CDR 部位,这样除了构成抗原结合部位的轻、重链各 3 个 CDR 是鼠源的外,其余均为人源的,只占抗体的极小部分,而且由于 CDR 区的氨基酸顺序本身就是高变的,因此可以说这种植入 CDR 所产生的抗体几乎 100%变成人源化了,称为人源化抗体。

15.1.3.4　重组抗体

将 Ig 的 V 区基因和非 Ig 的基因拼接得到重组抗体,这种抗体既有 V 区的抗原结合特异性,又有非 Ig 拼接基因的生物学活性。如拼接毒素基因,既能获得免疫毒素,又有拼接酶基因,将在指定部位发生所希望的酶反应。重组抗体由于其具有多方面潜能,将有巨大的应用前景。

15.1.3.5　抗体库和噬菌体抗体

上述的基因工程抗体都是基于体内免疫后制备的小鼠杂交瘤细胞单克隆抗体,异源蛋白问题还没有解决。为了解决这个问题,选用了抗体库,即将 Ig 的 H 链和 L 链基因片段随机配对克隆入适当的人工载体,从而在体外建立相当于体内 B 细胞库的抗体库,此即抗体基因库,简称抗体库。如果选择的载体是噬菌体,则抗体可表达于噬菌体表面,此称为噬菌体抗体。这是抗体库的一个新突破,将彻底解决人源抗体问题,被称为第三代抗体。

15.2　免疫技术原理和种类

早期的免疫学方法,所用的抗体都是取自血清,因此称为血清学反应。在现代免疫学中,细胞免疫的重要性日益突出,因此免疫学方法已大大超出血清学的范围,从而形成了免疫诊断学和免疫学检测等新的技术学科。免疫诊断学是指用体液免疫和细胞免疫的方法对有关疾病进行诊断的方法;而免疫学检测除可作为临床诊断的辅助手段外,还被广泛应用于基础免疫学和应用免疫学等的研究中。

刺激机体产生免疫应答,对增强机体免疫功能起到十分有效的作用。除了医学上使用的各种菌苗和疫苗,保健食品中有的功效成分也能直接地、间接地提高人体免疫功能,达到延年益寿的目的。抗原抗体的结合是特异性结合,而且具有高度精确和灵敏性。用已知的抗原就可以检测出未知的抗体,或者用已知的抗体可测定未知抗原。因此,抗原抗体反应在体外也得到了广泛的应用。免疫球蛋白制剂在蛋白质与核酸的定性定量检测,结构与功能的研究,体内细胞活性物质的追踪研究,发酵工程中活性物质动力学跟踪检测成为不可缺少的工具。

15.2.1 抗原抗体反应的基本原理

抗原抗体反应(antigen antibody reaction)指抗原与相应抗体在体内、外发生的高度特异性结合反应。抗原抗体之间通过非共价键结合,它们之间的结合力包括电荷引力、范德华引力、氢键结合力和疏水作用力,多种非共价结合力使抗原与抗体紧密结合在一起。在合适条件下所进行的体外反应中,抗原与相应抗体特异性结合可呈现某种反应现象(如凝集、沉淀)。利用抗原、抗体在体外特异性结合后出现的各种现象,可对样品中的抗原或抗体进行定性、定位和定量的检测。定性和定位检测时,多用已知的抗体检测样品中是否有相应的抗原,也可用已知的抗原检测样品中是否有相应的抗体。定量检测时,根据已知抗原(抗体)的浓度与样品中相应抗体(抗原)的量所出现免疫复合物的多少成正比的原理,可用标准曲线推算出样品中抗原(抗体)的含量。在进行抗原抗体检测时,以往多采用人或动物血清作为抗体来源,故体外的抗原抗体反应曾被称为血清学反应(serological reaction)。但随着免疫学的发展,血清学反应的含义已不能概括目前的研究内容,现已用抗原抗体反应取代之。

15.2.2 抗原抗体反应的一般规律

15.2.2.1 特异性

所有的免疫应答和免疫反应,抗原和抗体之间的反应具有高度特异性。特异性的物质基础是抗原决定簇和抗体分子可变区的各种分子引力。由于抗原与抗体分子之间有这种高度特异性,所以把它应用于各种有关的检测手段中。

15.2.2.2 可逆性

抗原与抗体的结合除了其特异性和相对稳定性外,由于它们之间仅仅是表面的结合,因此在一定的条件下是可逆的。

15.2.2.3 定比性

由于抗原物质的抗原决定簇数目一般较多,所以是多价的,而抗体一般是以单体形式居多,故多数是二价的。所以在一定浓度的范围内,只有把二者的比例调节在最适合浓度,才能出现可见的反应,如图 15-3 所示。

15.2.2.4 阶段性

抗原与抗体的结合具有明显的阶段性。在可区分的两个阶段,第一阶段的特点是时间短(一般仅数秒钟),不可见;第二阶段的反应一般是可见的,其时间范围变化大,少则几分几秒,多则几小时或者几天,这个阶段受到多种因子影响,如抗原与抗体的比例、pH、温度、电解质、补体等。但两个阶段并无严格的界限。

15.2.2.5 敏感性

抗原抗体不仅有高度特异性,还具有较高敏感性,不仅可用于定性,还可用于检测极微量的抗原抗体,其灵敏程度大大超过当前应用的常规化学方法。但反应的类型不同,其敏感性有很大的差异。

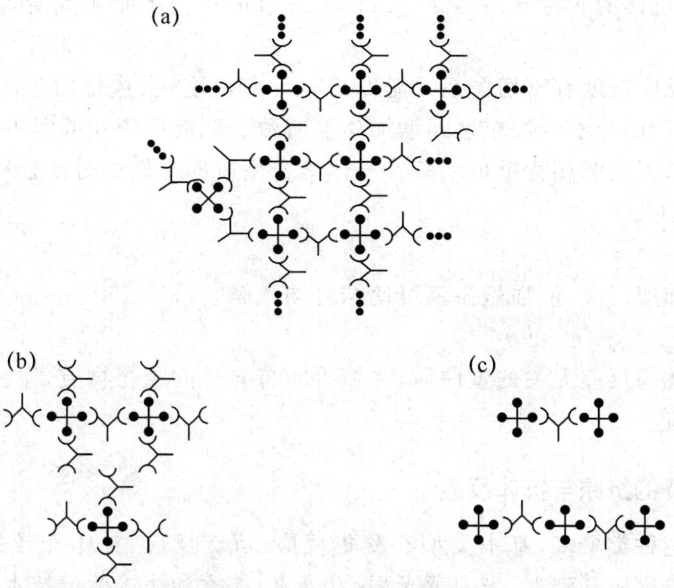

图15-3　抗原抗体间的结合

(a)两者比例合适形成网格；(b)抗体过量时只形成不溶性复合物；
(c)抗原过量时只形成可溶性复合物(引自：周德庆，2002)

15.2.3　影响抗原抗体反应的因素

15.2.3.1　反应物自身因素

1. 抗原

抗原的理化性状、抗原决定簇的种类和数目均可影响抗原抗体反应的结果。如颗粒性抗原与相应抗体结合后产生凝集现象，而可溶性抗原与相应抗体结合后产生沉淀现象。

2. 抗体

来源于不同动物的免疫血清，其反应性有差异。在免疫血清制备时，往往早期获得的抗血清亲和力低而特异性好，后期获得的抗血清亲和力高但特异性会有所下降。诊断试剂应尽可能选高特异性、高亲和力的抗体。

3. 抗原与抗体的浓度与比例

抗原、抗体分子以适当的浓度和比例结合是出现可见反应的决定性因素。因此，确定抗原、抗体的最适比例十分重要，在实验中常将抗原或抗体作适当的稀释，以避免假阴性的发生。

15.2.3.2　反应环境因素

1. 电解质

电解质能降低抗原抗体结合物的表面电荷，从而促使其沉淀或凝聚。最常用的是NaCl，适宜浓度为0.15 mol/L，即生理盐水在补体结合试验或溶血反应时，在稀释液中加入少量的Ca^{2+}和Mg^{2+}能加强补体的活性。

2. pH

大多数抗原抗体反应的最适pH为6～8。当反应pH接近蛋白质的等电点(pH 5～5.5)

时，往往导致抗原抗体的非特异性沉淀。pH 为 2～3 时可使抗原-抗体结合物解离。

3. 温度

反应温度与反应速度有密切关系。温度高时反应速度快，这是由于温度高时分子运动加速，从而使参加反应的分子或颗粒之间增加碰撞所致。沉淀反应在低温中进行时，反应速度虽减慢，但结合完全，因而沉淀物量也增多。补体结合反应亦在低温时结合较为敏感。反应的最适温度通常为 37 ℃。

4. 振荡

机械振荡能加速反应，但强烈振荡可使结合物离解。

5. 杂质

反应中如存在与反应无关的蛋白质、多糖等非特异性的结合物质，往往抑制反应进行甚至引起非特异性反应。

15.2.4 主要的抗原与抗体反应

抗原抗体反应种类繁多，基本类型有凝集反应、沉淀反应、补体介导的反应和中和反应。近年来在上述基本反应基础上，采用荧光素、发光素、核素和酶等标记技术，使抗原抗体反应敏感度显著提高。

15.2.4.1 凝集反应

细菌和红细胞等颗粒性抗原与相应抗体结合后，在适当浓度电解质存在的条件下可出现肉眼可见的凝集物，称凝集反应(agglutination)。由于凝集反应方法简便，灵敏度高，因而在临床检验中广泛应用。凝集反应既是一个定性的检测方法，即根据凝集现象的出现与否判定结果阳性或阴性；又可以进行半定量检测，即将标本作一系列对半稀释后进行反应，以出现阳性反应的最高稀释度作为滴度。

1. 颗粒性抗原

颗粒性抗原(particulate antigen)主要指完整的病原微生物和外来的细胞性抗原，可被巨噬细胞吞噬并进行加工提呈。也指一类大分子抗原，其在液相中以颗粒状态存在，在水溶液中溶解很难形成亲水胶体，且无须结合载体即可直接与相应抗体反应而出现颗粒物凝集现象。包括细菌、支原体、立克次体、衣原体、红细胞等。

2. 凝集反应的特点

凝集反应的发生可分为两个阶段：①抗原抗体特异性结合阶段，此阶段反应快，仅需数秒至数分钟，但不出现可见反应。②出现可见的凝集反应阶段，这一阶段抗原抗体复合物在环境因素(如适当的电解质和离子强度)作用下，进一步聚集和交联，因而出现可见的凝集现象。此阶段反应慢，往往需数分钟至数小时。实际上两个阶段难以严格区分，所需反应时间亦受多种因素影响。

3. 凝集反应的类型

在免疫学技术中，凝集反应根据参与反应的颗粒及处理的步骤不同，可分为直接凝集反应和间接凝集反应两大类。另外还有一些特殊性质的凝集反应技术，如抗球蛋白参与的血凝试验、冷凝集试验等。

(1)直接凝集反应。细菌、螺旋体和红细胞等颗粒抗原，在适当电解质参与下可直接与相应抗体结合出现肉眼可见的凝集现象，称为直接凝集反应(direct agglutination reaction)。凝集反应中的抗原称为凝集原(agglutinogen),抗体称为凝集素(agglutinin)。常用的凝集反应有玻片法、试管法。

玻片凝集试验(slide agglutination test)为定性试验方法,因凝集反应在玻片上进行而得名。可用已知抗体来检测未知抗原,如鉴定新分离的菌种时,可取已知抗体滴加在玻片上,取待检菌液一滴与其混匀。数分钟后,如出现肉眼可见的凝集现象,为阳性反应。该法简便快速,除鉴定菌种外,尚可用于菌种分型、测定人类红细胞的 ABO 血型等。

试管凝集试验(tube agglutination test)为一种经典的定量试验方法,因凝集反应在试管中进行而得名。可用已知抗原来检测受检血清中有无某抗体及抗体的含量,以协助临床诊断或供流行病学调查研究。操作时,将待检血清用生理盐水连续成倍稀释,然后加入等量抗原,通常以产生明显凝集现象的最高稀释度作为血清中抗体的效价,亦称滴度(titre),表示血清中抗体的相对含量。在实验中,由于电解质浓度和 pH 不适当等原因,可引起抗原的非特异凝集,出现假阳性反应,因此必须设不加抗体的稀释液作对照组。临床上常用的诊断伤寒、副伤寒病的肥达反应(Widal test)和外斐反应(Weil-Felix test)均属定量凝集反应。

(2)间接凝集反应。将可溶性抗原(或抗体)先吸附包被于适当大小的颗粒性载体(如红细胞或乳胶颗粒)的表面,然后与相应抗体(或抗原)作用,在适宜的电解质存在的条件下,出现特异性凝集现象,称间接凝集反应(indirect agglutination)或被动凝集反应(passive agglutination)。用作载体的微球可用天然的微粒性物质,如人(O 型)和动物(绵羊、家兔等)的红细胞、活性炭颗粒或硅酸铝颗粒等;也可用人工合成或天然的高分子材料制成,如聚苯乙烯胶乳微球等。由于载体颗粒增大了可溶性抗原的反应面积,当颗粒上的抗原与微量抗体结合后,就足以出现肉眼可见的反应,敏感性比直接凝集反应高得多。

根据致敏载体用的是抗原或抗体及凝集反应的方式,可将间接凝集反应分为四类:正向间接凝集反应、反向间接凝集反应、间接凝集抑制反应、协同凝集反应。

正向间接凝集反应用抗原致敏载体以检测标本中的相应抗体(图 15-4)。

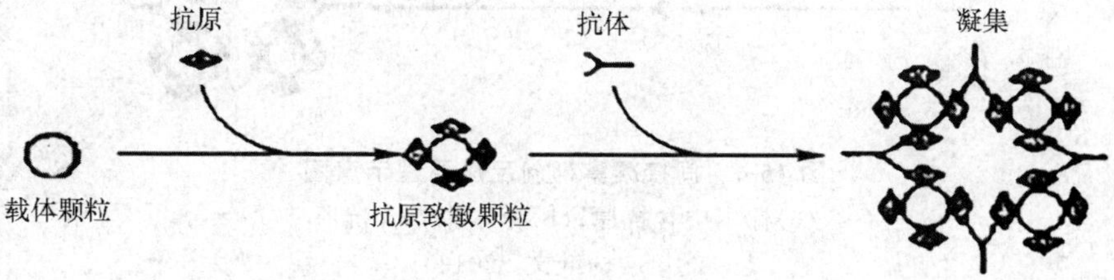

图 15-4 正向间接凝集反应原理示意图
(引自:杨继文,2013)

反向间接凝集反应用特异性抗体致敏载体以检测标本中的相应抗原(图 15-5)。

间接凝集抑制反应诊断试剂为抗原致敏的颗粒载体及相应的抗体,用于检测标本中是否存在与致敏抗原相同的抗原。检测方法为先将待检标本与抗体试剂混合,作用一段时间后再加入致敏的载体,若出现凝集现象,说明标本中不存在相同抗原,抗体试剂未被结合,因此仍与载体上的抗原起作用。如标本中存在相同抗原,则凝集反应被抑制。同理可用抗体致敏的载体及相应的抗原作为诊断试剂,以检测标本中的抗体,此时称反向间接凝集抑制反应(图 15-6)。

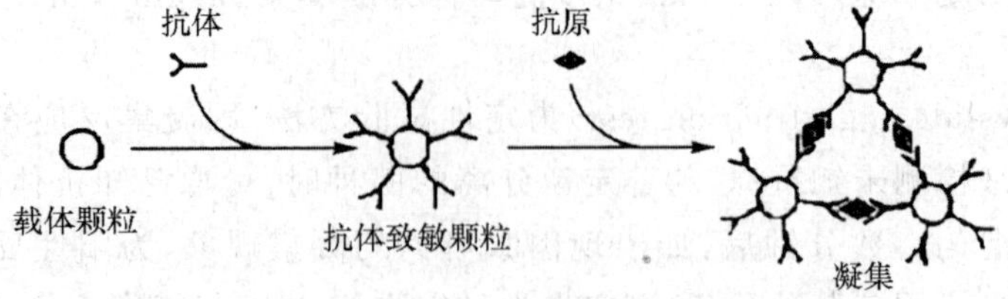

图 15-5 反向间接凝集反应原理示意图

(引自:杨继文,2013)

协同凝集反应(coagglutination)与间接凝集反应的原理类似,但是所用载体既非天然的红细胞,也非人工合成的聚合物颗粒,而是金黄色葡萄球菌菌体细胞壁中含有的A蛋白(staphylococcus protein A, SPA)。SPA具有与IgG的Fc段结合的特性,因此当这种葡萄球菌与抗体IgG连接时,就成为抗体致敏的颗粒载体。如与相应抗原接触,即出现反向间接凝集反应。协同凝集反应可用于检测血液、脑脊液中的微量抗原,常用于流脑、伤寒、布氏病的早期诊断,也适用于细菌的直接检测。

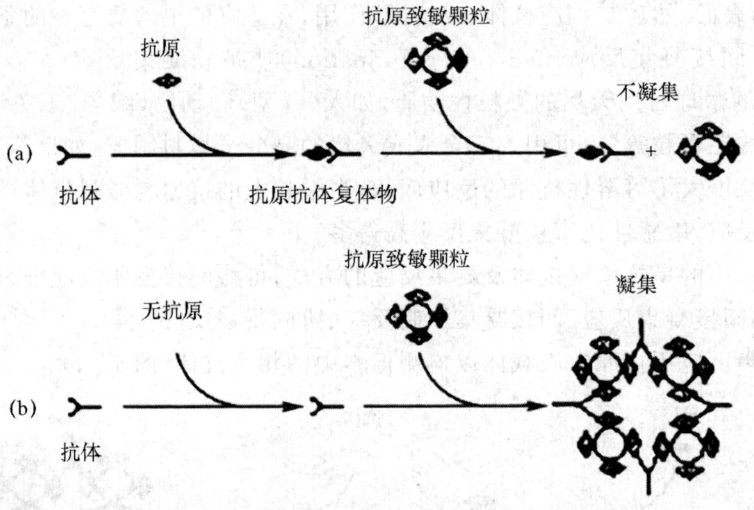

图 15-6 间接凝集抑制反应原理示意图

(a)标本中含抗原;(b)标本中不含抗原

(引自:杨继文,2013)

15.2.4.2 沉淀反应

沉淀反应(precipitation)是指可溶性抗原(如血清蛋白质、细胞裂解液或组织浸液等)与相应抗体在适当条件下发生特异性结合而出现的沉淀现象。根据沉淀反应介质和检测方法的不同,将其分为液体内沉淀反应、凝胶内沉淀反应和免疫电泳技术三大基本类型。这些试验大多凭肉眼观察结果,故敏感度较低,但免疫浊度法的出现,使沉淀反应达到快速、微量、自动化的新阶段。

1. 可溶性抗原

可溶性抗原(soluble antigen)是指在液相中以可溶性、非颗粒状态存在的抗原。包括蛋白质、多糖、脂多糖、结合蛋白(糖蛋白、脂蛋白、核蛋白等)以及病毒等，在水溶液中溶解形成亲水胶体。它们与相应抗体特异性结合后形成抗原抗体复合物，在一定条件下出现可见的沉淀反应。可溶性抗原是抗原研究的主体，它们存在于一切生物的细胞膜内外或体液中，从分子水平看，可溶性抗原存在于颗粒性抗原的细胞膜上，是颗粒性抗原诱导机体产生免疫应答的分子基础。

2. 沉淀反应的特点

沉淀反应的本质即为抗原抗体反应，分为两个阶段。第一阶段为抗原抗体特异性结合，在几秒内或几十秒内即可形成可溶性免疫复合物，快速而不可见。免疫比浊法中的速率法就是测定免疫复合物形成的速率，速度快、敏感度高(达 μg/L)、准确度高。第二阶段为形成可见的免疫复合物，需要几十分钟或数小时完成，观察此阶段形成肉眼可见的沉淀线或沉淀环。经典的沉淀反应皆在抗原抗体反应第二阶段完成后对免疫复合物进行定性或定量测定(终点法)，敏感度达 mg/L，但反应时间长。

可溶性抗原与相应抗体结合如何形成沉淀物多用网络学说来解释。天然抗原具有多个抗原决定簇，多数抗体为两价，二者反应过程中相互交联形成具有独立结构的巨大网络状聚积体，即肉眼可见的沉淀物。多克隆抗体可与天然抗原的多个抗原决定簇结合，很容易交联成网状而产生沉淀物，非常适用于沉淀反应，而单克隆抗体只能与一种抗原决定簇相结合，不易发生交联，一般不适用于沉淀反应。

3. 沉淀反应的类型

根据沉淀反应的反应介质与原理，可将沉淀反应分为液体内沉淀反应、凝胶内沉淀反应和免疫电泳相关沉淀反应。

(1)液体内沉淀反应。液体内沉淀反应即以含盐缓冲液为反应介质的抗原抗体特异性结合的沉淀试验，包括絮状沉淀试验、环状沉淀试验、免疫浊度测定(immunoturbidimetry)等。

絮状沉淀试验：将抗原与抗体溶液混合在一起，在电解质存在下，抗原与抗体结合，形成絮状沉淀物。絮状沉淀试验历史较久、方法简单，不需特殊设备，是较有用的方法。但敏感度低，这种沉淀试验易受到抗原和抗体比例的直接影响。常用于滴定抗原抗体反应的最适比例。

环状沉淀试验：先将抗血清加入内径 1.5～2 mm 小玻管中，约装 1/3 高度，再用细长滴管沿管壁滴加抗原溶液，在两液交界面形成白色沉淀环为阳性。该法简便快速，主要用于鉴定微量抗原。但只能定性，敏感性低，现已少用。

免疫浊度测定：根据抗原与抗体能在液体内快速结合的原理，20 世纪 70 年代出现了微量免疫沉淀测定法，即免疫透射浊度测定、免疫散射浊度测定和免疫胶乳浊度测定法。这三种技术利用现代的光学测量仪器和自动化分析相结合用于沉淀试验，现已常规用于临床体液蛋白的检测，并已创造出了多种自动化仪器。

免疫透射浊度测定法：抗原抗体在特殊缓冲液中快速形成抗原抗体复合物，使反应液出现浊度。当反应液中保持抗体过量时，形成的复合物随抗原量增加而增加，反应液的浊度亦随之增加，与一系列的标准品对照，即可计算出受检物的含量。该法有快速、敏感性高、稳定性好与微量等特点，且可自动化，适宜大批标本的测定。但该法有其弱点：抗原或抗体量大大过剩时易出现可溶性复合物，造成测定误差，测定单克隆蛋白时这种更易出现；应维持反应管中抗体蛋白量始终过剩，这个值要预先测定，使仪器的测定范围在低于生理范围到高于正常范围之间；反应时间较长(几分钟至几小时)。

免疫散射浊度测定法：一种抗原抗体结合的动态测定法。光沿水平轴照射时，碰到小颗粒的免疫复合物可导致光散射，散射光的强度与复合物的含量成正比，亦即待测抗原越多，形成的复合物也越多，散射光就越强。可分为速率散射比浊法（rate nephelometry）和终点散射比浊法（end-point nephelometry）。若在抗原抗体反应的最高峰（约在 1 min 内）测定其复合物形成的速率（速率法），则可达到快速、准确的目的，速率法具有速度快，敏感度高，达 pg/L，精密度高（CV＜5％）；在抗原抗体结合完成后进行免疫复合物的定性或定量测定（终点法），终点法敏感度达 mg/L，可自动化，但反应时间长。其缺点是凡是影响血清清晰度的样品（如严重高血脂的血清）均会对测定产生误差。

透射比浊仪测定（turbidimeter measure）与散射比浊仪测定（nephelometer measure）的比较见图 15-7。

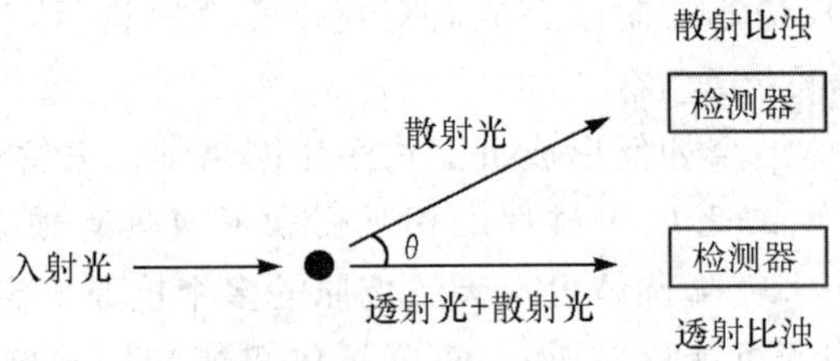

图 15-7 透射光和散射光测定比较

（引自：杨继文，2013）

免疫胶乳浊度测定法：将抗体吸附在大小适中、均匀一致的胶乳颗粒上，当遇到相应抗原时，则使胶乳颗粒发生凝集。单个胶乳颗粒在入射光波长之内不阻碍光线透过，而两个或两个以上胶乳颗粒凝集时则使透过光减少，这种减少的程度与胶乳凝聚的程度呈正比，当然也与待测抗原量呈正比（图 15-8）。该法精确度和敏感度可达到放射免疫测定法的水平，操作简便，可自动化。

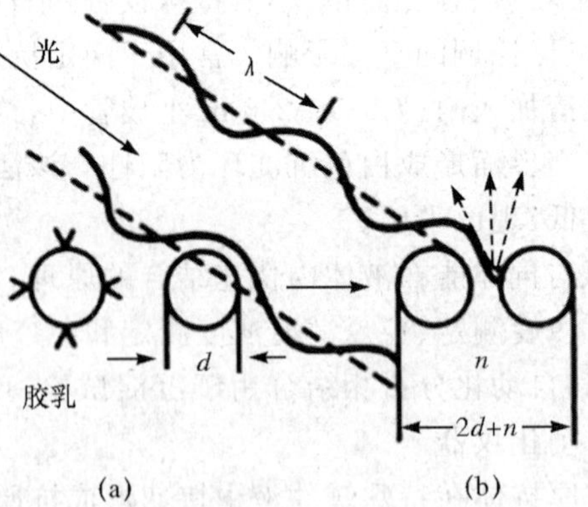

图 15-8 载体胶乳免疫比浊原理

(a)带抗体的胶乳在波长之内可透过光线；(b)结合后，则形成光线衰减

（引自：杨继文，2013）

（2）凝胶内沉淀反应。凝胶内沉淀试验（gel phase precipitation）最常用的凝胶为琼脂糖，该试验利用可溶性抗原和相应抗体在凝胶中扩散，形成浓度梯度，在抗原与抗体浓度比例恰当的位置形成肉眼可见的沉淀线或沉淀环。可分为单向琼脂扩散试验（single gel diffusion）与

双向琼脂扩散试验(double gel diffusion)。

单向琼脂扩散试验:在琼脂胶中混入一定量抗体,使待测的抗原溶液从局部向琼脂内自由扩散,在一定区域内形成可见的沉淀环。

双向琼脂扩散试验:将抗原与抗体分别加于琼脂凝胶的小孔中,在室温或 37 ℃时抗原和抗体各自向四周扩散并相遇,18～24 h 后,在最恰当的比例处可形成抗原抗体沉淀线。

(3)免疫电泳相关沉淀反应。该法是电泳分析与沉淀反应的结合物,该法加快了沉淀反应的速度,可将某些蛋白组分利用其带电荷的不同而将其分开,再分别与抗体反应,以此作更细微的分析,故应用范围不断扩大。包括免疫电泳(immunoelectrophoresis, IEP)、对流免疫电泳(counter immunoelectrophoresis, CIEP)、火箭免疫电泳(rocket immunoelectrophoresis, RIE)、交叉免疫电泳、免疫固定电泳等。下面仅简介几种常用技术。

免疫电泳:将电泳和琼脂扩散相结合用于分析抗原组成的一种定性方法。

对流免疫电泳:实质上是定向加速度的免疫双扩散技术。由于电场的作用限制了抗原抗体向多方向的自由扩散,还加快了沉淀反应的速度,缩短了反应时间,提高了敏感性,比双扩敏感 10 倍左右,可测 μg/mL 的蛋白质。该法简便,快速,常用于乙型肝炎表面抗原和甲胎蛋白的检测。

火箭免疫电泳:又称作单向电泳扩散免疫沉淀试验,是由单向琼脂扩散试验发展起来的一项定量技术,实质上是加速度的单向琼脂扩散试验。

15.2.4.3　补体结合反应

这是一种有补体参与,并以绵羊红细胞和溶血素(红细胞的特异抗体)作指示系统的、灵敏度很高的抗原抗体反应。

补体结合反应的基本原理有二:

①补体不能单独与抗原或抗体结合,补体只能与任何抗原抗体的复合物结合;

②指示系统遇补体后就会出现明显的溶血反应,反应的过程如图 15-9 所示。

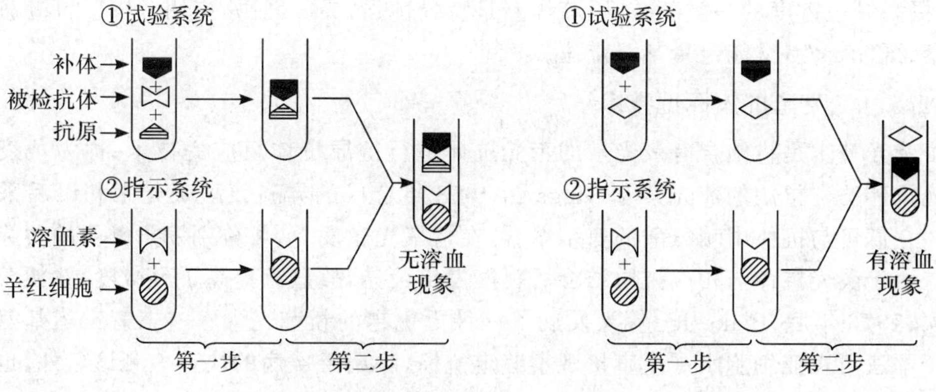

图 15-9　补体结合实验示意图

(引自:周德庆, 2002)

从图 15-9 中可以知道,如果试验系统中先加入抗原,再加入含抗体的试样,如果二者是具有特异性的,就会立即形成抗原抗体的复合物,之后再加入补体(豚鼠的新鲜血清),因为补体可与任何抗原抗体的复合物相结合,形成了抗原抗体与补体的复合物。这时如果再加入含有绵羊红细胞和溶血素的指示系统，则红细胞（抗原）可与溶血素（抗体）发生特异性结合，这一复合物由于得不到补体，因而红细胞并不溶解。所以凡是指示系统不发生溶血现象的，即是补体结合反应阳性，即是说明待检测样品中存在着抗体（或是存在着抗原）；相反，如果在试验系统中缺乏抗体或抗体与抗原不具有特异性，那么补体就会与后加入的绵羊红细胞和溶血素复合物（指示系统）结合，导致红细胞破裂溶解，出现溶血现象，即是补体结合反应阴性。

补体结合反应的优点是：①既可检测未知的抗体，也可检测未知的抗原；②既可检测沉淀反应，也可检测凝集反应；③尤其适合检测微量抗原与抗体之间出现的肉眼看不见的反应，因此提高了血清学反应的灵敏度。

补体结合反应的缺点是：反应的操作复杂，影响因素较多。

补体结合反应可用于检测梅毒（华氏试验，即 Wasserman test）、Ig 的 L 链、Ig、抗 DNA 抗体、抗血小板抗体、乙型肝炎表面抗原（HBsAg），以及对某些病毒（虫媒病毒、埃可病毒等）进行分型等。

15.2.4.4 中和试验

特异性的抗体抑制多种抗原的生物学活性（如细菌外毒素的毒性、酶的活性、病毒的感染性等）的反应，称为中和试验。在临床实验诊断中测定风湿病患者体内的抗链球菌 O 抗体的反应，就是一种中和试验。

15.2.5 免疫标记技术

上面介绍的各种技术，一般都局限于某一类血清学反应。某些小分子物质结合到抗原或抗体上，不影响抗原抗体反应，但使抗原抗体反应更容易观察，从而提高检测的灵敏度，称为免疫标记技术。与抗原或抗体结合的小分子物质称为标记剂。近年来，免疫标记技术发展很快，各种物质被用作标记物，以荧光素、放射性同位素和酶标记最为成熟，合称三大标记技术。

免疫标记技术是指将抗原或抗体用荧光素、酶、放射性同位素或电子致密物质等加以标记，借以提高其灵敏度的一类新技术，其优点是特异性强，灵敏度高，应用范围广，反应速度快，容易观察，既能定性，又能定量甚至定位。

15.2.5.1 荧光抗体标记技术

免疫荧光技术是将结合有荧光素的荧光抗体进行抗原抗体反应的技术，称为免疫荧光技术或荧光抗体法。常用的荧光素有 Riggs 在 1958 年合成的异硫氰酸荧光素和以后采用的罗丹明等。它们可与抗体中赖氨酸的氨基结合，在蓝紫光激发下，可分别发出鲜明的黄绿色及玫瑰红色。由于荧光抗体与相应抗原结合后仍能发出荧光，故显著提高了灵敏度，并便于在显微镜下观察；1976 年后，Blakeslee 等又发展了一种更优越的新荧光素——二氯三嗪基氨基荧光素。由于本法可在亚细胞水平上直接观察鉴定抗原，除用于疾病的快速检测诊断外，也可广泛用于各类生物学研究。

具体的免疫荧光技术有直接荧光法和间接荧光法等多种，直接法中，抗体自身具有荧光；间接法中，抗体的抗体（抗抗体）具有荧光，如图 15-10 所示。用从某种动物（如兔）取来抗体免疫另一动物（如羊），然后将荧光染料结合于羊抗体上，那么羊抗兔荧光抗体就可以用来探测已结合在细胞的兔抗体球蛋白了。这种间接染色方法的优点就是不需要为每一种待检测的抗原都制备一种荧光抗体。详细的方法步骤可参考免疫学实验指导书。

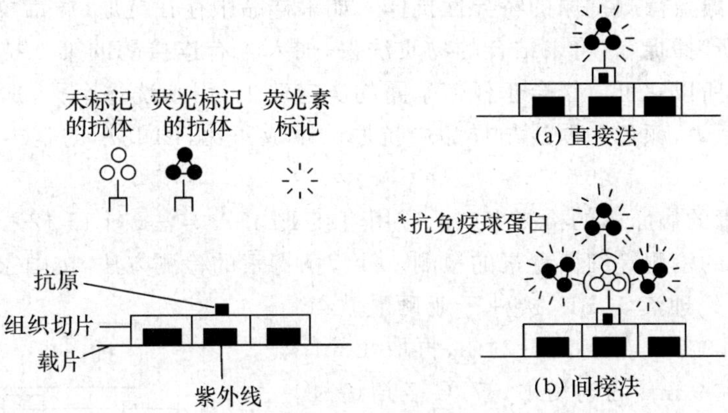

图 15-10　荧光抗体法原理实验示意图

(b)中所用的荧光标记抗体是未标记抗体的抗体,即是抗抗体(引自:沈平, 2002)

荧光抗体标记技术在应用中,将含有可疑病原菌的材料涂片与一种特异性的荧光抗体反应,然后用荧光显微镜观察,如果病原菌含有荧光抗体对应的抗原(说明可疑病原体可以确定了),细胞将发出荧光。如果不是特异性的病原体或阴性对照就不发生或仅发生微弱的反应。

荧光抗体标记技术也可以直接用于检测感染的宿主组织,在分离可疑病原体之前就可以诊断出来,减少了分离纯化后再检测的步骤。如在诊断军团杆菌病时,活组织解剖的肺部组织用抗军团杆菌细胞壁的荧光抗体处理,肺部活组织被染上荧光说明有特异性的病原体军团杆菌,即可得到阳性诊断,说明肺部组织感染了军团杆菌,发生了特异性的抗原抗体反应。又如,抗炭疽杆菌细胞膜的荧光抗体,可用于炭疽病的显微诊断。荧光抗体可用于病毒感染和许多非感染性疾病检测,如在鉴别表达特殊抗原的细胞类型(如恶性细胞)中,荧光抗体在跟踪疾病的发病过程中很有应用价值。

在适当的条件下,荧光抗体可以给出迅速的、高度特异的、有用的诊断信息,然而,用荧光抗体技术的免疫诊断也难免有失误。非特异性着色就是一个问题,因为表面抗原会有许多不同的细菌发生交叉反应,其中一些可能是正常菌群,特别是肠道检测,构成这些抗原的成分大部分是脂多糖,而且十分相似地与荧光探针结合或者部分结合。因此,临床微生物学家必须仔细地用非特异性血清作对照,用其他免疫学或微生物学试验来确认免疫荧光的结果。

15.2.5.2　酶标技术

将酶共价连接于抗体分子创造了一种既有高度特异性,又有高度灵敏性的免疫分析方法,叫酶联免疫吸附试验。这个方法将酶共价连接于抗体分子后,酶的催化性质及抗体的特异性都不会改变。采用的连接酶有过氧化物酶、碱性磷酸酶和 β-半乳糖苷酶等。这些酶催化的反应物均有颜色,而且可以在数量非常低的情况下检测出来。

酶标免疫技术的原理是利用酶与抗原或抗体结合后,既不改变抗原或抗体的免疫学反应特异性,也不影响酶本身的活性,特异性抗原抗体反应后,在相应而合适的酶底物作用下,产生可见的不溶性的有色产物。

ELISA 的方法有两种,一种用抗体检测抗原(直接 ELISA),另一种用抗原检测抗体(间接 ELISA)。检测血液或粪便中的病毒粒子抗原时,用直接 ELISA,其方法是抗原夹在两层抗体之间,因此,这种方法有时也被称作"三明治夹心法 ELISA"。将待检测样品加在微孔板的小孔中,微孔板预先覆盖待测抗原的特异性抗体。如果样品中存在抗原(病毒粒子),就会被抗体上的抗原结合点所"捕捉"。将未结合的物质洗去,加入含有连接酶的第二抗体。第二抗体对抗原也有特异性,所以它可以结合于任何暴露的决定簇上,用水洗每个孔,加入酶的底物测定每个微孔中的酶活力,颜色的深浅与样品中抗原的量成正比,ELISA 的基本原理和程序如图 15-11 所示。

在食源性中毒的病原菌的检测中广泛应用直接 ELISA 方法(图 15-12),如沙门菌毒素的检测、志贺菌毒素的检测等细菌毒素的检测。沙门菌毒素的检测方法,按国家标准方法对样品进行处理,取样品处理液 1 mL,接种于亚硒酸胱氨酸增菌液(SC)中,37 ℃培养 18～24 h,再取 1 mL 增菌培养物接种在 9 mL 的肉汤中,37 ℃培养 6～8 h,10 000 r/min 离心 1 min,取上清液,加少量无菌磷酸缓冲液(PBS)隔水煮沸 20 min,包被酶标板,55 ℃培养 4 h,再用甲醇固定 10 min,用缓冲液洗涤 3 次,加酶标记抗体(沙门菌 A-F 多价诊断血清,兰州生物制品研究所),37 ℃恒温 2 h,再用缓冲液洗涤 3 次,加底物溶液显色,加 2 mol/L 硫酸使反应终止,ELISA 仪检测,以 OD490≥0.5 为阳性,OD490＜0.5 为阴性。

为了检测人类血清总的抗体,可以用间接 ELISA 方法。如广泛用于检测人类免疫缺陷病毒(HIV)抗体。

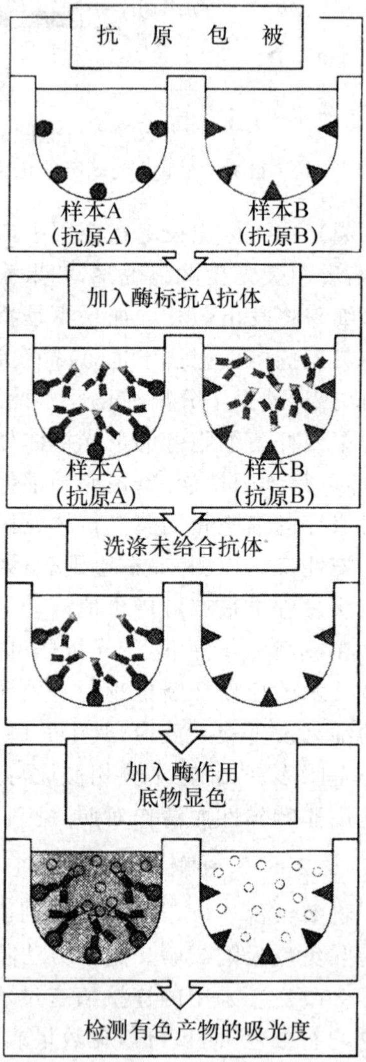

图 15-11 ELISA 的基本原理和程序

将抗原包被固相,加入针对该抗原的酶标记特异性抗体,洗去未结合的酶标记抗体,加底物后出现显色反应。测定显色的强度可对待测抗原进行定性或半定量测量(引自:龚非力,2006)

15.2.5.3 放射免疫技术

放射免疫测定是一种以放射性同位素作为标记物,将同位素分析的灵敏性和抗原抗体反应的特异性两大特点结合起来的检测技术。又分为放射免疫分析法和放射免疫测定自显影法。放射免疫技术灵敏度极其高,能检测出毫微克至微微克的含量,广泛用于激素、核酸、病毒抗原、肿瘤抗原等微量物质的测定,但需要特殊仪器及防护措施,并受同位素半衰期的限制。

15.2.5.4 生物素-亲和素免疫技术

生物素-亲和素系统中生物素是维生素 H,亲和素是存在于卵清中的碱性糖蛋白。一个亲和素分子可与 4 个生物素分子稳定结合,生物素与亲和素也都可以和蛋白质的抗原、抗体、酶、荧光素等物质结合,从而组成了一个放大的复合物系统,提高检测的灵敏度。常用的有亲和素-生物素标记法及亲和素-生物素桥法,步骤见图 15-13。

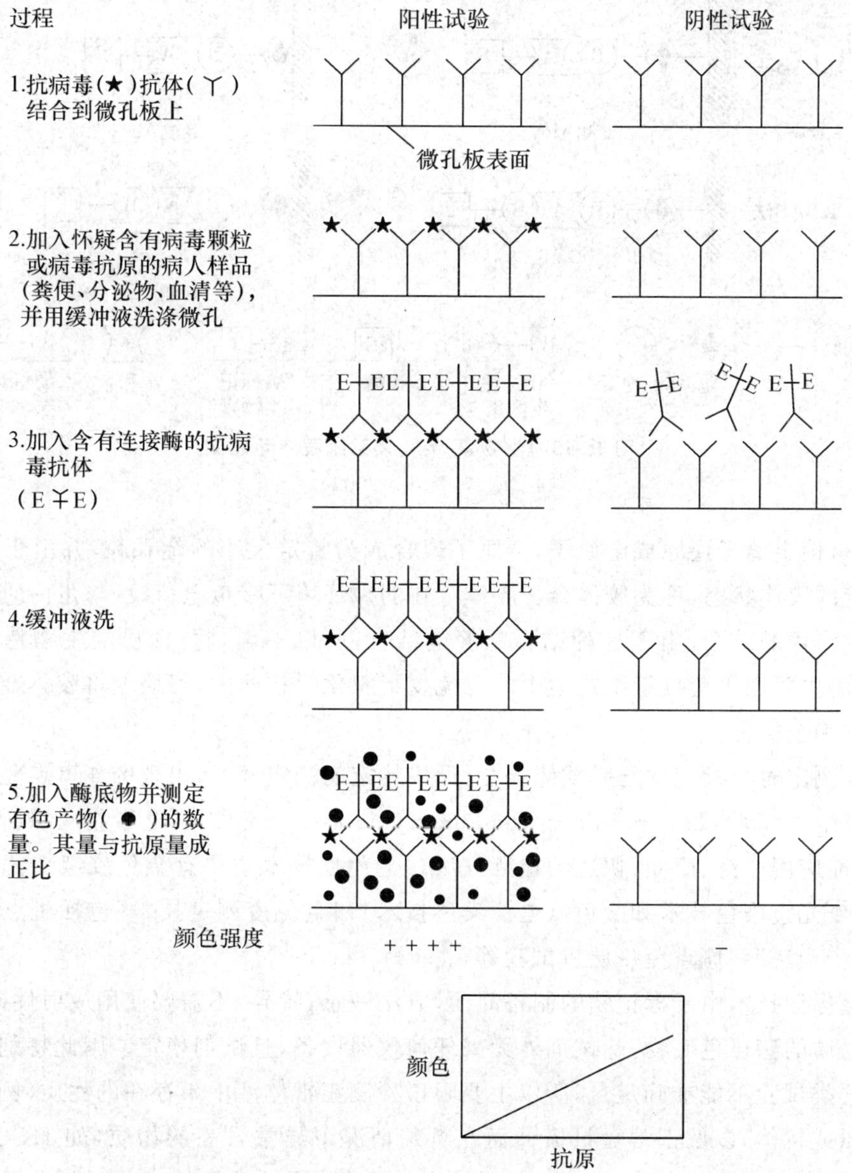

图 15-12　用直接 ELISA 检测病毒

其他有关的免疫技术还有免疫电镜技术、免疫磁珠、免疫印迹技术。免疫电镜技术是基于抗原抗体标记技术与电子显微镜技术相结合，利用抗原抗体结合的高度特异性、灵敏、快速、准确的特点，在电镜下进行超微水平研究的一种技术。其基本原理为用电子密度物质标记抗原或抗体，使与含抗体或抗原的样品反应，在电镜下观察电子密度物质，从而准确显示抗原或抗体所在的位置。该技术用于抗原或抗体的定性和定位。

15.2.5.5　金免疫技术

金免疫技术(immunogold labelling technique)是以胶体金作为示踪标志物应用于抗原抗体的一种新型的免疫标记技术。胶体金是由氯金酸在还原剂如白磷、抗坏血酸、枸橼酸钠、鞣

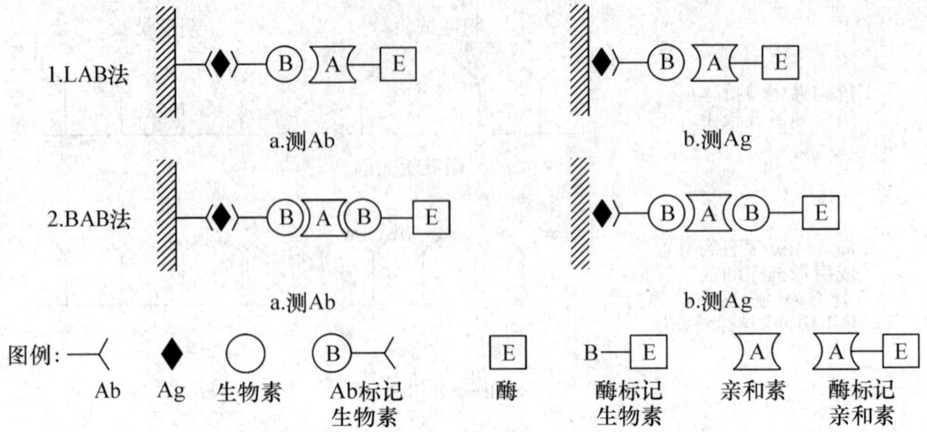

图 15-13 生物素-亲和素系统程序示意图

(引自:沈平,2002)

酸等作用下,使金离子还原成金原子,金原子聚合成为特定大小的金颗粒,并由于静电作用成为一种稳定的胶体状态,称为胶体金。胶体金在弱碱环境下带负电荷,可与蛋白质分子的正电荷基团形成牢固的结合,由于这种结合是静电结合,所以不影响蛋白质的生物特性。迄今为止,金标记仍主要用于免疫组织化学中。在免疫组织化学技术中,习惯上将胶体金结合蛋白质的复合物称为金探针。

在免疫测定时金标记常与膜载体配合,形成特定的测定模式,出现的如斑点免疫渗滤试验和斑点免疫层析试验(dot immunochromatographic assay, DICA)简称免疫层析试验(ICA)等,已是目前应用广泛、简便、快速的检测方法。金免疫技术主要有金免疫组织化学染色技术(包括金免疫光镜染色技术和金免疫电镜染色技术)和金免疫测定技术(包括斑点免疫渗滤试验又称"一步金法"和斑点免疫层析试验等)。

胶体金标记技术由于标记物的制备简便,方法敏感、特异,不需要使用放射性同位素,或有潜在致癌物质的酶显色底物,除试剂外无需任何仪器设备,且试剂稳定。因此特别适用于急诊检验。但这类试验不能准确定量,所以主要限于检测正常体液中不存在的物质(例如诊断传染病中的抗原或抗体)以及正常含量极低而在特殊情况下异常升高的物质(如 HCG 等)。目前临床检验中已开展的项目有 HCG、抗 HCV 和抗 HIV 等。新项目正在不断发展中。目前使用的"一步金法"早早孕妊娠诊断纸条就是依据该斑点免疫层析试验设计的产品。金免疫技术的敏感度低于其他标记免疫技术,经银加强染色后敏感度可与荧光免疫技术和酶免疫技术相当。故金免疫组织化学染色技术主要用于细胞抗原(表面及内部)和组织切片中抗原的检测。

15.2.5.6 化学发光免疫技术

化学发光免疫技术(chemiluminescence immunoassay, CLIA)是将具有高灵敏度的化学发光测定技术与高特异性的免疫反应相结合,用于各种抗原、半抗原、抗体、激素、酶、脂肪酸、维生素和药物等的检测分析技术。其既具有免疫反应的特异性,更兼有发光反应的高敏感性。其原理是将发光物质如鲁米诺及异鲁米诺衍生物、吖啶酯(acridinium ester, AE)标记抗原或抗体进行反应,发光物质在反应剂(如过氧化阴离子)激发下生成激发态中间体,当激发态中间体回到稳定态的基态时发射光子，用自动发光分析仪能接收光信号，测定光的产量，以反映抗原或抗体的含量。化学发光免疫技术是继放射免疫分析、酶免疫分析、荧光免疫分析和时间分辨荧光免疫分析之后发展起来的一项最新免疫测定技术。

根据标记方法的不同可将化学发光免疫技术分为化学发光酶免疫测定（chemiluminescent enzyme immunoassay，CLEIA）、化学发光免疫测定（chemiluminescent immunoassay，CLEIA）和电化学发光免疫测定（electrochemiluminescence immunoassay，ECLIA）三种类型。

1. 化学发光酶免疫测定

从标记免疫测定来看，该法应属酶免疫测定。操作步骤与酶免疫分析技术相同，只是测定时最后一步酶反应所用底物为发光剂，通过化学发光反应发出的光在特定的仪器上进行测定。目前常用的两种标记酶，辣根过氧化物酶（HRP）和碱性磷酸酶（AP）均有其发光底物（鲁米诺和三氧乙烷），由此建立的 CLEIA 均在临床检验中应用。

2. 化学发光免疫测定

化学发光免疫测定是用化学发光剂直接标记抗原或抗体的一类免疫测定方法。吖啶酯类发光剂等均是常用的标记发光剂。吖啶酯作为标记物用于免疫分析，其化学反应简单、快速、无需催化剂；检测小分子抗原采用竞争法，大分子抗原则采用夹心法，非特异性结合少，本底低；与大分子的结合不会减小所产生的光量，从而增加灵敏度。

3. 电化学发光免疫测定

应用的标记物为电化学发光反应的底物三联吡啶钌[$Ru(bpy)_3{}^{2+}$]，其衍生物 N-羟基琥珀酰胺酯（NHS）可通过化学反应与抗体或不同化学结构的抗原分子结合，制成标记的抗体或抗原。ECLIA 的测定模式与 ELISA 相似，分两个步骤进行（略）。

化学发光免疫测定具有明显的优越性：①敏感度高，甚至超过 RIA；②精密度和准确性均可与 RIA 相比；③试剂稳定，无毒害；④测定耗时短；⑤测定项目多；⑥已发展成自动化测定系统。因此化学发光免疫测定在医学检验中不仅能取代 RIA，而且可得到更为广泛的应用。常用于血清超微量物质、甲状腺激素等激素、肿瘤标志物、药物等的测定。

15.2.6　免疫电子显微镜技术

免疫电子显微镜技术是将血清学标记技术与电子显微镜技术相结合，用化学方法交联重金属的抗体，通过电子显微镜识别定位细胞内的抗原。检测的原理是重金属可以散射电子光束，用电子致密物质标记抗体，然后与含有相应抗原的生物反应，在电镜下观察到电子致密物质，从而准确地显示抗原所在位置，是一种在超微结构水平上的抗原定位方法。该方法主要用于确定特异性抗原（通常为蛋白质成分）在细胞中的特定位置，细胞经过化学固定和其他电镜下观察所必须的处理后，使抗体与重金属（常是金或铂）共价结合，电子致密的重金属可分散电子光束，这样可检测出抗体，如照片中黑色的密点区，如图 15-14 所示。

在免疫电子显微镜技术中，细胞虽然已经死亡，并经过化学固定，但大部分蛋白质抗原仍然保持原有的自然结构，抗体很少发生非特异性的交叉反应。免疫电子显微镜技术广泛用于精确定位细胞中的酶，特别是那些与细胞膜或细胞内部有关的酶类。

免疫电子显微镜技术由于检测的时间、费用、所需的技术和特殊的设备等问题，现在主要用于细胞中人类免疫缺陷病毒(HIV)病原体的检测,对于大部分病原体的检测来说还是不现实的。

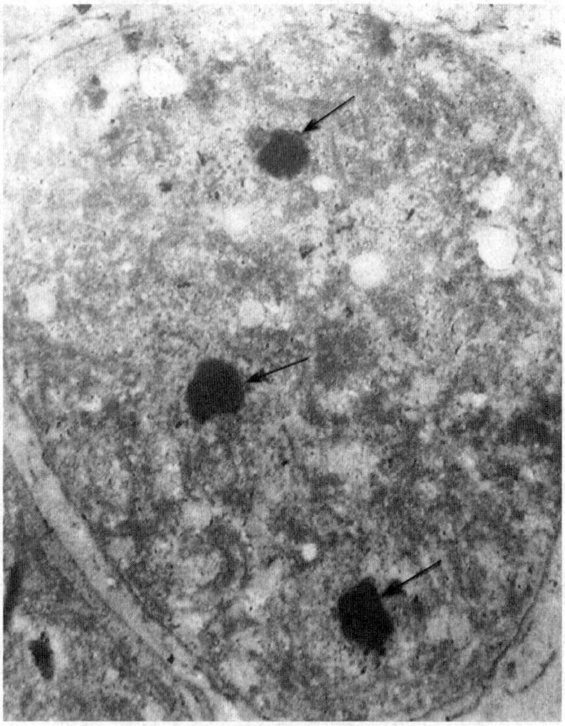

图 15-14 免疫电子显微镜技术

家兔抗 1,5-二磷酸核酮糖脱羧酶的抗体,该酶来自蓝细菌属佛氏绿胶蓝细菌,加到菌体的超薄切片上,并用交联有 20 nm 胶体金颗粒的羊抗兔 IgG 处理,大的内含物叫脱羧体(箭头所示),周围的浓密颗粒表示这是大量酶存在的位置。

15.2.7 免疫印迹技术

免疫印迹技术是将 SDS-PAGE 蛋白质电泳的高分辨率和免疫反应的高特异性结合的一种技术。将待检测的样品经 SDS-PAGE 电泳分离后,蛋白质分离呈现数条带,每一条带代表一条特定分子的蛋白质,然后通过电转移过程将蛋白质转移到固相载体膜如醋酸纤维膜或硝酸纤维纸上,将抗病人蛋白质抗体或抗蛋白质上某一基团的抗体加到硝酸纤维斑点上,经过短时的保温,使抗体与斑点充分结合。再加入放射性标记过、能与抗原抗体复合物结合的蛋白质,将硝酸纤维纸暴露在 X 射线下可测得斑点的位置,通过比较硝酸纤维纸上的色带与对照样品的色带的位置,可确定病原体蛋白。常用的放射性标记物是放射性碘化的葡萄球菌 A 蛋白。葡萄球菌 A 蛋白与抗原抗体复合物有很强的亲和力,与它们结合得很牢固。

免疫印迹法可用于鉴别特异性抗原,也可用于检测特异性抗体的存在。这种方法灵敏度高、准确,广泛应用于蛋白质样品的研究。

15.2.8 免疫磁珠技术

免疫磁珠技术根据磁吸附原理,用合成的含金属小颗粒,经特殊处理。用吸附在磁珠上的抗体识别抗原,在磁铁磁力的作用下,磁珠与抗原抗体复合物和其他物质分离。该技术已用于免疫检测、细胞分离和蛋白质纯化等。免疫磁珠技术应用于检测,克服了放射免疫和普通酶联免疫检测方法的缺点,具有灵敏度高、检测速度快、特异性强和重复性好等优点。

免疫磁珠作用方式可以分为直接法和间接法。直接法的优点是先用抗体包被磁珠,使抗体吸附在磁珠上,再加入抗原,两者结合形成抗原抗体复合物,在磁力的作用下与其他物质分离。间接的方法是先用羊抗鼠 IgG(抗抗体)包被磁珠,使磁珠作为抗抗体的载体,当抗原与第一抗体结合形成抗原抗体复合物后,加入带有抗抗体的磁珠,磁珠表面的抗抗体便与第一抗体结合,形成磁珠-抗抗体-抗原抗体复合物,在磁力作用下,与其他物质分离。

15.3　免疫预防原理和人工免疫技术

人工给机体输入抗原以调动机体的免疫系统，或直接输入免疫细胞及分子，使其获得某种特殊抵抗力，用以预防或治疗某些疾病，称为人工免疫(artificial immunization)。人工免疫用于预防传染病时，就称为免疫预防。

15.3.1　人工自动免疫

人工自动免疫(artificial active immunization)是给机体输入抗原物质，使免疫系统因抗原刺激而发生类似感染时所发生的应答过程，从而产生特异性免疫力，又叫预防接种。用于免疫预防接种的抗原制剂称为疫苗(vaccine)。

15.3.1.1　全微生物疫苗

全微生物疫苗又分为活疫苗(live vaccine)和死疫苗(dead vaccine)。活疫苗是用人工变异或从自然界筛选高度减毒或基本无毒的病原微生物制备，只需要接种一次即可产生较牢固的免疫，常用的有卡介苗、脊髓灰质炎疫苗和麻疹疫苗等。死疫苗是将病原微生物用理化方法灭活制成。使病原微生物失去致病力但仍然保持有一定的免疫原性，可以使机体获得保护性免疫。常用的有伤寒、流脑、百日咳、狂犬疫苗等。细菌外毒素经甲醛固定失去毒力但保持免疫原性，称为类毒素(toxoid)，如破伤风类毒素、白喉类毒素等。类毒素还可与死疫苗联合使用(表15-2)。

表15-2　活疫苗与死疫苗的比较

	活疫苗	死疫苗
稳定性	不稳定，不易保存运输	较稳定，易于保存运输
安全性	在有机体内有恢复毒力的潜在危险，制剂中可能污染有害因子	制剂中能杀灭污染的任何其他生物活性因子，可能改变抗原决定簇引起有害的免疫应答
方便性	只需要一次接种，类似自然感染过程，效果较巩固	需多次接种，免疫效果持续时间短，常常需要加入佐剂

15.3.1.2　亚单位疫苗

为了使预防接种更安全有效，仅仅采用病原微生物具有免疫原性的部分制备疫苗，称为亚单位疫苗。亚单位疫苗的成分可以是用化学方法从病原微生物提取的，称化学疫苗，也可以是用基因工程方法制备的，称为基因工程疫苗。如已经成功推广应用的乙肝病毒基因工程疫苗。

15.3.1.3　抗独特型疫苗

抗体分子作为糖蛋白，自身也是良好的抗原。定位于抗体分子可变区中高变区的抗原决定簇称为独特型决定簇，是一个抗体分子的遗传特征。当抗体分子(Ab1)作为抗原时可以刺激机体产生抗Ab1的抗体称为抗抗体或抗Ab2，如Ab2是针对Ab1的独特型决定簇，则称为抗独特型抗体。抗独特型抗体可能在构象上类似原始抗原(与Ab1相对应的抗原)，因此可作为原始抗原的替代物，刺激机体产生抗原始抗原的免疫应答，而又避免了原始抗原所可能有的致病性。

15.3.1.4 核酸疫苗

用病原体一段具有保护效应的核酸片段导入体内，通过在体内的表达激发机体产生抗感染免疫，称为核酸疫苗。它比传统的疫苗更安全，比亚单位疫苗价格低廉，将是今后疫苗研制的重点之一。

15.3.2 人工被动免疫

输入免疫血清(含有特异性抗体分子)或致敏淋巴细胞及其制剂或细胞因子，使机体获得一定免疫力，以达到防治某些传染病的目的，称为人工被动免疫，其中输入免疫细胞或细胞制剂，又叫过继转移。输入特异性抗体可立即发挥其免疫作用，但维持时间较短，主要用于治疗某些外毒素引起的疾病，或作为与某些传染病人接触后的应急预防措施。如精制破伤风毒素、抗狂犬病血清等。淋巴细胞的过继转移由于遇到移植排斥的困难，其实际应用受到限制。目前较多地应用细胞因子制剂。人工自动免疫和人工被动免疫特点比较见表 15-3。

表 15-3 人工自动免疫和人工被动免疫特点比较

(引自：郇于川，2014)

项目	人工自动免疫	人工被动免疫
接种物质	疫苗	抗体或效应 T 细胞
用途	预防	紧急预防或治疗
免疫力产生时间	慢，接种后 2～4 周	快，立即
免疫力维持时间	较长，数月至数年	短，2～3 周
机体免疫系统	发生特异性应答，产生效应物质，形成免疫记忆	免疫系统未被激活，未发生应答，无免疫记忆

15.4 免疫耐受机制和人工诱发技术

免疫耐受是指机体接触某种抗原后不起应答反应，而对其他的抗原仍然有反应。它与免疫抑制完全不同，免疫耐受是特异性的反应，而免疫抑制是非特异性的。免疫耐受与无反应性(unresponsiveness)也不同，它只表现于某一淋巴克隆，而无反应性机体的免疫器官全部无反应。遗传性无反应是由于 MHC 免疫位点的缺陷。患疾病情况下出现的免疫缺陷或低下，常见于化疗或 X 线照射后或用免疫抑制药物后，是获得性的。

免疫耐受的生物学重要意义是防止机体对自身组织起反应。凡是带有自我组织抗原受体的细胞都应该被清除，这种清除发生于胚胎发育过程中，这种鉴别自我与其他机体的能力在发育过程中就获得了。免疫耐受或自我与非我的鉴别不是基于免疫分子结构的不同，而是由于下面这些因素决定的：①淋巴细胞首次接触到抗原位点的时间；②抗原进入的部位；③递呈抗原细胞的性质；④该细胞是否产生共刺激因子。

免疫耐受可分为获得性和天然性。天然免疫耐受自出生就存在。获得性免疫耐受常常由于人工给予，不是自身抗原引起的。在胚胎期、新生儿期和成年期均可诱导免疫耐受，但是成年期远较胚胎期、新生儿期困难。免疫耐受还可分中心(胸腺内)耐受和外周(胸腺外)耐受。中心免疫耐受是不成熟的淋巴细胞，它可以与抗原反应，但不被激活。相反，外周免疫耐受则是指成熟的淋巴细胞。免疫耐受的一般特性为：①耐受是指免疫学特异性的，是由于抗原特异的淋巴细胞被排斥、灭活或抑制所导致。②未成熟的淋巴细胞在诱导耐受性上比成熟细胞容易产生。③耐受性的维持需要耐受原的持续存在。④在有利于诱导耐受性的条件下，成熟的淋巴细胞对外来抗原也可被诱生耐受。

15.4.1　免疫耐受的机制

免疫耐受是淋巴细胞很主动又认真地对自身抗原的调节反应，目前解释的机制中重要的有以下 7 种：

15.4.1.1　克隆递减

克隆递减也叫负性选择(negative selection)，是生理性的。在发育过程中，胸腺中自我反应的 T 淋巴细胞逐渐减少。自我反应的 T 淋巴细胞在接触胸腺内的自我抗原后，在其成熟前就逐渐递减。外周血液中 $CD4^{+}$ T 细胞是通过了胸腺中的克隆递减而生存的，它对任何自我抗原都不起反应。克隆递减是消除自身免疫 T 细胞的关键机制。

15.4.1.2　克隆流产

在胚胎发育的过程中，对于不同的自我抗原，常常有很多的自我抗体产生。在 B 细胞未成熟阶段，如接触过量的多价抗原，阻断了 smIgM 的进一步表达，失去了对抗原的应答能力，导致 B 细胞不能继续发育成熟，形成免疫耐受。

15.4.1.3　克隆无力

克隆无力是因为抗原阻断了 T 细胞抗原受体 CD3 分子或其他与抗原识别有关的辅助因子的表达，T 细胞不能产生功能活化。

15.4.1.4　免疫抑制

能产生抑制细胞因子的细胞发挥了作用，如图 15-15 所示。

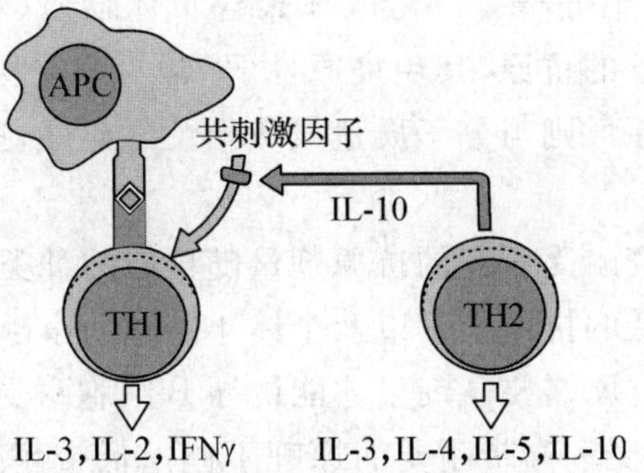

图 15-15　T 细胞抑制免疫反应

TH1 与 TH2 产生不同的细胞因子，TH2 产生的 IL-10 通过干扰共刺激因子导致 TH1 无能(引自：Roitt I, et al., 1996)

15.4.1.5　克隆无知

克隆无知(clone ignorance)是外周血液中存活的 B 细胞对自身抗原不反应，这可能是抗原的浓度太低或抗原受体的亲和力太弱。但保存其他免疫功能，它不引起自身免疫反应。

15.4.1.6　克隆消耗

克隆消耗(clone exhaustion)是抗原活化所有的B细胞,使B细胞成熟,并产生抗体,最后导致消耗枯竭。

15.4.1.7　克隆平衡

克隆平衡(clone balance)即是诱导与抑制之间的平衡,一般诱导稍偏多。影响平衡的因素有年龄、内分泌、病毒及化学刺激等。而机体的遗传性能和抗原递呈功能是两个最有意义的因素。抗原递呈对产生自身免疫反应起重要作用。抑制对自身抗原反应的抑制细胞包括无抗原特异性T抑制细胞、抗原特异性T抑制细胞和抗独特性的抗体。其中T抑制细胞离开胸腺略早于T辅助细胞。在正常生理情况下产生的免疫耐受不是病态。但在某些疾病情况下产生的自身免疫现象(失去免疫耐受)则为自身免疫疾病。

15.4.2　免疫耐受的形成

免疫耐受是某些特定条件下由抗原诱导的一种负免疫应答,免疫耐受的形成需要抗原与免疫系统的接触,免疫耐受的维持有赖于抗原的持续存在。抗原进入机体后,可作为免疫原引起正免疫应答,也可能作为耐受原引起免疫耐受。究竟导致哪种免疫应答,受多种因素的影响,主要与抗原和机体两方面的因素有关。

15.4.2.1　抗原因素

免疫耐受因抗原刺激而诱导,具有抗原特异性,因此抗原在诱导和维持免疫耐受中起着十分重要的作用,抗原的理化性状、剂量、接种途径和抗原刺激的持续时间等是影响免疫耐受是否形成和维持的重要因素。

(1)抗原的理化性状。一般来说,颗粒性大分子及蛋白质的聚合物(如细菌、血细胞等)是良好的免疫原,能被抗原提呈细胞迅速摄取、加工、处理并以强免疫原的形式提呈给免疫活性细胞,诱导免疫应答。相反,小分子、可溶性、非聚合单体物质(如非聚合的血清蛋白、脂多糖等)以及与机体遗传背景接近的抗原,其免疫原性弱,常为耐受原。一种物质的免疫原性与其分子质量成正相关,其耐受原性则与分子质量成负相关。此外,抗原分子表面具有许多相同重复表位的,其致耐受原性强。

(2)抗原剂量。诱导免疫耐受所需的抗原剂量随抗原的种类、性质及机体的免疫状态不同而异。研究表明,过高或过低的抗原剂量以及个体年龄越幼小越易诱导免疫耐受,适量的抗原剂量易诱导免疫应答。T1抗原需要高剂量才能诱导B细胞耐受,而低剂量与高剂量TD抗原均可诱导免疫耐受。低带耐受和高带耐受的原理不同。低带耐受的原理是:T细胞识别抗原时,抗原提呈细胞表面必须有10~100个相同的MHC-抗原肽复合物,与T细胞膜上相应的TCR相结合,才能激活T细胞,低于此数目不足以使T细胞活化。而抗原剂量过高,则诱导免疫细胞凋亡或可能诱导调节性T细胞的活化,抑制免疫应答,导致高带耐受。免疫耐受形成后会持续一段时间。

诱导T细胞和B细胞产生耐受所需的剂量也明显不同。B细胞耐受所需抗原剂量大,发生慢(1~2周),持续时间短(数周);高剂量和低剂量均可诱导T细胞耐受,且发生快(24 h内达高峰),持续时间长(数月)。

(3)抗原免疫途径。一般而言,抗原经口服和静脉注射最易诱导免疫耐受,腹腔注射次之,皮内、皮下和肌肉注射最难。口服抗原可刺激机体产生 SIgA,引起黏膜免疫应答,但却导致全身的免疫耐受。口服诱导耐受的机制是:口服抗原经胃肠道消化作用可能使大分子抗原降解而降低其免疫原性。不同部位静脉注射引起的作用不尽相同,循门静脉进入机体的抗原容易诱发免疫耐受。

(4)抗原的持续存在。耐受原的持续存在是维持免疫耐受的首要因素。持续存在的耐受原可使免疫耐受得以维持和加强。这是因为机体内部不停地在产生新的免疫活性细胞,持续存在的耐受原可诱导新生细胞处于耐受状态。因此,有生命的耐受原长期存在体内,其建立的免疫耐受不易消退。如自身组织细胞、病毒、细菌等诱导的免疫耐受可长期维持;无生命的耐受原在体内降解后,免疫耐受会逐渐消退,需要多次重复给予耐受原才能维持耐受。

(5)抗原变异。抗原变异一方面不能使野生型抗原诱导的免疫应答与变异的抗原发生作用,另外,有些变异的抗原虽然可以与 T、B 细胞表面的 TCR、BCR 结合,但不能传递免疫细胞活化的第一信号,从而使机体对变异的抗原也产生免疫耐受。这种现象常见于一些已发生变异的病原体感染,如人类免疫缺陷病毒(HIV)、丙型肝炎病毒(HVV)等。

(6)佐剂的应用。抗原不加佐剂易导致耐受,辅以佐剂易诱导免疫应答。

15.4.2.2　机体因素

免疫耐受是机体对抗原刺激所表现的一种负免疫应答。因此,机体免疫系统发育成熟度、遗传背景和机体的免疫功能等与免疫耐受的形成密切相关。

(1)免疫系统发育成熟程度。未成熟的免疫细胞比成熟的免疫细胞易诱导免疫耐受。胚胎期或新生儿期个体的免疫系统发育不成熟,容易引起耐受;免疫功能成熟的成年个体则很难诱导耐受。新生儿免疫系统比新生鼠成熟得多,故人类出生后不久即可接种疫苗。

(2)动物种属与品系。诱导和维持免疫耐受的难易程度随动物种属和品系不同而异。大鼠和小鼠对诱导免疫耐受比较敏感,不论在胚胎期或新生期均易诱导成功。兔、有蹄类及灵长类通常仅能在胚胎期较易诱导耐受。同一种属不同品系动物诱导耐受的难易程度也有很大差别。

(3)免疫功能。成年个体单独应用抗原不易诱导免疫耐受,但免疫功能受抑制的机体接受抗原刺激则易形成免疫耐受。联合照射、抗淋巴细胞血清、抗 Th 细胞抗体、环磷酰胺、环孢素 A 等可破坏机体成熟的免疫系统,造成类似新生期的免疫系统不成熟状态,许多实验证明,这是同种器官移植手术时用于延长移植物存活的有效措施之一。

15.4.3　免疫耐受的维持和终止

15.4.3.1　维持耐受

有多种因素使机体维持耐受,其中耐受原的持续存在是最重要因素和必要因素,另外,多次重复注射耐受原可使耐受状态延长,还与免疫系统的成熟度有关,未成熟时耐受维持时间长。不同免疫细胞的耐受时间也不同,如 T 细胞的耐受较 B 细胞耐受出现快且持续时间长,T 细胞耐受可在 1 d 内出现,而 B 细胞则要 10 d。同时产生 B 细胞耐受的抗原量要比 T 细胞耐受高 100 倍。T 细胞耐受的持续时间为 150 d,而 B 细胞只要 50～60 d。抑制性 T 细胞在维持对自身免疫耐受中很重要，例如，它可抑制辅助 T 细胞的功能。

15.4.3.2 耐受的终止

导致终止的因素有：①注射正常的 T 细胞；②注射同种细胞，用于 B 细胞耐受；③注射 LSP，使多克隆 B 细胞活化；④注射交叉免疫原，用于终止对可溶性蛋白的耐受。

15.4.4 T 细胞的免疫耐受

15.4.4.1 胸腺中心对自我抗原的耐受

免疫耐受可分为胸腺内（中心）和胸腺后（外周）两类。在胸腺内前体 T 细胞的基因尚未重排，是在发育的过程中开始重排。胸腺 T 细胞快速的增生并伴随着大量 $CD4^{+}CD8^{+}$ 细胞的死亡，即所谓的正负选择。凡是与自我抗原起反应的细胞就进入程序性死亡，而不与自我抗原反应的细胞（免疫耐受）则成熟并离开胸腺。所以，当胚胎或新生儿对某种抗原产生耐受后，当他长大后，对同一抗原仍然不起反应。

15.4.4.2 胸腺后对自我抗原的耐受

有少数可攻击自我抗原的 T 细胞逃避了负性选择，离开了胸腺，这可能是其相关的自我抗原未进入胸腺。或是该 T 细胞的 TCR 对自我抗原的亲和力太低，未与之结合；或者是其表面的 MHC-自我抗原肽位点太少。那么如何防止这些细胞的自我免疫，产生自我耐受呢？可能是：①T 细胞不能穿过血管内皮细胞屏障来接近自我抗原。②如果穿过，可能抗原量不足，或者有抗原而无 MHC，或 T 细胞虽然能识别自我抗原，但缺少辅助因子，后者是主要的原因。

总的来说，T 细胞对自我抗原的耐受联系到抗原递呈和 MHC 复合物出现于抗原递呈细胞的表面。在胸腺中的不成熟 T 细胞与自我抗原 MHC 复合物结合后，产生克隆递减。通过这一负性选择，在胸腺中存活的 T 细胞都对自身抗原耐受。而外周血中的 T 细胞对自身抗原的耐受是由于缺少共刺激因子的克隆无能。这时如果有大量的抗原刺激则将导致活化 T 细胞的凋亡。

15.4.5 B 细胞的免疫耐受

首先，高亲和力抗体的产生依赖于 T 细胞的辅助，而诱发 T 细胞耐受的抗原量远低于 B 细胞。所以，B 细胞对自身抗原不反应的解释首先是没有 T 细胞的辅助（图 15-16）。

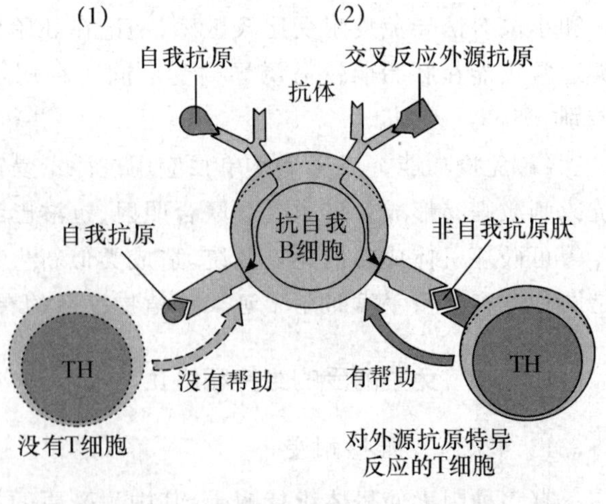

图 15-16 B 细胞对自我和非自我的反应

B 细胞识别的抗原位点表达于自我细胞或外来抗原；(1)如果没有 Th 细胞的辅助，则无抗体产生，呈免疫耐受；(2)外来抗原同时表达活化 T 细胞的位点，则活化 T 细胞，产生了自我抗体（引自：Roitt I, Brostoff J, 1996）。

其次，B 细胞的免疫耐受可有下列原因：如一些微生物有交叉反应抗原，一方面有 T 细胞的反应位点；另一方面有类自身抗原的位点可刺激 B 细胞。这就产生了抗自身抗原的抗体。因此，能产生耐受必然是发生于 B 细胞发育的过程中，或第二次接触抗原之前，这种耐受或为克隆消减或为克隆无能。产生一种耐受与 B 细胞抗原受体的亲和性及抗原性质有关。

15.4.5.1　克隆消减

克隆消减发生于对细胞膜相关的自我抗原起反应的 B 细胞，在骨髓中不成熟的 B 细胞与细胞膜上的自我抗原接触后 IgM 受体下调。B 细胞变成短寿命，在到达外周血前死亡，故称为克隆递减。

15.4.5.2　克隆无能

在外周淋巴组织中，B 细胞接触到大量单体的可溶性抗原时，表现为克隆无能。这一效应只发生在抗原量超过阈值，同时伴发 IgM 受体数量减少。无能的 B 细胞在淋巴滤泡帽状带中不再进一步成熟，携带 IgM 的 B 细胞数量也减少。它虽可移动到淋巴结的周边区域，但不能与 Th 细胞反应。因为①IgM 太少；②其半衰期从 4～5 周降低到 3～4 d，与 Th 细胞反应的机会减少。但这种无能的 B 细胞是可逆的，它可通过 CD40 接受来自 Th 细胞的信号，并通过 IgD 受体将抗原递呈给 Th 细胞。同时，无能的 B 细胞所缺少的 B7 因子也可因细胞因子 IL-4 或脂多糖等诱生，从而对抗原起反应。而且因感染而慢性活化的 Th 细胞，也可通过 CD40 及其他细胞因子使旁观者 B 细胞活化。

15.4.5.3　克隆流产

克隆流产多发生于不成熟的 B 细胞。影响 B 细胞命运的因素包括抗原的性质(如抗原决定簇的多少、浓度)、B 细胞抗原受体的亲和力及 B 细胞的成熟度。从体外的实验研究得知，上述诸多因素作用的结果表现为一方面是克隆流产，发生于不成熟含有高亲和性受体的 B 细胞或高浓度抗原时；另一方面是无反应，发生于低浓度抗原和低亲和性受体的 B 细胞。介于两者之间的是克隆无能。在骨髓中抗原的数量和毒力控制了对自身抗原反应 B 细胞的命运，多价浓缩抗原可导致 B 细胞的死亡。

综上所述，B 细胞的耐受可能是由于克隆流产、克隆消减、克隆无能和克隆无知或抗体形成细胞时被封闭。其中克隆无知是由于抗原浓度太低，实际不属于免疫耐受。

15.4.6　人工诱发的免疫耐受

人工诱发免疫耐受又称获得耐受，诱发耐受的方法有多种。

15.4.6.1　嵌合体

如宿主在全身照射、药物治疗、注射抗淋巴细胞抗体或抗 CD4 抗体后产生免疫抑制时，注射同种异体细胞可诱发宿主免疫耐受。但如果要维持免疫耐受，嵌合体是必需的，这嵌合体是由遗传背景不同的细胞组成的。

15.4.6.2　口服抗原或可溶性抗原诱发耐受

用口服抗原诱导免疫耐受性，已在动物试验中证明了对多种自身免疫病如糖尿病、类风湿关节炎有明显疗效，并在临床治疗糖尿病，防止 I 型超敏反应等疾病上也已获得成功。

15.4.6.3　过量克隆增生导致耗竭

如可通过小剂量多次注射某种抗原而达到免疫耐受。

15.4.6.4 拮抗肽的错误信号

一些拮抗肽正好与MHC的沟槽相结合，但不活化T细胞，它封闭了T细胞对相关抗原的反应，成为特殊T细胞耐受，见图15-17。

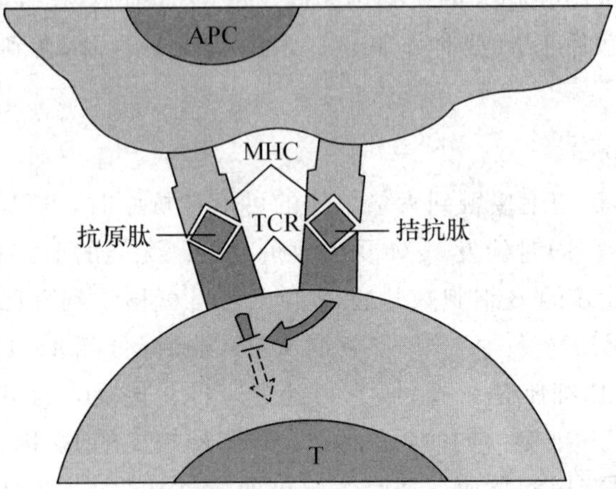

图15-17 拮抗肽抑制T细胞活化，导致T细胞耐受

抗原肽、拮抗肽均与APC表面的MHC结合，TCR与拮抗肽/MHC的反应阻断了抗原肽/MHC反应产生的信号(引自:Roitt I, et al., 1996)

15.4.6.5 免疫偏差

应用免疫偏差的原理可改变或选择适当的免疫反应。严格地讲，免疫偏差不是免疫耐受，而是细胞的生理表现。但应用一定的细胞因子可调控免疫反应的极向性。由于Th1在细胞免疫时是最活跃的细胞，如在异体细胞或组织移植时，用Th2细胞来干扰Th1细胞的功能可能是有效的。因为Th2细胞产生的IL-10可抑制Th1的活性。

15.4.6.6 初始B细胞(naive B cells)产生T细胞耐受

初始B细胞不表达B7因子，因此没有共刺激作用，但可递呈抗原给T细胞，导致T细胞无能。

15.4.6.7 抗T细胞抗体

如对移植物的免疫耐受可使用抗T细胞抗体，特别是抗CD4及CD8抗体用于皮肤移植。

15.5 免疫缺陷及治疗技术

机体免疫系统发育异常或功能障碍，造成免疫功能不全或缺失，称为免疫缺陷。免疫缺陷按其病原分为原发性和继发性两大类。临床表现为反复严重感染，且容易并发恶性肿瘤。对患者除采用抗感染、补充免疫球蛋白或适当的酶等常规治疗方法外，骨髓移植、基因治疗等新技术也正在应用与完善中。

15.5.1 原发性免疫缺陷

原发性免疫缺陷多是遗传基因缺陷导致，免疫系统的任一组成部分都可能发生。包括B

细胞缺陷、T 细胞缺陷、吞噬细胞缺陷和补体缺陷等。其中联合免疫缺陷指同时具有体液免疫和细胞免疫缺陷，以骨髓造血干细胞分化障碍导致者最为典型和严重。婴儿出生后即缺乏 T 细胞和 B 细胞，表现为严重感染，所有免疫功能试验异常，如不治疗往往在 1 周岁内死亡。可用骨髓移植或胚肝及胸腺移植治疗，但也存在致命的移植物抗宿主反应。

15.5.2　继发性免疫缺陷

病原微生物的感染、恶性肿瘤、营养不良和代谢性的疾病以及接受免疫抑制治疗等均可引起继发性免疫缺陷（AIDS）。其表现可以为细胞免疫功能低下，或体液免疫功能低下，或两者都有。临床症状复杂多样，依原发性疾病而异，且与原发疾病互为因果，难以区别。如人类免疫缺陷病毒感染引起的获得性免疫缺陷综合征。HIV 感染后有多方面的复杂反应，其致病机制目前尚未完全了解，已知道的主要有以下几个方面：①由于 CD4 是 HIV 的高亲和性受体，对 $CD4^+$ 免疫细胞的损伤是 HIV 感染的主要后果，宿主 $CD4^+$ T 细胞数目进行性减少、功能缺陷，对抗原刺激的增殖反应低下，细胞因子分泌减少，细胞毒性减弱。②单核巨噬细胞趋化及杀伤能力减弱，分泌细胞因子的能力异常。③缺失了 T 细胞的辅助，B 细胞应答也受到影响，机体免疫系统功能全面下降。另外，由于 CD4 是 MHCⅡ类分子的生理配体，即是 HIV 的包膜糖蛋白 GP120 与 MHCⅡ类分子有交叉抗原（此点已由序列分析得到证实），引起机体的自身免疫，造成多自身成分的免疫损伤。此外，HIV 的基因有高突变率造成抗原性变异，同时还编码超抗原，都使机体难于产生适当的免疫。AIDS 患病者由于免疫功能的严重衰退，导致各种机会性感染和肿瘤。目前还没有发现能治愈 AIDS 的药物，抗 HIV 疫苗也正在实验过程中。

本章小结

抗体是抗原诱导产生并能与之发生特异性结合的免疫球蛋白。按抗体制备方法可把其分为多克隆抗体、单克隆抗体和基因工程抗体。

抗原抗体反应的一般规律有：①特异性；②可逆性；③定比性；④阶段性；⑤条件的依赖性。

抗原抗体反应的类型有：①凝集反应；②沉淀反应；③补体结合反应；④中和试验。

免疫标记技术，某些小分子物质结合到抗原或抗体上，不影响抗原抗体反应，但使抗原抗体反应更容易观察，从而提高检测的灵敏度，称为免疫标记技术。常见的有：①荧光抗体标记技术；②免疫酶技术；③放射免疫技术；④生物素-亲和素免疫技术；⑤金免疫技术；⑥化学发光免疫技术。

免疫电子显微镜技术是将血清学标记技术与电子显微镜技术相结合，用化学方法交联重金属的抗体可以通过电子显微镜定位细胞内的抗原。免疫印迹技术是将 SDS-PAGE 蛋白质电泳的高分辨率和免疫反应的高特异性结合的一种技术。免疫磁珠技术，是一种人工合成的含金属的小颗粒，它既可以和蛋白质（抗体）吸附，也可以被磁铁吸附。经过特定的处理后，可将抗体结合在磁珠上，可与特异性的抗原结合形成免疫复合物，在磁铁磁力的作用下，这种复合物发生力学移动，将磁珠与抗原抗体复合物和其他物质分离。

本章还介绍了免疫耐受的机制、免疫耐受的形成和免疫耐受的维持及终止。另外介绍了 T 细胞的免疫耐受，B 细胞的免疫耐受。

思考题

1. 什么是多克隆抗体？什么是单克隆抗体？单克隆抗体的研究在理论和实践中的重要性是什么？
2. 什么叫人源化抗体？
3. 什么叫抗体库？
4. 什么是嵌合抗体？有何特点？
5. 抗原抗体反应的基本原理是什么？
6. 抗原抗体反应的一般规律是什么？
7. 影响抗原抗体反应的因素有哪些？
8. 什么是凝集反应？其特点是什么？主要类型有哪些？
9. 什么是沉淀反应？其特点是什么？主要类型有哪些？
10. 请比较凝集反应和沉淀反应的异同点。
11. 什么是补体结合试验？基本原理是什么？优点是什么？有哪些不足？
12. 叙述免疫荧光技术的原理和类型。
13. 什么是酶联免疫吸附试验(ELISA)？它有何优点？
14. 什么是放射免疫测定法？
15. 什么是免疫电子显微镜技术？
16. 什么是免疫印迹技术？有何特点？
17. 什么是免疫磁珠技术？有何特点？
18. 什么是人工自动免疫？
19. 活疫苗和死疫苗有何特点？
20. 什么是核酸疫苗和亚单位疫苗？
21. 什么是人工被动免疫？
22. 什么是免疫耐受？免疫耐受的生物学重要意义是什么？
23. 免疫耐受的机制有哪些解释？
24. 什么是免疫缺陷？
25. 原发性免疫缺陷与继发性免疫缺陷有何不同？

参考文献

[1] 牛天贵，贺稚非. 食品免疫学[M]. 北京：中国农业大学出版社，2010：316-339.
[2] 姚如永. 中西医结合实验技术[M]. 北京：科学技术文献出版社，2013：129-130.
[3] 钱旻. 免疫学原理与技术[M]. 北京：高等教育出版社，2011：145-149.
[4] 何华. 生物药物分析[M]. 2版. 北京：化学工业出版社，2014：120-122.
[5] 马兴铭. 医学免疫学[M]. 北京：清华大学出版社，2013：37-38.
[6] 邬于川. 医学免疫学[M]. 北京：科学出版社，2014：232-243.
[7] 杨继文. 病原生物与免疫实验学[M]. 3版. 北京：科学出版社，2013：86-100.
[8] 张丽芳. 医学免疫学[M]. 北京：高等教育出版社，2013：179-182.
[9] 闵航. 微生物学[M]. 杭州：浙江大学出版社，2011：231-235.

第 16 章
免疫技术在食品检测中的应用

本章重点与学习目标

重点：免疫检测技术种类、特点及在食品检测中的应用。

学习目标：掌握免疫检测的种类、原理及特点；熟悉免疫标记技术及其原理；了解免疫新技术在食品检测中的应用。

近年来,一系列食品原料的化学污染,疯牛病、口蹄疫等人畜共患病的暴发,各类食品中毒事件的发生,以及畜牧业中抗生素的滥用等,使得食品安全成为全世界共同关注的焦点。但长期以来,食品在原料供给、生产环境、加工、包装及销售环节的安全管理都存在问题,食品不安全因素贯穿于食品"供应链"的全过程,重大食品安全事故屡有发生:粮食及农作物在不同的生产环节存在农药残留超标;用氯化锌、硫酸铜处理加工山野菜;面粉加工时加入过量的滑石粉;用硫黄熏成"白馒头";海产品用甲醛浸泡;还有"瘦肉精""地沟油""注水肉""垃圾猪""问题多宝鱼""红心鸡鸭蛋""福寿螺"等,这些食品安全事件给广大人民群众造成了严重的影响。食品的安全不仅关系到人民生命安全和身体健康,而且是构建社会主义和谐社会的必然要求。针对这些问题,加强对现代食品安全的检验检疫、监督检测、质量控制,通过检验食品中有害物质含量,以保证食品的安全已越来越紧迫。理想、准确、可靠、方便、快速、经济、安全的检验方法是目前保障消费者权益必不可少的重要措施。

随着科学技术的发展,检验手段与方法的多种多样,检测仪器越来越灵敏,检测方法的检测限也越来越低。抗原抗体相互间的特异结合,为人们提供了一系列十分敏感且专一的免疫学分析方法。随着免疫学技术的迅速发展,单克隆抗体(MAb)的普及应用,以及免疫学技术与其他先进技术的有机结合,已经成为一种极有价值的分析研究工具。该检测技术具有特异性强、灵敏度高、方便快捷、分析容量大、检测成本低、安全可靠等优点,在食品科学研究和食品加工工业中得到了广泛应用。包括主要应用于食品生产和加工(定性或定量检测微生物及其成分、酶等引起的质量问题)、食品安全性(检测病原微生物或其毒素、抗生素、杀虫剂残留以及食品掺假物等)、食品成分(蛋白质、多糖等有重要营养价值的成分)在加工前后的分子水平上的变化及其加工特性的研究。

16.1 食品免疫技术的种类

免疫学检测的对象是具有免疫活性的物体如抗原、抗体和免疫活性细胞等。根据研究应用不同,免疫检测技术分为细胞免疫检测技术和体液免疫检测技术,前者主要用于医学领域;后者除了应用于医学领域外,在农业、食品等领域也得到了广泛的应用。

体液免疫检测技术主要是以抗原抗体的特异性反应为基础。抗原抗体的结合反应是一切免疫测定技术的基础,在此基础上结合一些生化或理化方法作为信号显示或放大系统即可建立免疫测定技术。根据免疫反应过程的不同,免疫学方法包括凝集试验、沉淀反应以及标记免疫技术等。

凝集试验是经典的血清学方法,是细菌、红细胞等颗粒抗原与相应的抗体结合后,在有电解质存在时,抗原颗粒互相凝集成肉眼可见的凝集小块。分为直接凝集试验和间接凝集试验。

沉淀反应是可溶性抗原(如细菌的外毒素、内毒素、菌体裂解液、病毒的可溶性抗原、组织浸出液等)与相应的抗体结合,在适量电解质的存在下,形成肉眼可见的白色沉淀。

免疫学技术用于食品检测方面主要是免疫标记技术,免疫标记技术是将标记技术与抗原抗体反应的免疫化学技术结合,分别用荧光素、酶、放射性核素标记抗体或抗原进行抗原抗体反应。免疫技术与其他技术相组合产生了更多更为精巧、特异、灵敏的免疫学检测方法,如免疫 PCR、免疫核酸探针、免疫传感器等新的免疫学技术。免疫学技术的分类如表 16-1 所示。

表 16-1　免疫测定方法的分类

分类	免疫学方法	分类	免疫学方法
凝集试验	直接凝集试验	标记免疫技术	免疫荧光技术
	间接凝集试验		免疫酶技术
沉淀反应	免疫扩散试验		放射免疫技术
	免疫电泳试验		化学发光免疫技术
	对流免疫电泳		免疫胶体金技术
	火箭免疫电泳		脂质体免疫技术
	双向电泳试验	其他免疫技术	免疫 PCR 技术
	环状沉淀试验		免疫核酸探针技术
			免疫亲和色谱技术
			免疫印迹技术
			免疫微粒技术
			流动注射免疫分析
			电化学免疫技术

16.2　免疫荧光技术在食品检测中的应用

免疫荧光技术(immunofluorescence technique)是标记免疫技术中发展最早的一种。20 世纪 40 年代初,Coons 等采用了异硫氰酸荧光素标记抗体检测小鼠组织切片中的可溶性肺炎球菌多糖抗原。

免疫荧光技术是在免疫学、生物化学和显微镜技术的基础上建立起来的一项技术,是免疫学反应的特异性与荧光技术的敏感性相结合的一种方法。免疫荧光技术包括荧光抗体技术和荧光抗原技术,荧光色素不但能与抗体球蛋白结合,用于检测或定位各种抗原,也可以与其他蛋白质结合,用于检测或定位抗体,但是在实际工作中荧光抗原技术很少应用,所以人们习惯称为荧光抗体技术,或称为免疫荧光技术。

16.2.1　荧光物质

16.2.1.1　荧光色素

许多物质都可产生荧光现象,但并非都可用作荧光色素。只有那些能产生明显的荧光并能作为染料使用的有机化合物才能称为免疫荧光色素或荧光染料。常用的荧光色素有:

(1)异硫氰酸荧光素。为黄色或橙黄色结晶粉末,相对分子质量为 389,易溶于水或酒精等溶剂。最大吸收光波长为 490～495 nm,最大发射光波长 520～530 nm,呈现明亮的黄绿色荧光。有两种同分异构体,其中异构体Ⅰ型在效率、稳定性、与蛋白质结合能力等方面都更好,在冷暗干燥处可保存多年,是应用最广泛的荧光素。其主要优点是:①人眼对黄绿色较为敏感;②通常切片标本中的绿色荧光少于红色。

(2)四乙基罗丹明。为褐红色粉末,相对分子质量为 580,不溶于水,易溶于酒精和丙酮。性质稳定,可长期保存,最大吸收光波长为 570 nm,最大发射光波长为 595～600 nm,呈橙色荧光。

(3)四甲基异硫氰酸罗丹明(fluorescein isothiocyanate,FITC)。紫红色粉末,相对分子质量为443,性能比较稳定。最大吸收光波长为550nm,最大发射光波长为620nm,呈橙红色荧光。与异硫氰酸荧光素(fluorescein isothiocyanate,FITC)的黄绿色荧光对比鲜明,可配合用于双重标记或对比染色。

16.2.1.2 其他荧光物质

(1)酶作用后产生荧光的物质。某些化合物本身无荧光效应,一旦经酶作用便形成具有强荧光的物质。例如,4-甲基伞酮-*β*-*D* 半乳糖苷受 *β*-半乳糖苷酶的作用分解成 4-甲基伞酮,后者可发出荧光,激发光波长为 360 nm,发射光波长为 450 nm。

(2)镧系螯合物。某些 3 价稀土镧系元素如铕(Eu^{3+})、铽(Tb^{3+})、铈(Ce^{3+})等的螯合物经激发后也可发射特征性的荧光,其中以 Eu^{3+} 应用最广。Eu^{3+} 螯合物的激发光波长范围宽,发射光波长范围窄,荧光衰变时间长,最适合用于分辨荧光免疫测定。

16.2.2 荧光抗体的制备

16.2.2.1 抗体的提纯

用于荧光素标记的免疫血清,需提纯后使用,这样不但可以提高抗体的效价,而且还可以排除 γ-球蛋白以外的蛋白质,减少非特异性荧光的出现。在免疫荧光技术中所应用的特异性抗体,主要是 IgG 类,其提纯方法很多,但以饱和硫酸铵盐析法比较简便,也可用分子筛层析法以及离子交换层析法等,或先用盐析法精提,然后再经过层析柱进一步纯化。

16.2.2.2 荧光色素的标记

FITC 含有异硫氰基,在碱性条件下能与 IgG 的自由氨基(主要是赖氨酸的 ε-氨基)结合,形成荧光抗体结合物。一个分子的 IgG 有 86 个赖氨酸残基,但一般最多只能标记 15～20 个。FITC 标记的方法很多,有直接标记、透析法等。

(1)直接标记法。取抗体球蛋白溶液 10 mL,碳酸盐缓冲液 3 mL,生理盐水 16 mL,混合,在 4℃电磁搅拌下加 FITC 3 mg(先溶解在 3 mL 缓冲液中),在 4℃中继续搅拌 4～6 h,将结合物通过已平衡好的 Sephadex G25 柱,以除去未结合的游离荧光素。

(2)透析标记法。将抗体球蛋白溶液用碳酸盐缓冲液(0.25 mol/L,pH 9.0)调为 1%(*W*/*V*),并装入透析袋中,按蛋白质量的 1/20 称取 FITC 溶于 10 倍抗体溶液量的碳酸盐缓冲液中,将透析袋浸没于 FITC 液中,于 4℃搅拌 16～18 h 取出透析袋于 0.01 mol/L,pH 7.2 的 PBS 中透析 4 h,将结合物通过已平衡好的 Sephadex G25 柱,去除游离荧光素。

16.2.2.3 标记抗体的纯化

抗体标记以后,应立即进行纯化处理,以消除或降低非特异性染色和特异交叉染色。

16.2.2.4 标记抗体的鉴定

经过以上各种程序所获得的精制荧光抗体,使用前须做特异性测定、敏感性鉴定以及纯度测定后,才可正式用于荧光抗体染色。

16.2.3 标本的制作

在荧光抗体试验中,检测标本的固定不仅使标记的抗体易于接近抗原,利于发生反应,同时还保护其自然形态和位置。因此，根据所研究的抗原和组织细胞种类的不同，相应地采用不同的固定方法。应用最广泛的固定液是丙酮和 95%乙醇。切片标本大多用乙醇固定，组织培养标本主要用丙酮固定。固定的温度和时间变化很大，温度从 −70～37℃都有应用，时间一般在 30 min。固定后应立即用 PBS 液反复冲洗，干后即可用于染色。

16.2.4　荧光抗体染色

16.2.4.1　直接染色法

①于标本片上滴加适当稀释的荧光抗体，置于湿盒内，37℃反应 30 min 后取出。

②先以 pH 7.2 的 PBS 冲洗，以自来水冲洗 5 min 左右，最后以蒸馏水冲洗，自然干燥或吹干。

③滴加缓冲甘油封片(无荧光甘油 9 份，pH 7.2 的 PBS 1 份)镜检。

④对照的设立。

本底自发荧光对照：已知抗原标本加 1～2 滴 PBS 或不加，应无荧光出现。

抗原对照：已知抗原加正常同种动物标记球蛋白溶液染色，应无荧光。

阻抑试验：标本滴加同种未标记抗体反应 30 min 后，再加标记抗体，镜检应无荧光现象。

种属抗原染色：标记抗体与种属抗原标本染色，应无荧光出现。

阳性对照：标记抗体与已知抗原染色，应呈强荧光反应。对照染色可根据条件适当选择。

16.2.4.2　间接染色法

①标本经固定后，于被检标本上滴加已知未标记的抗体(或抗原)置于湿盒，37℃ 30 min。

②先以 pH 7.2 的 PBS 冲洗，然后浸泡于 3 缸 PBS 中，每缸 3 min 并注意振荡。

③弃掉 PBS，用吸水纸吸干。

④滴加相应的抗球蛋白荧光抗体，置于湿盒 37℃ 30 min。

⑤以上以 PBS 浸洗 3 次，最后用蒸馏水洗 1 次，缓冲甘油封片后镜检。

⑥对照染色：

a. 被检标本加抗球蛋白荧光抗体，应无荧光出现。

b. 标本先以相应正常动物的血清处理 30 min，水洗后再以抗球蛋白抗体染色，应无荧光出现。

c. 阳性对照。已知阳性标本加相应的特异性免疫血清，然后再以抗球蛋白荧光抗体染色，应出现特异的明亮荧光。

16.2.5　荧光显微镜检查

标本染色后立即观察，因时间久了荧光会逐渐减弱。荧光显微镜所看到的荧光图像，一是具有形态学特征，二是具有荧光的颜色和亮度，在判断结果时，必须将二者结合起来综合判断。

16.2.6　免疫荧光技术的新发展

16.2.6.1　时间分辨荧光免疫分析技术(TRFIA)

时间分辨荧光免疫分析技术(time-resolved fluoroimmunoassay，TRFIA)是 20 世纪 80 年代中期在荧光分析(FIA)的基础上发展起来的一种新的荧光标记技术。它利用了具有独特荧光特性的镧系元素及其螯合物为示踪物，标记抗体、抗原、激素、多肽、蛋白质、核酸探针及生物细胞，以代替传统的荧光物质、酶、同位素、化学发光物质，扫描二维码 16-1 了解时间分辨荧光免疫分析原理。用时间分辨荧光免疫分析检测仪测定反应产物中的荧光强度，根据产物荧光强度和相对荧光强度的比值，准确地测定反应体系中被分析物的浓度。与传统的酶免疫法（EIA）、放射免疫分析法（RIA）相比，它具有很多优点：灵敏度高达 10^{-19}；稳定性好，克服了酶和放射性荧光物质的不稳定性；动态范围宽；无放射性危害等。时间分辨荧光分析目前被公认为是灵敏度最高的分析方法之一。

二维码 16-1　时间分辨荧光免疫分析原理

16.2.6.2　荧光偏振免疫测定

荧光偏振免疫测定是一种利用物质分子在溶液中旋转速度与分子大小呈反比的特点对荧光抗体进行检测的技术，是一种均相竞争荧光免疫分析法，扫描二维码 16-2 了解荧光偏振免疫分析。荧光素（FITC）标记的小分子抗原和待测标本中小分子抗原与相应抗体发生竞争性结合反应，经 490 nm 激发光作用下，发射出的荧光经过偏振仪形成 525～550 nm 的偏振光，这一偏振光的强度与荧光素受激发时分子转动的速度成反比，游离的荧光素标记抗原，分子小，转动速度快，激发后发射的光子散向四面八方，通向偏振仪的光信号很弱；而与抗体大分子结合的荧光素标记抗原，因分子大，分子的转动慢，激发后产生的荧光比较集中，偏振光信号比未结合时强得多。因此，待测抗原越少，与抗体竞争结合的量越少，而荧光标记抗原与抗体结合量就越多，当激发光照射时，荧光偏振的程度越强，故荧光偏振信号强。近年来，国外有关应用于农药残留量分析、环境和食品监测等方面的荧光偏振免疫分析法（fluorescence polarization immunoassay，FPIA）方法的报道逐年增加并已逐步推广应用。

二维码 16-2　荧光偏振免疫分析

16.2.7　免疫荧光技术在食品检测中的应用

16.2.7.1　食品中农药残留的检测

自 20 世纪 80 年代开始，免疫学技术在食品农药残留检测中得到了较为成功的应用。在农药残留检测中应用较多的是免疫荧光技术中的极化荧光免疫技术。FPIA 是以一种荧光团的物质标记农药，形成荧光团标记半抗原，当这种标记抗原和特异性抗体反应时，荧光极化增强，通过测定增强的极化荧光就可以测定抗原抗体反应。在测定农药残留时，样品提取物中如有农药存在，则可以和标记荧光团的农药竞争抗体结合位点，从而减少标记抗原与抗体的结合，这样荧光极化就减少，样品中农药残留越多，荧光极化减少越大，反之亦然。用 FPIA 测定 2,4-丙酸的检测范围是 0.01～100 μg/mL；检测西玛津的范围是 3～1 000 μg/L；检测 3,5,6-三氯-2-吡啶醇的范围是 0.1～10 μg/L。

16.2.7.2　食品中生物毒素的检测

免疫荧光技术在食品生物毒素检测中应用较多的是时间分辨荧光免疫分析技术（TR-FIA）。Lei 等利用 TRFIA 技术对微囊藻毒素进行检测，检测范围为 0.01～10 ng/mL，灵敏度是ELISA的20倍，大大优于ELISA方法，并且有很高的重复性和准确性。黄飚等也利用TRFIA技术建立快速、高灵敏度的赭曲霉毒素A(OTA)全自动检测方法。研究表明，OTA-TRFIA是目前报道的OTA检测中最灵敏的方法，该分析方法稳定性好，可测范围宽，具有很好的应用前景。

16.2.7.3　食品中有害金属物质的检测

利用激光-时间分辨荧光测定食品中有害金属物质目前国内外有一定报道。于水等建立了Al、Zn、Mg、Cd的测定方法。Dang等利用激光-时间分辨荧光分析仪对微量物质进行检测，该方法干扰小，灵敏度高，可用于食品和环境中有害金属物质、功能因子以及有害物质的微量检测。

16.2.7.4　食品中致病微生物的检测

Escherichiacoli O157:H7会引起出血性大肠炎和溶血性尿毒症综合征。Yu等运用TR-FIA技术测定苹果汁中*Escherichiacoli* O157:H7的数量，最低检测量达到101 CFU/mL，并且当大量的*Escherichiacoli* K-12共存时，也不会影响*Escherichiacoli* O157:H7的检测灵敏度，证明用TRFIA技术特异性高，能够针对不同菌种进行检测，而不互相干扰；检测时间短，直接检测时间只要2 h。陈富超等采用间接免疫荧光技术测定抗伤寒、副伤寒沙门菌抗体，证明该方法具有灵敏、快速和早期检出的优点，可作为临床诊断伤寒和副伤寒的备选方法。国内曾使用沙门菌A-F群或A-61群多价诊断血清制备的荧光抗体检测样品中的沙门菌，与常规方法相比阳性符合率约为90%，具有快速、灵敏等优点，说明了FIA在食品微生物检测中的应用。

1.实验材料

抗原：沙门菌，37℃培养16～18 h的肉汤培养物(试管)。

荧光抗体：沙门菌免疫荧光抗体(工作稀释度，即染色效价如1:8或1:16)。

试剂：克氏固定液(乙醇:三氯甲烷:甲醛=6:3:1)、95%乙醇、pH 7.5的0.01 mol/L的磷酸盐缓冲液(PBS)、pH 9.0的0.5 mol/L碳酸盐缓冲液、无荧光缓冲甘油(9份甘油加1份pH 9.0的0.5 mol/L碳酸盐缓冲液)。

2.仪器与其他用具

带圆格(直径为5 mm)的载玻片、接种环、荧光显微镜、有盖搪瓷盘、纱布、温箱。

3.实验流程

制片→固定→洗片→荧光抗体染色→洗片→封片→荧光显微镜观察。

4.操作步骤

制片：接种环挑取沙门菌肉汤培养液均匀涂布于直径5 mm的圆圈内，晾干。

固定：将片浸入克氏固定液中固定3 min后，用95%乙醇漂洗，晾干。

荧光抗体染色：在涂片上滴加经稀释至染色效价如1:8或1:6的沙门菌免疫血清荧光抗体，置入能保持潮湿的有盖瓷盘(内置3～4层纱布)中，于37℃染色15～30 min。

洗片：取存留的荧光抗体，将涂片浸入pH 7.5的PBS中洗两次，摇荡，每次5 min，再用蒸馏水洗1 min，除去盐结晶。

封片：片自然晾干，加无荧光缓冲甘油，盖上盖玻片备检。

镜检观察：染色后的标本置荧光镜下观察，先用低倍镜选择适当的标本区，然后换高倍物镜观察。以油镜观察时，可用缓冲甘油代替香柏油。

5. 结果与报告

记录实验结果和主要现象。实验结果按 5 级荧光强度（－，1＋，2＋，3＋，4＋）判定，标准如下：

4＋：最强荧光，表现为明亮黄绿色，菌细胞轮廓清晰，菌中央明显发暗，衬出闪耀的荧光环。

3＋：强荧光，黄绿色，菌轮廓清晰，中央暗，有明显荧光环。

2＋：灰绿荧光，菌轮廓不太清晰。

1＋：微弱荧光，菌轮廓与中心分不清。

－：模糊的灰暗荧光或完全无荧光。

阳性结果的标准：在 100× 物镜下可看到 1 个菌以上，且形态典型，亮度为 3＋～4＋之间；或菌量较多，形态典型，亮度为 2＋。

16.3 酶免疫技术在食品检测中的应用

酶免疫技术是 20 世纪 60 年代在免疫荧光和组织化学基础上发展起来的一种新技术，最初是用酶代替荧光素标记抗体作为生物组织中抗原的鉴定和定位。酶免疫技术按照应用目的，可分为酶免疫组织化学技术（enzyme immunohistochemistry，EIH）和酶免疫测定技术（enzyme immunoassay，EIA）：前者主要用于组织切片或其他标本中抗原的定位；后者主要用于液体标本中抗原（抗体）的定性和定量。酶免疫测定技术（EIA）可根据抗原抗体反应后是否需要将游离的和与抗原（抗体）结合的酶标记物分离，而分为均相和非均相两种类型。非均相法较常用，包括液相免疫测定法与固相免疫测定法。固相免疫测定法的代表技术是酶联免疫吸附技术（enzyme linked immunosorbent assay，ELISA）。目前酶联免疫吸附试验（ELISA）是食品检测中最常用的免疫技术之一，其基本过程是将抗原（或抗体）吸附于固相载体，在载体上进行免疫酶染色，底物显色后用肉眼或分光光度计判定结果。

16.3.1 ELISA 免疫测定常用的酶及底物

标记酶的选择条件：活性高，分解底物的能力强；特异性强；与抗原抗体结合后仍保持酶的活性；与底物作用可以显色；纯度高；可溶性（水溶性）好，在溶液中稳定；测定方法简单；酶来源方便、价格低廉等。目前，应用较多的酶有辣根过氧化物酶（HRP）、碱性磷酸酶（AKP）、β-半乳糖苷酶、葡萄糖氧化酶，其中以 HRP 最为常用，因其具有活力高、稳定、分子质量小、易提纯等优点。ELISA 免疫分析中常用的酶见表 16-2。

表 16-2 ELISA 免疫分析中常用的酶

酶	来源	最适 pH	分子质量/ku	底物/显色系统及测定波长
辣根过氧化物酶（HRP）	辣根	5～7	40	H_2O_2/OPD(492 nm)，H_2O_2/ODA(460 nm)
碱性磷酸酶（AKP）	牛肠	9～10	100	H_2O_2/ABTS(405 nm)，H_2O_2/TMB(450 nm)
β-半乳糖苷酶	*E. coli*	6～8	540	PNP(504 nm)
葡萄糖氧化酶	曲霉	4～7	186	ONPG(420 nm)葡萄糖＋HRP 色原底物

OPD：邻苯二胺；ODA：邻联茴香胺；ABTS：2，2′-边氮基-双（3-乙基苯并噻吡咯啉-6 磺酸）；PNP：4-硝基酚磷酸盐；ONPG：硝基酚半乳糖苷；TMB：四甲基联苯胺

16.3.2 ELISA 技术类型

酶联免疫吸附试验的主要技术类型有双抗体夹心法、间接法、直接竞争法、捕获法等。

16.3.2.1　双抗体夹心法

双抗体夹心法(sandwich ELISA 法)用于检测抗原。它是利用待测抗原上的两个抗原决定簇 A 和 B 分别与固相载体上的抗体 A 和酶标记抗体 B 结合,形成抗体 A-待测抗原-酶标抗体 B 复合物,复合物的形成量与待测抗原含量成正比,属于非竞争性反应类型。操作步骤如图 16-1 所示,用已知特异性抗体包被固相载体→加待检标本,经过温育使相应抗原与固相抗体结合;洗涤,除去无关的物质→加酶标特异性抗体,与已结合在固相抗体上的抗原反应;洗涤,除去未结合的酶标抗体→加底物显色,终止反应后,目测定性或用酶标仪测量光密度值进行定量测定。

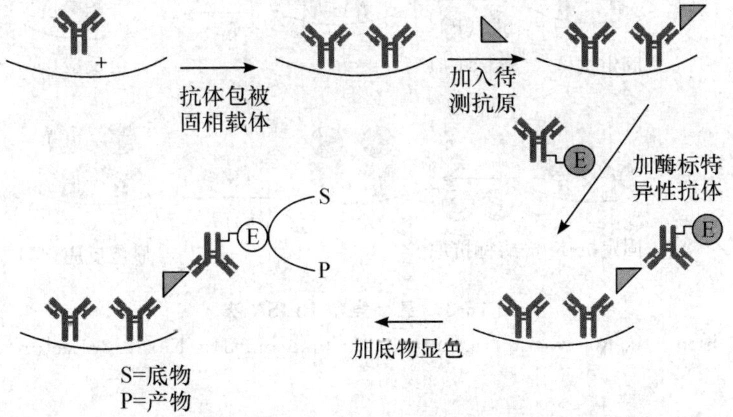

图 16-1　ELISA 夹心法

(改自 http://coewww. rutgers. edu/classes/bme/bme315/Elisa%20Lecture. ppt)

16.3.2.2　间接法

间接法用于测定抗体,是将已知抗原连接在固相载体上,待测抗体与抗原结合后再与酶标二抗结合,形成抗原-待测抗体-酶标二抗的复合物,复合物的形成量与待测抗体量成正比,属于非竞争性反应类型。操作步骤如图 16-2 所示,用已知抗原包被固相载体→加待检标本,经过温育(37℃ 2 h),使相应抗体与固相抗原结合,洗涤→加酶标抗抗体,再次温育(37℃ 2 h)与固相载体上抗原抗体复合物结合,洗涤→加底物显色,终止反应后,目测定性或用酶标仪测光密度值定量测定。

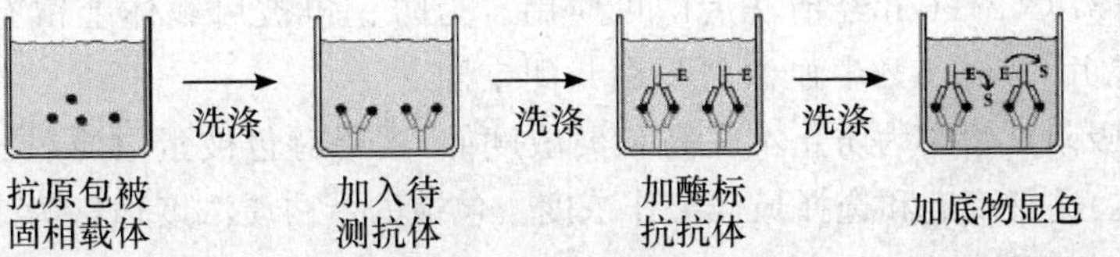

图 16-2　间接 ELISA 法

(改自 http://coewww. rutgers. edu/classes/bme/bme315/Elisa%20Lecture. ppt)

16.3.2.3 直接竞争法

直接竞争法既可用于检测抗原又可用于检测抗体。它是用酶标抗原(抗体)与待测的非标记抗原(抗体)竞争性地与固相载体上的限量抗体(抗原)结合,待测抗原(抗体)多,则形成非标记复合物多,酶标抗原与抗体结合就少,也就是酶标记复合物少,因此,显色程度与待测物含量成反比。操作步骤如图 16-3 所示,用已知特异性抗体包被固相载体→测定管加待测抗原和一定量的酶标抗原,经过温育,使二者与固相抗体竞争结合→对照管只加一定量酶标抗原与固相抗体直接结合,分别洗涤,除去未结合的成分→加底物显色,对照管由于只加酶标抗原,与固相抗体充分结合,故分解底物显色深;测定管的显色程度则随待测抗原和酶标抗原与固相抗体竞争结合的结果而异。

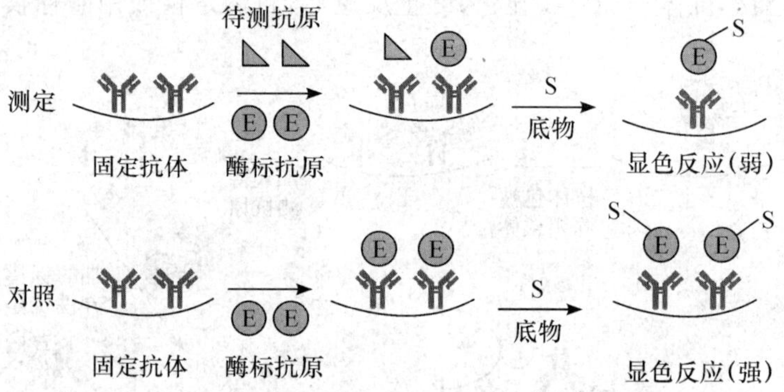

图 16-3 直接竞争 ELISA 法

(改自 http://coewww.rutgers.edu/classes/bme/bme315/Elisa%20Lecture.ppt)

16.3.3 ELISA 基本操作步骤

16.3.3.1 固相载体

ELISA 中最常用的固相载体用聚苯乙烯制备,可制成微量反应板、小试管和小株,现多用微量反应板,它吸附性能好、空白值低、孔底透明度高、批间稳定性好、价格低廉且易于与自动化仪器配套。另外,聚乙烯、聚氯乙烯酰胺等塑料制品也有使用。除塑料外,还可使用膜载体(如硝酸纤维素膜)、磁化微颗粒等。

16.3.3.2 包被

固相包被物的制备方法可以是吸附或化学偶联。用于包被的抗原或抗体,必须能牢固地吸附在固相载体的表面,并保持其免疫活性。用聚苯乙烯作载体包被抗原(抗体)常用吸附的方法,4℃过夜或 37℃ 2～6 h 经清洗后即可应用。为防止包被后载体上留有未包被的空隙而导致本底过高,常用 1%～5%牛血清白蛋白封闭空隙。

在酶联免疫吸附试验中为防止本底高和灵敏度低,需要对包被蛋白质(抗体或抗原)和酶标抗体(抗原或二抗)进行滴定和选择最佳工作浓度。包被的蛋白质浓度通常为 1～10 mg/mL,但个别蛋白质最适浓度可能很大;高 pH 和低离子强度缓冲液一般有利于蛋白质包被,通常用 0.1 mol/L,pH 9.6 的 Na_2CO_3 缓冲液作包被液,但不少蛋白质可以在弱碱性条件下有效地包被在塑料表面,所以亦可以用 0.02 mol/L,pH 8.0 的 Tris-HCl 缓冲液,但包被时间可能稍长。

16.3.3.3　洗涤

在 ELISA 的整个过程中，需要进行多次洗涤，目的是洗去反应液中没有与固相抗原或抗体结合的物质，以及在反应过程中非特异性吸附于固相载体的干扰物质。通常采用含助溶剂吐温 20(终浓度为 0.05%)的 PBS 作为洗液，洗涤的次数一般为 3～4 次，每次 3 min，倒空用滤纸吸干。

16.3.3.4　底物显色

常用底物是邻苯二胺(OPD)，产物呈棕色，可溶，敏感性高，但是对光敏感，应避光进行显色反应。底物溶液应新鲜配制，底物显色以室温 20～30 min 为宜，反应结束，加浓硫酸终止反应。

16.3.3.5　结果判定

ELISA 实验结果可用肉眼观察，也可用酶标仪测定。欲获精确实验结果，需用酶标仪来测量光密度，所用波长随底物而异。用"＋"或"－"表示，超过规定吸收值(0.2～0.4)的标本均属阳性，此规定的吸收值是根据事先测定大量阴性标本取得的，是阴性标本的均值加两个标准差；直接以吸收值表示，吸收值越大，阳性反应越强，此数值是固定实验条件下得到的结果，而且每次都伴有参考标本；以终点滴度表示，将标本稀释，最高稀释度仍出现阳性反应(吸收值仍大于规定吸收值时)，为该标本的滴度；以 P/N 表示，求出该标本的吸收值与一组阴性标本吸收值的比值，大于 1.5 倍、2 倍或 3 倍，即判为阳性。

16.3.4　酶免疫技术的发展

酶免疫技术自诞生以来，就不断得到改进，特别是在操作过程的自动化和提高灵敏度方面取得很大的进展。

16.3.4.1　斑点-ELISA

斑点-ELISA 是用对蛋白质有极强吸附力的硝酸纤维素膜代替塑料制品作为固相载体，酶作用底物后在硝酸纤维素膜上形成有色沉淀而使膜着色。其灵敏度可达纳克水平，试剂用量小，不需其他设备条件。

16.3.4.2　免疫印迹法

免疫印迹法是将电泳与 ELISA 结合起来的一种方法。它的方法分为电泳、转印、酶免疫测定 3 个阶段。免疫印迹法结合了电泳的高分辨率和酶免疫测定的高敏感性和特异性，是一种能用于分析样品组分的免疫学测定方法。

16.3.4.3　化学发光酶免疫测定

化学发光免疫测定(chemiluminescent immunoassay，CLIA)是免疫测定技术继酶免技术(EIA)、放免技术(RIA)、荧光免疫技术(FIA)和时间分辨荧光免疫技术(TRFIA)之后发展的一项新兴测定技术。其基本原理是将化学发光系统与免疫反应相结合，以检测样本中的抗原或抗体，由于它既具有免疫反应的高度特异性，又具有发光反应的高敏感性，且对环境公害小，因此近年来已被国内外临床实验室及科研单位广泛应用于各种激素、特种蛋白及药物的监测和分析。化学发光分析技术根据其标记物的不同可大致分为 3 大类：化学发光酶免疫测定、化学发光标记免疫测定、电化学发光免疫测定。

化学发光酶免疫测定(chemiluminescent enzyme immunoassay,CLEIA)从标记物性质来看应属酶免疫测定。CLEIA 测定中的两次抗原抗体反应步骤均与酶免疫测定相同,仅最后一步酶反应所用的底物为发光剂而非显色剂。

16.3.4.4 BAS-酶联免疫吸附试验

BAS-酶联免疫吸附试验是将生物素-亲和素(BAS)放大系统与 ELISA 结合起来的一种技术。生物素(B)是一种小分子的生长因子,有两个环状结构,其中一个可以和亲和素结合,另一个可以和包括酶、抗原(抗体)的多种物质结合。亲和素(A)又称卵白素,有 4 个亚基,都可与生物素稳定结合,此为放大系统的关键,即有 1 个亲和素就能结合 4 个生物素,亲和素也可被酶标记。这种通过 BAS 放大作用可将更多的酶聚集在固相载体上,使酶免疫技术检测的灵敏度进一步得到提高。

16.3.4.5 脂质体免疫技术

具有荧光性的物质或酶活性物质包裹于脂质体中,再在脂质体上连接特异抗体,当脂质体上抗体与特异性抗原结合后,脂质体破裂,释放出荧光素,测其荧光强度,即可求出抗原含量。该法可用于定性或定量分析,操作快速而简便。

16.3.5 酶联免疫技术在食品检测中的应用

16.3.5.1 食品中农药残留的检测

随着农药品种和用量的不断增加,环境污染越来越严重,食品安全受到威胁。常用于农药残留分析的酶免疫技术(EIA)用于食品农药残留检测,所需设备简单或者不需检测设备,样品前处理程序简化:液体食品,如牛奶、果汁、菜汁等通常不需前处理,可直接取样检测;固体食品,如谷物等经抽提剂抽提、浓缩并重新溶于水溶液中即可取样检测,可在几十分钟至几个小时内完成多批次样品检验(如用 96 孔微量酶标板法可同时完成 44 批次样品的检测),检验成本低非常适合于现场应用。自 20 世纪 80 年代开始尝试把 ELISA 应用于食品农药残留检测以来,到目前国内外已有大量文献报道。1992 年,国内刘长武等首先报道了制备对硫磷的抗体,随后国内学者相继进行了阿维菌素、氯黄隆、杀虫脒、甲胺磷、克百威等农药的免疫分析。检测的食品范围包括水果、蔬菜、饮料、啤酒、葡萄酒、鱼、肉、猪油、奶、植物油、蜂蜜、豆类、谷物及谷物加工产品等。目前国外已经研制出几十种农药的酶免疫试剂盒,包括有机磷、氨基甲酸酯类、硫代氨基甲酸酯类、有机氯类、三嗪类、拟除虫菊酯类及酰胺类等。免疫检测试剂盒使用简便快捷,样品不需要净化或只需简单的净化。表 16-3 是各种农药残留的酶免疫分析的检测范围,达到 50%的竞争抑制时对应的抗原浓度(IC_{50})或者检测极限(DL)。

目前 ELISA 应用于食品农药残留免疫检测尚存在一定局限性,也不可能替代传统的色谱分析技术。但 ELISA 分析技术自身优势和在方法上的不断完善,尤其是随着亲和力强、特异性高的标准化抗体生产技术的突破,ELISA 检测技术会成为食品农药残留和食品安全质量控制的有效快速检测手段。

表 16-3　常见农药的 EIA 检测范围

农药类别	农药名称	抗体类型	测定样本	检测限
杀虫剂	氰戊菊酯	多抗	水	0.1～4.8 μg/L
	右旋反苄呋菊酯	单抗	谷物及其加工产品	10～80 μg/kg
	苯醚菊酯	单抗	谷物及其加工产品	10～80 μg/kg
	氯苯醚菊酯	单抗	谷物及其加工产品	10～80 μg/kg
	菊酯(总量)	多抗	肉类	50～500 μg/kg
	西维因	多抗	奶、蜂蜜、肉类、水	50～500 μg/kg
	呋喃丹	多抗	肉类	0.01 mg/kg
	甲胺磷	多抗	蔬菜、谷物	0.03～500 ng/g
	对硫磷	多抗、单抗	水	0.28～20 ng/mL
	杀螟松	多抗、单抗	谷物	80～100 μg/kg
	甲基嘧啶硫磷	多抗	谷物	30 μg/kg
杀菌剂	多菌灵	多抗	果汁、水	0.1～300 ng/mL
	百菌清	多抗、单抗	水果	100 μg/kg
	克菌丹	多抗	水果	0.67 mg/kg
	噻菌灵	多抗、单抗	果汁、蔬菜	9～20 ng/g
	异菌脲	多抗	啤酒、果汁	0.15～10 μg/L
	硝基唑	单抗	肝	20 μg/kg
	福美双	多抗	叶类蔬菜	5 ng/g
除草剂	草甘膦	多抗	水	0.076 mg/mL
	百草枯	多抗	肉制品	2.5 μg/kg
	2,4-D	多抗	奶制品、水	1～50 ng/mL
	阿特拉津	多抗	奶、果汁、玉米	0.5～2 μg/kg
	麦草畏	多抗	水	0.23 mg/L
	西玛津	多抗	水	1～10 ng/mL
	莠去津	多抗	水	0.01 ng/mL
	吡草胺	单抗	水	0.05～0.1 ng/mL
生长调节剂	抑芽丹	单抗	马铃薯	100 μg/kg
	伏虫脲	多抗	奶制品	2 μg/kg
	甲氧保幼激素	多抗	谷物及制品	60 μg/kg

16.3.5.2　食品中兽药残留的检测

随着半自动和自动化 ELISA 分析仪的日趋成熟以及商品试剂盒问世，ELISA 技术在兽药残留检测中的应用也越来越广泛。目前市面上对抗生素检测商品化的 ELISA 试剂盒很多，如英国的 Randon 公司、德国的 R-Biopharm 公司、意大利 Tecna 以及美国的 IDEXX 公司的产品。免疫分析技术已经用于氨基糖苷类、β-内酰胺类、氯霉素、四环素和磺胺类、激素、β-兴奋剂等药物的测定。表 16-4 是部分常见兽药的 ELISA 检测范围。

表 16-4 常见兽药的 ELISA 检测范围 μg/kg 或 μg/L

药品名称	样品	样品处理方法	检测限
氯霉素	猪肉	乙酸乙酯提取，固相萃取	5
磺胺嘧啶	猪胆汁和尿	直接测定	32～36
磺胺二甲嘧啶	猪肉	缓冲液提取	20
磺胺二甲嘧啶	猪肉、肝	基质固相分散法	5
磺胺二甲嘧啶	猪血清	直接测定	10
磺胺噻唑	蜂蜜	水稀释	300
克伦特罗	动物组织	酶解，免疫亲和柱净化	0.5
克伦特罗	牛肝	基质固相分散法	0.5
克伦特罗	家禽组织	免疫亲和柱净化	0.5
雷托帕明	牛尿	离心、酶解、水稀释	1.9～2.1
沙丁胺醇	动物肝	酶解，加 HCl 固相萃取	1
β-兴奋剂	牛尿	固相萃取柱净化	1
β-兴奋剂	尿	缓冲液稀释离心	0.05
β-兴奋剂	尿	酶解、离心、液液分配	0.05

16.3.5.3 食品中生物毒素的检测

黄曲霉毒素(AFT)主要是由黄曲霉和寄生曲霉等真菌产生的有毒次生代谢物，在世界不同地区黄曲霉毒素污染已导致严重的食品安全问题。1977 年，La Well 首先采用了 ELISA 法来检测黄曲霉毒素，利用小分子黄曲霉毒素 B_1 结合蛋白质免疫动物得到抗黄曲霉毒素 B_1 的免疫球蛋白(抗体)，并合成了酶标黄曲霉毒素 B_1 结合物，建立了直接竞争 ELISA 检测黄曲霉毒素 B_1 法。随后，美国学者朱繁生教授、英国学者 Morge 教授分别改进了直接法并建立了间接竞争 ELISA 法。Anna，Yu，Kolosova 等运用 ELISA 方法检测黄曲霉毒素 B_1，检测范围 0.1～10.0 ng/mL，IC_{50} 0.62 ng/mL，从大米样品中的回收率为 94%～113%。我国《食品卫生理化检验方法》的国家标准中，黄曲霉毒素的检测用间接竞争法，最低检出浓度可达 0.01 μg/kg。

采用 ELISA 法测定的真菌毒素还有：黄曲霉毒素 M_1、赭曲霉素、呕吐毒素、T-2 霉素和玉米赤霉烯酮(F-2)。另外，ELISA 还应用于微生物毒素(如金黄色葡萄球菌肠毒素等)、藻毒素和贝毒等其他生物毒素。近十几年来国内用于生物毒素检测的 ELISA 方法得到迅速发展，已有多种 ELISA 诊断试剂盒用于分析不同的毒素。

16.3.5.4 食品中有害微生物的检测

由于食品种类繁多，加工储藏条件的不同，加上致病微生物种类也很多，不能用少数几种方法将多种致病菌全部检出，所以在食品致病菌检验时，不可能将所有的病原菌都作为重点检查，只能根据不同食品的特点或者地区流行情况，选定某个种类或某些种类的致病微生物作为检验的重点对象。如蛋类、禽类、肉食品类以沙门菌检验为主，牛乳以检验结核杆菌为主。在世界各国的各类细菌性食物中毒中，沙门菌位居榜首；在英国，以沙门菌占首位；美国则以金黄色葡萄球菌占首位，沙门菌占第二；我国则以沙门菌占首位。有关 ELISA 检测各类病原菌的研究，国内外已经有很多报道，下面以 ELISA 检测比较常见的沙门菌为例说明 ELISA 技术在食品有害微生物检测中的应用。

单克隆抗体酶免疫色度分析筛选方法：

用抗沙门菌抗原的单克隆抗体包被于聚苯乙烯微量小孔的内表面，将样品和对照加入小孔中，阳性样品中的沙门菌抗原将被抗体捕获。冲洗小孔后加入过氧化物酶标记的另一沙门菌与抗原结合，再冲洗小孔，除去未结合的酶标抗原。然后加入酶底物四甲联苯胺和过氧化氢发生显色反应。阳性样品呈现蓝色，终止反应时出现的蓝色转变为黄色。样品中是否含有沙门菌取决于光密度值。

前增菌在非抑制性肉汤中进行前繁殖，促使沙门菌开始生长。特殊样品的处理如下。

1.选择性增菌

分别转种1 mL经前增菌的培养液于亚硒酸盐肉汤，需将亚硒酸盐肉汤预热至42℃，并于(42.0±0.5)℃水浴中培养6～8 h；生的或者是严重污染食品的选择性增菌，必须培养18～24 h。

2.后增菌

从培养箱中取出选择性肉汤，用手或者旋涡混合器混匀。从四硫磺酸盐管中移取1.0 mol/L转种于另一支预热的氯化镁孔雀绿增菌液(MM)14～18 h，并于(42.0±0.5)℃(四硫磺酸钠煌绿增菌液)或35℃(亚硒酸盐胱氨酸增菌液)将选择性增菌液继续培养14～16 h。对于生的或严重污染的样品，以各自的培养温度，将选择性增菌肉汤继续培养6 h。

3.用于EIA分析的样品制备

从培养箱中取出MM肉汤管，用手或旋涡混合器将其混合均匀。从每一MM肉汤管中取出0.5 mL混合于清洁的带螺旋帽的试管中，在沸水浴或者流动蒸汽中加热20 min。于2～8℃储存后增菌剩余的MM、四硫磺酸盐和亚硒酸盐胱氨酸增菌液管，以便对阳性样品培养物进行确证。EIA分析前，将加热的MM增菌液肉汤冷却至25～37℃。

16.3.5.5　酶免疫分析

对照抗原：加2 mL无菌水于阴性对照瓶中，加1 mL无菌水于阳性对照瓶中，混匀。此溶液在2～8℃储藏可稳定60 d。

移取0.1 mL经加热处理过的MM增菌液样品、阴性对照液或阳性对照液放入孔中(阴性对照液点复孔，其余单孔)，密封纸密封上，于37℃培养30 min。用稀释的冲洗液洗板，重复冲洗2次或3次后将液体抽干，然后吸取0.1 mL酶标抗体于孔中，密封板于37℃培养30 min。

洗板5次或6次后将孔中液体抽干，然后在孔中加入1 mL现配溶液A、B等量混合液，于室温(20～25℃)孵育30 min，加0.1 mL 1 mol/L硫酸溶液终止反应，在10～15 min内读板。

以空气做零点调零，读孔中溶液的OD吸收值。阴性对照孔的OD平均值应小于0.3，阳性对照孔的OD应大于0.70。对照的吸收值必须在此范围内方有效。

结果判定：阳性对照值加0.25为临界值。当样品大于或等于临界值时判断为初筛阳性，小于临界值判定为阴性。

16.3.6　转基因食品检测

转基因生物和转基因产品的开发已经有近20年的历史，从1983年世界上首次报道了转基因烟草和马铃薯以来，现在已有上千种的转基因生物问世。对于转基因产品的安全性，自转基因技术出现以来，就一直是世界各国所关心的焦点问题。目前转基因产品血清学检测试剂主要由美国谷物化学家协会(AACC)推荐,如 AACC 推荐使用 ELISA 技术检测转基因的抗虫玉米 MON810 协同试验,来自 20 个国家的 40 多个实验室参与了此项研究计划。

16.4 放射免疫技术在食品检测中的应用

放射免疫测定(radio immunoassay,RIA)是 1959 年 Yalow 和 Berson 首先创建的将同位素分析的高灵敏度与抗原抗体反应的特异性相结合,以放射性同位素作为示踪物的标记免疫测定方法。此项技术具有灵敏度高(可检测出毫微克至微微克,甚至毫微微克的超微量物质)、特异性强(可分辨结构类似的抗原)、重复性强、样品及试剂用量少、测定方法易规范化和自动化等多个优点。目前国外已成功地应用 RIA 检测的物质多达 300 余种,国内研究的被测物质也达百余种,试制的 RIA 试剂盒已有 60 余种,是测定各种微量物质不可缺少的手段。

16.4.1 放射免疫技术的种类

放射免疫测定法可分两大类,即液相放射免疫测定和固相放射免疫测定。

16.4.1.1 液相法

将待检标本与定量的同位素标记的抗原和定量的抗体混合,经一定作用时间后,分别收集抗原-抗体复合物及游离的抗原,测定这两部分的放射活性,计算结合率。在反应系统中,待检标本的抗原、同位素标记的抗原竞争性地与相应的抗体结合。非标记的抗原越多,标记抗原与抗体形成的复合物越少。非标记抗原含量与标记抗原-抗体复合物的量呈一定的函数关系。预先用标准的非标记抗原做成标准曲线后,即可查出待检标本中相应抗原的含量。

16.4.1.2 固相法

将抗原或抗体吸附到固相载体表面,然后加待检标本,最后加标记抗体。测定固相载体的放射活性,常用的固相载体有溴化氰(CNBr)活化的纸片或聚苯乙烯小管。固相放射免疫测定是将抗体吸附在固相载体上,分竞争性法和非竞争性法。竞争性法又分为单层竞争法、多层竞争法,非竞争性法又分为单层非竞争法和多层非竞争法。

1. 单层竞争法

预先将抗体连接在载体上,加入标记抗原(Ag^*)和待检抗原(Ag)时,二者竞争性地与固相载体结合。若固相抗体和 Ag 的量不变,则加入 Ag^* 的量越多,B/F 值或 B% 越小(B 为抗原抗体复合物,F 为游离的标记性抗原)。根据这种函数关系,则可作出标准曲线。

分离技术的选择是根据抗原的特性、待测生物液体的体积、测定需要的敏感度、精确性以及技术上可达到的熟练程度等。常用的 B、F 分离法见表 16-5。

表 16-5 B、F 分离法

分离方法	(B)抗原抗体复合物	(F)游离抗原
平衡透析	在透析袋内	袋内外浓度相等
清蛋白或葡聚糖衣	不被活性炭吸附离心	被活性炭吸附于沉淀中
活性炭吸附	吸附后于溶液中	
凝胶过滤	先被洗脱	后被洗脱

续表 16-5

分离方法	(B)抗原抗体复合物	(F)游离抗原
微孔滤膜过滤	在醋酸纤维膜上	通过滤膜被洗掉
电泳和层析电泳	在球蛋白电泳带	以其自己的电泳泳动度移动
双抗体法	被第二抗体沉淀	离心后在上清液中
固相抗体法	结合到固相物上	在溶解相中
硫酸铵沉淀法	离心后于沉淀中	在溶液中
聚乙二醇(相对分子质量 6 000)	离心后于沉淀中	在溶液中

2. 双层竞争法

先将抗原与载体结合，然后加入抗体与抗原结合，载体上的放射量与待测浓度成反比。此法较繁杂，有时重复性差。

3. 单层非竞争法

先将待测物与固相载体结合，然后加入过量相对应的标记物，经反应后，洗去游离标记物测放射量，即可算出待测物浓度。本法可用于检测抗原、抗体，方法简单，但干扰因素较多。

4. 双层非竞争法

预先制备固相抗体，加入待测抗原使其成固相抗原-抗体复合物，然后加入过量的标记抗体，与上述复合物形成抗体-抗原-标记抗体复合物，洗去游离抗体，测放射性，便可测算出待测物的浓度。与 ELISA 的双抗体夹心法相似，如图 16-4 所示。

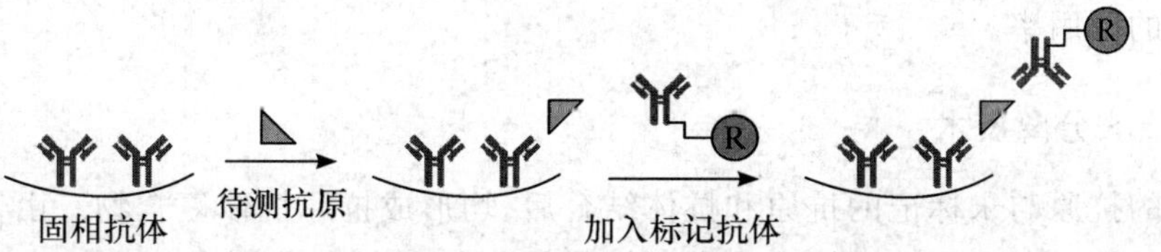

图 19-4　双层非竞争 RIA

(改自 http://coewww.rutgers.edu/classes/bme/bme315/Elisa%20Lecture.ppt)

16.4.2　基本操作步骤

放射免疫分析技术是利用放射性同位素标记抗原，将放射性同位素的测定与抗原、抗体间的免疫化学反应两种方法巧妙地结合起来所形成的一种超微量物质的测定方法。

16.4.2.1　标记物

标记用的核素有放射 γ 射线和 β 射线两大类。前者主要为 ^{131}I、^{125}I、^{57}Cr 和 ^{60}Co；后者有 ^{14}C、^{3}H、^{32}P。目前常用的同位素有 ^{3}H 等。表 16-6 是各类同位素性质的比较。

表 16-6　各种标记同位素的性质比较

同位素	毒性分类	衰变类型	半衰期
^{3}H	低毒	—	12.26 年
^{14}C	低毒	—	5 730 年
^{131}I	高毒	—	8.07 d
^{35}S	中毒	—	67.48 d
^{32}P	中毒	—	14.26 d

16.4.2.2 标记方法

目前常用的是碘标记法。碘化物标记的方法很多，但比较起来，氯胺 T 法最为简便，效果好，易于采用。

16.4.2.3 标记物的鉴定

(1)放射性化学纯度鉴定。放射性化学纯度是指某一化学形式的放射性物质的放射强度在该样品中所占放射性总强度的百分比。鉴定方法为：取标记的蛋白质或多肽抗原液少许，加入 1%～2%载体蛋白及等量的 15%三氯醋酸，摇匀静置数分钟后，3 000 r/min 离心 15 min 分别测上清液(含游离碘)及沉淀(含标记抗原)的放射活性。一般要求游离碘含量占总放射性碘的 5%以下。标记抗原贮藏较久后，仍有部分放射碘从标记物上脱落下来，使用时应除去后再用，否则影响放射免疫分析的精确度。

(2)免疫化学活性鉴定。采用碘标记的抗原，通常由于氧化剂的作用可引起部分活性的损伤，而采用 ^{3}H、^{14}C 等标记的抗原，则不改变抗原的化学结构。免疫活性的检查方法：以小量的标记抗原加过量的抗体，在适当的条件下充分反应后，分离 B、F，分别测定其放射性，算出百分结合率。此值应在 80%以上，最大可超过 90%。该值越大，表示标记的免疫化学活性损失越少。

(3)放射强度。放射性强度以比度表示，即单位重量抗原的放射性强度。比度越高，敏感性越高。因此根据测定需要的敏感度，要求适当比度的标记抗原。标记抗原比度的计算是依据放射性碘的利用率。

16.4.3 F 分离技术

当标记的抗原与未标记的抗原和抗体结合后，均形成抗原抗体复合物。由于其浓度低，不能自动沉淀。放射免疫测定的终点决定于标记抗原与竞争者的结合比，因此必须将抗原抗体复合物(B)与游离的标记抗原(F)分离。

16.4.4 标准曲线的制作

16.4.4.1 抗体滴定曲线的制作

将抗体进行不同的稀释，然后加入等量的标记抗原和非标记已知抗原，分离结合的和游离的标记抗原，测出 B/F 比率，然后以抗体稀释度(做横轴)作图，绘制曲线。以能结合 50%标记抗原的抗体稀释度作为试验中的抗体用量。

16.4.4.2 标准曲线的制作

根据抗体滴定曲线，求出能结合 50%标记抗原的抗体用量，以此制作标准曲线(又称抗原相加线)。以此抗体用量，加入不同稀释度的已知抗原和标记的抗原作用一定时间后，分离 B、F，测 B 的放射性，以标记 Ag^{*} 与抗体复合物的脉冲数或结合率为纵坐标，以未标记抗原浓度的对数为横坐标作图。如得不到直线可通过 logit 计算，将曲线换成直线。在坐标上，曲线斜率最大的部分是放射免疫测定的工作范围。斜率越大，敏感性越高，测定范围越小。斜率小，工作范围大，而敏感性就较差。在同样条件下，测未知样品时，只要测出标记抗原与抗体复合物的放射性，算出结合率，就可以从标准曲线上查出未知抗原的含量。

16.4.5　RIA 技术在食品检测中的应用

16.4.5.1　食品中抗生素残留的检测

RIA 在食品快速检测中最常用的同位素是^{3}H和^{14}C。1978 年 Charm 在 RIA 技术的基础上发展了放射免疫受体检测法(RRA)，此方法将细胞上具有特异性受体点的细菌加到含有^{3}H或^{14}C标记药物的牛奶或者组织提取液中，这些加放射标记份额药物与样品中所含的药物残留物竞争可利用的细胞受体部位，样品经离心除去上清液，沉淀在 β-闪烁液中重新悬浮，用液体闪烁计数器测量其放射性。现已发展到可检出 β-内酰胺类、大环内酯类、四环素类、氯霉素类、氨基糖苷类和磺胺类六大常见抗生药物残留的快速检测，在牛奶、血清、鸡蛋、组织中的检测限在低于10^{-6}范围内。Charm Ⅱ 6600/7600 抗生药物快速检测系统，可以检测动物和鱼类的肌肉组织、蛋类、饲料、蜂蜜、水、蔬菜、谷物等样品。目前 Charm Ⅱ 7600 检测系统就 β-内酰胺类、氯霉素类、四环素类、磺胺类、邻氯青霉素及碱性磷酸氨和碱性磷酸酶 6 项检测已被 FDA 认可。

Charm Ⅱ 检测推荐的常用抗生药物残留的筛选水平见表 16-7。

表 16-7　Charm Ⅱ 检测常见抗生药物残留筛选水平　μg /kg

抗生药物	组织	鸡蛋	血液	饲料	谷物	蜂蜜	牛奶
青霉素	50	50	200	200	200	50	3.5
磺胺二甲嘧啶	100	50	400	250	250	10	10
磺胺二甲氧嘧啶	40	20	150	100	100	4	4
磺胺甲嘧啶	40	20	150	100	100	4	4
磺胺噻唑	80	40	300	200	200	8	8
磺胺嘧啶	40	20	150	100	100	4	4
四环素	20	20	40	100	100	4	4
金霉素	100	100	200	800	800	20	28
土霉素	100	100	200	800	800	20	19
链霉素	100	100	100	500	500	10	10
红霉素	100	200	500	1 000	1 000	200	50
氯霉素	400	5	40	40	40	0.3	0.1

16.4.5.2　食品中农药残留的检测

常用于农药残留分析的免疫技术有放射免疫分析技术(RIA)和酶免疫分析技术(EIA)。用 RIA 测定达草灭(norflurazon)的检测范围是 0.46～165 μg/L；毒莠定(picloram)的检测范围是 0.05～5 mg/L；醚苯黄隆(triasulfuron)的检测范围是 1～1 000 μg/L；S-反丙烯除虫菊酯(S-bioallethrin)的检测范围是 0.03～3 μg/L；氟乐灵(trifluralin)的检测范围是 0.7～35 ng/L；DDA 的检测范围是 0.08～38 ng/L。尽管 RIA 技术的灵敏度目前已经达到 pg/mL 水平，但是 RIA 技术操作过程中检测放射性同位素需要昂贵的仪器设备和防辐射设备，并且需要专业人员，因此其应用前景受到一定限制。

16.5 免疫胶体金标记技术在食品检测中的应用

免疫胶体金标记技术是一种常用的标记技术，这一技术在 20 世纪 70 年代初期由 Faulk 和 Taylor 始创，最初用于免疫电镜技术，主要利用了金颗粒具有高电子密度的特性，在金标蛋白结合处，在显微镜下可见黑褐色颗粒，当这些标记物在相应的配体处大量聚集时，肉眼可见红色或粉红色斑点，因而用于定性或半定量的快速免疫检测方法中，这一反应也可以通过银颗粒的沉积被放大。迄今为止，金标记仍主要用于免疫组织化学中。在免疫测定中，金标记常与膜载体配合，形成特定的测定模式，典型的如斑点免疫渗滤试验和斑点免疫层析试验等，已是目前应用广泛的简便、快速检验方法。

16.5.1 免疫胶体金技术类型

胶体金免疫技术可大致分为液相胶体金标记技术和固相胶体金标记技术。

16.5.1.1 液相胶体金标记技术

最早的液相胶体金标记技术叫免疫金染色法(IGS)，它仅以胶体金作为标记物和显色剂。最初的免疫金染色都采用单标记，即采用大小均一的金颗粒进行标记。后来发展到可利用不同颗粒大小的胶体金做双重标记甚至多重标记。但该方法均仅以胶体金显色，需要较高浓度的标记物，耗费抗体或抗原的量较多，而且需要较大直径的金颗粒(40～50 nm)，才能获得较高的灵敏度，而且当金颗粒过大时，标记物不稳定，长期贮存容易发生自动聚集。

为克服以上缺点，免疫金银染色法(IGSS)应运而生。该方法的原理是，先用胶体金标记物做免疫金染色，再加入含银的物理显影液，则银离子靠电荷吸引，大量吸附于金颗粒周围，使显色结果呈现金属银的蓝灰色，同时将显色信号进一步放大。应用时，由于本法最终显色是靠金属银的吸附沉积，因此不需要高浓度的胶体金标记物，将胶体金标记物稀释几十倍，仍可获得同免疫金染色一样的最佳效果。这样不仅可以节省大量的抗体或抗原标记物，而且可以节省大量的胶体金。本方法灵敏度的关键在于胶体金吸附银颗粒的数量。小直径的胶体金比大颗粒胶体金能吸附更多的银离子，而且小颗粒胶体金比大颗粒胶体金更为稳定。所以，在同样的能见度下，免疫金银染色法所需的胶体金颗粒更为稳定，胶体金颗粒也较小。

16.5.1.2 固相胶体金标记技术

常用的固相免疫胶体金标记技术有胶体金免疫层析法和胶体金免疫渗滤法。胶体金免疫层析法是根据层析原理，将胶体金标记的抗原或抗体固定在层析用固相支持物上，通过层析作用，使抗原与抗体专一性结合。胶体金免疫渗滤法是让抗原与胶体金标记过的抗体分别滤过有一定孔径的膜(常用 NC 膜)，在此过程中抗原与抗体专一性结合，未专一性结合的抗体通过滤膜。两种方法都最终通过胶体金聚集产生的颜色变化作为结果判断的依据。为了减少胶体金用量，常常通过银染加强显色。

16.5.2 免疫胶体金技术基本步骤

16.5.2.1 胶体金的制备

根据不同的还原剂可以制备大小不同的胶体金颗粒。常用来制备胶体金颗粒的方法如下。

1. 枸橼酸三钠还原法

(1)10 nm 胶体金颗粒的制备。取 0.01% $HAuCl_4$ 水溶液 100 mL,加入 1%枸橼酸三钠水溶液 3 mL,加热煮沸 30 min,冷却至 4℃,溶液呈红色。

(2)15 nm 胶体金颗粒的制备。取 0.01% $HAuCl_4$ 水溶液 100 mL,加入 1%枸橼酸三钠水溶液 2 mL,加热煮沸 15～30 min,直至颜色变红。冷却后加入 0.1 mol/L K_2CO_3 0.5 mL,混匀即可。

(3)15 nm、18～20 nm、30 nm 或 50 nm 胶体金颗粒的制备。取 0.01% $HAuCl_4$ 水溶液 100 mL,加热煮沸。根据需要迅速加入 1%枸橼酸三钠水溶液 4 mL、2.5 mL、1 mL 或 0.75 mL,继续煮沸约 5 min,出现橙红色。这样制成的胶体金颗粒则分别为 15 nm、18～20 nm、30 nm 和 50 nm。

2. 鞣酸-枸橼酸钠还原法

A 液:1% $HAuCl_4$ 水溶液 1 mL 加入 79 mL 重蒸馏水中混匀。

B 液:1%枸橼酸三钠 4 mL,1%鞣酸 0.7 mL,0.1 mol/L K_2CO_3 液 0.2 mL,混合,加入重蒸馏水至 20 mL。

将 A 液、B 液分别加热至 60℃,在电磁搅拌下迅速将 B 液加入 A 液中,溶液变蓝,继续加热搅拌至溶液变成亮红色。此法制得的金颗粒的直径为 5 nm。

16.5.2.2 胶体金标记技术

胶体金是氯金酸的水溶胶,有高电子密度,能与多种生物大分子结合,已成为继荧光素、放射性同位素和酶之后,在免疫标记技术中较常用的一种非放射性示踪剂。1983 年,Holgate 等将免疫胶体金染色与银显影技术相结合,称为免疫金银染色法。由于 IGS 和 IGSS 两种方法具有试剂制备简便,特异性强,灵敏度高,应用范围广,并可用于双重和多重标记等优点,被广泛应用于医学和细胞生物学研究领域,是目前免疫组织化学技术中较常用的敏感方法之一。近年来,胶体金标记技术进一步发展应用于免疫转印、流式细胞术、液相免疫测定、固相斑点金/银染色及斑点金免疫渗滤测定法等多种标记免疫检测方法。

16.5.3 免疫胶体金技术在食品检测中的应用

16.5.3.1 食品中有害微生物的检测

食品中常见的致病菌有大肠杆菌、金黄色葡萄球菌、沙门菌、布氏杆菌、霍乱弧菌。

2015 年 Wang 等研发了一种基于信号放大系统的可用于检测牛奶中大肠杆菌 O157:H7 的胶体金免疫层析试纸条,扫描二维码 16-3 了解增敏检测大肠杆菌 O157:H7 的胶体金试纸条示意图。大肠杆菌 O157 的多克隆抗体作为二抗固相化于硝酸纤维素膜的检测带上,质控带上固相化的则是羊抗鼠 IgG,但胶体金标记的大肠杆菌 O157 单抗作为一抗是与待测样品先在酶标孔里孵育而不是直接包被于结合垫上,孵育后再将所得混合物添加到胶体金试纸条的样品垫上进行层析反应,然后用 $HAuCl_4$ 和 $NH_2OH \cdot HCl$ 溶液对检测带和质控带上的胶体金反应探针进行信号增强,可在原来的胶体金表面上催化生长成更大的胶体金颗粒并用便携式免疫层析试纸条检测仪检测其显色的色度,从而实现增敏检测。此方法检测时间可在

二维码 16-3 增敏检测大肠杆菌 O157:H7 的胶体金试纸条示意图

20 min 内完成，大肠杆菌 O157 的最低检测灵敏度为 5×10^{3} cfu/mL，而未采用 $HAuCl_4$ 和 $NH_2OH\cdot HCl$ 进行信号放大反应时的传统胶体金试纸条的最低检测灵敏度仅为4×10^{4} cfu/mL，从而可实现 8 倍的增敏检测。

二维码 16-4 同时检测大肠杆菌 O157:H7 和志贺氏菌的胶体金试纸条示意图

Song 等于 2015 年将胶体金标记的志贺氏菌和大肠杆菌 O157 单克隆抗体同时以条带状分别包被于硝酸纤维膜上形成两条检测带，将羊抗鼠 IgG 包被于硝酸纤维膜上形成一条质控带，利用双抗体夹心法建立了可同时检测志贺氏菌和大肠杆菌 O157 的胶体金免疫层析试纸条，扫描二维码 16-4 了解可同时检测大肠杆菌 O157:H7 和志贺氏菌的胶体金试纸条示意图，检测时间小于 10 min，且两种致病菌的最低检测灵敏度均可达 10^{6} cfu/mL。该试纸条可检测出诸如牛奶、面包、果冻等样品中的志贺氏菌和大肠杆菌 O157，且若经过增菌 8 或 10 h 培养过程后可将最低检测灵敏度提高至 4 cfu/mL。

Wang 等于 2015 年分别制备了针对鼠伤寒沙门氏菌上鞭毛蛋白和脂多糖抗原的单克隆抗体，并利用双抗体夹心法建立了检测鼠伤寒沙门氏菌脂多糖抗原的胶体金免疫层析试纸条，其在 PBST 溶液中的检测灵敏度为 1.25×10^{5} cfu/mL，用于检测牛奶加标回收实验中鼠伤寒沙门氏菌脂多糖抗原的检测灵敏度为 1.25×10^{6} cfu/mL。

霍乱胶体金试纸条的最小检出量为 10^{6} cfu/mL，霍乱病人粪便中，一般含菌量可达 $10^{6}\sim10^{9}$ cfu/mL，因而可用于这类病人的快速诊断。如果检测带菌者的粪便标本或水和食品中的霍乱弧菌，由于标本中可能含菌量少，应于碱性蛋白胨水中增菌 6 h，使菌数达到 10^{6} cfu/mL 以上。

16.5.3.2 食品中兽药残留的检测

张慧嫦等将抗盐酸克伦特罗单克隆抗体-胶体金复合物包被在胶体金结合垫上，并将人工合成的盐酸克伦特罗抗原包被在硝酸纤维素薄膜表面作为检测线（T 线），与待测样品中盐酸克伦特罗竞争结合胶体金标记的盐酸克伦特罗单克隆抗体，用以检测猪肉等组织试样时，灵敏度最低值可达到 0.5 ng/mL，只需 3～5 min，与沙丁胺醇、莱克多巴胺的交叉反应率为 0.86%。

2015 年，Guo 等制备一种能同时检测甲砜霉素、氯霉素和氟苯尼考的通用抗体，其 IC_{50} 分别为 0.39 ng/mL、0.13 ng/mL 和 2.5 ng/mL，并且用该抗体制得的胶体金试纸条可同时检测牛奶和蜂蜜样品中的甲砜霉素、氯霉素和氟苯尼考，其检测灵敏度可达 1 ng/mL，并可在 10 min 内完成检测。

16.5.3.3 食品中生物毒素的检测

2016 年 Liu 等制备了针对黄曲霉毒素 B_1 的两株细胞株 3F6G11 和 9C7C11，其中 9C7C11 细胞株分泌的单克隆抗体对 AFB_1，AFB_2，AFG_1 和 AFG_2 的 IC_{50} 值分别为 0.045，0.057，2.530 和 2.120 ng/mL，并使用该抗 AFB_1 单克隆抗体作金标抗体制得试纸条，该试纸条对 AFB_1 的最低检测限可达 1.0ng/mL。

Liu 等也于 2016 年制备了针对黄曲霉毒素 M_1 的单克隆抗体，其对 AFM_1，AFB_1，AFG_1 的 IC_{50} 值分别为 0.022，0.310 和 2.12 ng/mL，并用该抗体制备制得胶体金试纸条，其对

AFM_1 的最低检测限可达 0.1 ng/mL，并用于检测牛奶中的 AFM_1。

16.5.4　食品中违禁药物的检测

近年来，一些食品经营者为诱使食用者成瘾，牟取暴利，无视国家食品卫生的相关法律法规，将罂粟壳加到火锅汤料、调料等食品中，危害了公众健康。罂粟壳中含有吗啡、罂粟碱、可待因等成分，因而可以以此类物质作为判断食品中是否掺入罂粟壳的指标。这类物质同样属于小分子物质，对其的检测方法跟检测农药、兽药等的残留类似。Dehghannezhad 等于 2012 年制备了针对吗啡的单克隆抗体，并制备了胶体金试纸条用于检测尿液中的吗啡，其最低检测灵敏度为 2 000 ng/mL。2004 年，任辉采用竞争免疫层析法检测食品中的吗啡，最小检测质量为 45 μg/mL。2015 年，朱振华等应用竞争抑制免疫层析快速检测法对 20 份食品样品中的罂粟碱、那可丁、蒂巴因、吗啡和可待因等 5 种罂粟壳主要成分进行检测，并用液相色谱-质谱法进行验证，发现有 2 份检测阳性、18 份阴性，合格率 90%，应用竞争抑制免疫层析法检测的阳性检出率可达 100%。方邢有等 2005 年同样采用竞争性免疫层析技术检测食品中的罂粟碱，得到的试纸条检出限为 0.2 μg/mL，正确检出率约为 97%。

16.6　免疫生物传感器技术在食品检测中的应用

1977 年 Janata 首先提出了"免疫电极"一词用于描述免疫电化学分析，1990 年 Henry 等提出了免疫传感器的概念。免疫传感器是根据生物体内抗原-抗体特异性结合并导致化学变化而设计的生物传感器，主要由感受器、转换器和放大器组成。免疫传感器是多学科边缘交叉的产物，其研究涉及电化学、物理、生物、免疫学和计算机等领域的相关知识。

16.6.1　免疫传感器的类型

16.6.1.1　酶免疫传感器

酶免疫传感器是目前研究比较成熟的一种免疫传感器，是基于决定选择性的免疫化学亲和性和决定灵敏度的标记酶的化学放大作用制作，可以用酶标抗体作效应管电势，也可用其他换能器和酶免疫识别元件制成不同的酶免疫传感器。可用于食品中毒素、农药等有毒物质的检测。

16.6.1.2　光寻址电位传感器

光寻址电位传感器(light addressable potentiometric sensor，LAPS)是 20 世纪 80 年代末发明，采用表面光伏技术(SPV)的半导体敏感器件。LAPS 具有应用范围广、强大的光寻址能力、极高的灵敏度、较高的稳定性、所需样品少、测量范围宽、检测时间短等优点，成为生物传感技术的新星。LAPS 可用于食品中细菌、毒素及病毒的检测，这种传感器已发展为多种氧化还原酶电信号分析及免疫系统分析之用，分析样品只需 1 μL，在 20 min 内完成。

16.6.1.3　受体免疫传感器

受体免疫传感器是将受体或抗体固定在光纤石英棒上，与相应待测样本结合，通过光激发信号进入二极管检测器进行检测，可用于食品中胆碱能药物、神经性毒剂、生物碱、细菌病毒、生物毒素等的检测。

16.6.1.4 光学免疫传感器

光学免疫传感器使用光敏元件作为信息转换器,利用光学原理工作。光敏器件有光纤、波导材料、光栅等。生物识别分子被固化在传感器上,通过与光学器件的光的相互作用,产生变化的光学信号,通过检测变化的光学信号来检测免疫反应。此类传感器可以用于饮水和食品中生物毒素、农药残留、亚硫酸盐、病毒、细菌的检测。

16.6.1.5 压电免疫传感器

压电免疫传感器一般采用双面镀金 AT 切型石英晶体作为压电质量传感器的敏感元件。采用适宜的固定化技术将一定的抗体固定在石英晶片的表面,然后将其放入相应的待测抗原溶液中,因抗原抗体反应,使得晶片上质量增加,从而引起振荡频率的下降,根据测定前后频率差可计算出相应待测物质的质量。

16.6.2 免疫传感器在食品检测中的应用

16.6.2.1 在微生物检测中的应用

1. 大肠杆菌和肠道细菌的检测

Tahir 等采用电化学免疫传感器技术检测大肠杆菌 O157:H7,可以在 10 min 内完成分析,检测精度可达 10 cfu/mL。Plomer 等人利用肠道细菌共同抗原的单克隆抗体跟共同抗原特异性结合的特点,来检测食物和饮用水中所有的肠道细菌。这种技术将抗肠道细菌的抗体包被在晶体表面,然后浸入含有细菌的液体中进行测定,根据包被晶体的频率变化,从而测出肠道细菌的数量。从频率与大肠杆菌的坐标图上来看,在 $10\sim10^6$ cfu/mg 范围内呈线性关系。总大肠杆菌数作为水质卫生学指标,具有重要意义。常规计数方法难以满足检测需要。电化学免疫传感器的研究进展对此提供了一条新的途径。

2. 沙门菌的检测

利用压电晶体免疫生物传感器检测沙门菌,沙门菌的抗体被固定在晶体的表面,根据其产生的频率进行检测。包被过的晶体浸入可疑微生物液体中,晶体和微生物之间发生结合,完成检测的时间长短主要取决于细胞数,从高密度($<1\times10^5$ cfu/mg)的 3～5 h 到低密度(1×10 cfu/mg)0.5 h 之间,压电免疫生物传感器能够检测出 1×10^1 cells/mg 的溶液浓度。

16.6.2.2 在有毒物质检测中的应用

1. 肉毒杆菌毒素的检测

Frevert 等为了检测肉毒杆菌(*Clostridiumbotulinum*)毒素,利用损耗波免疫传感器(evanescent wave immunosensor),采用荧光标记抗体抑制型测定法。结果发现该法可检测 200 ng 的毒素。其方法是把抗原固定在波导表面上与荧光标记抗体反应,并与样品中游离的抗原抑制抗体结合,从而利用荧光的降低达到定量测定毒素的目的。

2. 蓖麻毒素的检测

蓖麻毒素(ricin)是蛋白类毒素,提取于蓖麻子。干品热稳定性好,毒性大,来源广泛,已列入禁止化学武器清单。Upvan 等利用基于消失波的光纤免疫传感器通过夹心法对 ricin 进行检测;固定化方法采用 Bhatia 等设计的固定化路线。为了增强响应信号,引入生物素-亲和素体系。具体步骤为先固定亲和素,再将生物素化的抗 ricin 多抗与亲和素自组装结合作为捕获层,捕获待测样品中的 ricin,最后加入荧光素化的抗 ricin 单抗,作为信号层来检测荧光强度。

对 ricin 的检测范围在 250 pg/L～100 ng/L。

3. 葡萄球菌肠毒素的检测

葡萄球菌肠毒素(*Staphylococcus* enterotoxin,SE)是引起食物中毒的主要毒素。其中生产肠毒素 B 的菌株,可造成死亡,对人类威胁最大。现已开发出多种可快速、灵敏检测 SEB 的小型(袖珍)光纤免疫传感器,可在野外复杂环境中应用。这种装置同样采用基于消失波的光纤传感器,未引入生物素-亲和素放大系统。在免疫检测方式上,同样使用了夹心法,固定抗 SEB 多抗作为捕获层,带荧光标记的单抗作为信号层。其定性检测时间为 15 min,定量分析时间为 45 min。由于与 SEA、SED 等结构相近毒素不产生干扰,该装置在食品检测中效果良好。

4. 内毒素的检测

内毒素(又称脂多糖,LPS)是革兰氏阴性菌细胞壁外膜表面由 O 型特异链、核心多糖和类脂 A 组成的大分子。B 型多黏素可以特异结合引起脓毒症菌株的 LPS。James 等根据这一特性开发出了一种基于消失波光纤传感器,在临床检测上可能有应用价值。

16.6.2.3　在农药、兽药残留检测中的应用

近年来,利用农药对靶标酶(如乙酰胆碱酯酶)活性的抑制作用研制的酶传感器,以及利用农药与特异性抗体结合反应研制的免疫传感器,在食品残留检测中得到广泛的应用。有人用安培免疫移行传感器技术检测水样中的 trazine 杀虫剂,检测限可达 0.1 μg/L,时间为 1～3 min。对于杀虫剂阿特拉津,则有压电晶体免疫传感器、流柱分析免疫传感器、安培酶免疫电极进行检测,测定下限分别是 0.1 μg/L、0.9 μg/L、1 μg/L,而光纤免疫传感器则可用于对硫磷检测中,灵敏度高。

16.6.2.4　在环境污染物、重金属检测中的应用

工业废水中的有机污染物(如多氯联苯,多环芳烃等)也具有分布广、危害大的特点。2002 年 P. Kreuzer 等人采用电化学免疫传感器分析研究海洋食物毒素。K. A. Fachnrich 等采用一次性免疫电极检测多环芳烃,分析不同免疫反应过程对灵敏度的影响,在实际水样的测量中达到 0.18 ng/mL 精度。

三硝基甲苯(2,4,6-trinitrotoluene,TNT)是一种爆炸物,也是环境监测中一项重要的指标。使用光纤免疫传感器检测 TNT 也有报道。重金属离子则是通过与乙二胺四乙酸(EDTA)、二亚乙醛三胺五乙酸(DTPA)、2,9-乙二酸-1,10-邻二氮杂菲(DCP)等螯合后作半抗原制成单克隆抗体。Wang 等制作了一种完全在芯片上操作的基于电位溶出分析标记物金属离子 Bi 的电化学免疫传感器,该方法以 HSA 为基础待测物,用 Bi 标记的抗原和非标记待测抗原与固定在离子选择性电极表面上的抗体发生竞争结合,分离未结合的标记物后,采用 PSA 分析芯片上释放出的 Bi,结果与待测 HSA 浓度相关。此法可应用于临床和环境分析。

16.7　免疫亲和色谱技术在食品检测中的应用

免疫亲和色谱(IAC)是一种将免疫反应与色谱分析方法相结合的分析方法。简单来说,它是利用抗体与其相应抗原的作用具有高度的特异性和高度结合力的特点,用适当的方法将抗原或抗体结合到层析载体上,便可有效地分离和纯化各自互补的免疫物质。它的雏形出现

在 20 世纪 50 年代，但直到 80 年代末，人们才真正认识到该方法的价值。它的应用不再局限于生物样本的纯化，而是深入到定性和定量分析中来。目前，该方法在抗体、激素、多肽、酶、重组蛋白、受体、病毒及亚细胞化合物的分析中被广泛应用。

16.7.1 IAC 的操作过程

IAC 可以视为免疫反应-色谱方法在样本制备和分析中的应用，其洗脱方式与固相萃取(SPE)有许多相似之处。扫描二维码 16-5 可了解其操作过程：

二维码 16-5 Romer Labs® StarLine 免疫亲和柱操作过程

①在一定的流动相系统下，将待测样品注入 IAC 柱中，在此条件下，待测物与固定于柱上的抗体有很强的结合力。

②由于待测物与抗体发生专属性的抗原抗体结合反应被保留在 IAC 柱上。而样品中的其他溶质则不被保留，采用适当的缓冲溶液（冲洗液）即可将其冲洗出 IAC 柱。

③采用另一种缓冲体系（洗脱液），将待测物从 IAC 柱上洗脱下来，通常，洗脱液有较强的酸性，其中加入碘化钠等试剂以增加离子浓度，并加入适量的有机改性剂，以使 IAC 柱环境发生改变，降低抗原抗体反应的平衡常数，最终使得抗原抗体结合物解离，从而实现待测物的洗脱。

④测定③中的洗脱物。

⑤当所有待测物都被洗脱后，再用冲洗液重新冲洗系统，固定的抗体可以再生，即可以进行下一轮的加样分析。

16.7.2 IAC 在食品安全检测中的应用

16.7.2.1 IAC 在农药残留分析中的应用

目前 IAC 技术在农药残留分析中主要用于样本的净化与浓缩，其优点是大大简化了样品前处理过程，提高了分析的灵敏度。Jane C 等应用免疫亲和色谱检测阿特拉津、莠去津（一种除草剂）在食品基质中的残留取得很好的效果。将兔抗莠去津的单克隆抗体固定在琼脂糖凝胶色谱柱上（填充量为抗体比基体 4.15∶1 000），在样品处理时以 2%乙腈将样品溶解过柱，以 70% 甲醇洗脱。在 500 ng/mL、50 ng/mL 和 5 ng/mL 阿特拉津、莠去津的标准品添加的检测中其回收率分别为 107%±7%(6.5%)、122%±14%(12%)和 114%±9%。该 IAC 柱的最大特点是受样品基质干扰较小，可以广泛应用于各种食品的检测之中。

Sanchez 研制出一种免疫亲和柱，能从水样中选择性提取、纯化除草剂 triclopyr，该柱先固定 triclopyr 抗体在衍生后的二氢唑酮基体中，以甲醇∶水为 7∶10 洗脱，然后用高效液相色谱(HPLC)检测。该色谱柱的回收率为 80%～110%，色谱柱在使用后可以回收并重复使用至少 30 次，在液相色谱图的样品峰之间未见任何杂峰，该亲和柱让检测过程变得简单而快速。

呋喃丹是一种广谱高效的内吸性氨基甲酸酯类农药，对胆碱酯酶的抑制不可逆，对人、畜、禽、鱼等的毒性极高。刘暑照等将呋喃丹抗体与 Sepharose Cl-4B 偶联制备类 IAC 柱，并用 0.02 mol/L pH 7.2 磷酸盐缓冲液作为平衡介质，实验证明其富集效率可高达 167 倍，平均回收率为 89.8%，相对标准偏差为 4.8%，与传统的前处理方法相比无论灵敏度和回收率都有很大提高。

韦林洪等采用碳酰二咪唑(CDI)将 Sepharose CL-4B 活化并与纯化的抗三唑磷多克隆抗体共价偶联,合成免疫亲和色谱吸附剂并制备对三唑磷具有特异性亲和力的 IAC 柱。对 IAC 条件进行了优化,选择 0.02 mol/L pH 7.2 磷酸盐缓冲液作吸附与平衡介质,60%(体积分数)甲醇作洗脱剂。结果表明,在实验条件下,IAC 柱对三唑磷的动态柱容量达 1.91 μg/mL(床体积),当标样溶液中三唑磷含量为 2 ng/mL 时,经 IAC 柱富集的效率近 250 倍。稻米中添加三唑磷 0.1 μg/g,提取液以 IAC 柱分离富集,洗脱液采用高效液相色谱(HPLC)法测定,5 次重复测定的平均回收率为 102.5%,相对标准偏差 4.44%。

16.7.2.2　IAC 在兽药残留检测中的应用

IAC 在兽药残留检测中的应用现在主要体现在对激素类药物和 β2-受体激动剂的残留检测中。β2-受体激动剂是含氮激素中的苯乙胺类(phenethylamines,PEAs)药物。IAC 以其高效选择性保留能力在 β2-受体激动剂残留的净化中具有独特的作用,应用广泛。在很多文献报道中,IAC 是 β2-受体激动剂检测的关键净化步骤,有时是唯一的净化方法。目前国外已有不少商品的 IAC 出售。Hassnoot 等首次使用 IAC 柱净化尿样或组织中的克伦特罗。McConnel 等将组织样品酶解后,调节 pH 8.8～9.0,用 IAC 柱净化,以 ELISA 筛选确定,采用 GC-MS 法对阳性样品进行确证分析。将 IAC 柱与 SPE 柱联合使用能显著提高净化的效果,并保护 IAC 柱,使其易于再生使用。Lawrence 等将样品萃取液用弱离子交换(SWX)-SPE 柱与 IAC 柱联用进行净化,用 2 % 的氨-乙醇溶液洗脱克伦特罗,采用 HPLC/UV 直接测定,检测限达 0.3μg/kg。IAC 柱重复使用 10 次后未发现柱容量降低。IAC 技术的主要局限性是消耗大量的纯化抗体,一般商品化的 IAC 柱价格昂贵,因此在 β2-受体激动剂残留分析中的分析成本比较高。

国内王建平等制备出抗沙丁胺醇的抗血清,提取、纯化 IgG 制备免疫亲和色谱柱,针对沙丁胺醇与克伦特罗的动态柱容量分别为 400 ng/mL 基体和 416 ng/mL 基体。猪肝样品匀浆后用稀盐酸提取,经免疫亲和色谱柱纯化,再用 GC-MS 检测,即为 IAC-GC-MS 法。对沙丁胺醇的检测限为 0.5 ng/g,定量限为 2 ng/g,对克伦特罗的检测限为 0.8 ng/g,定量限为 2.5 ng/g。沙丁胺醇在空白肝中的添加回收率为 78.4%～106.9%,克伦特罗的添加回收率为 77.1%～102.9%。较之以往使用的 C18 和 SCX 萃取技术相比,不仅简化了操作而且提高了回收率和灵敏度。

16.7.2.3　IAC 在真菌毒素检测中的应用

黄曲霉毒素的免疫亲和柱在欧洲已作为一种常用的净化手段用于各种食品、饲料和体液的分析。Gurbay 等对土耳其首都安卡拉销售的奶制品利用免疫亲和柱净化样品后,再与带荧光检测器的 HPLC 联用检测黄曲霉毒素 M_1 的含量,该方法的平均回收率达 117.9%,在 10～200 g/L 的浓度范围内,用该方法建立的黄曲霉毒素 M_1 的检测标准曲线的线性相关性系数达 0.999 8,其最低检测限为 10 g/L。欧盟委员会 2002/657/EC 文件,认证了测定牛奶中的黄曲霉素 M_1 的方法,该方法先用免疫亲和色谱对样品进行前处理,再用配荧光检测器的 HPLC 测定其含量。检测限为 0.006 μg/kg,定量限为 0.015 μg/kg,平均回收率为 91%,最大相对标准偏差为 15%。该色谱柱受检测环境变化的影响较小,其精确性和重现性很高。

有人在检测中国传统中药中的黄曲霉毒素时发现,传统的免疫亲和色谱柱因为样品提取液中的酸性成分而导致抗原结合性减弱,致使其回收率很低,而采用 0.1 mol/L 的磷酸盐缓冲液可以解决这一问题,因为这种缓冲液与传统的 PBS 相比具有较高的缓冲能力,而且其中不含 NaCl。

在土耳其,有报道以免疫亲和色谱与带荧光检测器的高效液相色谱仪检测葡萄酒中的赭曲霉素,白葡萄酒和红葡萄酒的检出限分别为 0.006 ng/mL 和 0.01 ng/mL,定量限分别为 0.02 ng/mL 和 0.01 ng/mL,平均回收率为 79.43%～85.07%。

Yoshiko 做了免疫亲和色谱柱与多功能柱性能的比较,利用 HPLC 检测小麦、葡萄干、绿咖啡豆中的赭曲霉素,小麦的检测限为 0.5 μg/kg,回收率为 80%～85%,然而在其他的食品中,检测的回收率与多功能色谱柱相比太低,证明不适合作为前处理方法。

Angel 利用免疫亲和柱净化和高效液相色谱联用的技术检测了酒中的赭曲毒素,将其以 0.04～10 ng/mL 的浓度加入白酒、玫瑰酒和红酒中的回收率达 88%～103%,相对标准偏差在 0.2%～9.7%,信噪比为 3∶1时的最低检测限为 0.01 ng/mL。利用该方法对 38 种红酒、8 种玫瑰酒、9 种白酒和 1 种甜酒进行检测,发现红酒中赫曲毒素的量在 0.01～7.6 g/mL,高于玫瑰酒和白酒中的赫曲毒素含量。

16.8 免疫新技术在食品检测中的应用

抗原抗体反应的高度特异性,结合各种新的抗原抗体包被技术、标记技术和信号放大技术,产生了更为特异、灵敏的免疫检测方法,如免疫 PCR、免疫核酸探针、分子印迹技术、流动注射免疫、免疫微粒技术、脂质体免疫检测等新的免疫分析方法。

16.8.1 免疫 PCR

免疫 PCR 是 1992 年 Sano 建立的一种检测微量抗原的高灵敏度技术。该技术把抗原抗体反应的高特异性和聚合酶链反应的高敏感性有机结合起来,其本质是一种以 PCR 扩增一段 DNA 报告分子代替酶反应来放大抗原抗体结合率的一种改良型 ELISA。目前,国内外报道免疫 PCR 的敏感性一般比现行的 ELISA 法高 10^2～10^8 倍。由于 PCR 产物在抗原量未达到饱和前与抗原抗体复合物的量成正比,因此免疫 PCR 还可用于抗原的半定量试验。扫描二维码 16-6 了解免疫 PCR 的组成和程序。

二维码 16-6 免疫 PCR 的组成和程序

免疫 PCR 技术目前尚处于研究阶段,还没有十分成熟和满意的方法,尚缺乏配套试剂,所以应用的还不多,在报道的几种方法中均是用一些已知的标准品进行试验。有人分别用牛血清白蛋白、小鼠 IgG 和重组人原癌基因产物蛋白作为待检抗原进行免疫 PCR,结果均表明免疫 PCR 的敏感性比 ELISA 高很多,且 PCR 产生的背景信号很弱,可以检测到几百个分子的抗原,在理论上免疫 PCR 可以检测到一个分子抗原,因此,免疫 PCR 特别适用于检测一些含量特别少的抗原分子。免疫 PCR 具有非常广泛的应用前景,有必要进一步完善免疫 PCR 的实验过程和配套试剂的研制。

16.8.2 分子印迹技术

分子印迹技术是利用化学手段合成一种高分子聚合物——分子印迹聚合物(molecularly

imprinted polymer，MIP），MIP 能够特异性地吸附作为印迹分子的待测物，在免疫分析中可以取代生物抗体，被科学家誉为“塑料抗体”。与生物抗体比较，MIP 具有稳定性好、制备周期短、费用低、易于保存和可在复杂环境中应用等优势。扫描二维码 16-7 详细了解分子印迹技术。

目前，MIP 的研究仍处于初级阶段，但它在食品安全检测中的潜力已引起人们的关注。Sieman 等的研究显示农药阿特拉津的 MIP 与阿特拉津单克隆抗体的反应图谱类似。MIP 代替生物抗体测定农药 2，4-D，检测限达到了 10^{-9} mol/L。使用 MIPs 作为生物传感器的识别元件是 MIPs 另一具有发展前景的应用。较之抗体、受体或酶，MIPs 制成的传感膜有明显的优越性，如适用范围广、能够长期稳定、耐高温和耐腐蚀。Bjarni、Bjarmason 等分别合成了以阿特拉津为模板的分子印迹聚合物，对氯代三嗪类除草剂进行富集提取取得较好的效果（提取效率 74%～77%）。Immer 等利用分子印迹聚合物固相萃取水样和土壤中氯三嗪农药，回收率为 80%，最低检测量 0.05～0.2 μg/L。Stanker 等研制的 MIP 可从牛肝中富集除草剂莠去津，使得高效液相色谱法的精度得到提高，检测限达 5×10^{-9}。1968 年日本的“米糠油事件”就是多氯联苯污染造成的。日本学者利用邻、间、对三种二甲苯作为模板，以乙二醇二甲基丙烯酸酯为交联剂兼功能单体合成 MIPs，来研究此 MIPs 对 PCBs 的识别能力，研究发现以邻二甲苯为模板合成的 MIP 对邻位具有氯原子的 PCBs 有很好的识别效果，而以对二甲苯为模板合成的 MIPD 对对位具有氯原子的 MIP 有很好的识别效果。

二维码 16-7 分子印迹技术

16.8.3 免疫微粒技术

免疫微粒技术（MMS）是利用高分子材料合成一定粒度大小的固相微粒作为载体，包被上具有特异性亲和力的各种免疫活性物质（抗原或抗体），使其致敏为免疫微粒，用于免疫学及其他生物学检测与分离的一项技术。

16.8.3.1 胶乳微粒免疫检测技术

胶乳微粒免疫检测技术是在胶乳凝集定性试验基础上发展建立的一种非放射性均相免疫测定法，可以对各种微量的抗原物质和小分子半抗原（如药物、团体激素等）进行精确的定量测定。根据特异性抗体致敏的胶乳微粒（一般为直径约 1 μm 的聚苯乙烯胶乳），与待测标本中的相应抗原相遇时发生凝集反应，胶乳凝集程度与被测物的浓度呈函数关系，由此可测出标本中待测物的含量。测定方法主要有粒子计数法和浊度法两种。

16.8.3.2 免疫磁性微粒分离与纯化技术

磁性微粒（MMS）是 20 世纪 80 年代初，用高分子材料和金属离子为原料，聚合而成的一种以金属离子为核心，外层均匀地包裹高分子聚合体的固相微粒。在液相中，受外加磁场的吸引作用，MMS 可快速沉降而自行分离，无须进行离心沉淀。因此，将 MMS 应用于免疫检测，可使操作过程大为简化。经过特异性抗体包被制成免疫 MMS，与检样中的抗原结合形成免疫 MMS-靶分子（或靶细胞）复合体，通过外加磁场的作用即可与其他成分分离开来。再以适当方式使复合体解离，在磁场吸引下除去游离的免疫 MMS，即可获得纯化的靶分子或细胞。

16.8.4 脂质体免疫检测技术

在脂质体免疫检测技术中，大量的免疫标记物（荧光物或酶等）包埋在脂质体腔内或结合在膜表面。免疫化学反应发生时,脂质体裂解,释放出标记物,产生扩增的检测信号。脂质体的特点是体表面积大、体腔容量大,具有能与多种生物识别物结合的脂类双分子层结构。

脂质体作为信号放大的工具已很好地应用于免疫检测技术。由于脂质体的包埋效果、结合的空间位阻现象和它的多价性质等原因,造成放大信号难以达到理论值,甚至可能产生低信号,成为脂质体免疫检测技术需要解决的问题。

16.8.5 纳米技术

纳米技术是20世纪80年代末、90年代初迅速发展起来的一项高新科学技术,许多国家均把其列入国家重点研究领域,纳米技术是一门基础研究与应用研究多学科交叉的科学,是在原子、分子或超分子水平上(1～100 nm)理解、控制和操纵物质世界的技术。纳米生物传感器是指能选择性结合靶分子的生物探针的纳米传感器。纳米材料本身就是非常敏感的化学和生物传感器,纳米技术与生物学、电子材料相结合,可以制备新型的传感器件。例如,与生物芯片等技术结合,可以使分子检测更加高效、简便。纳米生物传感器已应用在微生物检测、食品检测和体液代谢物检测等方面。Maox利用纳米颗粒的信号放大性能,研制了QCM DNA传感器,并用于大肠杆菌O157:H7的检测。Kalogianni等首次研制了纳米DNA传感器,并用于转基因大豆产品的检测,结果表明此纳米DNA传感器使用方便,成本低,非常适宜于含转基因食品及其原料的初步检测分析。在食品检测中,纳米仿生技术在理解和识别病原体、检测食物腐败等方面具有潜在的应用前景。已通过模仿生物体研制出了“电子舌”和“电子鼻”,具有化学敏感性的“电子舌”可用于检测小含量的化学污染物,识别食物和水中的杂质,控制食物风味质量;“电子鼻”可以识别食物中病原体产生的挥发性物质,从而判定食物是否腐败。

本章小结

随着经济的发展和人民生活水平的提高,食品安全已成为社会各界关注的焦点之一。现代社会,由于各种食品添加剂、农药、兽药大量使用以及“三废”对环境及食品的污染不断加重,食品安全问题日趋突出。针对这些问题,应加强对现代食品安全的检验检疫、监督检测、质量控制,对影响食品安全的有害物质进行快速测定,以保证食品安全、无毒。

食品安全检测技术常用的方法有:感官和理化检测、色谱法、光谱法、免疫法、分子生物学技术等。但在生产实践中,色谱法、光谱法所需仪器昂贵,样品前处理时间较长,与检验的快速需求不适应,并且不适于现场监测。常用的免疫学方法具有特异、灵敏、快速、仪器简单等优点,在食品安全检测中表现出很大的优势。免疫分析方法是以抗体作为生物化学监测器,对化合物、酶或蛋白质等物质进行定性和定量分析的技术。免疫分析技术具有特异性强、灵敏度高、方便快捷、分析容量大、检测成本低等优点,一般不需要贵重仪器,可大大简化前处理过程,对使用人员的专门技术要求不高,适宜现场筛选和大量样品的快速分析。以该技术为基础开发的一系列检测产品,如ELISA检测试剂盒、胶体金试剂条、免疫传感器等已广泛应用于生产实践。

随着各技术的飞速发展,抗原抗体反应的高度特异性,结合各种新的抗原抗体包被技术、标记技术和信号放大技术,产生了更为特异、灵敏的免疫检测方法,如免疫PCR、免疫核酸探针、分子印迹技术、流动注射免疫、免疫微粒技术、脂质体免疫检测等新的免疫分析方法。

总之，食品安全快速检测技术正在迅猛发展，从定性和定量技术两方面出发，准确、可靠、方便、快速、经济、安全的检测方法是食品安全检测的发展方向，尽可能使快速检测技术的灵敏度、准确度能达到标准限量要求，能在较短的时间内检测大量的样本，具有实际推广的应用价值。

思考题

1. 免疫检测方法有哪些种类？
2. 免疫检测食品样品的基本流程是什么？
3. ELISA 基本操作步骤有哪些？
4. 食品免疫检测的目标有哪些？
5. 免疫生物传感器技术在食品检测中有哪些应用？
6. 新近出现了哪些免疫新技术？

参考文献

[1] 王坤，侯玉泽，胡骁飞，等. 时间分辨荧光免疫分析技术在真菌毒素检测的应用[J]. 中国免疫学杂志，2013，29(2):197-201.

[2] 王泽洲，吴俊清，张永宁，等. 时间分辨荧光免疫分析技术的研究进展[J]. 四川畜牧兽医，2015(7):34-37.

[3] Wang J Y, Chen M H, Sheng Z C, et al. Development of colloidal gold immunochromatographic signal-amplifying system for ultrasensitive detection of Escherichia coli O157: H7 in milk[J]. RSC Advances, 2015, 5(76): 62300-62305.

[4] Song C, Liu C, Wu S, et al. Development of a lateral flow colloidal gold immunoassay strip for the simultaneous detection of Shigella boydii and Escherichia coli O157: H7 in bread, milk and jelly samples[J]. Food Control, 2016, 59: 345-351.

[5] Wang W, Liu L, Song S, et al. A highly sensitive ELISA and immunochromatographic strip for the detection of Salmonella typhimurium in milk samples[J]. Sensors, 2015, 15(3): 5281-5292.

[6] Liu J W, Lu C C, Liu B H, et al. Development of novel monoclonal antibodies-based ultrasensitive enzyme-linked immunosorbent assay and rapid immunochromatographic strip for aflatoxin B1 detection[J]. Food Control, 2016, 59: 700-707.

[7] Liu B H, Chu K C, Yu F Y. Novel monoclonal antibody-based sensitive enzyme-linked immunosorbent assay and rapid immunochromatographic strip for detecting aflatoxin M1 in milk[J]. Food Control, 2016, 66: 1-7.

[8] Guo L, Song S, Liu L, et al. Comparsion of an immunochromatographic strip with ELISA for simultaneous detection of thiamphenicol, florfenicol and chloramphenicol in food samples[J]. Biomedical Chromatography, 2015, 29(9):1432 - 1439.

[9] 朱振华，朱士新，陈璐，等. 罂粟壳成分快速检测方法在食品监督中的应用[J]. 中国食物

与营养，2015，21(3):8-10.

[10] Dehghannezhad A, Paknejad M, Rasaee M J, et al. Development of a nanogold-based immunochromatographic assay for detection of morphine in urine using the Amor-HK16 monoclonal antibody.[J]. Hybridoma, 2012, 31(6):411-6.

[11] 戴尽波.量子点标记免疫技术在食品中小分子有害物检测中的应用[J].食品科学. 2016, 19(137):296-301.